Dr. med. Armin Fischer
Alexander Lehmann

Der weibliche Beckenboden und seine modulierte Mittelfrequenz-Elektrotherapie

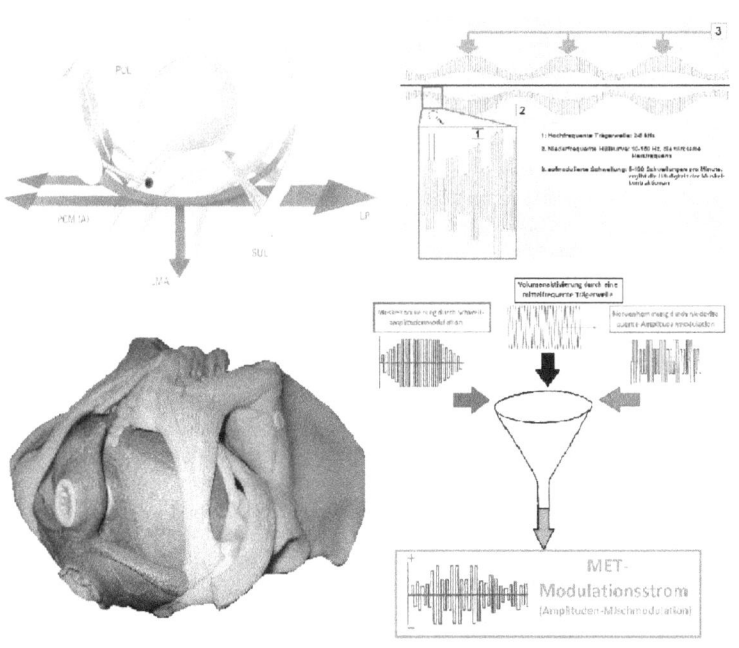

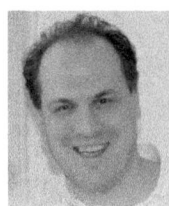

Alexander Lehmann

1972 in Mainz geboren absolvierte der Mitautor die Ausbildung zum staatlich geprüften Masseur und medizinischen Bademeister im Jahr 1993 in Mainz. Er erwarb 1993 die Qualifikation zum Rückenschullehrer des VPT (Vereinigung für physiotherapeutischen Berufe e.V.). Es folgten in den Jahren 1996 bis einschließlich 1997 Fortbildungen in „Manueller Therapie" und „Orthopädischer Medizin nach Cyriax" an unterschiedlichen Institutionen in Deutschland und Belgien. Er beschäftigt sich seit seiner Kooperation mit Dr. Fischer intensiv mit dem Themenkomplex konservativer Behandlung von Senkungsleiden und Inkontinenz mit modulierten Mittelfrequenzelektrotherapie (MET). Seit 2015 wirkt er in unterschiedlichen Vorträgen und Symposien zusammen mit Herrn Dr.med. Fischer unter dem Schwerpunkt Beckenbodentherapie mit Hilfe der modulierten Mittelfrequenz mit. Seit 2016 ist er Studierender an der Hessischen Heilpraktikerschule Rhein-Main. Er ist Mitglied im MET-Arbeitskreis e.V. (MET'A) mit dem Schwerpunkt Beckenbodentherapie und Physikalische Medizin. Seit 2014 ist A. Lehmann Geschäftsführender Gesellschafter von Kerngesund & Schön in Wiesbaden.

Dr. med. Armin Fischer

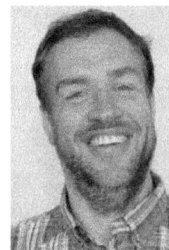

1961 in Frankfurt geboren studierte der Autor in Frankfurt Medizin. Nach Staatsexamen und Promotion 1986 begann er die Ausbildung zum Frauenarzt im Städtischen Klinikum Frankfurt-Höchst. Dort wurde früh sein Interesse an der Urogynäkologie geweckt und gefördert. Erste Hospitationen bei Prof. Petri in Idar-Oberstein und in Berlin brachten ihm die Materie näher. Er etablierte in Höchst damals die gynäkologische Urodynamik und führte die Burch'sche Kolposuspension in die klinische Routine. Als Oberazt am St. Josef-Hospital in Wiesbaden baute er einen überregionalen urogynäkologischen Schwerpunkt auf und begann seine wissenschaftlichen Arbeiten auf dem Gebiet der spannungsfreien Chirurgie bei Senkungs- und Inkontinenzleiden. Zahlreiche Publikationen in deutsch- und englischsprachigen wissenschaftlichen Magazinen folgten in den Jahren ab 1996. Seine Bekanntschaft mit Prof. Petros und anderen Mitgliedern der AAVIS (Australian Association of Vaginal Incontinence Surgeons) und seine intensive Beschäftigung mit den Inhalten der Integraltheorie von Petros und Ulmsten gehörten seinerzeit zu seinem Schwerpunkt, den er auch auf zahlreichen Auslandsreisen mit live-Operationen und Vorträgen vertrat. Seit 2003 ist er Chefarzt der Frauenklinik mit urogynäkologischem Schwerpunkt in Rüdesheim/Rhein. In seinem Buch „Praktische Urogynäkologie – spannungsfrei" sind die aus der Integraltheorie resultierenden Verfahren in Theorie und Praxis ausführlich dargestellt. Die zweite erweiterte Auflage im Verlag Haag und Herchen, Frankfurt ist im Herbst 2006 erschienen. Ein operatives Manual zur implantatunterstützten Beckenbodenchirurgie ist im Frühjahr 2007 erschienen. Im Herbst 2009 ist ein Lehrbuch zum beckenbodenchirurgischen Gesamtkonzept erschienen. Operativer Schwerpunkt in Rüdesheim sind moderne Inkontinenz- und Senkungsoperationsverfahren auch in Zusammenhang mit dem Ausbau interdisziplinärer chirurgischer Konzepte. Er ist Mitglied mehrerer deutscher (MGGG, DGGG, BVF) und internationaler Fachgesellschaften (ICS – International Continence Society), vor allem der Arbeitsgemeinschaft Urogynäkologie und Plastische Beckenbodenrekonstruktion (AGUB). Seit Etablierung des Rankings der AGUB wurden seine Leistungen mit einem Ranking der Stufe III honoriert, die Anerkennung wurde 2014 erneut ausgesprochen. Im Zusammenhang mit seiner Praxisarbeit im MVZ Rheingau liegt sein Schwerpunkt heute auf der passionierten konservativen Behandlung von Senkung und Inkontinenz. Auch er ist Mitglied im MET-Arbeitskreis e.V. (MET'A) mit dem Schwerpunkt Beckenbodentherapie und Physikalische Medizin.

Inhaltsverzeichnis

Vorwort

Im November 2014 haben die Autoren begonnen, gemeinsam auf dem Gebiet der Beckenbodenelektrotherapie mit moduliertem mittelfrequenten Strom zusammenzuarbeiten. Bislang gab es für die Elektrostimulationsbehandlung der durch die Zeitläufte mehr oder weniger strapazierten Beckenbodenmuskulatur der Frau nur die Möglichkeit der intravaginalen oder peranalen Stromapplikation. Dabei arbeiten die Geräte mit niederfrequentem Strom: *„Der Patient braucht selbsttätig nichts zu tun, denn durch die Stromimpulse, die eine Stromstärke von etwa 40mA bis 80mA haben, werden die Beckenbodenmuskeln automatisch angespannt. Dabei werden oft Frequenzen im Bereich von 20Hz bis 60Hz verwendet, die Impulsdauer liegt so bei 5 bis 10 Sekunden und die Pausen dazwischen bei etwa 20 Sekunden."* beschreibt eine Informationsschrift für Patienten. In der Regel gilt für die Geräte aktuell:

Frequenz	Indikation
Niederfrequenztherapie	
TENS (10-100 Hz)	Sensorischer Urge, Urethralsyndrom, Reizblase
10-20 Hz Kurzzeitstimulation	Motorische Urgeinkontinenz
50 Hz Langzeitstimulation	Belastungsharninkontinenz Anale Inkontinenz
10-20/50 Hz Stimulation	Mischharninkontinenz
Mittelfrequenztherapie	
MF-Strom	Interferenzstrom (v.a. im höheren Lebensalter)

Neben der Frequenz, die bedingt, dass durch die unangenehmen Sensationen bei Steigerung der Impulsstärke die Compliance sinkt liegt ein Hauptproblem in der Kombination von Senkung und Elektrotherapie. Die korrekte Platzierung der intravaginalen Sonde ist aufgrund der Weite der Scheide und der Dislokation durch den Druck der Senkung nicht gewährleistet. Alternativ kann man versuchen, Analsonden zu verordnen. Hier ist die Compliance wegen des Zuganges bei Frauen eher gering, Männer haben ohnehin keine andere Option! Ein weiterer wesentlicher Grund ist die Problematik der Stimulation der Muskulatur über den Nerven (Prinzip der EMS-Behandlung).
Diese sind vor allem durch die Druckschäden bei der Geburt mehr oder weniger geschädigt. Das führt zur neurogenen Muskelatrophie.

Andere Muskelanteile sind durch das direkte Trauma zerstört (Schäden – in absteigender Reihenfolge: Forzeps – Vakuum – großer Kopfumfang – Kristellerhilfe).

Es war also von Anfang an klar, dass der Wirkmechanismus der EMA-Stromtherapie hier eigentlich eine wesentlich bessere Wirkung entfalten müsste und dass die externe Applikation des Stromes (daher von uns auch als EEMA [externe elektrische muskuläre Aktivierung] bezeichnet) aufgrund der Unabhängigkeit vom Ausmaß des Senkungszustandes günstiger sein sollte. Nach über 200 behandelten Patientinnen bestätigt sich diese Vermutung auch in den meisten Fällen. 100% Erfolg in der Medizin ist auch eher unrealistisch.

Parallel zu unseren Therapien haben wir versucht im Einzugsgebiet der urogynäkologischen Spezialsprechstunde Therapieangebote zu finden und die Elektrotherapeuten, die oft aus dem Fitnessbereich und nicht aus der Physiotherapie kommen, sich hier weiterzubilden – auch mit einem sehr guten Erfolg. Nachdem wir im vergangenen Jahr 2 Kurse für MF-Elektrotherapeuten abgehalten haben wurde auch klar, dass es eines Skripts bedarf, das den theoretischen Hintergrund auf medizinischer Seite liefert und das versucht, die Erfahrungen aus der Behandlung in einer Behandlungssystematik zu einem ersten Standard zu fassen, auf dessen Basis dann weitere therapeutischer Erfahrungen gesammelt werden können. Unter Anwendung solcher Standardbehandlungssequenzen können dann die Ergebnisse ausgewertet und die Behandlung optimiert, verfeinert und differenziert werden. Wir hoffen hier sehr auf eine fruchtbare Zusammenarbeit mit dem MET e.V. und seinem Vorsitzenden U. Knop, dem „Vater" der MET. Aktuell arbeiten alle Therapeuten mit dem Amplitrain®-Gerät. Daher wird auch in dieser ersten Auflage der Inhalt des zweiten Teils des Buches auf dieser Grundlage dargestellt. Wir hoffen hier auf eine weitere Entwicklung auf dem Gerätesektor und würden dann für die Besitzer des ersten Buches eine Ergänzung herausgeben, sobald das Gerät über einen ausreichend langen Zeitraum eingesetzt werden konnte, für alle anderen dann eine zweite, erweiterte Auflage. Informationen zum aktuellen Kursangebot erhalten Sie über unsere E-Mail-Kontaktadressen, die Sie unten auf dieser Seite finden.

Viel Spaß bei der hoffentlich fesselnden Lektüre, vielleicht sehen wir uns ja in einem der Kurse und Praktika. Wir wünschen Ihnen, dass Sie das Thema MET-Anwendung am (weiblichen) Beckenboden (natürlich kann man auch Männer mit (Kontinenz-)Problemen z.B. nach Prostatektomie behandeln) genauso packt wie uns und dass Sie auch viele zufriedene Frauen mit guten Ergebnissen nach der Behandlung mit EEMA haben werden.

Rüdesheim/Wiesbaden, im Frühjahr 2016

Die Autoren

Dr. Armin Fischer [afischer@joho-rheingau.de; drarminfischer@yahoo.de]
Alexander Lehmann [al@kerngesund.jetzt]

Teil I
Urogynäkologie

Kapitel 1 Urogynäkologie

Die Urogynäkologie ist im Grenzgebiet zwischen der Frauenheilkunde (Gynäkologie) und der Urologie angesiedelt und beschäftigt sich vorwiegend mit den Lageveränderungen der Beckenorgane und den (damit einhergehenden) Funktionsstörungen bzw. mit den Fehlfunktionen der Harnblase (und des Darmes) der Frau.

Damit sind urogynäkologisch relevante Bereiche:
⇨ Belastungsharninkontinenz
⇨ Drangharninkontinenz
⇨ Mischformen der Inkontinenz (⇨Mischinkontinenz)
⇨ Senkung der Scheide (mit/ohne ⇨Gebärmuttersenkung)
⇨ Senkung der Blase
⇨ Senkung des Darmes und assoziierte Darmfunktionsstörungen
   (z.B. Darmentleerungsstörung, Stuhlinkontinenz).

Der Bereich der Urogynäkologie ist in der Deutschen Gesellschaft für Gynäkologie und Geburtshilfe (DGGG) im Rahmen der *Arbeitsgemeinschaft Urogynäkologie und Plastische Beckenbodenrekonstruktion (AGUB)* repräsentiert und stellt einen der vier Pfeiler der Frauenheilkunde dar (neben Geburtshilfe, Gynäko-Onkologie und Reproduktionsmedizin/ Endokrinologie).
Die Urogynäkologie befasst sich mit der Diagnostik und Therapie der o.g. Veränderungen. Hierzu gehören die konservative und die operative Behandlung. Im Rahmen der konservativen Behandlung besteht eine enge Zusammenarbeit mit den Physiotherapeuten, in einzelnen Fällen auch Osteopathen und anderen Heilberufen. In der Diagnostik sind neben den bildgebenden Verfahren (Radiologie) und neurologischen Untersuchungstechniken, in der operativen Therapie enge Verbindungen zur Viszeralchirurgie (Bauchchirurgie), in einzelnen Fällen auch zur Urologie geknüpft.
Typische diagnostische Maßnahmen in der Urogynäkologie (vgl. Stufendiagnostik in der Urogynäkologie) stellen neben der ausführlichen Befragung zur Krankengeschichte (Anamnese) und der körperlichen Untersuchung die Perineal- oder Introitussonographie und die Urodynamik (mit oder ohne Zystoskopie) dar.
Typische Therapieverfahren stellen die konservativen Behandlungsformen
   • Verhaltenstraining
   • Behandlung mit Tampons oder Pessaren (Würfel, Urethralpessar, seltener andere)
   • Beckenbodenphysiotherapie (konventionell)
   • Beckenbodenstimulation (EMS, EMA) oder Biofeedback (elektrisch)

sowie die operativen Behandlungsformen
- Senkungsoperationen
- Inkontinenzoperationen
- kombinierte Operationsverfahren

dar.

Bei diesen Operationen werden häufig, vor allem im Falle einer wiederholt erforderlichen Operation, Implantate [körperfremde (Kunststoff-) Materialien] verwendet, die die Stabilität wiederherstellen und erhalten helfen.

In der „Urogynäkologie" geht es um die unterschiedlichsten Struktur- und Funktionsstörungen des Beckenbodensystems.

Funktionsstörungen der Beckenbodenstrukturen sind häufig, denken wir allein an die wahrscheinlich mehr als fünf Millionen harninkontinenten Frauen in der Bundesrepublik Deutschland mit entsprechender Dunkelziffer. Da zwei Millionen der Betroffenen über 60 Jahre alt sind, hat dieses Leiden hinsichtlich der zu beobachtenden Überalterung der Bevölkerung eine zunehmende sozio-ökonomische Bedeutung.
In den meisten Fällen folgt der Harninkontinenz ein Rückzug der meist älteren Menschen aus dem gesellschaftlichen Leben und stellt häufig einen Auslöser von schweren Depressionen dar, die das soziale Umfeld überfordern und oft mit der Einweisung in ein Pflegeheim enden. Nicht nur die Lebensqualität der Betroffenen ist somit stark belastet; die genannten Folgen der Inkontinenz stellen auch einen erheblichen Anteil der Gesundheitskosten dar. Aus diesen Gründen müssen alle präventiven und therapeutischen sowie pflegerischen Behandlungsmethoden angewendet werden, um dieses Leiden zu lindern. Die Kosten der Versorgung der Patienten zu Hause und in Pflegeheimen belaufen sich in Deutschland jährlich auf über 1 Milliarde Euro.
Neueste Bevölkerungsberechnungen sagen für das Jahr 2030 zirka drei Millionen inkontinente Seniorinnen und Senioren in Deutschland voraus, wenn keine Gegenmechanismen bezüglich der Prävention und Behandlungsmethoden angeboten werden. Im Gegensatz zu heute werden in der Zukunft weniger Erwerbsfähige die steigenden Kosten für die inkontinente Bevölkerung tragen müssen. Dies würde eine erhebliche Mehrbelastung des Sozialsystems bedeuten. Daher müssen neue, kostengünstige und langfristig effiziente Methoden zur Vorbeugung bzw. Behandlung eingesetzt werden. Die in jüngster Zeit eingesetzten minimalinvasiven Operationsmethoden (TVT® und Folgeentwicklungen) tragen dazu bei, die Kassen des Sozialsystems zu entlasten und vor allem die Lebensqualität der Betroffenen zu steigern. Sie sind aber nicht in allen Fällen angezeigt oder (als alleinige Maßnahme) geeignet.

Bis zu 25% der inkontinenten Seniorinnen und Senioren leben nicht zuletzt aufgrund ihres Leidens in Alten- und Pflegeheimen. Verstärktes Ziel in der Zukunft muss es also sein, den Patientinnen und Patienten aus humanen und ökonomischen Gründen den Weg aus der häuslichen Umgebung heraus zu ersparen. Für Prävention, Versorgung und Therapie müssen aus dieser Forderung heraus alle Heil- und Hilfsmittel zur Verfügung gestellt werden, die ein weitgehend störungsfreies Leben in gewohnter sozialer Umgebung ermöglichen.

Im Laufe der letzten Jahre wird immer deutlicher, dass die Interaktion der Beckenbodenstrukturen und die Komplexität der Funktionsstörungen ein umfassenderes Verständnis und enge interdisziplinäre Zusammenarbeit erforderlich macht.

Bislang betrachteten

- Gynäkologen
- Urologen
- Viszeralchirurgen/Proktochirurgen
- Neurologen
- Psychologen/Psychosomatiker
- Physiotherapeuten

die Organe des weiblichen Beckenbodens aus ihrem jeweiligen Blickwinkel, was zu ganz unterschiedlichen diagnostischen und therapeutischen Konzepten führte.

Mit der zunehmenden Verbreitung einer urogynäkologischen bzw. gynäkourologischen Spezialisierung, vorwiegend im Rahmen der Frauenheilkunde und zunehmend auch in der Urologie, wurde ein erster Schritt in die Richtung einer komplexeren Sichtweise getan.

Das Verständnis der komplexen Zusammenhänge zwischen Scheide und Blase, deren funktioneller Interaktion und ihrer Pathologie hilft uns auf dem Weg zum Verständnis einer „weiblichen Perineologie" weiter. Hinzu kommt die Horizonterweiterung, betrachtet man die Funktionsstörungen des Darmes in dem Kontext des Beckenbodensystems.

Nur wenn man wirklich versucht, Anatomie und Funktion der Strukturen des Beckenbodens zu verstehen, ist man in der Lage, die richtigen diagnostischen Weichen zu stellen und die geeigneten therapeutischen Schritte zu unternehmen. Entscheidend zu einem Wechsel der Sichtweise der Dinge beigetragen haben letztendlich die Erkenntnisse aus der experimentellen Hernienchirurgie der Bauchdecke sowie die Integraltheorie von Petros, vor allem aber die Forschung Petros', die Blasen– und Beckenbodenanatomie in einen funktionellen Zusammenhang gestellt hat und uns das Werkzeug an die Hand gibt, Funktionsstörungen aus der zerstörten Anatomie heraus zu begreifen und zu korrigieren.

Übersicht 1: Bevölkerungsentwicklung in Deutschland (Millionen)

	Einwohner (Millionen)				
Alter	1990	2000	2010	2020	2030
21 - 65 J.	47,94	48,66	47,34	45,00	41,94
66 - 80 J.	8,90	10,60	12,00	11,70	14,20
> 80 J.	3,00	2,90	3,70	4,70	4,40

Übersicht 2: Harninkontinenz in Abhängigkeit von Alter und Geschlecht in Deutschland

	Patienten mit Harninkontinenz (Millionen)				
Alter	1990	2000	2010	2020	2030
< 65 J.	1,7	1,7	1,6	1,5	1,3
65 - 80 J.	1,3	1,4	1,5	1,5	1,8
> 80 J.	0,7	0,7	0,9	1,1	1,0
> 65 J.	2,0	2,1	2,4	2,6	2,8

Übersicht 3: Harninkontinenz im Alter, eine Prognose für Deutschland

	Patienten mit Harninkontinenz (Häufigkeit in %)	
Alter	Frauen	Männer
< 65 J.	1,1 Mio (5,0%)	0,2 Mio (1,0%)
> 65 J.	1,5 Mio (14,7%)	0,5 Mio (8,0%)
gesamt	2,6 Mio (14,7%)	0,7 Mio (9,0%)

Dieses Buch soll nun den Physio- und vor allem den Elektrotherapeuten die für ihre Tätigkeit erforderlichen Grundkenntnisse und Anatomie/ Patho-anatomie, Physiologie/ Pathophysiologie sowie die zum Verständnis der Behandlungskonzepte erforderlichen Grundkenntnisse in den Therapiever-fahren vermitteln und sie in die Lage versetzen, die Patientinnen im Rah-men eines ganzheitlichen Behandlungskonzeptes, an dessen Ende erst - wenn überhaupt - die operative Behandlung stehen sollte, qualifiziert und verantwortungsbewusst mit zu betreuen.

Die Inhalte resultieren aus den Fortbildungen für Elektrotherapeuten, die wir seit dem Frühjahr 2015 in Rüdesheim regelmäßig anbieten und die, modular aufgebaut, neben einem theoretischen Teil (Urogynäkologie und elektrotherapeutische Basics) auch einen praktischen Teil durch Hospita-tionen in unserem Beckenbodenzentrum umfassen, um hier Informationen und praktische Erfahrungen sammeln zu können, die dann den betreuten Frauen zu Gute kommen.

Kapitel 2 Das Beckenbodensystem - Anatomie und Funktionsweise

In diesem Kapitel erfahren Sie etwas über die Bauweise (Anatomie) und die Funktionsweise des Beckenbodensystems.

Schon aus der Überschrift ist ersichtlich, dass es sich hier um ein aus unterschiedlichen Komponenten zusammengesetztes System handelt, bei dem die einzelnen Komponenten zusammenspielen. Daher sind sie auch nur in ihrer Gesamtheit zu betrachten.

Man unterscheidet drei Bereiche (Abb. 2):
1. *Harnblase und Harnröhre*
2. *Scheideneingang, Scheide und Scheidengrund (mit Gebärmutterhals und Gebärmutter)*
3. *Enddarmverschlussapparat, Enddarm und angrenzende Dickdarmabschnitte (S-Darm/Sigma)*

Das Beckenbodensystem muss daher in seiner Dreidimensionalität gesehen und verstanden werden (Abb. 3).
Eine für das Senkungsleiden relevante anatomische Grundstruktur hierbei ist die sog. „Fascia pelvis", die Beckenbindegewebsschicht, bestehend aus elastischen Fasernetzen, deren Anordnung der Biomechanik des Beckenbodens entspricht, durchsetzt mit **glatten Muskelfasern** sowie Nervenendigungen (Rezeptorfunktion?). Die Faszien (sog. Muskelhäute) sind untereinander verbunden, womit sich die Kontraktion (das Zusammenziehen) des großen Beckenbodenmuskels, im Folgenden als Levatormuskel (oder kurz: Levator) bezeichnet, auf das Bindegewebe und damit auch die Scheidenwände übertragen lässt (vgl. sog. „Lateraldefekt") (Abb. 1).

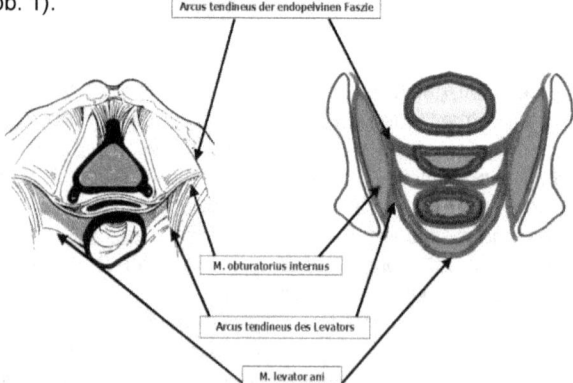

Abb. 1: Faszienblätter am Beckenboden

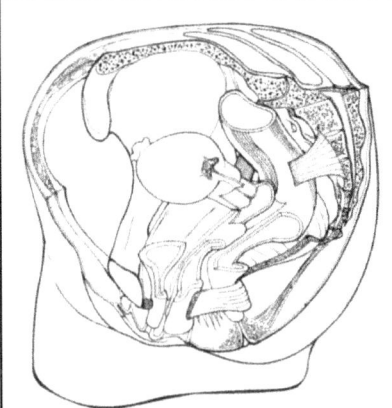	**Harnblase und Harnröhre** Die Harnblase liegt dabei auf der Scheidenvorderwand, sie hat keine eigene Fixierung im Bereich der Beckenwände, während die Harnröhre, ebenfalls auf der Scheidenvorderwand aufliegend, über bindegewebige Strukturen, die am Beckenknochen ansetzen, zusätzlichen Halt findet. Diese sind maßgeblich am Abdichtungsprozess beteiligt (sog. pubo-urethrales Band).
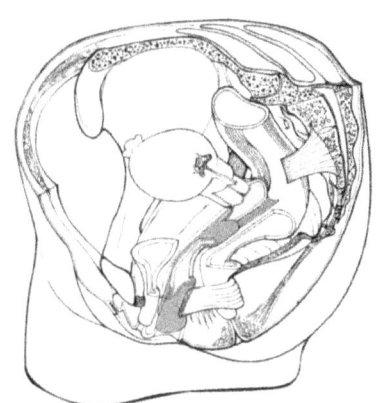	**Scheide und Gebärmutter** Die zentralen Strukturen des Beckens geben den umliegenden Systemen Halt (und Form) und stabilisieren Blase und Darm durch ihre (bindegewebige) Anbindung an die Beckenwände (Muskulatur und Knochen). Der Gebärmutterhals wirkt dabei wie der zentrale Stein eines Kuppelbaus und ist nur unter zwingenden Umständen (z.B. auffälliger Abstrich) entbehrlich.
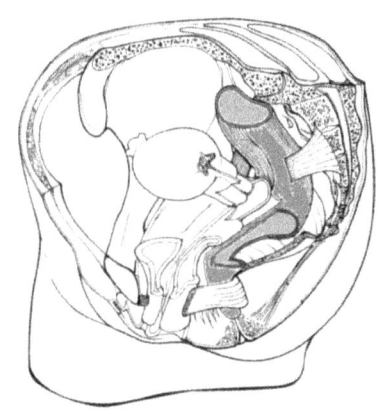	**Enddarm (Mastdarm + Analkanal) und S-Darm (Sigma)** Der Analkanal mit seinem Verschlusssystem aus Muskulatur (innerer/äußerer Schließmuskel) und Schleimhaut (Anoderm) und der angrenzende Mastdarm sind vor allem für Geburtstraumen anfällig und leiden oft im Zuge von Dammverletzungen bei der Geburt, so dass hier Bruchlücken entstehen, die z.B. die Darmentleerung ungünstig beeinflussen.

Abb. 2: Die drei Kompartimente des Beckenbodensystems

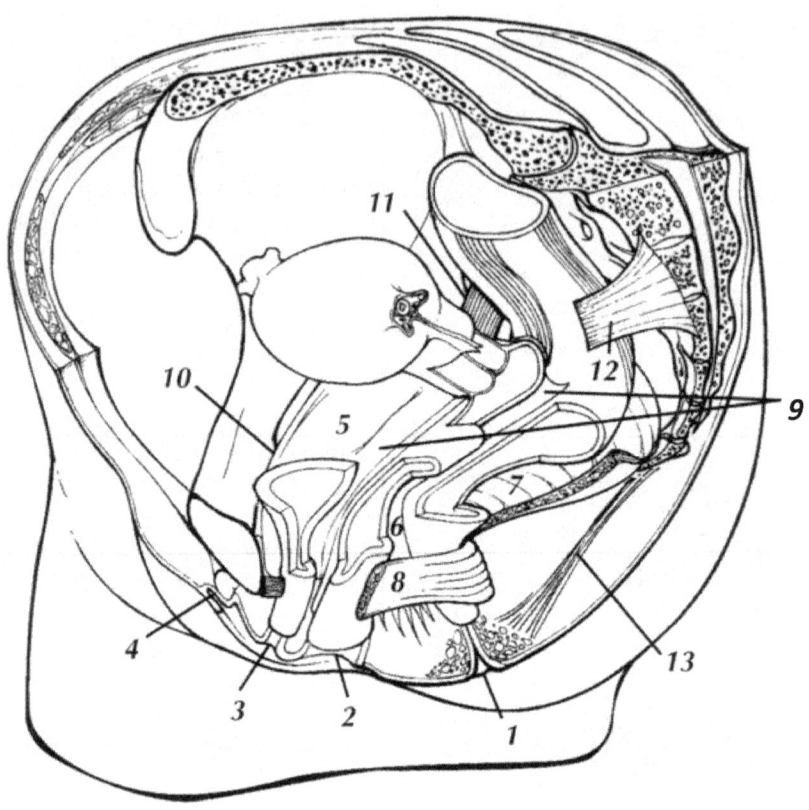

Abb. 3: Die anatomischen Strukturen des Beckenbodensystems

1	=	Anus *(After)*
2	=	Vagina *(Scheide)*
3	=	Meatus urethrae externus *(Harnröhrenausgang)*
4	=	Klitoris *(Kitzler)*
5	=	Lamina pubocervicalis fasciae endopelvinae
6	=	Lamina rectovaginalis fasciae endopelvinae
7	=	M. levator ani *(Beckenbodenmuskel)*
8	=	M. puborectalis (Pars puborectalis m. lev. ani)
9	=	endopelvine Faszie *(tiefe Beckenbodenfaszie)*
10	=	Arcus tendineus fasciae endopelvinae
11	=	Spina ischiadica
12	=	Lig. sacrouterinum
13	=	Lig. anococcygeum

Die sog. Beckenbodenfaszie (Faszie = Muskelhaut), genannt Fascia pelvis, liegt etwas oberhalb der Levatormuskelplatte und hat eine Trapezform mit Basis nach hinten (rückenwärts = dorsal), wo zwischen den sog. Sakrouterinligamenten (den Bändern, die von der Hinterseite des Gebärmutterhalses zum Kreuzbein ziehen) das Rektum (Mastdarm) passieren kann. Der hintere Anteil dieser Faszienplatte ist gegenüber dem muskulären Durchlass (Hiatus) kulissenartig versetzt, was für die Beckenbodenstabilität enorm bedeutsam ist. Die Ansätze sind vorn die untere Hinterfläche der Symphyse (Schambeinfuge), das sog. „Cooper'sche"-Band (Lig. ileopectineale, an der Rückseite des oberen Anteils des Schambeinkochens) und das Schambein selbst (Os pubis), **seitlich die sog. „white line", die Verstärkung des Arcus tendineus levatoris ani (der bindegewebigen Verbindung des Levatormuskels mit dem das „Knochenloch" im Beckenknochen verschließenden Musculus obturatorius internus vom gemeinsamen Ansatz an der Spina ischiadica entlang dem hinteren unteren Rand des Os pubis bis etwa 1 cm an die Symphyse heran** sowie hinten die Vorderfläche des 3. und 4. Kreuzbeinwirbels sowie das Lig. sacrouterinum. Mit diesen Faszien verbunden ist das Centrum tendineum perinei, dessen Bindegewebskern eine Aponeurose der beiden Hälften der Mm. transversus perinei und der Mm. bulbocavernosi darstellt. Verstärkt durch die Fortsetzung der Lamina rectovaginalis der endopelvinen Faszie, die das Genitale vom Anorektum trennt, führt eine Schwächung der abschließenden Querverspannung des Beckenbodens zu einer erheblichen Beeinträchtigung der Stabilität von Blase, Enddarm, Uterus und Perineum.

Abb. 4: Die Anatomie der endopelvinen Faszie

Symphyse

„White line"

Fascia endopel- vina

Anteile der Becken- bodenmuskulatur

Hiatus

Lig. sacrouterinum

Os sacrum

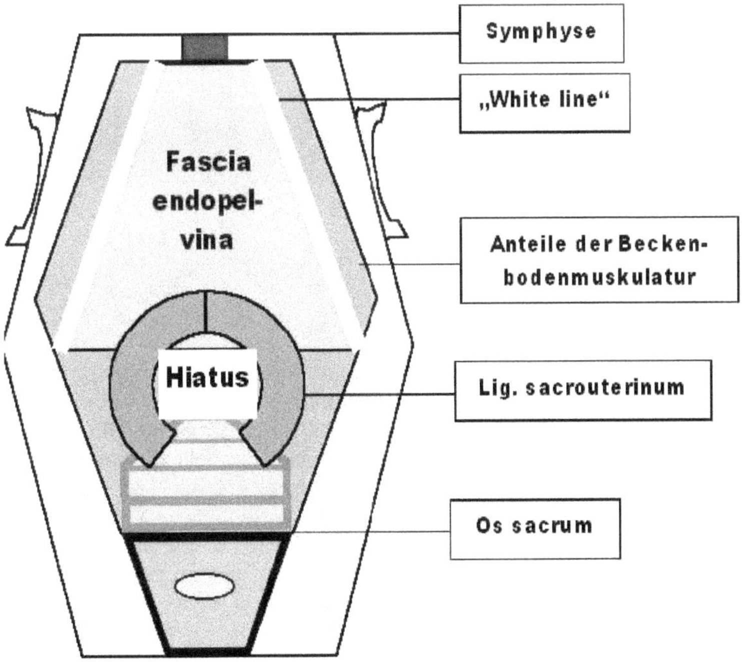

Die Scheide selbst lässt sich in zwei Segmente unterteilen (Abb. 5). Das erste untere Drittel verläuft zur Urethra achsenparallel. Die darüber gelegenen 2/3 der Scheide verlaufen in einem Neigungswinkel von 130° zur Achse des ersten Drittels und sind fest in die Faszie eingebunden, sie teilen diese in zwei Blätter: die sog. Lamina pubocervicalis (das Blatt zwischen Gebärmutterhals und Schambein) und die Lamina rectovaginalis (das Blatt zwischen Mastdarm und Scheide). Der Winkel zwischen beiden Scheidensegmenten ist im Wesentlichen im Tonus der Schlinge des M. puborectalis, eines der Anteile des Beckenbodenmuskels (Levator ani) begründet. Eine Schwächung der Muskelkraft und/oder –struktur hier **fördert** einen Senkungszustand.

Abb. 5: Anatomie der Scheide dreidimensional

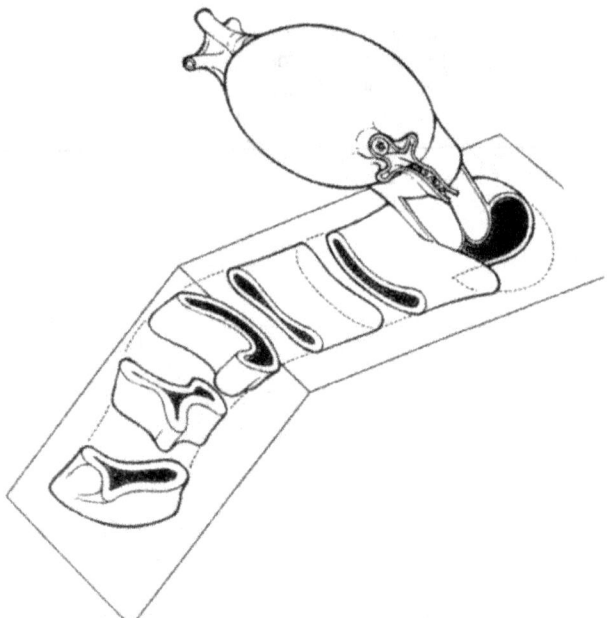

Die Störungen im Bereich dieser endopelvinen Faszie und der an der Fixierung der Beckenorgane beteiligten bandartigen Strukturen sind mannigfaltig, auch was deren unterschiedliche Kombinationen angeht.
Die hier zugrunde gelegte Betrachtungsweise verdeutlicht, dass es sich bei den Defekten im Bereich des Beckenbodens auf der Ebene der Faszienanteile um zu den Bauchdeckenfasziendefekten in Analogie stehende morphologische Störungen handelt. Mit anderen Worten: Wir müssen das weibliche Senkungsleiden morphologisch und funktionell als Hernie begreifen und auch als solche behandeln.

Die Blasenfunktion

Die Abdichtungsfunktion der Blase (genannt Kontinenz) ist ein Wechsel-spiel der Kräfte und damit ein dynamischer Prozess (Abb. 7).

Mehrere Muskelgruppen des Beckenbodens sind am regelrechten Ablauf des Miktionszyklus beteiligt (Abb. 6), die korrekte Wirkung der Kräfte, die die Muskeln entstehen lassen, ist abhängig von der Intaktheit des Band-apparates um Scheide und Harnröhre herum, wobei die Scheide die unter-schiedlichen Zugrichtungen und Zugkräfte koordiniert (Abb. 8).

Hierbei sind es im Wesentlichen die drei Muskelgruppen des Becken-bodens:

① M. pubococcygeus (der vordere Anteil des Levatormuskels)
② M. levator ani [M. ileococcygeus) (der hintere Anteil des Levator-muskels)
③ M. longitudinalis pararectalis – eine Faserabspaltung des Becken-bodenmuskels, die im Zusammenhang mit der Publikation der sog. „Integraltheorie nach Petros und Ulmsten" mehr oder weniger bekannt wurde, als Anfang der 90er Jahre das sog. TVT-Verfahren in der opera-tiven Behandlung des belastungsabhängigen Urinverlusts Einzug hielt.

Durch Relaxation (Entspannung) **oder** Kontraktion (Zusammenziehen) ermöglichen diese Muskelgruppen die für die Speicherung und Entleerung der Blase (Funktionszustände des Blasenhalses = Übergang Blase/Harnröhre) erforderlichen anatomischen Voraussetzungen.

Inkontinenz verstehen wir somit als einen **Defekt** in der
• strukturellen und/oder
• funktionellen Intaktheit
des blasen(hals)verschließenden Systems.

In diesem Zusammenhang kann man bestimmte Formen der **Drang-inkontinenz** als einen Kampf zwischen Öffnungs- und Verschlussreflexen der Blase (Abb. 11) begreifen. **Die Übersicht in Abb. 10 gibt eine grobe Orientierung darüber, welche Defekte (strukturell oder funktionell) zu erwarten sind, wenn unterschiedliche Störungen auftreten:**

Lockeres vorderes Scheidensegment = Insuffiziente Wirkung des M. pubococcygeus = Dominanz der nach hinten gerichteten Kräfte = (Stress-)Inkontinenz

Lockerung in der Mitte (Zystozele) = nach hinten gerichtete Kräfte können oberen Scheidenanteil nicht spannen = Entleerungsanomalie

Lockerung hinten = Inaktivierung der nach unten gerichteten Kräfte = Funneling (trichterförmige Öffnung des Blasenhalses bei der Miktion) fehlt = Entleerungsstörung

Lockerung gleich wo = Muskeln sind nicht in der Lage, dem hydrostatischen Druck der Blasenfüllung entgegenzuwirken = Miktionsreflexaktivierung bei weniger gefüllter Blase = FUN-Syndrom (frequency [häufiges Wasserlassen], urgency [Drang], Nykturie [nächtliches Wasserlassen).

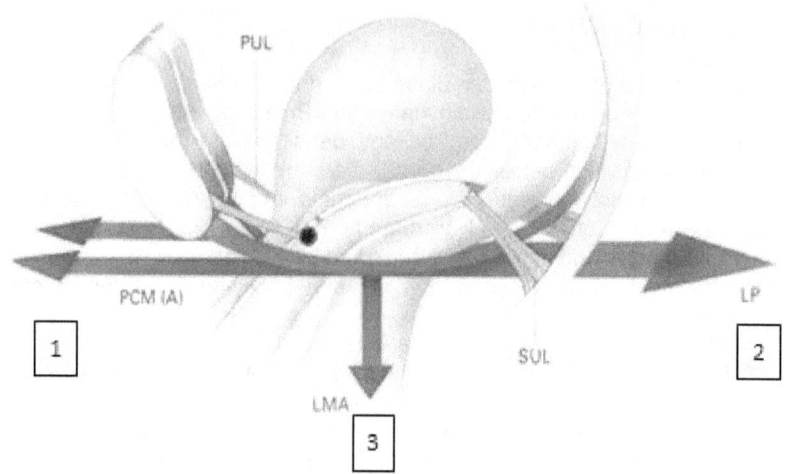

Abb. 6: Schematische Darstellung der an der Blasenhalsfunktion beteiligten Muskelanteile

PCM(A): anteriorer Anteil des M. pubococcygeus (s.o. ①)
LP: Levatorplatte (s.o. ②)
LMA: longitudinaler Analmuskel (s.o. ③)

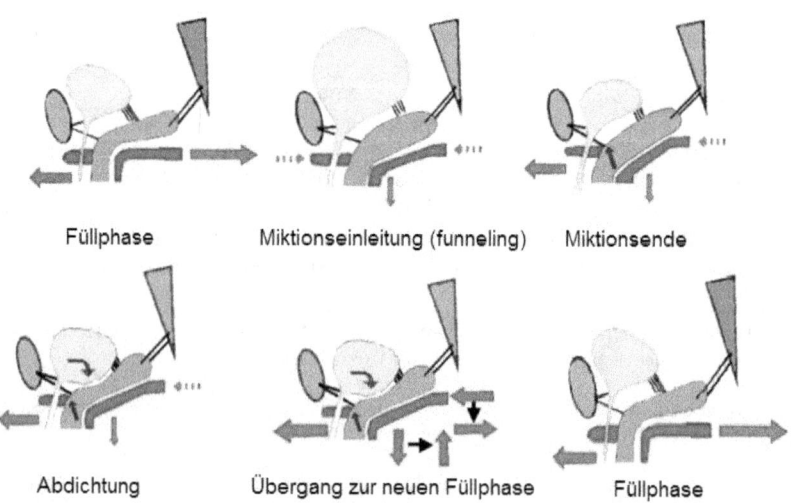

Abb. 7: Funktionszustände und Muskelwirkung an der Blase

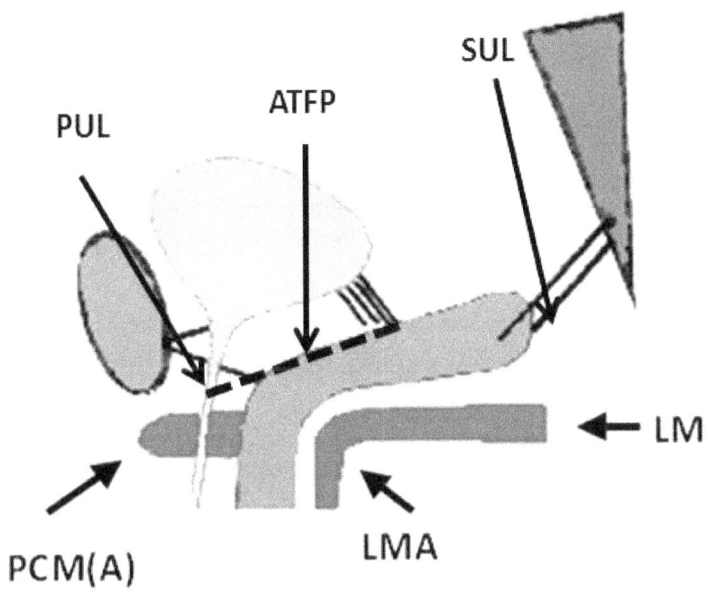

	PCM(A)* ①	suburethrale Scheide	Blasenhals	Detrusor	LP** ②	LMA*** ③
Füllung	kontrahiert	symphysenwärts	geschlossen	relaxiert	kontrahiert	relaxiert
Miktions- einleitung	relaxiert	gelockert	offen	kontrahiert	relaxiert	kontrahiert
Miktion	relaxiert	„funneling"	offen	kontrahiert	relaxiert	kontrahiert
Abdichtung	kontrahiert	kontrahiert	geschlossen	relaxiert	relaxiert	kontrahiert
Füllung	kontrahiert	kontrahiert	geschlossen	relaxiert	kontrahiert	relaxiert

Abb. 8: Am Blasenzyklus beteiligte Strukturen

Verwendete Begriffe:

- Miktion: Blasenentleerung
- symphysenwärts: in Richtung auf die Schambeinfuge (Symphyse) hin
- funneling: trichterförmiges Aufklaffen des Blasenhalses zur Einleitung der Blasenentleerung
- relaxiert: entspannt
- kontrahiert: zusammengezogen
- ATFP = Arcus tendineus fasciae pelvis – die bindegewebige Verankerung der unter der Blase gelegenen Scheidenfaszie an der Verbindungsstelle zwischen dem Levatormuskel und dem Obturatormuskel
- SUL: Sakrouterinligament (Band vom Gebärmutterhals hinten zum Kreuzbein)
- PUL: Pubourethralligament (Band vom Schambein zur Umgebung der Harnröhre)

Kapitel 3 Integraltheorie und Beckenbodenfunktion

In diesem Kapitel erfahren alle die, die tiefer in die Materie einsteigen möchten, was sich der Australier Prof. Peter Petros zur Funktion des Beckenbodensystems in den 70er Jahren überlegt hat. Diese sog. „Integraltheorie" bot schließlich die Basis für die Entwicklung der modernen Behandlungs- und vor allem Operationstechniken am Beckenboden.

Für das Verständnis des aus der Integraltheorie von Petros abgeleiteten diagnostischen und operativen Konzeptes müssen die Grundlagen der Integraltheorie bekannt sein.
Eine Analogie soll das Beckenbodensystem etwas in seiner Funktion verdeutlichen: Die Scheide ist wie das Sprungtuch eines Trampolins (Abb. 9). Sie ist am Beckenring durch Ligamente aufgehängt. Die Form ist determiniert durch drei Muskelkräfte, die die Scheide gegen die Haltebänder aufspannen. Die Urethra liegt auf der „Scheidenhängematte". Die Vorwärtskräfte spannen die Hängematte, um die Harnröhre zu verschließen. Die nach hinten/unten ziehenden Kräfte straffen die obere Scheide, um den Blasenhals zu verschließen.

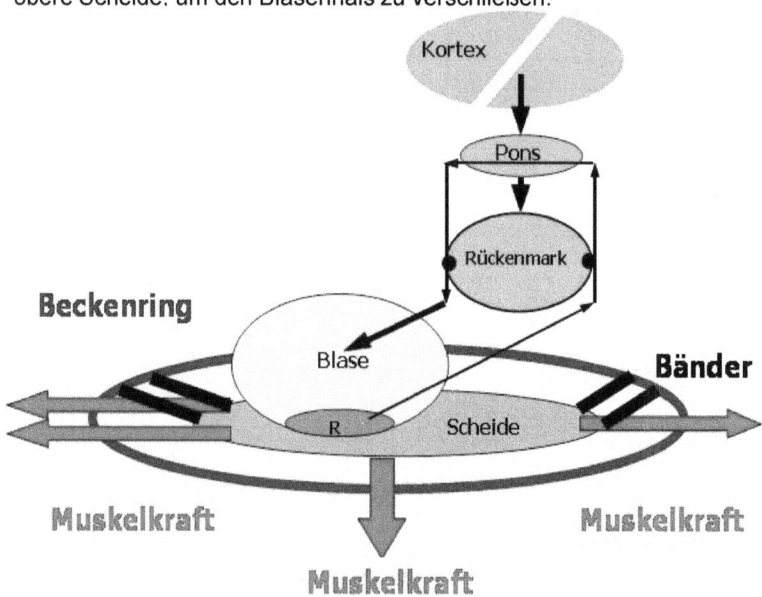

Abb. 9: Trampolinanalogie nach Petros

Eine Lockerung der elastischen Membran „Scheide" z.B. durch Altern/ Geburten entspannt die suburethrale Hängematte. Dadurch können die an beiden Seiten ansetzenden Muskeln das Urethralrohr nicht mehr schließen. Es kommt zum belastungsabhängigen Urinverlust (Stressinkontinenz). Die gleiche Lockerung („Laxizität") versagt beim Unterstützen der Blase. Unter zunehmender Füllung werden die Dehnungsrezeptoren (R) vorzeitig erregt (stimuliert). Dadurch entfällt die Hemmung (Inhibition) des Blasenmuskels (Detrusors) bei niedrigen Füllungsvolumina durch höhere Zentren – Frequency (hohe Frequenz des Wasserlassens), Urge (Drangprobleme) und Nykturie (häufiges nächtliches Wasserlassen) können Folge sein (Abb. 11). Die Restitution der Anatomie ist hier Voraussetzung für die Heilung der Symptome.

Da die Vagina als Organ nicht regenerieren kann, führt die sehr großzügige (exzessive) operative Entfernung (Resektion) überschüssiger Vaginalhaut im Rahmen der Deszensuschirurgie zu späteren Problemen (Dyspareunie (Schmerzen beim Verkehr), Blasenschwäche), da das Narbengewebe im Alter weiter schrumpft. Elastizität wird aber benötigt, damit die stärkeren Rückwärtsmuskelkräfte die schwächeren Vorwärtsmuskeln nicht dominieren. Dies würde letztlich zu einer Blasenhalsöffnung führen, wenn das Signal zum Schließen kommt. Dies geschieht ebenso, wenn die Scheide bei Deszensusoperationen exzessiv gestreckt wird.

Der Uterus spielt in der Architektur des Beckens die gleiche Rolle wie der Stein am Scheitelpunkt einer Deckengewölbe- oder Kuppelkonstruktion. Als Ansatz der hinteren Bänder und damit der nach unten ziehenden Muskelkräfte kann seine Entfernung zu einer Schwächung der Fixierung und damit zum Deszensus führen. Dies wiederum bedingt Blaseninstabilität, Entleerungsprobleme und Beckenschmerzen. Blasenprobleme treten bei 18% der Patientinnen nach Gebärmutterentfernung auf. Die Integraltheorie lehrt uns auch, mehr Wert auf die Rolle des Bindegewebes zu legen. Die gleichen anatomischen Defekte im Bindegewebe können Deszensus, Harn– und Stuhlinkontinenz hervorrufen, die Reparatur dieser Bindegewebsdefekte kann diese Symptome beheben. Aber: die Kontrollmechanismen der im Becken wirkenden Kräfte funktionieren nicht nach einem linearen Prinzip – daher können die Symptome von Tag zu Tag variieren oder auch auftreten, ohne dass der typische anatomische korrespondierende Defekt vorliegt: selbst ein geringer Deszensus (I.°) kann deutliche Symptome hervorrufen (vgl. auch Abb. 10).

Diese Bindegewebsdefekte, häufig Schwangerschafts– und Geburtsfolge, treten vor allem an vier verschiedenen Stellen (Prädilektionsstellen) besonders gerne auf:

1. *Suburethrale Hängematte (Scheidenanteil unter der Harnröhre) und Ligg. pubourethralia (Bänder vom Schambein zur Harnröhre – Abb. 6)*
2. *Zystozele und Defekt im Bereich des Arcus tendineus fasciae pelvis*
3. *Uterus-/Scheidengrundsenkung und Enterozele*
4. *Rektozele und Vorfall der Enddarmschleimhaut (Mukosaprolaps)*

3.1 Praktische Bedeutung

1.) Senkungsserkrankungen sind Brüche (Hernien) und werden analog zu den Prinzipien moderner chirurgischer Hernienversorgung operativ behandelt – nämlich spannungsfrei (und netzunterstützt). 2.) Defekte Bänder können nicht repariert werden. Wir müssen neue Bandstrukturen formen, indem wir den Körper anregen, um Matrix- gewebe aus Kunststoff oder anderen Materialien (z.B. früher verwendete Schweinekollagenmatrix) neue Bänder zu formen.

Daraus ergibt sich für das praktische Vorgehen (nach Prof. Petros):

- Scheidenvorfall und das (ringförmige) Einstülpen der Schleimhaut des Enddarmes (koloproktologisch: Intussuszeption) sind analoge Vorgänge. Auch in der urogynäkologischen Chirurgie müssen wir die Seitenwände der Scheide neu fixieren, um ein weiteres Prolabieren zu verhindern (aktiv durch Nähte = sog. vaginale laterale Vaginopexie, ATOM-OP oder OP nach Richardson); (passiv durch Fixierung nach Implantateinbringung = Scheidenhinterwandkorrektur (posterior repair) mit z.B. Seramesh® oder Einbringen eines sog. post. SerATOM®).

- Defekte Bänder werden durch Implantate (sog. monofile makroporöse Prolene-Implantate) ersetzt (TVT® (Pubo-urethralligament = PUL)), Serasis® (PUL, Sakrouterinligamente (SUL)), Serasis-TO® (Hängematte und Anbindung an PCM(A))

- Postoperativer Schmerz kann dadurch vermieden werden, dass man die somatisch innervierten Areale nicht tangiert. Die Scheide selbst hat, wie der Darm, eine viszerale Innervation und reagiert daher nur auf Kompression (ausgedehnte Gewebsentfernung!), nicht aber auf Schneiden und Nähen.

- Postoperative Harnverhaltung resultiert unter anderem aus zu straffen Nähten (s. oben) im Bereich des Blasenhalses. Diese verhindern das Öffnen des Blasenhalses zur Miktionseinleitung (typische "Komplikation" der klassischen OP nach Burch). Das Wiedererlangen der Miktionsfähigkeit hängt von der Lockerung durch Belastung ab, diese wird aber nie wieder völlig erreicht (Narbengewebe). Auch starkes Straffen der vorderen Scheidenwand, Entfernung des hinteren Antagonisten zu intakten vorderen Kräften (Bänder/Muskeln) kann dies bewirken.

- Physiotherapie wirkt über eine belastungsinduzierte Stärkung der Muskulatur und der ligamentären Ansätze der Muskeln. Sie stellt die Voraussetzung für die operative Therapie dar. Wir werden später erörtern, warum die sog. EEMA-Stromtherapie hier ganz besonders günstig (den Muskelaufbau fördernd) zum Einsatz kommt.

Das bedeutet: **es gibt keine** (nicht **die** eine) „**Standard-Operation**" nach dem althergebrachten Muster Stressinkontinenz ⇨ vaginale Hysterektomie mit Plastiken.

Die Defekte müssen erkannt, beschrieben und behoben werden. Hierbei muss berücksichtigt werden, dass eine Korrektur an einer Stelle Auswirkungen auf das ganze System hat. Der Operateur muss sich während des Eingriffes immer wieder fragen, welche Auswirkung sein aktuelles Tun auf die Funktion des Systems haben wird. Das bedeutet auch, dass es gelegentlich erforderlich ist, eine Sanierung in zwei oder drei Schritten mit einer ausreichenden Pause zwischen den Eingriffen durchzuführen, um dem Gewebe Zeit zu geben, sich zu erholen. Dann erst kann die Funktion eingeschätzt werden und die persistierenden Störungen können adäquat angegangen werden.

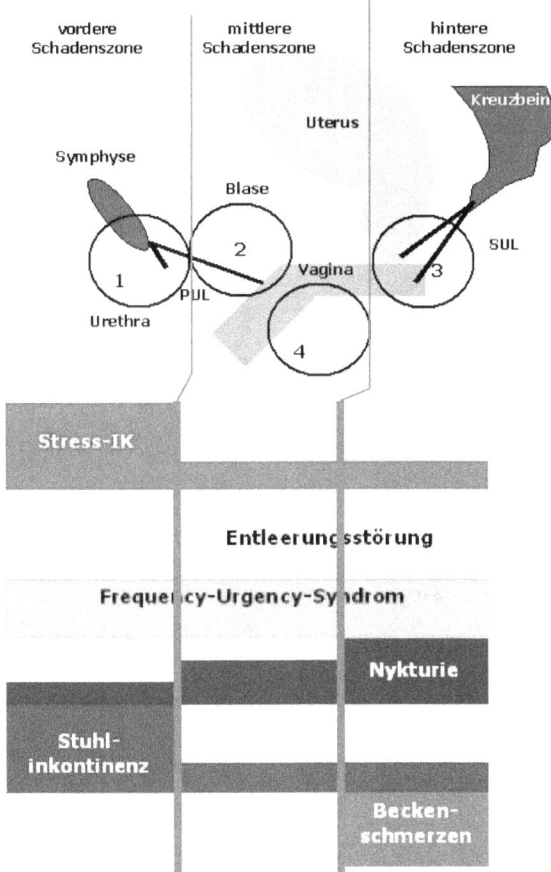

Abb. 10: Defekte und die möglicherweise daraus resultierenden Funktionsstörungen

DI = ein Kampf zwischen Öffnungs- (Ö) und Verschluss- (S) reflexen

DI: „unreife" Bahnung des Miktionsreflexes.

Bei neurologisch bedingter DI (z. B. MS), erlaubt eine Störung der inhibitorischen Kerne/Fasern afferenten Impulsen (schwarze Punkte) ungehemmt zur Pons zu gelangen und dort die Efferenz zu bahnen

Zystometrie

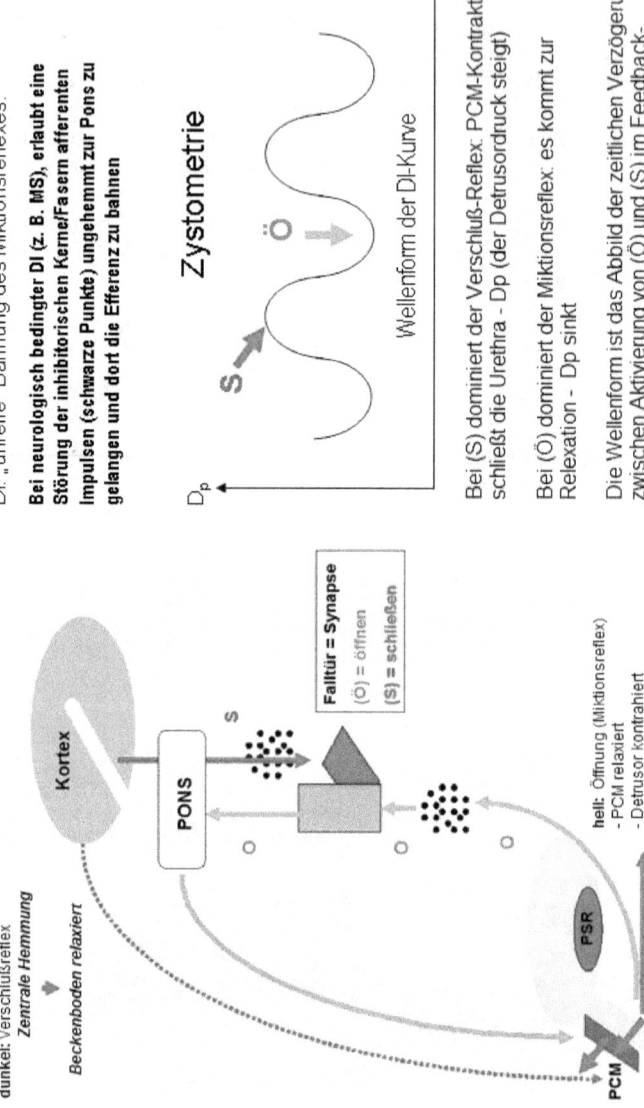

Wellenform der DI-Kurve

D_p

Bei (S) dominiert der Verschluß-Reflex: PCM-Kontraktion schließt die Urethra - Dp (der Detrusordruck steigt)

Bei (Ö) dominiert der Miktionsreflex: es kommt zur Relexation - Dp sinkt

Die Wellenform ist das Abbild der zeitlichen Verzögerung zwischen Aktivierung von (Ö) und (S) im Feedback-System

dunkel: Verschlußreflex
Zentrale Hemmung

Beckenboden relaxiert

Kortex

PONS

S

Falltür = Synapse
(Ö) = öffnen
(S) = schließen

hell: Öffnung (Miktionsreflex)
- PCM relaxiert
- Detrusor kontrahiert

PSR

PCM

Abb. 11: Ein anatomischer Erklärungsversuch zur Entstehung der Detrusorinstabilität (DI)

3.2 Überlegungen zur Biomechanik der Scheide (Abb. 12)

Betrachtet man zum Beispiel die Biomechanik der dynamischen Scheidenaufhängung stellt man fest, dass ein Winkel von über 45° gegenüber der Horizontalen (wie er bei der sog. Promontorio[sakro]pexie oder bei einer sog. Faszienzügelfixation nach Williams-Richardson erzielt wird) dazu führt, dass die nach hinten (Levatorplatte=LP) und nach unten (longitudinaler analer Muskel =LMA) gerichteten Kräfte die Scheide nicht strecken, komprimieren oder angulieren können, so dass diese Kräfte plus der abdominale Druck (AP) direkt auf die vordere, mittlere, hintere oder o-bere Scheide wirken und so eine (erneute) Herniation (oft dann als Rezidiv-Deszensus (wieder/erneut aufgetretene Senkung) beschrieben) begünstigen/ bewirken.

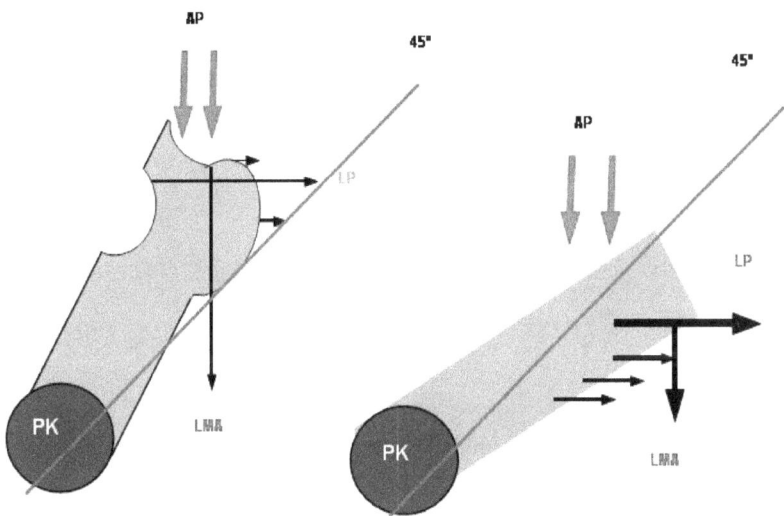

Abb. 12: Zur Biomechanik der Scheide (Erläuterung im Text)

Je weiter der Winkel unter 45° gegen Null geht, umso intensiver wirken die nach hinten gerichteten die am Perinealkeil fixierte Scheide streckenden den Kräfte und umso intensiver ist der Verschluss des Scheidenrohres.

Das bedeutet, dass die Ansätze der Muskeln (LP und LMA) sowie die die Muskulatur mit der Scheide verbindende Faszie verstärkt werden müssen, um die Funktion der Muskeln zu verbessern. Die LP wirkt gegen den Perinealkeil (PK), LMA gegen die Sakrouterinligamente. Im Falle einer fortgeschrittenen Senkung müsste die Scheide dann auch wieder an ihrer Faszie befestigt werden.

Biomechanische Analogie (Abb. 13): Dünne Bretter, die eine große Strecke überspannen, benötigen Verstärkung (die Scheide muss unterlegt werden durch Faszie/Fremdgewebe). Das Endprodukt muss Stürmen (Muskelkräften beim Husten, Belasten) standhalten, darum muss ein vernünftiges Fundament (Wundheilung) gelegt werden. Die Bolzen (Nähte) dürfen nicht zu groß oder zu fest sein, da sie das Material sonst strukturell schädigen (Gewebsnekrose). Verziehen der Strukturgeometrie belastet andere Stellen (unvorhergesehener Weise). Es kommt zu Schäden (Schmerz, Bruchbildung) (bei Operationen nach Burch oder Amreich). Kein Ingenieur würde (aus statischen Gründen) den mittleren Teil der Plattform in Richtung einer Pfeilerspitze (Burch) oder zu einer Seite (Amreich/Richter) hin verlagern.

Abb. 13: Biomechanische Analogie zur Integraltheorie

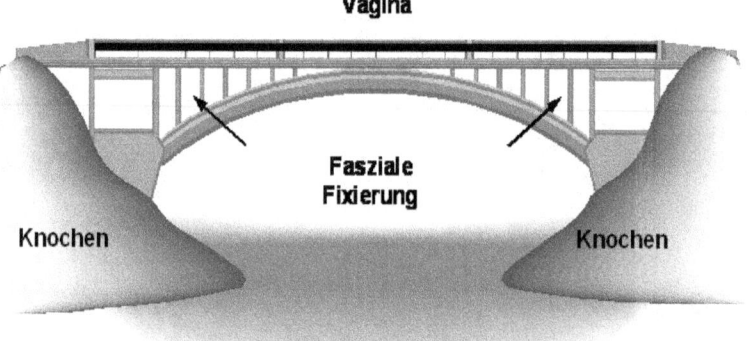

Diese Erkenntnisse legen die generelle Strategie für das operative Konzept fest:

▶ Eine komplette Gebärmutterentfernung (totale Hysterektomie, früher gerne als „Totaloperation" bezeichnet) nur mit spezieller Indikation, der Erhalt des Gebärmutterhalses sollte in jedem Fall favorisiert werden, wenn dies medizinisch vertretbar ist,

▶ Bei einer Hysterektomie überlegen, ob es als sinnvoll erscheint, die Mutterband- (Rotunda–) und seitlichen Beckenbindegewebs- (Cardinalia-)Stümpfe in der Mittellinie zu verbinden bzw. am erhaltenen Gebärmutterhals zu fixieren und ob diese Maßnahme (möglicherweise schon) ausreichend ist,

▶ Bei gleichzeitiger relevanter Gebärmuttersenkung ist der Ersatz der Sakrouterinligamente durch eine sog. „infracoccygeale Sakropexie mit monofilem hülsenfreien Band" (Serapren®) oder bei zu langer Scheide eine bilaterale Vaginaefixatio sacrotuberalis mit geflochtenem nicht-resorbierbaren Fadenmaterial (z.B. Sulene®) **evtl.** eine Option.

Dies ist immer abhängig vom Gesamtzustand des Beckenbodens, den Belastungsanforderungen, den individuellen Vorgaben durch die Patientin (Gewicht, Beruf, Sport,…) und evtl. auch fokaler bestehender Schmerzpunkte oder Punkte gesteigerter Sensibilität im Zusammenhang mit der Vorbeugung postoperativer Schmerzzustände u.U. auch beim Geschlechtsverkehr.

Alternative: die abdominale Sakrokolpopexie.

▶ Die operative Korrektur beginnt in der Regel hinten (posteriores Kompartiment).

▶ Sie umfasst in der Regel **nicht** deszensus– und inkontinenzchirurgische Maßnahmen in einer Sitzung – der Übersicht der Symptomatik wegen und weil nur in einem gewissen Prozentsatz der Fälle eine die Harnröhrenkontinenz wiederherstellende Maßnahme erforderlich wird.

▶ **3-4 Monate** Heilungszeit sollte man einkalkulieren, bevor der nächste operative Schritt erfolgen kann (in vielen Fällen dann die zweizeitige Implantation eines mitturethralen spannungsfreien Scheidenbandes [sog. „TVT"-OP]).

▶ Keine (überschießende) Resektion von „überschüssigem" Gewebe – evtl. Breite in Länge umwandeln und eventuell mit deepithelialisierten Brücken aus Scheidenhautlappen versuchen, die Scheidenwand zu stabilisieren, wenn wirklich **massiver** Gewebsüberschuss besteht (ist sehr selten der Fall).

▶ Bei Enterozelen-OP Raffung und Verstärkung des Peritoneum (unter Einbeziehung des wahrscheinlich ohnehin eingebrachten Implantats).

▶ Fehlt eigenes qualitativ ausreichendes Gewebe, wird dies durch Implantate ersetzt, bei der posterioren Korrektur wird ggf. zuerst das Bindegewebe um den Enddarm gerafft, dann das Implantat eingelegt.

▶ im Rezidivfall oder bei fehlendem Eigengewebe/schlechter Gewebsqualität und großem Defekt bzw. kranialer Lokalisation des Defektes in jedem Fall Verwendung von Implantatmaterial, auch in der Primärsituation (Erstoperation) empfehlenswert.

▶ Tamponade und Dauerkatheter der Blase für 24 - 48 Stunden, in Fällen ausgedehnterer Eingriffe am Beckenboden ist es sinnvoll, während der Operation einen Katheter über die Bauchdecke in die Blase einzulegen, sog. suprapubische Zystostomie oder suprapubischer Katheter (kurz: SPK), über den dann nach einigen Tagen ein sog. Blasentraining erfolgen kann. Im Prinzip handelt es sich hier um eine über den SPK leicht durchführbare Kontrolle der restharnfreien Spontanentleerung der Harnblase.

▶ Estriol prä– und postoperativ (oft auch als Dauertherapie sinnvoll/nötig).

▶ Falls möglich, keine Nähte im Bereich des somatisch innervierten Areals (Damm).

Kapitel 4 Scheidensenkung – Descensus vaginae

In diesem Kapitel erfahren Sie etwas über die unterschiedlichen Arten der Scheidensenkung. Sie lernen die verwendete Terminologie kennen und Sie erfahren etwas über die Bedeutung der Senkungs-zustände für den Beckenboden.

4.1 Die Senkung der vorderen Scheidenwand (Abb. 14) ("Blasensenkung") [lat.: Descensus vaginae anterior]

Einer der häufigsten und offensichtlichsten Defekte, dem wir begegnen, ist der sog. Descensus vaginae anterior, die Senkung der Scheidenvorder-wand, im Volksmund oft als „Blasensenkung" bezeichnet, was, wie Sie sehen werden, nicht immer ganz korrekt ist.

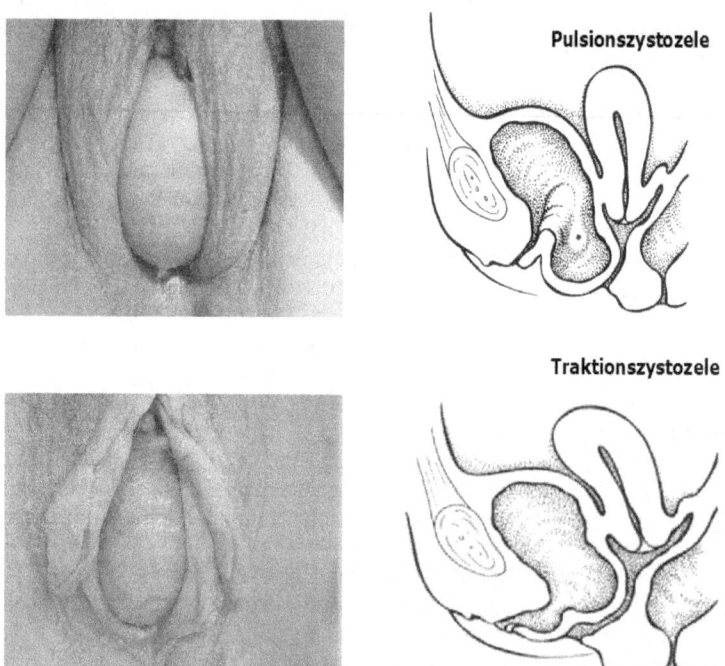

Abb. 14: Pulsions- und Traktionszystozele

Aus therapeutischen Überlegungen heraus muss zwischen dem Mittel-linien- oder medianen Defekt (der sog. Riss- oder Pulsions(zysto)zele) und dem seitlichen oder lateralen Defekt (der sog. Überdehnungs- oder Traktions-(zysto)zele), der ein- oder beidseitig auftreten kann, unter-schieden werden (Abb. 14).

Während es sich bei der Pulsionszystozele um einen Defekt in der zwischen Blase und Scheide gelegenen Bindegewebsschicht in der Mittellinie handelt, fehlt der Scheide bei der Traktionszele die laterale Aufhängung im Bereich des Arcus tendineus fasciae pelvis (vgl. Abb. 1 und 4). Bei der nicht voroperierten Scheide erkennt man den medianen Defekt durch die über der sich vorwölbenden Scheidenwand verstrichenen quer verlaufenden Scheidenhautfalten (Rugae vaginales) bei erhaltenen seitlichen Scheidengruben (die die Grenze zwischen Vorder- und Seitenwänden ausbilden, den sog. Sulci laterales). Der laterale Defekt ist hingegen gekennzeichnet durch ganz oder teilweise verstrichene seitlichen Gruben bei über dem sich vorwölbenden Anteil der Scheidenwand erhaltenen Falten (Abb. 14). Behandelt man diesen medianen Defekt – der ja eine echte Hernie im Bindegewebe zwischen Blase und Scheide darstellt – im Sinne eines Lateraldefektes, erweitert man die Bruchpforte. Umgekehrt führt eine Raffung des (intakten) Bindegewebes unter der Blase zu einer Traktion auf die seitliche Fixierung. Der Defekt nimmt hier zu, es findet keine kausale Therapie statt.

4.2 Die Senkung der Scheidenhinterwand (Abb. 15)
(„Darmsenkung") [lat.: Descensus vaginae posterior]
Bei der Rektozele (Abb. 15) kommt es zu einem Vorfallen (verschiedenen Ausmaßes) der Scheidenhinterwand mit der darunter gelegenen Enddarmampulle (Ampulla recti).
Der Defekt in der Bindegewebslamelle zwischen Scheide und Darm (der sog. „Lamina rectovaginalis") kann auch hier in der Mittellinie oder seitlich gelegen sein. Eine dritte Möglichkeit ist der quer verlaufende Defekt oberhalb des Dammes.
Die Ausdehnung des Rektums in die benachbarte Scheide führt zu einem Eintrocknen des angesammelten Stuhls. Häufig resultieren daraus Entleerungsprobleme des Enddarms, der Stuhl „will" nicht austreten, sondern drückt eher in Richtung Scheide. Nachhelfen mit Gegendruck (Finger in der Scheide/auf dem Damm) ist oft hilfreich. Da die Bindegewebsschicht im Bereich zwischen Scheide und Enddarm ohnehin sehr dünn und kaum tragfähig ist und die Fixierung des narbigen Gewebes große Schwierigkeiten macht, ist man in der operativen Sanierung auf alternative Verstärkungsmethoden angewiesen. Die auf Eigengewebsverwendung basierende OP-Technik (sog. autologe Rekonstruktion) verwendet hierzu zum Beispiel den Levatormuskel.
Menge und Qualität des Bindegewebes lassen dessen „Raffung" in der Regel gar nicht zu, es gilt auch hier, dass Raffung in der Mittellinie zu einer Schwächung lateral führt.
Eine Unterpolsterung der Scheidenhinterwand durch in der Mittellinie zusammengeraffter Levatormuskulatur zwischen Scheide und Rektum ist unphysiologisch (unnatürlich). Das Verziehen des Muskels führt neben dessen Muskelzelluntergang (= Atrophie) je nach Höhe der Vereinigung zu Störungen/ Schmerzen beim Geschlechtsverkehr und unter Umständen zu einer Störung des Ablaufs der Darmentleerung. Sie kann zudem einen nachteiligen Effekt auf die Harnabdichtung haben.

Ein „Sonderfall" der Scheidenwandsenkung durch Absenken des Bauchfellsackes ist die sog. Enterozele.

Die Enterozele (Abb. 7) ist ein Vorfall des Peritonealsackes in die Bruchpforte. Dieser Vorfall kann hinten und über der Rektozele gelegen sein oder aber auch durch Überdehnung der vorderen Scheidenwand bei relativ gut fixiertem Scheidengrund (nach Kaiserschnitt oder Gebärmutterentfernung zum Beispiel) vorn als „Zystozele" imponieren.

Klarheit bringt in diesen Fällen häufig erst die bildgebende Diagnostik (Ultraschall, vom Damm aus durchgeführt = Perinealsonographie). Behinderungen der oberen Darmpassage (Dünndarm und obere Anteile des Dickdarms) sind aufgrund der Größe der Bruchpforte eher selten, allerdings können bei der gynäkologischen Untersuchung bisweilen die Darmbewegungen (Peristaltik) hinter der Vaginalhaut wahrgenommen werden. Sie behindern, wie die Rektozelen (s.o.) auch, vorwiegend durch die Vorfallstendenz und damit das Scheuern der Scheidenhaut durch den Vorfall mit Wundsein und Schmerzen.

Besteht eine offensichtliche Diskrepanz zwischen dem Bild, das sich bei der Untersuchung präsentiert und der Symptomatik – hier: Darmentleerungsstörung, so ist eine genauere Abklärung (definitiv aber vor einer geplanten OP) notwendig:
- Darmspiegelung (Koloskopie)
- Defäkographie (Durchleuchtungsuntersuchung während der Darmentleerung)
  oder
- dynamisches Kernspintomogramm (MRT) des Beckenbodens
- evtl. Darmpassagezeit
- ggf. Kolon-Doppelkontrasteinlauf (auch ein Röntgenverfahren)
- proktologisch(-neurologische) Untersuchung durch Enddarmspezialisten (Proktologen) und/oder Neurologen.

Die Stabilisierung des hinteren Scheidenanteils kann nach einer Operation (mit oder ohne Netzimplantation) zu Entleerungs- und Stuhlhalteproblemen und Stuhldrangsymptomen führen, infolge der Verkleinerung des vorbestehenden Reservoirs im Enddarm oberhalb des Schließmuskels oder wenn z. B. der Bauchfellbruchsack mit den enthaltenen Darmanteilen auf der Enddarmvorderwand fixiert unter dem hinteren Netzimplantat dann „eingeklemmt" ist und die jeweilige Füllung des Darmanteils die Ausdehnung und Funktion des Nachbarabschnittes behindert (am stärksten Symptom behaftet: gefüllter Dünndarm lässt Stuhl im Rektum nicht nach unten transportieren, es kommt zur mehrfachen Entleerung kleiner Portionen Stuhls, vor allem nach Lagewechsel, weil durch das Herausgleiten des Dünndarms aus dem Bruchsack beim Lagewechsel dann Stuhl aus dem oberen (sakralen) ins untere (ampulläre) Rektum nachrutschen kann (siehe auch „Defäkationszyklus" und das Kapitel über koloproktologische Funktionsstörungen).

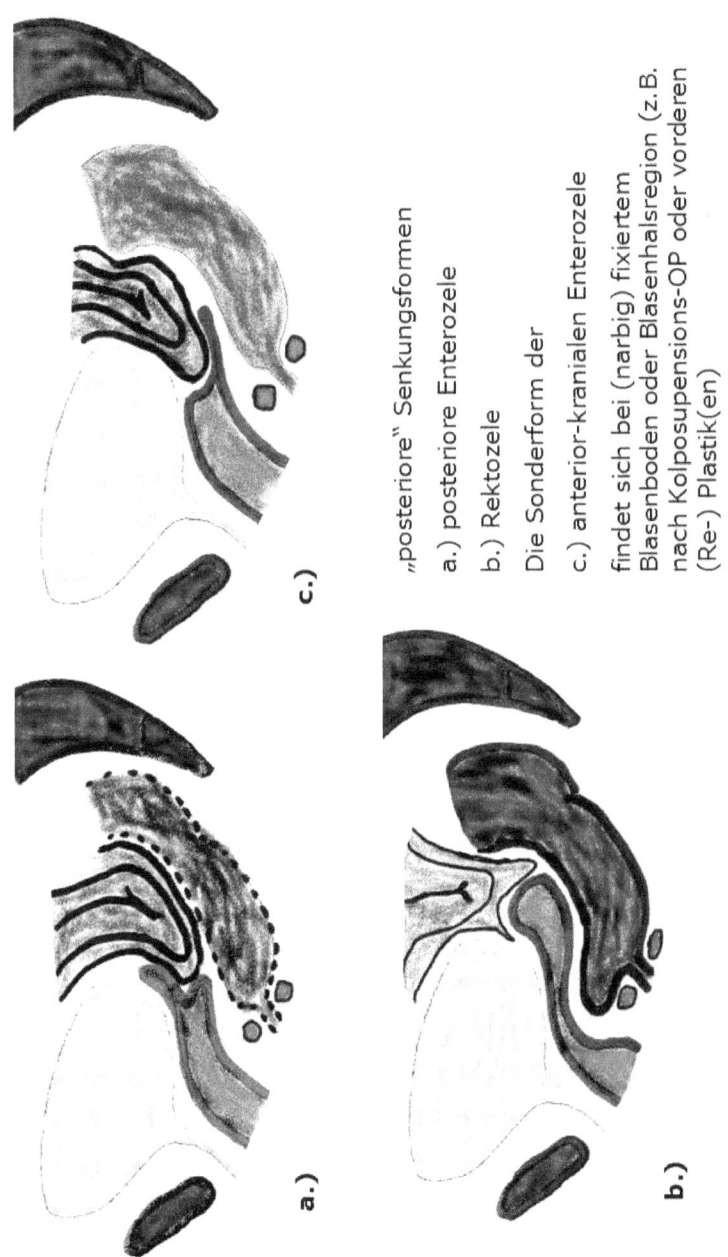

"posteriore" Senkungsformen

a.) posteriore Enterozele

b.) Rektozele

Die Sonderform der

c.) anterior-kranialen Enterozele

findet sich bei (narbig) fixiertem Blasenboden oder Blasenhalsregion (z.B. nach Kolposupensions-OP oder vorderen (Re-) Plastik(en)

a.)

b.)

c.)

Abb. 15: Die Formen der „hinteren" Scheidensenkung und die Enterozele

4.3 Die Senkung der Gebärmutter (Descensus uteri) oder des Scheidengrundes nach Gebärmutterentfernung (Descensus apicis vaginae) (Abb. 16)

Die Gebärmutter ist im Becken in einem Geflecht von Gewebsverstärkungen verankert, die bisweilen noch/auch als „Ligamente" (Bänder) bezeichnet werden, obwohl sie im feingeweblichen Sinn nicht in allen Kriterien einem „echten" Band entsprechen (was aber für die klinische Anwendung eher akademisch ist).

Die Bänder sind
* das Ligamentum pubocervicale (vom Schambein zum Gebärmutterhals [=Zervix]),
* das Ligamentum vesicouterinum (Blasenpfeiler),
* das Ligamentum cardinale (das „breite" Mutterband vom Gebärmutterhals zum seitlichen Beckenbindegewebe – führt die Gefäße an die Gebärmutter heran),
* das Ligamentum sacrouterinum (von der Zervixhinterwand zum Kreuzbein (=Sakrum)),
* das Lig. rotundum (rundes Mutterband – vom Gebärmutterkörper seitlich oben durch die Leisten in die Schamlippen).

Bei der Senkung sind diese Bänder mehr oder weniger gelockert, überdehnt, ganz selten gerissen. Das Ausmaß der Senkung hängt aber vom Begleitschaden im Bereich des Beckenbindegewebes bzw. der Fixierung der Scheide in ihrer seitlichen Umgebung ab. Je tiefer die Gebärmutter nach unten tritt, desto ausgedehnter muss auch der seitliche Fixierungsdefekt der Scheidenwände sein, der der Gebärmutter diese Mobilitätssteigerung gestattet.

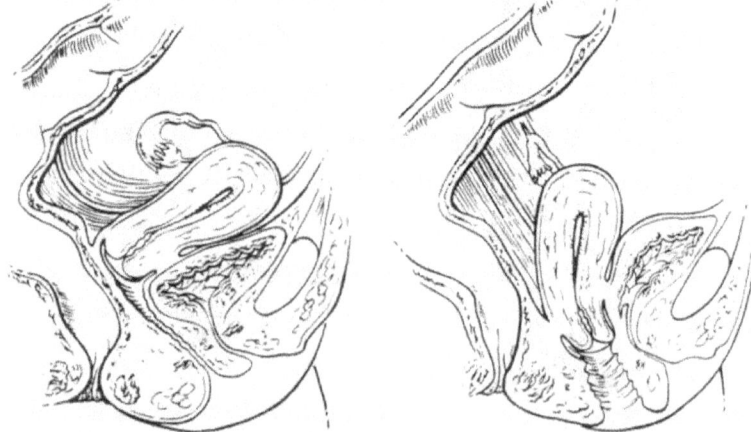

Abb. 16: Descensus uteri, hier Grad I

4.4 Pathophysiologie – die damit verbundenen Funktions-störungen

Senkungsleiden entstehen durch ligamentäre und/oder muskuläre Defekte im Beckenboden. Entsprechend der verschiedenen Mechanismen der Stabilisierung der Lage der Organe im Becken durch
- muskuläre Kontraktion (Abb. 17),
- ligamentäre Fixierung (Abb. 18) und
- einen Klappenventilmechanismus auf der Levatorplatte (Abb. 19).

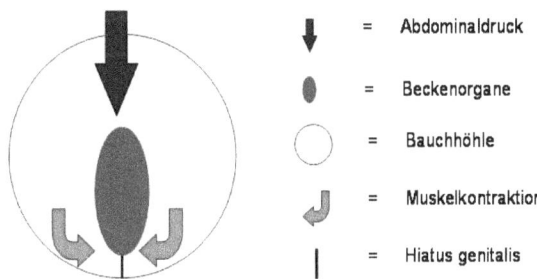

Abb. 17: Stabilisierung der Lage der Beckenorgane durch Kontraktion der Beckenbodenmuskulatur

Abb. 18: Stabilisierung mit Hilfe von Ligamenten

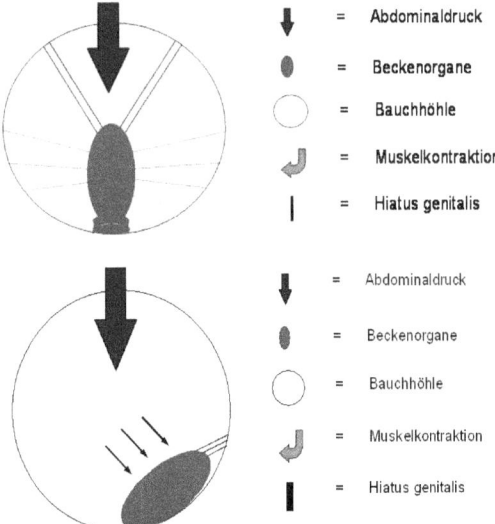

Abb. 19: Stabilisierung der Lage durch den Levator

Man unterscheidet dabei bei den unterschiedlichen Senkungszuständen auch unterschiedliche Fixierungsdefekte/-defizite (Tabelle 1):

Ebene	Art der Fixierung	Anatomische Struktur	Defekt führt zu ...
Level 1	Aufhängung	Parametrium und Parakolpium	Prolaps
Level 2	Anbindung	Fixierung der Scheide am Arcus tendineus fasciae pelvis (Fascia pubocervicalis, Fascia rectovaginalis)	(Traktions-) Zystocele Rectocele
Level 3	Aufspannung	direkte Fixierung der Scheide an den umgebenden Strukturen ohne „Paragewebe" durch Ligamente (Ligg. pubourethralia)	Inkontinenz

Entscheidend für die Entwicklung eines Descensus ist der Druck, der auf den Beckenboden einwirkt. Ungünstig wirken sich also zusätzliche, mit intraabdomineller Druckerhöhung einhergehende Erkrankungen aus (z.B. chronisch-obstruktive Lungenerkrankungen/Asthma). Die negativen Auswirkungen der Adipositas sind nicht Folge der Masse, da der Druck, den eine Flüssigkeitssäule auf jeden Quadratzentimeter ihrer Unterlage ausübt, allein von der Höhe der Säule und nicht von ihrem Durchmesser abhängig ist (Abb. 20a).

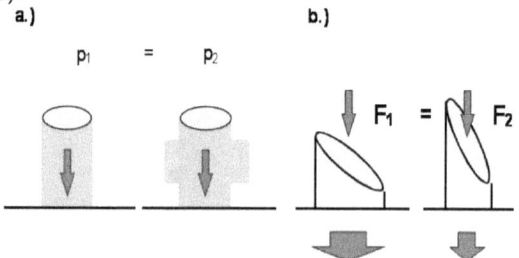

Abb. 20a und b:
Druckentwicklung in Zylindern

Doch führt die Adipositas zu einer Veränderung in der Beckenneigungsachse. Damit wird die Fläche, auf die der Druck wirken kann, größer und damit die Belastung stärker (Abb. 20b).

Intakte Beckenbodenstrukturen haben neben der morphologischen auch die neuromuskuläre Integrität zur Voraussetzung. Eine muskuläre Funktionsstörung kann hierbei durch direkte Schädigung des Muskels hervorgerufen werden. Sicherlich bedeutsamer sind die neurogenen Funktionsstörungen durch Innervationsstörung. Eine solche muskuläre Funktionsstörung bedingt - durch Dauerbelastung der Ligamente - ebenfalls eine Absenkung der Organe des Beckenbodens, die dann oftmals einhergeht mit einer schüsselförmigen Absenkung der Muskulatur (Levator), genannt Descensus perinei (Abb. 21).

Diese Funktionsstörung schließt, unter besonderer Berücksichtigung der Integritätstheorie Ulmstens und der Hängemattentheorie DeLanceys, die sekundäre Entstehung der Inkontinenz in Form von Belastungs– und Dranginkontinenz ein. Der dargestellte Zusammenhang ist gleichzeitig die theoretische Basis für die physiotherapeutische Behandlung des weiblichen Beckenbodens. Diese kann konventionell oder aber elektrotherapeutisch unter Einbeziehung des Biofeedbacks erfolgen.

Dies ergibt den Hintergrund für eine moderne Pessartherapie. Sie ist bereits zu einem Zeitpunkt indiziert, wo die Elastizität des Gewebes eine gewisse Rückbildung der manifestierten (ligamentären) Überdehnung erwarten lässt, nämlich postpartal.

Abb. 21: Die Kontraktion des M. levator ani hält die Genitalorgane über der Beckenbodenebene. Die Erschlaffung dieser Muskelplatte führt zu einer pathologischen Einwirkung des Bauchraumbinnendruckes auf diese, so das es das innere Genital nach unten und außen drängt.

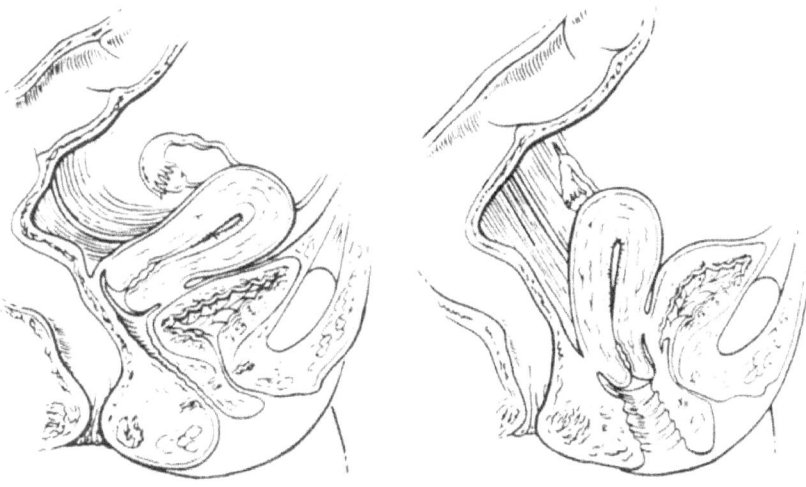

Vor allem die bindegewebigen Defekte der Level 1 und 2 (Tab. 1) sind es, mit denen wir uns im folgenden beschäftigen werden.

Muskuläre Funktionsstörungen des Beckenbodens durch direkte muskuläre oder indirekte neurogene Schädigung sind im Rahmen der Entstehung des Senkungsleidens sicherlich bedeutsam, einer chirurgischen Intervention aber nur in geringem Umfang zugänglich, z. B. durch Ersatz muskulärer Strukturen durch alternative Materialien (Naht, Implantate). (Neuro-)muskuläre Störungen führen zu einer unphysiologischen Belastung der Faszien und Ligamente und damit zu deren sekundärer Schädigung im Sinne einer Überdehnung. Hieraus resultieren Lageveränderung und Funktionsstörung.

Es sind vor allem die ligamentären, bindegewebigen Defekte, die der chirurgischen Therapie zugänglich sind.

4.5 Pathomorphologie (anatomische Veränderungen) unter senkungschirurgischen Aspekten
Betrachtet man die bindegewebigen Strukturen im Becken, so unterscheidet man bei der als Einheit funktionierenden endopelvinen Faszie folgende anatomische Strukturen (Abb. 22):
vorn:
-die Ligamenta pubourethralia,
-die pubozervikale Faszie (Halban) (Lamina pubocervicalis fasciae endopelvinae),
-die Blasenpfeiler.
hinten:
-die Ligamenta sacrouterina,
-die Ligamenta cardinalia,
-die rectovaginale Faszie (Denonvilliers) (Lamina rectovaginalis fasciae endopelvinae),
sowie damit in Zusammenhang stehend:
-das Centrum tendineum perinei, dessen Bindegewebskern eine Aponeurose der beiden Hälften der Mm. transversus perinei und der Mm. Bulbocavernosi darstellt. Verstärkt durch die Fortsetzung der Lamina rectovaginalis der endopelvinen Faszie, die das Genital vom Anorektum trennt, führt eine Schwächung der abschließenden Querverspannung des Beckenbodens zu einer erheblichen Beeinträchtigung der Stabilität von Blase, Enddarm, Uterus und Perineum.
Die Störungen im Bereich der endopelvinen Faszie und der an der Fixierung der Beckenorgane beteiligten ligamentären Strukturen sind mannigfaltig, auch was deren unterschiedliche Kombinationen angeht.
Die vorgestellte Betrachtungsweise verdeutlicht allerdings gut, dass es sich bei den faszialen Defekten im Bereich des Beckenbodens um zu den Bauchdeckenfasziendefekten in Analogie stehende morphologische Störungen handelt. Mit andern Worten: wir müssen das weibliche Senkungsleiden morphologisch und funktionell als Hernie begreifen und auch als solche behandeln.

48

Einer der häufigsten und offensichtlichsten Defekte, dem wir klinisch begegnen, ist der Deszensus vaginae anterior.
Aus therapeutischen Überlegungen heraus muss zwischen dem medianen Defekt (Pulsionszele) und dem lateralen Defekt (Traktionszele) (Abb. 23), der ein– oder beidseitig auftreten kann (vgl. Abb. 24), unterschieden werden.

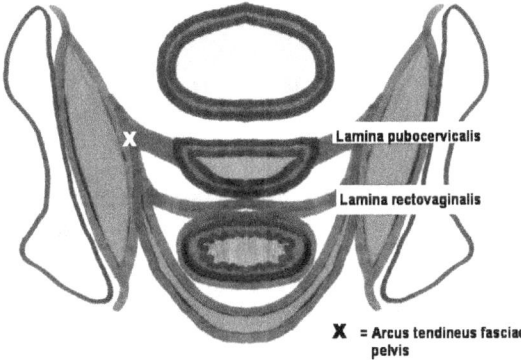

Lamina pubocervicalis

Lamina rectovaginalis

X = Arcus tendineus fasciae pelvis

Abb. 22: Die Blätter der endopelvinen Faszie

Während es sich bei der Pulsionszystozele um einen Defekt in der zwischen Blase und Scheide gelegenen Bindegewebsschicht in der Mittellinie handelt, fehlt der Scheide bei der Traktionszele die laterale Aufhängung im Bereich des Arcus tendineus fasciae pelvis (Abb. 22). Bei der nicht voroperierten Scheide erkennt man den medianen Defekt durch die über der sich vorwölbenden Scheidenwand verstrichenen Rugae vaginales bei erhaltenen Sulci laterales (Abb.23 rechts).

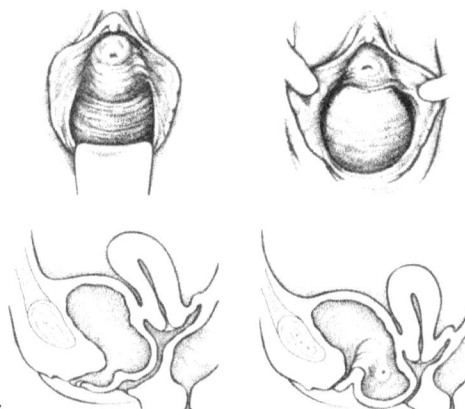

Abb. 23: Pulsionszele (rechts) und Traktionszele (links) bei Descensus vaginae anterior

Der laterale Defekt ist hingegen gekennzeichnet durch ganz oder teilweise verstrichene Sulci laterales bei über dem sich vorwölbenden Anteil der Scheidenwand erhaltenen Rugae (Abb. 23 links, Abb. 24).

Abb. 24 a-c : Schema und Ultraschallbild mit und ohne Lateraldefekt

a: normale Anatomie und Sonoanatomie
b: unilateraler Defekt (anatomisch und abdominalsonographisch)
c: bilateraler Defekt (anatomisch und abdominalsonographisch)

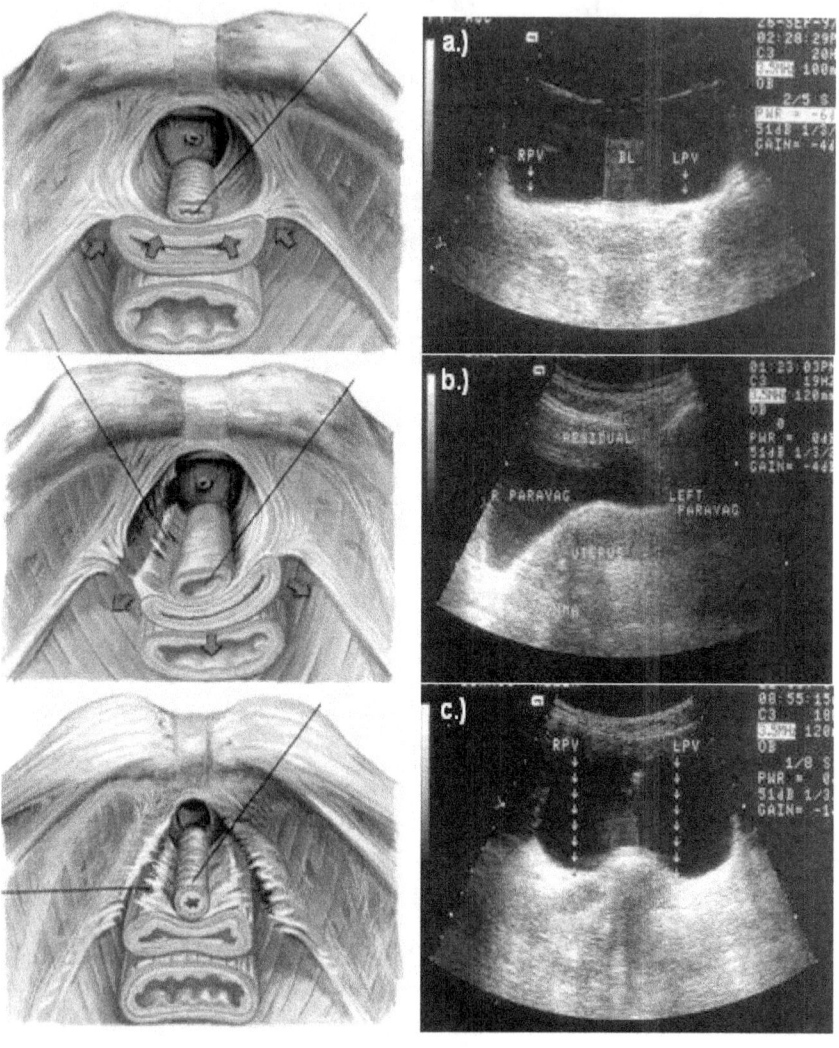

Behandelt man den medianen Defekt – der ja eine echte Hernie im Bindegewebe zwischen Blase und Scheide darstellt – im Sinne eines Lateraldefektes, erweitert man die Bruchpforte. Umgekehrt führt eine Raffung des (intakten) Bindegewebes unter der Blase zu einer Traktion auf die seitliche Fixierung. Der Defekt nimmt hier zu, es findet keine kausale Therapie statt (Abb.25).

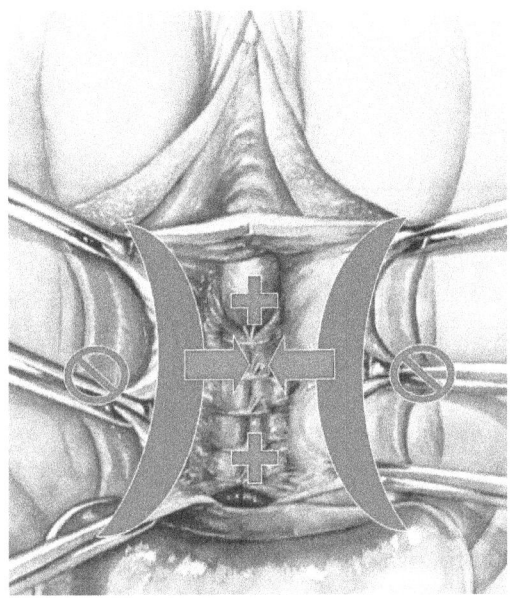

Abb. 25. Effekt der Raffung der endo-pelvinen Faszie in der Mittellinie bei einem lateralen Defekt

Bei der Rektozele (Abb. 26) kommt es zu einer Protrusion (verschie-denen Ausmaßes) der Scheidenhinterwand mit der darunter gelegenen Rektumampulle. Der Defekt in der Lamina rectovaginalis kann auch hier median oder lateral gelegen sein. Eine dritte Option ist der quer verlau-fende Defekt oberhalb des Perinealkeils (Abb. 27).

Die Ausdehnung des Rektums in die benachbarte Scheide führt zu ei-nem Eintrocknen des angesammelten Stuhls; häufig resultieren Defäka-tionsprobleme. Da die Bindegewebsschicht im Spatium rectovaginale ohnehin sehr dünn und kaum tragfähig ist und die Fixierung des narbi-gen Gewebes große Schwierigkeiten macht, ist man in der operativen Sanierung auf alternative Verstärkungsmethoden angewiesen. Die autologe Rekonstruktion verwendet hierzu zum Beispiel den Levatormuskel.

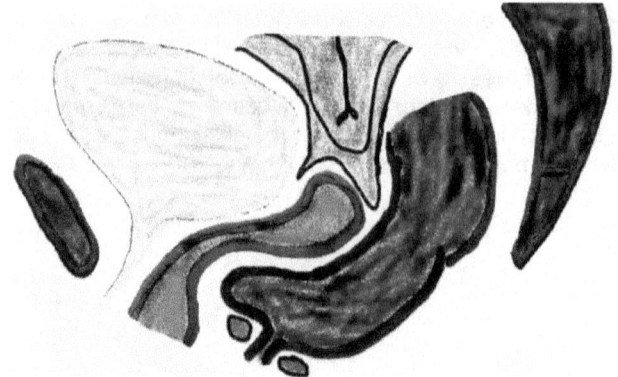

Abb. 26: Rektozele

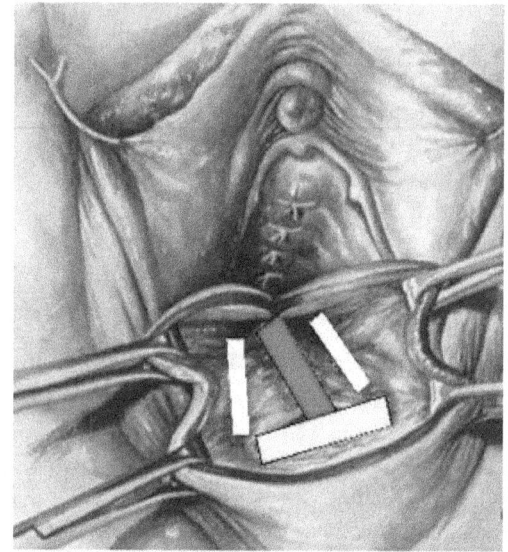

Abb. 27: Mögliche De-
fektlokalisationen im
Bereich des recto-
vaginalen Raumes:

dunkelgrau: Mittellinie
weiß: Lateraldefekt
hellgrau: quer, parallel
zum Perinealkeil

Die Enterozele (Abb. 28) ist ein Vorfall des Peritonealsackes in die Bruchpforte. Dieser Vorfall kann hinten über der Rektozele gelegen sein oder
aber auch durch Überdehnung der vorderen Scheidenwand bei relativ gut
fixiertem Scheidengrund nach Hysterektomie zum Beispiel vorn als Zystozele imponieren (Abb. 28a). Klarheit bringt in diesen Fällen häufig erst die
bildgebende Diagnostik (Perinealsonographie). Behinderungen der Darmpassage sind aufgrund der Größe der Bruchpforte eher selten, allerdings
kann bei der gynäkologischen Untersuchung bisweilen die Peristaltik hinter
der Vaginalhaut wahrgenommen werden. Sie behindern, wie die Rektozelen auch, vorwiegend durch die Vorfallstendenz und damit das Scheuern
der Scheidenhaut durch den Vorfall mit Wundsein und Schmerzen.

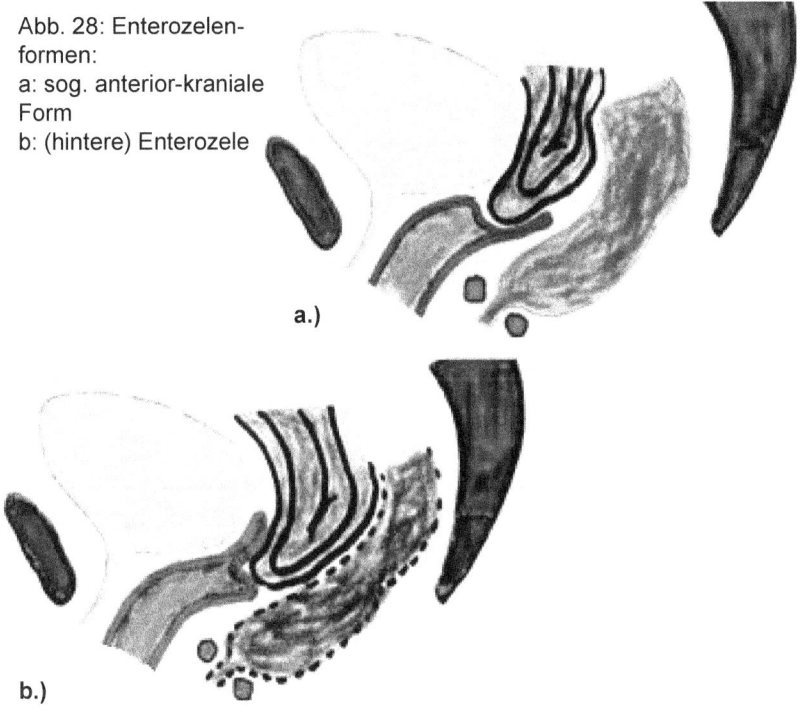

Abb. 28: Enterozelen-
formen:
a: sog. anterior-kraniale
Form
b: (hintere) Enterozele

a.)

b.)

Menge und Qualität des Bindegewebes lassen dessen „Raffung" in der
Regel gar nicht zu, es gilt auch hier, dass Raffung in der Mittellinie zu einer
Schwächung lateral führt (Abb. 29).

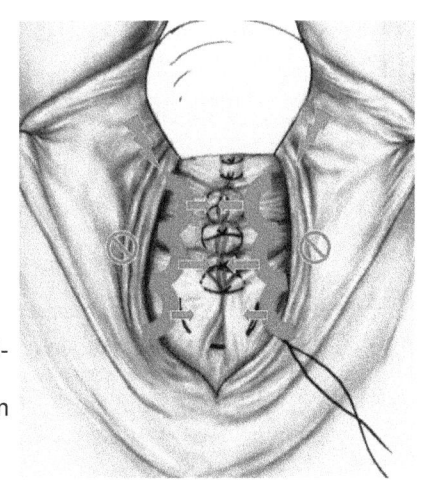

Abb. 29: Der Effekt der Doppelung
der endopelvinen Faszie in der Mittellinie auf deren laterale Fixierung
oder die Vereinigung der Levatoren in
der Mittellinie auf deren laterale
Struktur

Eine Interposition (Dazwischenlagerung/Einklemmung) (von Levatormuskulatur zwischen Scheide und Rektum ist unphysiologisch. Das Verziehen des Levators führt neben dessen Atrophieren (Muskelzelluntergang/-degeneration) je nach Höhe der Medianvereinigung zu Kohabitationsstörungen und unter Umständen zu einer Störung des Ablaufs der Stuhlentleerung. Sie kann zudem einen nachteiligen Effekt auf die Harnkontinenz haben.

Bei den konventionellen, autologen Senkungseingriffen wird körpereigenes, ortsständiges Gewebe benutzt, um die Bindegewebsdefekte zu decken oder zu verschließen bzw. wird ohne oder mit Interposition körpereigenen Gewebes (z.B. Faszienstreifen) eine Lagekorrektur der Scheide vorgenommen.

Tabelle 2 stellt die Techniken im Überblick dar:

Deszensusform	Konventionelle OP-Verfahren	Wirkung
Pulsionszystocele	Vordere Plastik (v. Kolporrhaphie)	Bindegewebsdoppelung Spatium vesicovaginale
Traktionszystocele	Laterale Vaginopexie nach Richardson	Fixierung der Scheidenfaszie am Arcus tendineus fasziae pelvis durch nichtresorbierbare Naht
Scheidengrunddeszensus	**vag.**: Vaginaefixatio sacrospinalis/-tuberalis **abd.**: Sakrokolpopexie oder Faszienzügelfixation nach Williams-Richardson	Anheften des Scheidenendes an die genannten Ligamente Direkte oder indirekte (Faszieninterposition) Fixierung des Scheidenendes am Sacrum oder an gestielten Faszienstreifen
Rectocele	Hintere Plastik (h. Kolporrhaphie) oder Levator-Damm-Plastik	Doppelung des perirectalen Bindegewebes im Spatium rectovaginale oder mediane Vereinigung der Levatormuskulatur über dem Rektum
Enterocele	Douglasobliteration nach Moschcowitz in Kombination mit anderen Verfahren	Verödung des überdehnten Douglasraumes

Tabelle 2 Wirkungsweise konventioneller Senkungsoperationen

Die Benutzung von Fremdmaterial führt uns jedoch zu der Frage nach dem „idealen Implantat". An ein solches würden folgende Forderungen zu stellen sein:

- nicht resorbierbar, inert, stabil,
- weich, ohne traumatisierende Schnittkanten,
- nicht infektiös, zytotoxisch, allergen oder antigen wirksam,
- gut zu schneiden, formen und einzunähen,
- kein Hervorrufen exzessiver Gewebsreaktionen in der Umgebung und daher
- ohne nachteiligen Effekt auf Folgeoperationen im gleichen Gebiet
- gute Lagerungsfähigkeit und Verfügbarkeit

Konventionelle OP-Techniken werden der Pathogenese der Störung nicht gerecht. In Analogie zur Operationsstrategie der Abdominalchirurgen bei Bauchwandhernien kann auch im Beckenbodenbereich eine spannungsfreie Reparatur der Defekte durch
- Interposition von körpereigenem, autogenem Material,
- Interposition von xenogenem Material (fremde Art) oder
- Interposition von alloplastischem Material erfolgen.

Dabei unterscheiden sich die Operationstechniken für synthetische oder xenogene Implantate nicht grundsätzlich voneinander.

Ziel dieser Therapiestrategie ist,
- bei guter lokaler Verträglichkeit,
- die anatomische und vor allem
- die funktionelle Restitution der defekten Beckenbodenstrukturen
zu erzielen.

Dabei soll die postoperative Befindlichkeit der Patientin hinsichtlich
- Schmerz,
- Miktion (Blasenfunktion),
- Defäkation (Stuhlfunktion),
- Wundheilung,
- Kohabitationsfähigkeit (Fähigkeit Geschlechtsverkehr zu haben),
- der Haltbarkeit des Ergebnisses,

gegenüber den konventionellen Techniken verbessert werden. Die Möglichkeit der spannungsfreien Implantation autogenen, (xenogenen) oder synthetischen nicht oder teilweise resorbierbaren Gewebsersatzes brachte uns hier einen großen Schritt weiter (Abb. 30).

Auf dem Gebiet der Inkontinenzchirurgie konnte dies bereits eindrucksvoll durch die Einführung der spannungsfreien mitturethralen Schlingen gezeigt werden (Abb. 31).

Operationsalgorithmus Deszensus

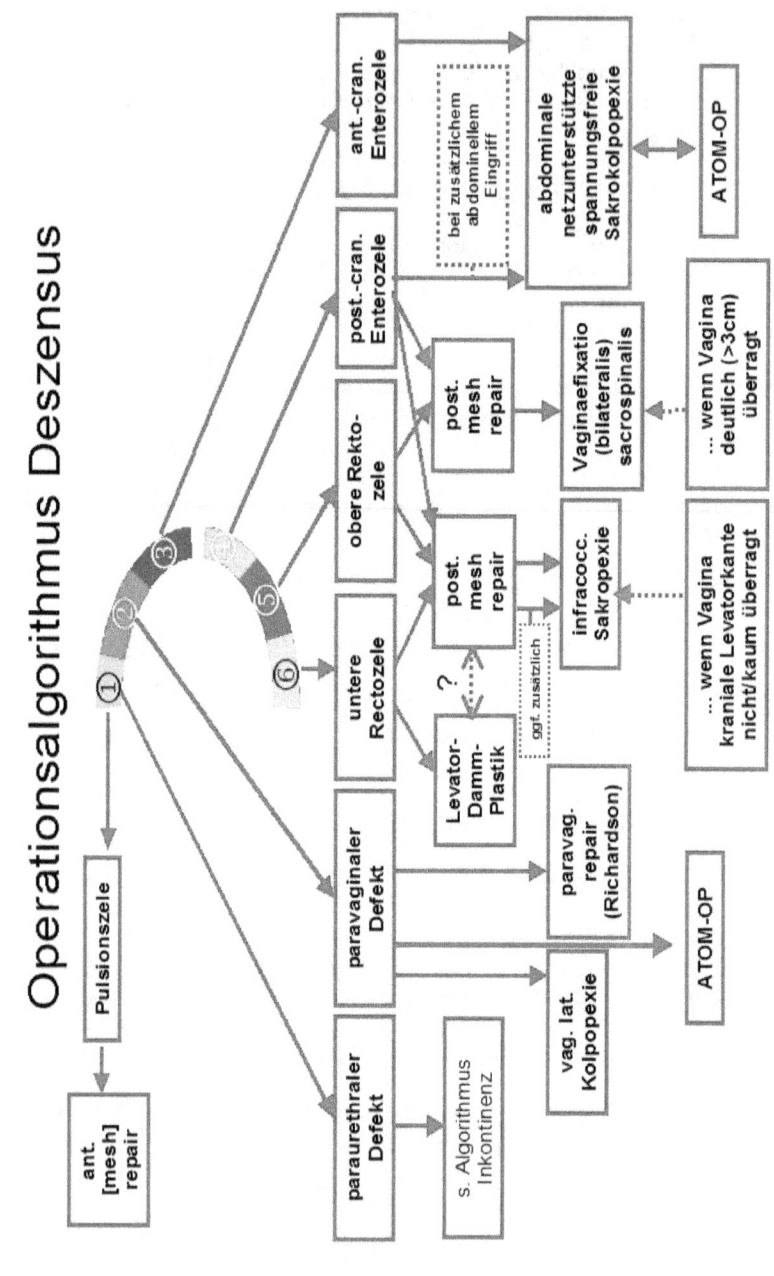

Abb. 30: Operationsalgorithmus Deszensus

Operationsalgorithmus Inkontinenz

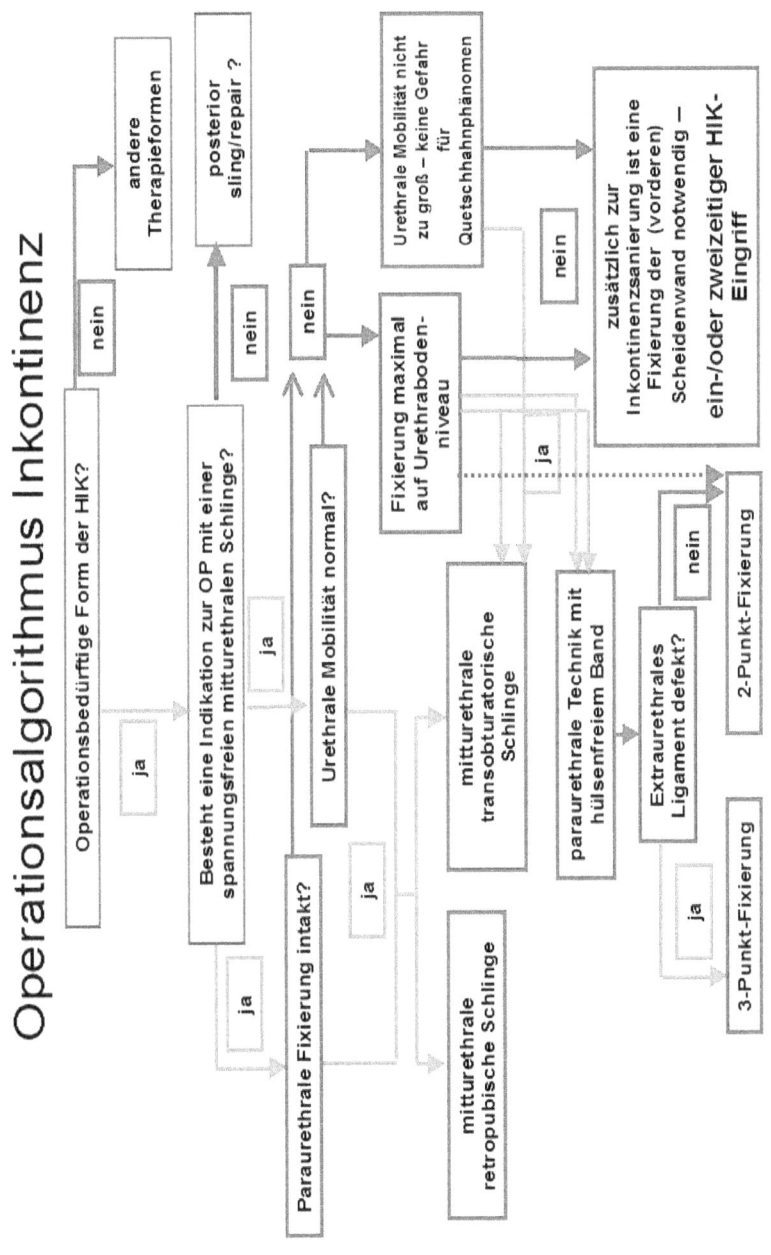

Abb. 31: Operationsalgorithmus Inkontinenz

Kapitel 5 Konventionelle Operationstechniken bei Senkung

In diesem Kapitel erfahren Sie etwas über die „Klassiker" unter den Senkungsoperationen. Teilweise haben diese auch heute noch ihre Existenzberechtigung und werden eingesetzt. Wir Ärzte sagen dazu, sie haben noch ihre Indikation. Wieder andere sind erwähnt, weil einige von Ihnen diese in der Vergangenheit erhalten haben und sich hier darüber informieren möchten, was damals eigentlich gemacht wurde.

5.1 Verfahren über einen Bauchschnitt (abdominale Verfahren)

5.1.1 Faszienzügelfixation nach Williams-Richardson

Die durch Laparotomie über einen Pfannenstielquerschnitt gewonnenen, lateral gestielten ca. 1 cm breiten Faszienzügelstreifen (Abb. 32) werden von lateral her retroperitoneal unter den Mutterbändern/Mutterband-[Ligg. Rotunda] (-Stümpfen) an den Scheidengrund bzw. die vordere/ hintere Scheidenwand herangebracht (Abb. 33) und dort nahtfixiert.

Die Länge der Faszienzügelstreifen entscheidet über die Steilheit der Scheidenachse und das Ausmaß der Streckung (Abb. 34). Diese können eine **Stressinkontinenz sowie die Entstehung von Rekto-Enterozelen** begünstigen. Letzteren ist nicht immer durch einen hohen Douglasverschluss zu begegnen. Die alloplastische Verstärkung der Faszienstreifen ist denkbar, damit auch deren Verlängerung.

Letztendlich wurde die Technik aber mit der Einführung der netzunterstützten Techniken verlassen, weil zwar das Ergebnis häufig stabil war, die Ergebnisse aber im Hinblick auf die Scheidenachse (Störungen beim Verkehr), die sich im Nachhinein bildenden Senkungszustände (Enterozele) und die Problematik im Hinblick auf Speicherfunktion und Verschlussfunktion der Blase (Inkontinenz) nicht überzeugen konnten.

Abb. 32: Gewinnung
der Faszienstreifen aus
der Bauchwandfaszie
(Externusaponeurose),
lateral gestielt

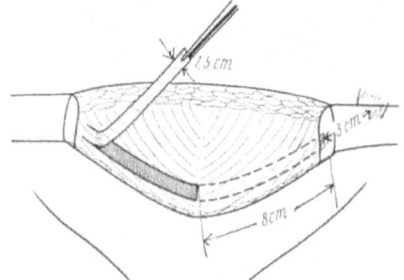

Abb. 33: retromuskuläre, retroperitoneale Tunnelung und Heranführen des Faszienstreifens an den Scheidengrund

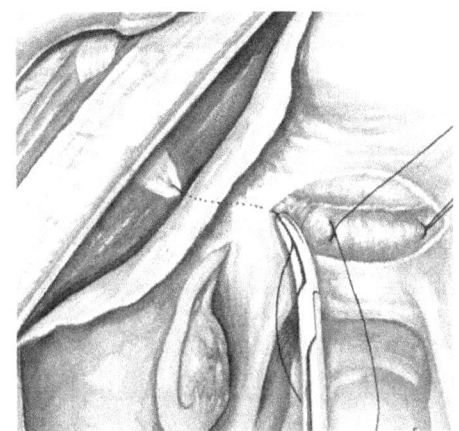

Abb. 34: starke Achsensteilstellung durch diese OP-Technik

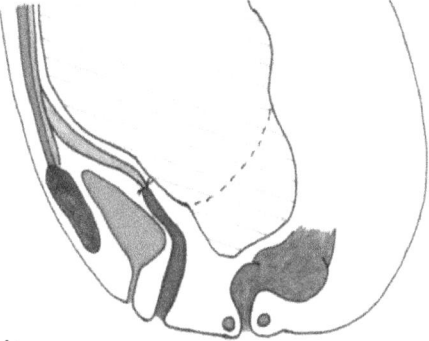

5.1.2 Direkte Sakrokolpopexie

Die unmittelbare Fixierung einer ausreichend langen Scheide am Promontorium ist die ursprüngliche Version des unter 6.2.4 beschriebenen Eingriffs. Auch hier entsteht eine gestreckte und sehr steil gestellte Scheide. Aus diesem Grund werden Modifikationen hinsichtlich der Fixationshöhe (Promontorium S2/3) sowie der Fixierungstechnik (nicht-resorbierbare Fäden, Interposition von autologer Faszie oder alloplastischen Materialien) beschrieben.

5.1.3 Vaginaefixatio sacrospinalis abdominalis nach Amreich (I)

Grundsätzlich ist die Technik der Vaginaefixatio (s. vaginale Techniken) auch im Rahmen einer Laparotomie durchführbar und Prof. Amreich beschrieb sie auch vor der vaginalen Modifikation. Allerdings gestaltet sich das Erreichen der für diese Operationstechnik relevanten Strukturen von abdominal wesentlich schwieriger als vom vaginalen Zugang aus. Zum einen ist die Erreichbarkeit der Bandstruktur tief im Becken bei abdominalem Zugang schlechter, zum andern ist mit mehr Blutungskomplikationen aus präsakralen Gefäßen bzw. der Waldeyer'schen Faszie zu rechnen. Sie hat klinisch eine historische Bedeutung.

5.1.4 Abdominale Zystozelenkorrektur (Abb. 35)

Diese Technik eignet sich vor allem in der Kombination mit abdominalen Sakrokolpopexien zur Reduktion überschüssiger Scheidenhaut bei monströsen Zystozelen, bei denen nicht mehr auf eine spontane

Rückbildung des Zelensackes nach Fixierung gerechnet werden kann. Im Zusammenhang mit den modernen vagino-abdominalen Operationstechniken kommt es aber kaum vor, dass man die überschüssige Scheidenhaut von abdominal reduziert, sondern dies geschieht bereits in der vorgeschalteten vaginalen Phase der Operation.

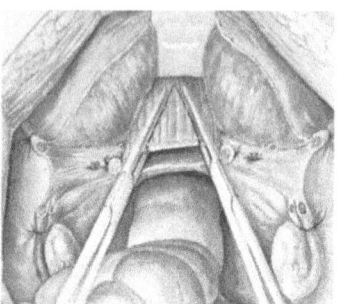

Abb. 35: Abdominale Zystozelenkorrektur

5.1.5 Paravaginal defect-repair nach Richardson (Abb. 36)

Die Reparatur eines paravaginalen Defekts bei Traktionszystozele (die infolge des lateralen Aufhängungsdefektes der Scheide am Arcus tendineus fasciae pelvis/levatoris ani entsteht) nimmt eine gewisse Zwitterstellung zwischen Deszensus– und Inkontinenzeingriffen ein, da die schambeinfugennahen Fäden nur unweit der klassischen Burch-Kolposuspensionspunkte gelegt werden. Nach Dissektion des Cavum Retzii werden mit nicht resorbierbaren Fäden der Arcus tendineus des Levators und der der endopelvinen Faszie angenähert und damit die Bruchlücke geschlossen. Eine Alternative, besonders infolge der Brüchigkeit des Gewebes bei Senkungspatientinnen ist das Anschlingen der Scheidenwand in Höhe des Arcus tendineus der endopelvinen Faszie und das Einnähen der Fäden in das Cooper'sche Band. Hier ist, weil die Nähte sehr weit nach lateral gesetzt werden müssen, auf den Verlauf des Obturatorius-Bündels und die das Cooper'sche Band im rechten Winkel kreuzende Vene, meist ein Abgang der V. obturatoria zu achten.

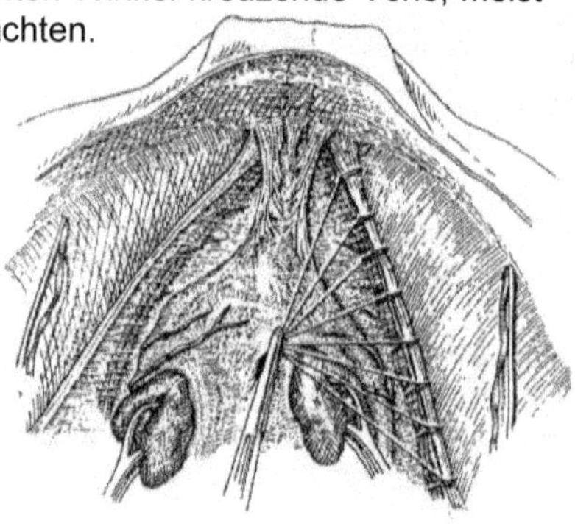

Abb. 36: Paravaginaler
(Lateraler) repair nach
Richardson

5.2 Vaginale Verfahren

5.2.1 Vaginaefixatio sacrospinalis vaginalis Amreich-Richter und Vaginaefixatio sacrotuberalis vaginalis Amreich (Amreich II)

Beide Operationsverfahren unterscheiden sich grundsätzlich nur in der Wahl des Fixationsortes des Scheidengrundes. Während bei der Technik nach Richter-Amreich das (rechte) Ligamentum sacrospinale, unter dem M. coccygeus gelegen, Fixationspunkt ist, wird bei der Technik nach Amreich das etwa 1-2 cm weiter kranial gelegene, stabilere Lig. sacrotuberale gewählt (Abb. 37).

Die Dissektion erfolgt entlang der Levator-Scheidenhautgrenze in Richtung auf dessen kranialen Rand. Dort wird der Rektumpfeiler durchbrochen/durchbohrt (cave: Blutung) (Abb. 38a). Mit 3 Breisky-Spekula wird dann der subperitoneale Raum entfaltet. Ein Spekulum hält den Peritonealsack nach oben, ein Spekulum distanziert das Rektum und ein drittes legt das Ligament frei. Die Präparation im Subperitonealraum erfolgt in der Regel stumpf. Das Ligament muss klar vor dem unteren Breisky-Haken liegen, bevor 1,5 -2 cm medial der Spina ischiadica der erste Faden (von 2-3 [pro Seite]) durch das Ligament gelegt wird.

Abb. 37: Anatomie des Becken-
bandapparates (Ligamente)

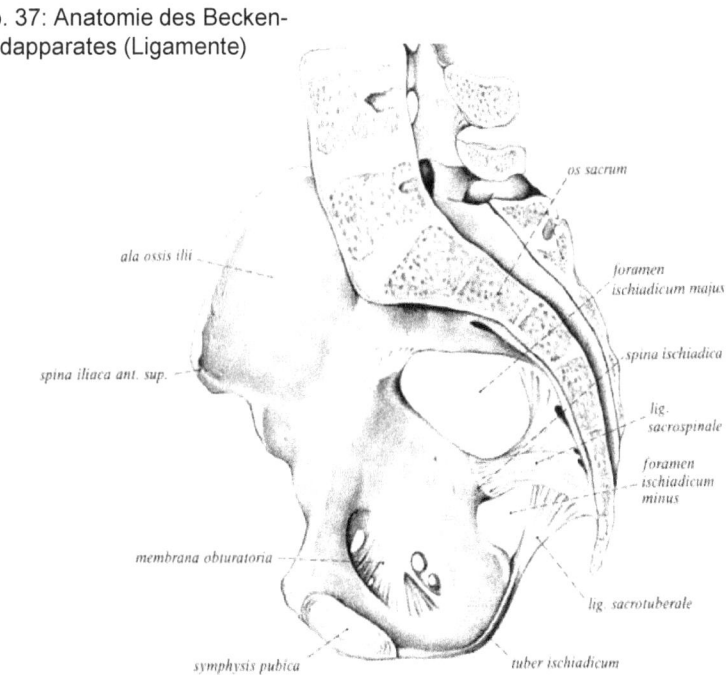

Abb. 38a: Bindegewebsräume beider Richter-Amreich-Operation

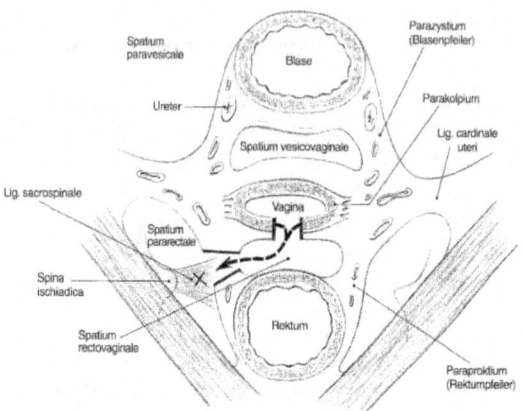

Die Fixierung erfolgt zumeist mit langsam resorbierbarem Nahtmaterial (z.B. PDS) transvaginal, wenn es sich um eine unilaterale Fixierung handelt. Auch eine retrovaginale Stichtechnik ist möglich. Gleichwie führt die Technik der Auflagerung der Scheide auf das Band zu einer Achsendeviation nach kaudal (bleibend) und nach rechts (die sich über die Zeit wieder ausgleicht, indem ein Rezessus nach rechts entsteht (Abb. 38b). Bei der bilateralen Fixierung ist dies nicht möglich, weil das direkte Aufknüpfen der Scheide auf das Ligament zu einer Stenosierung des zwischen den Vaginaefixationspunkten hindurchlaufenden Rektums führen würde.

Hier benutzt man geflochtene nicht-resorbierbare Fäden und bleibt in der Vaginalfaszie streng retrovaginal. (die Fäden kommen nicht an die Oberfläche). Mit einem in der Folge auftretenden Descensus vaginae anterior einer Enterozele ist bei dieser Technik zu rechnen.

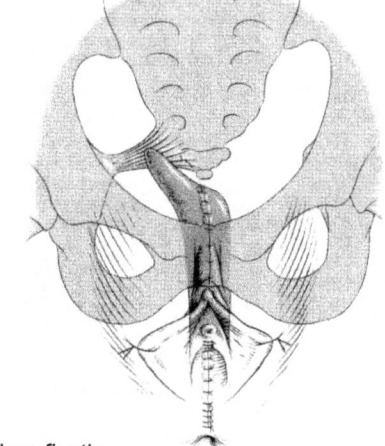

Abb. 38b: Rezessusbildung bei Vaginaefixatio

5.2.2 (bilaterale) Vaginaefixatio sacrotuberalis

Überragt die Scheide in ihrer Länge die Interspinalebene, dann ist die Fixierung des Anteils der Scheide, die diese Ebene (und das dort quer verspannte Band) überragt, nicht ausreichend sicher. In all solchen Fällen ist bei vaginaler Sanierung des Deszensus die bilaterale Vaginaefixatio sacrotuberalis (Abb. 39) die Technik der Wahl, weil sie Verziehungen in jegliche Richtung vermeidet und keine Spannung auf die Scheidenhaut bringt. Das weiter kranial gelegene Lig. sacrotuberale ist daher genau für diese Differentialindikation besser geeignet als das leichter zugängliche aber oft auch schwächere Lig. sacrospinale.

Neben der Differentialindikation zwischen infracoccygealer Sakropexie und bilateraler Vaginaefixatio sacrotuberalis, die im Folgenden nochmals zusammengefasst wird:

- Ausmaß der Fixierung des Scheidengrundes,
- Ausmaß des anterioren (kranialen) Begleitdefektes,
- Ausmaß des posterioren Begleitdefektes,
- Länge der Scheide,
- Inhalt des Bruchsackes (Blase, Dünndarm, Enddarm),
- Voroperationen, Begleiterkrankungen,
- Kohabitationswunsch oder bestehende Kohabitationsstörungen

ergibt sich operationstechnisch folgender in Tabelle 2 dargestellter Unterschied zwischen den konkurrierenden Vaginaefixatio-Verfahren:

Vag.fix. unilateralis	Vag.fix. bilateralis
monofilamenter Faden	multifilamenter Faden
durchgestochen	subepithelial verankert
am Ende der OP geknüpft	vor Komplettierung der posterioren Rekonstruktion geknüpft
Vagina wird dem Ligament angelegt	Faden wird als Schlinge geknotet
Achsendeviation (nach rechts), Spannung auf Scheidenhaut, Traktion auf Vorderwand (möglich)	Normale Achse, keine Spannung, kein Zug

Tabelle 3: Unterschied zwischen Vaginaefixatio-Verfahren

Durch eine geeignete, präparierende und darstellende Operationstechnik lassen sich die Komplikationen des Verfahrens praktisch eliminieren. Schlimme Probleme dürften vor allem dann auftreten, wenn der Bandapparat nicht sicher dargestellt, die Schicht verlassen oder zu weit nach kranial präpariert wird. In der Literatur beschriebene Komplikationen der Vaginaefixatio, die man kennen (und vermeiden sollte), sind:

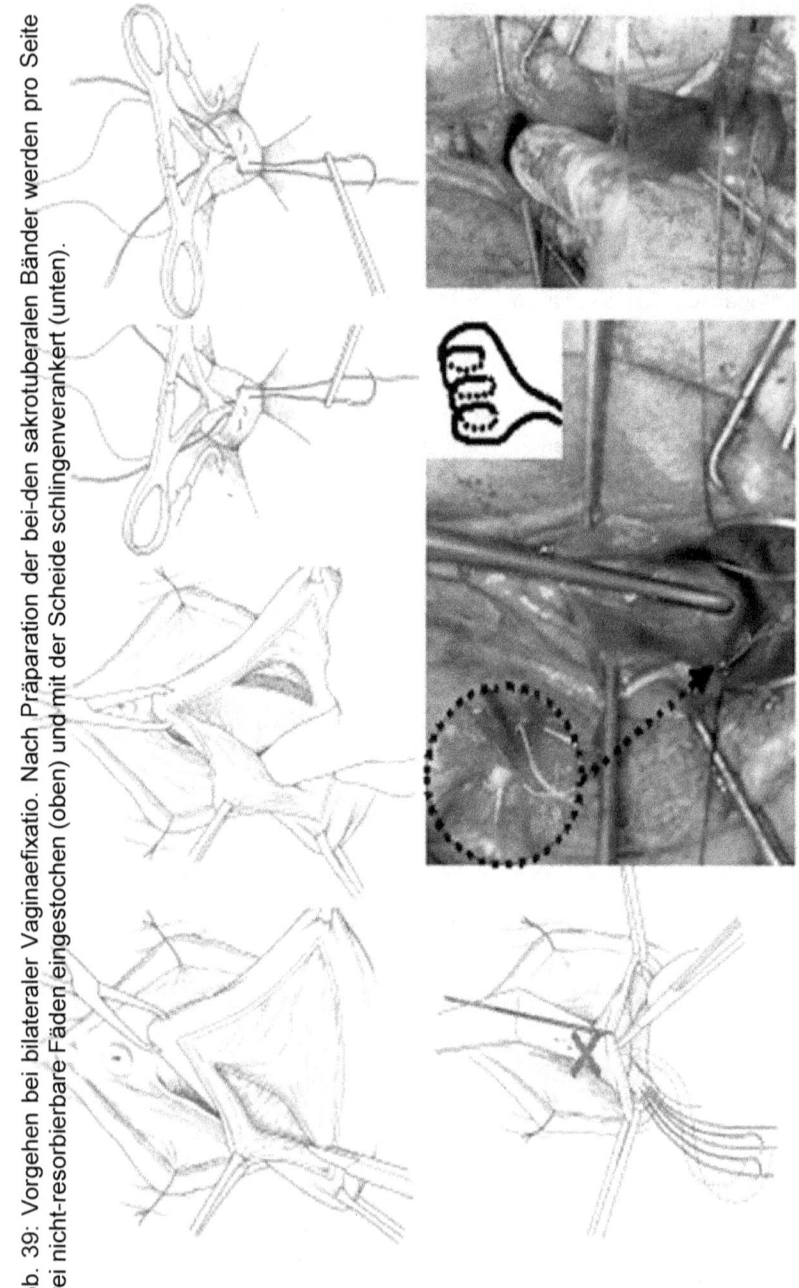

Abb. 39: Vorgehen bei bilateraler Vaginaefixatio. Nach Präparation der bei-den sakrotuberalen Bänder werden pro Seite zwei nicht-resorbierbare Fäden eingestochen (oben) und mit der Scheide schlingenverankert (unten).

- Transfusionspflichtige Hämorrhagien 2% (Holley et al.´95),
- Typische Verletzungen,
- hypogastr. Venenplexus (Monk et al ´91),
- A. pudenda (Carey et al. 1994),
- pararektale Venen (Cruikshank et al.´99),
- Darmläsionen (Richter et al´88,...),
- „Buttock pain" [Gesäßschmerz] häufig aber passager (Nichols et al´93),
- Revisionspflichtige Läsion des N.cut. post./- pudendus – ischiadicus.

Rezidive nach erfolgter Vaginaefixatio, die abermals vaginal angegangen werden sollen, brauchen einen sehr erfahrenen Operateur, da es vielfach schwierig ist, die Narben sicher und ohne Schaden für die Umgebung zu durchtrennen.

Der wesentliche Unterschied zur unilateralen Fixierung liegt (neben der Wahl des Lig. sacrotuberale) in der Verwendung multifiler nichtresorbierbarer Fäden, die durch die Vaginalfaszie (und nicht durch die gesamte Vaginalhaut) gestochen und in der Tiefe (vor endgültigem Verschluss der Kolpotomie) als Schlingen geknüpft werden (vgl. Tabelle 2).

5.2.3 Vordere Diaphragmaplastik = vordere Kolporrhaphie

Bei der „vorderen Plastik" (Abb. 40) oder „vorderen Kolporrhaphie" wird die Pulsionszystozele unter einer Reihe quergestellter „Raffnähte", die die subvesikale (unter der Blase gelegene) Faszie unter dem Blasenboden doppeln, versenkt. Die überschüssige Scheidenhaut wird entfernt und die Scheidenhautwunde (Kolpotomie) mit Naht verschlossen.

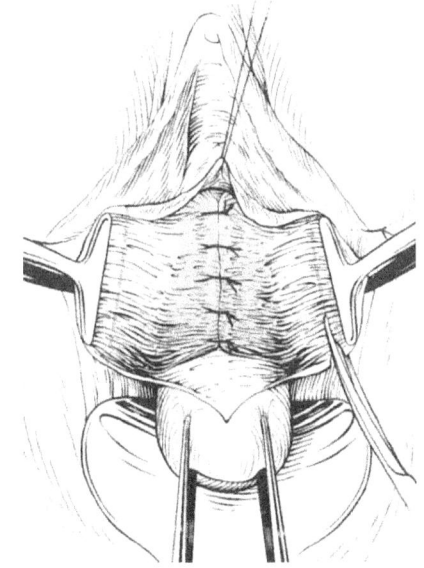

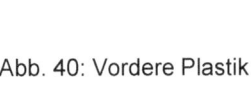

Abb. 40: Vordere Plastik

5.2.4 Levator-Damm-Plastik (sog. „Hintere Plastik")

Ziel dieser Technik ist die Raffung des Bindegewebes im Raum zwischen Enddarm und Scheide [Spatium rectovaginale], der sog. perirektalen Faszie, um darunter die Rektozele zu versenken. Da das Bindegewebspolster schwach ist (bei den Senkungspatientinnen in besonderem Maß), findet man hier nur selten ein rechtes Widerlager für die Rektozele. Daher rafft man üblicherweise Muskelgewebe des Levators in der Mittellinie (Abb. 41). Je nach Ausprägung der Levatoren und deren Mobilisierungsfähigkeit kann man beide Seiten bis in eine Höhe von 4-6 cm ab Scheideneingang (Hymenalsaum) in der Mittellinie vereinigen und die Rektozele darunter versenken. Diese Technik führt aber, je weiter nach innen man diese Vereinigung durchführt, zu einer sanduhrförmigen Einengung des Scheidenvolumens (Abb. 42 und 43) und damit zur Problemen beim Verkehr. Man ist daher - will man die Kohabitationsfähigkeit erhalten - gezwungen, die Medianvereinigung in einer Höhe zu beenden, die einer hohen Rektozele bzw. Enterozele weiter Raum zur Entwicklung lässt.

Im Bereich des Scheideneinganges werden die beiden seitlichen Muskelbäuche (sog. Bulbospongiosusbäuche) in der Mittellinie adaptiert, um einen höheren Damm aufzubauen. Dabei ist auf einen harmonischen Verlauf der Naht der über der Muskelnaht gelegenen Schichten zu achten, um Problemen beim späteren Einführen des Penis im Rahmen des Geschlechtsaktes vorzubeugen.

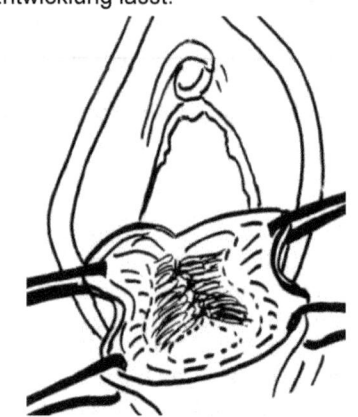

Abb. 41: Levator-Damm-Plastik (hintere Pl.)

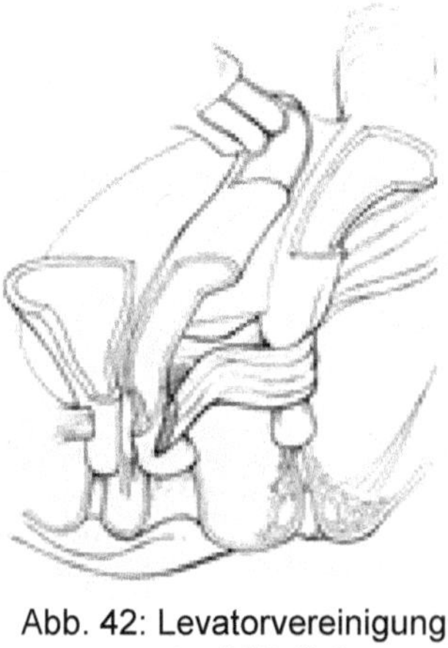

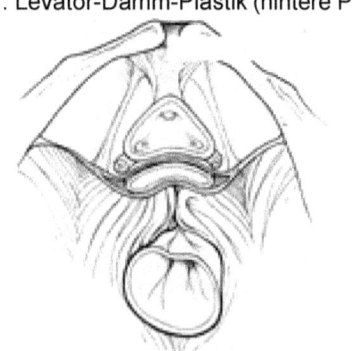

Abb. 42: Levatorvereinigung in der Mittellinie

Abb.43: Ringbildung um den Enddarm (Rektum)

5.3 Unerwünschte Nebenwirkungen konventioneller Techniken

Tabelle 4 zeigt wesentliche Zusammenhänge zwischen den prinzipiellen Störungen, die konventionelle Eingriffe bei Deszensus und/oder Inkontinenz hervorrufen können. Sie stellt einen Zusammenhang zwischen der durch das Operationsprinzip verursachten Veränderung und der durch die Veränderung hervorgerufene Störung her. Die folgenden Abbildungen (44-47) illustrieren dies für konventionelle Operationsverfahren.

Systemversagen kann das Ergebnis vorangegangener OP's sein....	...diese führen häufiger zu:
Spannung, wo keine Spannung nötig ist (sein soll)	Urge, Entleerungsstörungen
Strecken der Scheide	Inkontinenz (permanent)
Achsendeviation	Inkontinenz, Schmerz, Entleerungsstörung
Zerstörung der natürlichen Fixierung der Scheide	F-U-N-Syndrom, Inkontinenz, Entleerungsstörungen
Immobilisation der Scheide (v.a. in der „Zone kritischer Elastizität")	Urge

Tabelle 4: Mögliches Versagen des Gleichgewichts im Beckenbodensystem (nach Petros) nach konventionellen Operationsverfahren (Anm.: F-U-N = frequency-urgency-Nykturie)

Abb. 44: Unerwünschter Zug nach vorn-oben (ventro-cranial) nach einer sog. Kolposuspensionsoperation [Burch-Cowan; s. d.]

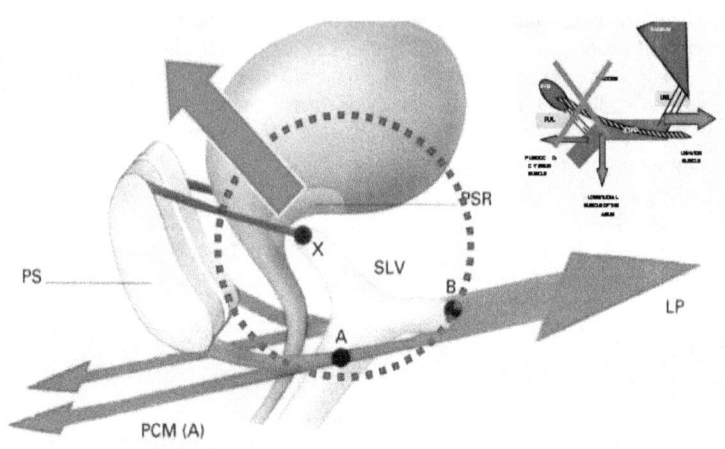

Abb. 45 (links): Unerwünschter Zug nach der Seite bei lateraler Vaginopexie nach Richardson (s. d.)

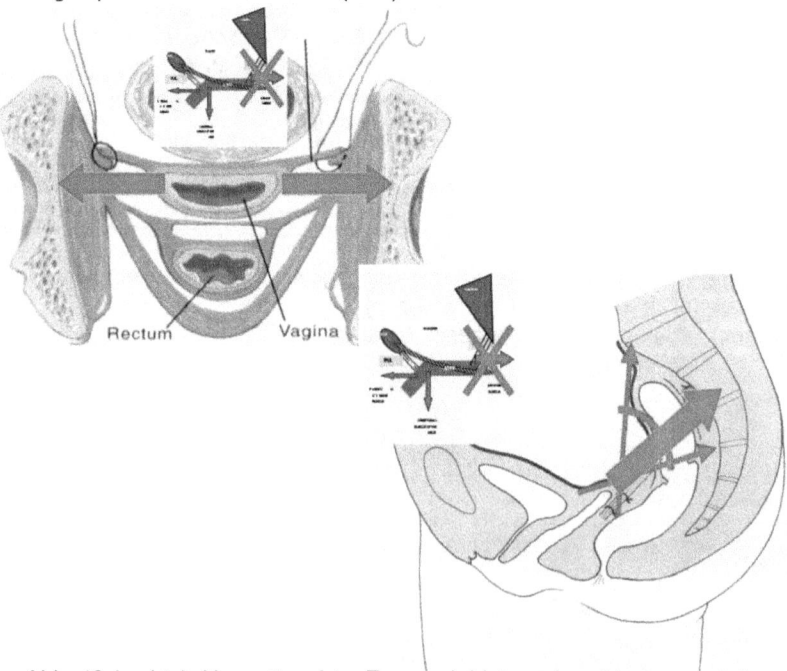

Abb. 46 (rechts): Unerwünschter Zug nach hinten-oben (dorso-cranial) nach Scheidenfixierung am Kreuzbein (sog. Sakropexie [s. d.])

Abb. 47a: Unerwünschter Zug nach vorn-oben nach Faszienzügel-Operation (sog. Williams-Richardson-OP [s. d.])

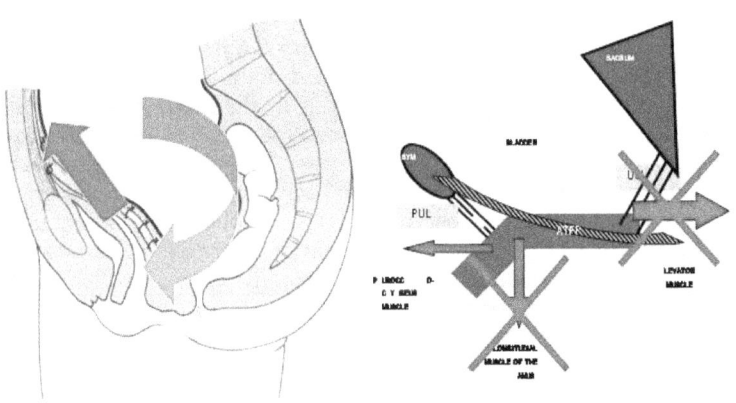

Abb. 47b: Unerwünschter Zug nach hinten-unten (dorso-caudal) nach Vaginaefixationstechniken (sog. OP nach Amreich-Richter [s.d.])

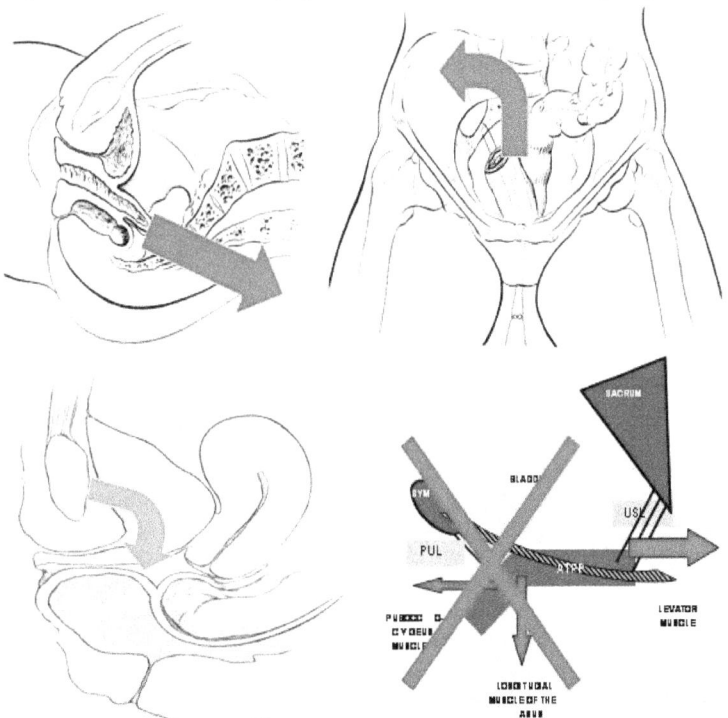

Kapitel 6 Die Verwendung von Implantaten in der Behandlung des Senkungsleidens

In diesem Kapitel erfahren Sie einiges über die Operationstechniken des Senkungsleidens, bei denen Kunststoffimplantate angewendet werden. Zur Darstellung kommen die in meinen Augen bewährten Techniken, die ich in den vielen Jahren maßgeblich mitentwickeln durfte. Nicht dargestellt sind hier die nach meiner Auffassung sehr stark „experimentell" ausgerichteten Techniken, die (zumeist laparoskopisch („Schlüssellochchirurgie")) versuchen, mit minimalem Materialeinsatz eine ausreichende Stabilität zu erzielen. Das ist zwar in ausgewählten Fällen möglich, in einigen Fällen auch sinnvoll, sollte dann aber an entsprechenden Stellen von der Leserin recherchiert werden, wenn es sich um Techniken handelt, die im individuellen Fall in Frage kämen.

6.1 Überlegungen zur Verwendung von „Netzen"

Erkennbar an der Tatsache, dass schon seit vielen Jahren an der Anwendung alloplastischer (netzunterstützter) Verfahren gearbeitet wird, ist, dass mit den autologen Rekonstruktionen (vgl. Kapitel 4) im Bereich des Beckenbodens oft keine dauerhaften Erfolge erzielt werden konnten. Wahren et. al. publizierten z.B. 1988 Ergebnisse von 125 nachuntersuchten Patientinnen nach vorderer Levatorplastik. In der Schlussfolgerung schreiben die Autoren: *„Aufgrund vorliegender Ergebnisse und anatomischer Überlegungen wird der Schluss gezogen, dass die vordere Levatorplastik als Routinemethode zur Behandlung von Senkungszuständen abzulehnen ist.".* Der mediane Defekt unter der Blase, der sich als Pulsionszystozele mit verstrichenen Rugae und erhaltenen lateralen Scheidensulci darstellt muss deszensuschirurgisch anders behandelt werden als der laterale Defekt, der mit einer Traktionszystozele einhergeht. Hier sind die sulci laterales verstrichen und die Rugae bei der nicht voroperierten Patientin erhalten (vgl. Kapitel 4.5). Die Rekonstruktion im Bereich des Spatium rectovaginale mit der defekten Faszie und dem ohnehin kaum vorhandenen Bindegewebe wirft gleiche Probleme auf. Die Levatorplastik, wie sie von Lahodny hinsichtlich der Durchführung empfohlen wird, führt - überschreitet man eine gewisse Tiefe - unweigerlich zu Schmerzen, nicht nur beim Geschlechtsverkehr. Zudem kommt es infolge der Muskelverziehung und -vernarbung zu einer Funktionseinschränkung in diesem Bereich.
Die Raffung des subvesikalen Bindegewebes aus dem Raum zwischen Blase und Scheidenvorderwand (Spatium vesicovaginale) unter der Blase hat ihre Berechtigung nur im Falle des Vorliegens einer Pulsionszystozele (sog. Mittelliniendefekt (midline-defect)).

Hier kommt es an den Seiten zu einer Zugbelastung des Gewebes. Das Rezidiv äußert sich nach vorderen Kolporrhaphien in der Regel als Traktionszystozele (lateral defect) (De Lancey).

Es gibt folgende Gründe für die Anwendung alloplastischer Verfahren:

- Netzinterponate bei Hernien minimieren Rezidivrate deutlich.
- die spannungsfreie Operationstechnik mindert postoperative Beschwerden (Schmerzen, Störung von Miktion/Defäkation).
- die posteriore Levatorinterposition (z. B. nach Lahodny) ist nur bis zu einer bestimmten Höhe möglich (Stenose/Schmerzen/ Kohabitationsprobleme (=Dyspareunie)).
- Prolenevlies und xenogenes Material sind im gynäkologischen Bereich zwar gut verträglich, haben aber einerseits eine erhöhte Expulsionsrate (Vlies wird ausgestoßen) bzw. eine auf Dauer gesehen doch offenbar gegenüber dem Kunststoff höhere „Abbaurate".
- autologe Interpositionslappen (sog. Brückenplastiken nach Petros) bringen ohne Alteration der Anatomie keine gute Stabilität, deformieren die Scheide (Länge !) und rezidivieren zum Teil früh.
- Nicht-spannungsfreie Techniken bergen ein hohes Risiko der anatomischen Deformierung des Beckenbodens mit resultierender Funktionsstörung, Dyspareunie und Schmerzen.
- Spannungsfreie, der funktionellen Anatomie angepasste Techniken bringen auch in der Inkontinenzchirurgie den besten Effekt.
- **Die Verwendung von Seramesh PA bzw. den konfektionierten Implantaten der SerATOM-Gruppe (Abb. 48), dessen Prototyp (SerATOM A PA) und wesentliche Modifikationen (SerATOM G PA, SerATOM GII PA) von mir in Rüdesheim entwickelt wurde, legte den Grundstein für eine solide, risikoarme und haltbare Rekonstruktions-Chirurgie des Beckenbodensystems.**

Abb. 48: Seramesh PA   und SerATOM A PA

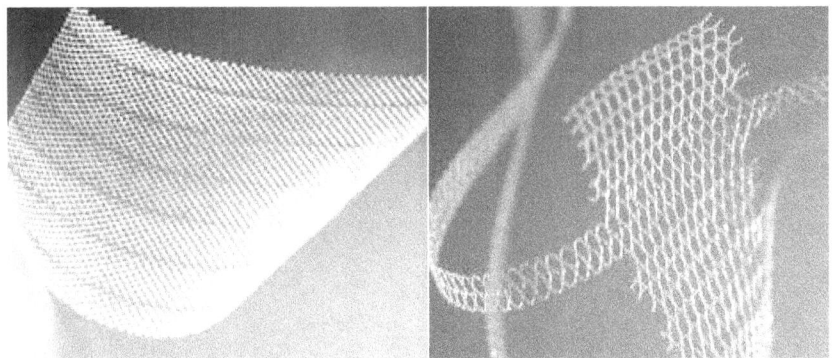

6.2 Alloplastisch (Netz-) unterstützte Operationstechniken

6.2.1 Anterior vaginal repair (netzunterstützte Vorderwandkorrektur) (Abb. 49)

Nach Präparation der **Pulsionszystozele** (das ist die Indikation) über eine mediane vordere Scheideneröffnung (Kolpotomie), die kaudal nur bis an den Blasenhals reicht, wird ein entsprechend zugeschnittenes Implantat (der Patch wird vor dem Einnähen hinsichtlich der nötigen Größe und Form mit einer Cooper-Schere zugeschnitten) am seitlichen Übergang zwischen Blasenfaszie und Vaginalhautlappen mit Einzelknopfnähten (oder fortlaufender Naht) fixiert (resorbierbarer Faden, Stärke 0 bis 1). Die Einstiche liegen etwa 4-5 mm vom Rand des Implantats entfernt. Das Implantat steht hierbei nicht unter Spannung, liegt eher locker in der Schicht zwischen endopelviner Faszie und Scheidenhautlappen. Die Scheide wird über dem Implantat mit Einzelknopfnähten oder fortlaufend spannungsfrei ein– oder, wenn möglich, zweischichtig verschlossen, nachdem sehr sparsam in der Mittellinie überflüssige Scheidenhaut reseziert wurde. Eine Tamponade für 24 Stunden, vergesellschaftet mit einem transurethralen Dauerkatheterismus für diesen Zeitraum, ist empfehlenswert. Wichtig ist, bei diesem Eingriff:
- die sichere Hämostase (Blutstillung),
- dass keine Spannung auf die Implantatkanten kommt und
- dass der Zug des Haltefadens bei Wahl einer fortlaufenden Nahttechnik gleichmäßig verteilt wird.

Wir führen unmittelbar vor dem Eingriff eine sog. Single-shot Antibiose (Einmalgabe) mit einem Cephalosporin (Cefuroxim) durch.

Abb. 49: Anterior vaginal repair (Netzunterstützte Vorderwandkorrektur)

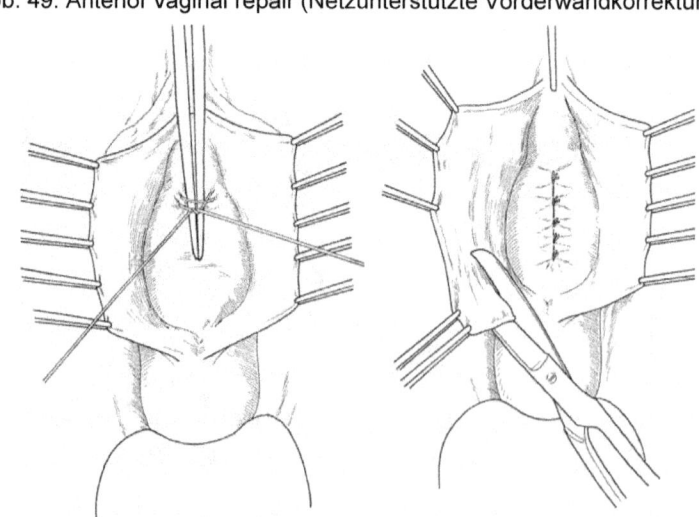

6.2.2 Einfacher posterior mesh repair bei Rektozele (Abb. 50)

Über eine hintere mediane Kolpotomie wird die Rektozele nach beiden Seiten präpariert. Die Präparation reicht hierbei bis maximal an die Insertion der Lamina rectovaginalis der endopelvinen Faszie im Bereich der seitlichen Scheidenwand, dem sog. Levatordach. Nach kranial wird etwas über die Rektozele hinaus präpariert, etwa 6 cm ab Introitus. Bei diesem Eingriff benötigt man einen Patch von etwa 5 cm Breite und ca. 10 cm Länge. Vor dem Einsetzen wird das Material wiederum zurechtgeschnitten. Die Fixierung erfolgt mit durch das seitliche Bindegewebe unter der Scheidenhaut gestochenen Einzelknopfnähten (resorbierbarer Faden, CT-2-Nadel, Stärke 0-1). Kranial kann man eine Einzelknopfnaht in der Mittellinie ausführen, um das Abheben der Scheidenhaut vom Implantat zu verhindern. Im Bereich des Introitus wird der Patch überwendlich quer auf dem Bindegewebe des Perinealkeils in Höhe des Hymenalsaumes fixiert. Die Scheidenhaut wird sparsam reseziert und mit einer 2-0 resorbierbaren Naht mit SH-Nadel fortlaufend überwendlich wieder verschlossen. Rektale Palpationskontrolle, vaginale Tamponade für 24 Stunden und Transurethralkatheter für diesen Zeitraum beenden den Eingriff. Single-shot-Antibiose.

Abb. 50: Posterior mesh repair

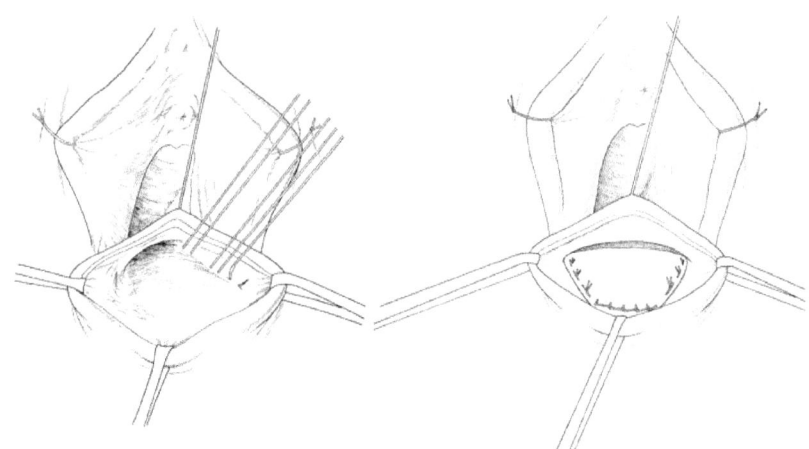

6.2.3 Hoher posterior vaginal mesh repair mit/ohne Vaginaefixatio (uni- oder bilateralis)

Nach hinterer medianer Kolpotomie wird die Scheidenhaut von der Rektozele abpräpariert. Die Präparation reicht seitlich bis zum Levator, der, analog zur Technik bei der Vaginaefixatio sacrospinalis, auf beiden Seiten durch Eröffnen des Levatordaches freigelegt wird. Ein Durchbohren des Rektumpfeilers in Richtung auf das Ligamentum sacrospinale oder sacrotuberale ist allerdings bei dieser Technik nur dann erforderlich, wenn man das Scheidenende zusätzlich sakrospinal oder sakrotuberal fixieren möchte. Dazu verwendet man PDS-Fäden der Stärke 1 mit einer CT1-Nadel transvaginal für die unilaterale Fixation. Für die bilaterale Fixation empfiehlt sich die Verwendung eines geflochtenen nicht-resorbierbaren Fadens der Stärke 0 oder 1. Diese Fäden werden dann durch die Vaginalfaszie gestochen (Scheidenepithel unversehrt) vor Verschluss der Scheidenwunde so geknüpft, dass der Apex der Scheide in die gewünschte Position kommt. Die Fäden verlaufen dann als Schlingen (analog zur Cowan'schen Modifikation der Burch-Kolposuspension) und werden bindegewebig ummauert. Ein beidseitiges Anziehen der Knoten zur Herstellung eines direkten Kontaktes des Bandes mit der Scheide wie bei der unilateralen Fixierung ist nicht senkbar, weil sonst das Rektum eingeengt würde. Die rektale Palpation überprüft die ausreichende Weite des Rektums. Eine Abweichung der Scheidenachse aus der Mittellinie ist bei der unilateralen Fixierung nicht zu vermeiden, jedoch nicht dauerhaft. Nach einer gewissen Zeit bildet sich in der Regel ein „Rezessus" nach der Seite aus, die Achse steht oft in der Mittellinie. Bei der unilateralen Fixierung allerdings fehlt der Halt auf der anderen (linken) Seite, obwohl durch die Nachbarschaft zum Rektosigmoid hier oftmals ein Deszensus bestehen bleibt. Es werden nach Vorlegen der Fäden für die Vaginaefixatio die kranialen Levatorenränder dargestellt, häufig ist aufgrund des lockeren Bindegewebes in dieser Gegend auch der M. coccygeus freigelegt. An der Stelle, an der beide Muskeln aufeinandertreffen, wird nun auf beiden Seiten ein PDS®-Faden (Stärke 0 oder 2-0) durch den Levatorrand vorgelegt (vgl. auch Abb.39 und Abb. 53). Dieser Faden wird vor der Vulva durch die jeweilige Implantatkante gestochen und dann nacheinander auf beiden Seiten geknüpft. Hierbei wird der etwa 4-5 cm breite und 10-12 cm lange trapezförmig vorgeschnittene Patch mit seiner kranialen Kante allenfalls leicht zwischen den kranialen Levatorrändern aufgespannt.

Nun wird mit einem Breisky-Spekulum hinten und einem schmalen Langenbeck-Haken vorn unter dem Scheidenhautlappen der Levator bzw. das Levatordach dargestellt und das Implantat entsprechend der in Abb. 51/52 dargestellten Ebene durch mehrere Einzelknopfnähte (2-3 pro Seite) oder eine fortlaufende überwallende Naht mit dem vorgelegten Faden fixiert.

Der präparierte Scheidenhautlappen wird dabei durch eine Kocherklemme am Rand gehalten und nach oben geklappt. Nach kranial überragt der Patch etwas die kraniale Levatorkante. Dieser Teil des Implantates wird ausgebreitet und stützt nach Verwachsung mit dem Peritoneum dieses zusätzlich ab.

Abb. 51: Lage des Implantats am Levatormuskel

Abb. 52: Lage des Implantats im Raum zwischen Rektum und Scheide

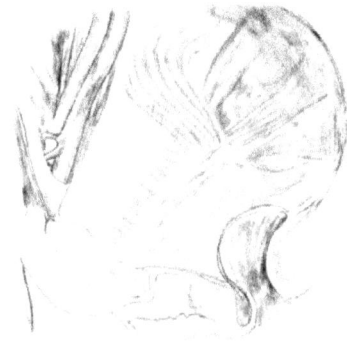 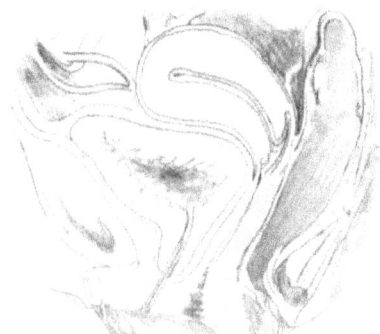

Je nach Zuschnitt endet die Naht etwa 1-2 cm vor der Hymenalsaumebene oder in der Hymenalsaumebene, wobei der darüber hinaus überschüssige Implantatanteil nun reseziert wird. Kaudal des Implantates wird auf beiden Seiten der introitusnahe Anteil der Levatoren sowie der meist auseinandergewichene M. bulbospongiosus durch 2-3 Einzelknopfnähte (z.B. Vicryl 1, CT-1-Nadel) in der Mittellinie adaptiert und anschließend die kaudale Patchkante hier mit einer oder mehreren Vicryl 2-0-Einzelknopfnähten angeheftet. Auf ausreichende Weite des Introitus und auf die Vermeidung „scharfer Kanten" ist dabei zu achten. Nun kann man in den Fällen, in denen keine sakrospinale oder –tuberale Fixation vorgenommen wurde, die Scheide mit einer kranialen Naht auf dem oberen Patchrand fixieren (Abb. 53).

Dieser Faden wird, in Analogie zu den Fäden bei unilateralen Vaginaefixationes ganz am Ende der OP geknüpft.

Die mediane Scheidenwunde wird, unter sparsamer Resektion überschüssigen Gewebes bis in Höhe des kaudalen Netzrandes verschlossen. Abschließend Adaptation des Unterhautgewebes und Dammnaht.

Da das Rektum auf beiden Seiten von den Levatoren abpräpariert und bei der Fixierung der Netzkante mit dem Breisky-Haken distanziert wurde, ist eine Nahterfassung des Darmes nicht wahrscheinlich. Abschließend wird aber mit dem Finger die Unversehrtheit des Rektums überprüft. Auf eine sorgfältige Blutstillung ist während des Eingriffs zu achten.

Vaginale straffe Tamponade für 48 Stunden und aus diesem Grund auch transurethralen Katheter bei OP ohne Vaginaefixatio, mit Vaginaefixatio empfiehlt sich in aller Regel eine suprapubische Zystostomie. Drainagen sind in der Regel nicht erforderlich. Eine perioperative Antibiotikaprophylaxe erfolgt sinnvollerweise mit einem Cephalosporin der 2. Generation.

Abb. 53: Vaginaefixatio bilateralis mit posterior mesh repair

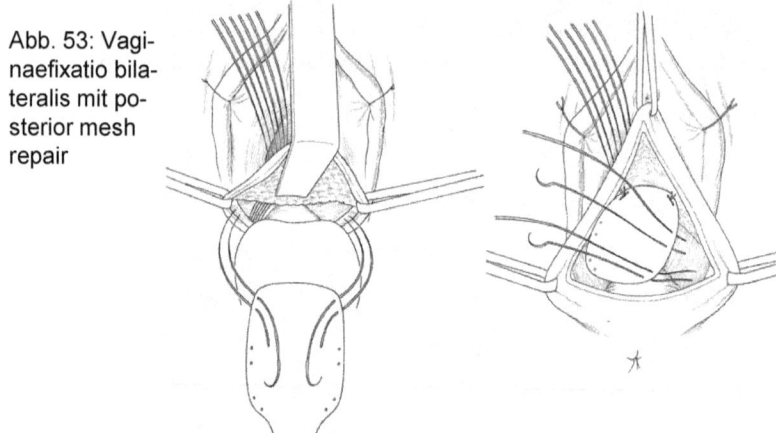

6.2.4 Abdominale netzunterstützte Sakrokolpopexie

Nach einer Pfannenstiellaparotomie und dem Abstopfen des Darmes nach kranial (ggf. auch nach Hysterektomie/Adnexentfernung) (oder im Rahmen eines endoskopischen (laparoskopischen) Eingriffs) wird die Harnblase über der Scheide vom Scheidenapex abpräpariert (das gelingt offen in einem viel umfänglicheren Ausmaß und die Fläche sowie die Befestigung des Implantats unter der Blase ist in den meisten Fällen großflächiger und stabiler). Ein Instrument, das das Scheidenrohr entfaltet, wird währenddessen in die Scheide eingeführt, es verbleibt bis zum Ende der Fixierung des Bandes im Raum zwischen Scheide und Blase (Spatium vesico-vaginale) als Manipulationshilfe in der Scheide. Mit 8-12 2-0 PDS- oder nicht resorbierbaren Prolene-Einzelknopfnähten wird der Patch zirkulär zungenförmig unter der Blasenbasis fixiert (Abb. 54). Hierbei ist darauf zu achten, dass einerseits die Harnleiter nicht durch die Nähte eingeengt, verzogen oder verschlossen werden. Andererseits sollte aber auch die Präparation seitlich der Scheide nicht zu ausgedehnt sein, um eine Störung der Nervenversorgung der Blase zu vermeiden, was sich z.B. in einer dauerhaft gestörten Blasenentleerungsfunktion nach dem Eingriff bemerkbar machen kann. Alternativ oder zusätzlich kann ein Patch in analoger Weise auf der Hinterwand fixiert werden. Auch gelingt es bei laparoskopischem Vorgehen, die Präparation zwischen Darm und Scheide so weit auszuführen, dass der Streifen auch bis hinab an den Beckenbodenmuskel geführt werden kann. Die Fixierung in dieser Weise entspricht allerdings nicht ganz den Überlegungen zur Physiologie des Defäkationszyklus.

Hier bietet es sich allerdings bei Scheidenhinterwanddefekten an, vaginal mit der Präparation und Fixation eines Hinterwandnetzes zwischen den Beckenbodenmuskels zu beginnen und den oberen Überstand des Implantates dann nach Eröffnung der endopelvinen Faszie und des Bauchfells (Peritoneum) durch den peritonealen Defekt entgegenzunehmen und mit 2-3 Einzelknopfnähten dann noch seitlich beidseits auf die obere Scheidenhinterwand aufzusteppen (Abb. 54/55).

Anschließend wird der Sulcus parasigmoidalis rechts entfaltet und der rechte Ureter dargestellt. Spalten des Peritoneum medial des Ureters, falls kein intraabdomineller gynäkologischer Zusatzeingriff erfolgt ist, ansonsten wird von dem bereits existenten Peritonealschlitz ausgehend der Ureter aus dem hinteren Peritonealblatt mobilisiert und nach seitlich hin abgedrängt.

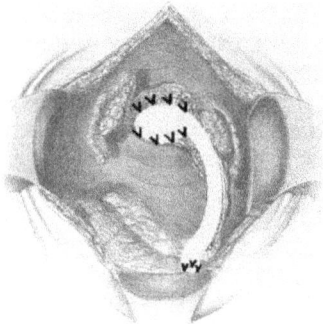

Abb. 54: Das Verbinden eines Implantates, das einerseits auf dem Scheidengrund aufgesteppt und andererseits am Kreuzbein fixiert wurde, bezeichnet man als Sakropexie.

Abb. 55 obere Reihe: Darstellung des Scheidengrundes und vorbereitetes Netz.

Untere Reihe: Bild am Ende des Eingriffs vom Bauch her (links, der Pfeil zeigt auf das gespannte Netz) und von vaginal (rechts), der Pfeil zeigt, wie schön der paravaginale Sulcus (lateralis) wieder formiert ist.

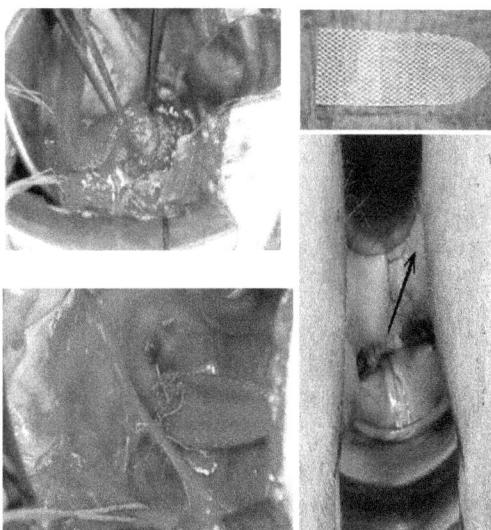

Nun wird das Rektosigmoid nach links beiseite gedrängt und so der Zugang zum Kreuzbein geschaffen. Darstellen der Waldeyer'schen Faszie. Die Auswahl der Höhe der Fixierung am Sakrum entscheidet über die Verlaufsrichtung der Scheidenachse, die in ihrem supralevatoriellen Anteil auf diesem liegen bleiben soll, um hier keine weitere Bruchpforte zu öffnen (Abb. 56). Die Fixierung am Promontorium (technisch leichter zu erreichen) führt zu einer zu steilen Achse. Günstiger ist das Legen der Nähte in Höhe S2/3. Hierbei ist bei der Präparation auf die Vermeidung von Blutungen aus der Waldeyer'schen Faszie zu achten. Nun legt man 2 – 3 nicht resorbierbare Fäden durch die präsakrale Faszie. Die Verankerung der Fäden muss stabil sein. Wegen der guten Knoteneigenschaften verwenden wir hier Sulene® der Stärke 0 oder 1. Das freie Ende des Patches wird dann so an das Os sacrum gebracht, dass die Scheidenachse physiologisch bleibt und spannungsfrei fixiert werden kann. Nach Kontrolle auf Bluttrockenheit wird häufig subperitoneal eine Robinson-Drainage No. 16 eingelegt und das viszerale Peritoneum hoch verschlossen, so dass der Douglas (wenn auch nur passager) entlastet wird. Es folgt der Bauchdeckenverschluss einschließlich dem Anlegen einer suprapubischen Zystostomie (SPK).

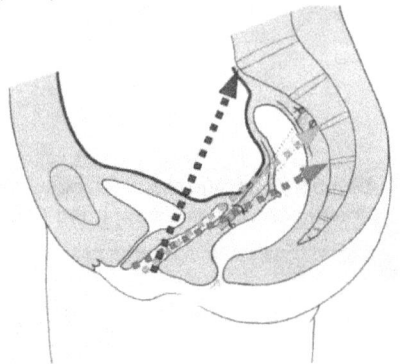

Abb. 56: Achsenverlauf der Scheide in Abhängigkeit von der bei der Sakropexie gewählten Fixierungsstelle am Kreuzbein

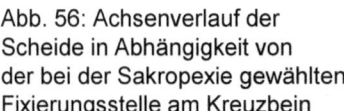

Bei bestehendem ausgedehnten lateralen Defekt wird nach Verschluss des parietalen Peritoneum u.U. ergänzend die laterale Vaginopexie (Richardson, s. d.) angeschlossen. Vom gleichen Zugang aus könnte grundsätzlich einzeitig auch die Kolposuspension nach Burch in Modifikation nach Cowan (hängende Fadenschlinge) angeschlossen werden (Abb. 58).
Auch könnte grundsätzlich natürlich z.B. im Falle eines deutlich positiven Hustentests nach Abdominalverschluss die Implantation einer mitturethralen spannungsfreien Schlinge angeschlossen werden. Wir bevorzugen es allerdings, eine Entscheidung darüber erst nach einer Beobachtungszeit von 4 Monaten zu treffen, ob die zweizeitige Sanierung mit TVS erforderlich ist (25 % der Patientinnen mit präoperativer Belastungsinkontinenz benötigen dies etwa).

Da aber die Wertigkeit eines intraoperativen Tests ebenso wie die Entscheidung zum Zeitpunkt der Deszensusoperation nicht unproblematisch sind (fehlende Elastizität im frisch operierten Gewebe, Ödem um die Urethra oder den Blasenhals,...) sollte mit der Patientin eher ein zweizeitiges Vorgehen besprochen und dokumentiert werden. Vor allem die Manifestation einer Inkontinenz nach Deszensus-OP infolge Aufhebung eines Quetschhahnmechanismus ist vor dem Eingriff aufzuklären und dies sorgfältig zu dokumentieren, weil sich viele Patientinnen an diese Botschaft aus dem Aufklärungsgespräch beim Entlassungsgespräch nicht mehr erinnern können.

Bei massivem Gewebsüberschuss im Bereich der Vorderwand (prolabierende Pulsionszystozele) und Indikation zur abdominalen Sakropexie kann natürlich analog zu dem Vorgehen bei Hinterwanddefekt zunächst vaginal disseziert und das Implantat eingebracht werden, wie dies im Zusammenhang mit dem anterior mesh repair z. B. beschrieben ist. Der kraniale Überstand wiederum wird dann durch einen peritonealen Schlitz nach intraabdominal verlagert und nach Laparotomie entgegengenommen. Überschüssige Scheidenhaut kann so reseziert werden und der vaginale Defekt wird dann (zweischichtig) verschlossen.

Die vaginal vorgelegten Implantate können auch nach Laparoskopie entgegengenommen und laparoskopisch fixiert werden. Den Vorteil gegenüber der ausschließlich laparoskopischen Sakropexie sehen wir in einer technisch einfacheren und doch ausgedehnteren Dissektion des jeweiligen defekten Spatium.

Das Implantat kann großflächig aufgebracht und mit mehreren Nähten an der Vaginalfaszie fixiert werden. Das ist gegenüber der ausschließlich apikalen Fixierung (Abb. 57) ein großer Vorteil. Auch bei laparoskopischem Vorgehen sollte über die Wahl der sakralen Fixierung nachgedacht werden (Abb. 56).

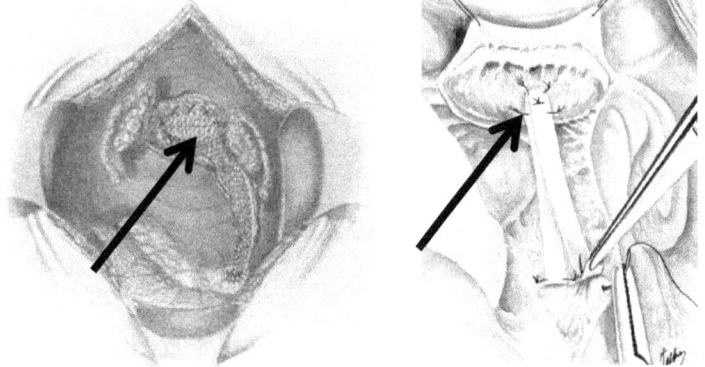

Abb. 57: In beiden Fällen ist das Implantat nur auf den Scheidengrund aufgesteppt (Pfeile).

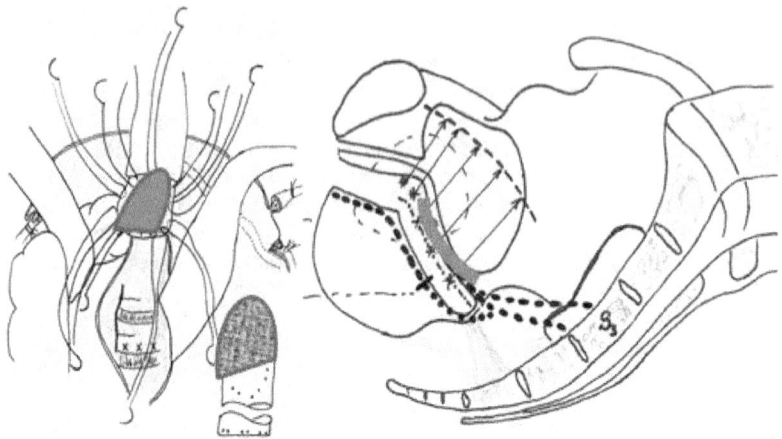

Abb. 58: Wir bevorzugen das „zungenförmige" (grau) Einbringen des Netzes unter den Blasenboden (und damit auch die simultane Stabilisierung der Mittellinie (Pulsionszelenprävention).

6.2.5 Die Technik der sog. transobturatoriellen 4–Punkt- und der 6-Punkt-Fixierung (Abb. 59 und 60)

Bei **der 4-Punkt-Fixierung** ist eine tragfähige Zervix uteri vorhanden. Die Implantatanbindung kranial erfolgt an die Zervix. Somit gibt es keine Bruchlücke zwischen Uterus und dem Implantat.

Die **6-Punkt-Fixierung** kommt zum Einsatz wenn der Uterus und die Zervix als zentraler Ankerpunkt fehlen (nach Entfernung, Deszensus uteri) und damit das Risiko einer anterior-kranialen Enterozelenbildung besteht. Die kranialen Ecken des Implantates werden mit Fadenschlingen aus nicht resorbierbarem, geflochtenem Faden (z.B. Sulene®)) an beiden Ligamenta sacrotuberalia fixiert, wobei die erreichte Höhe der Fixierung fast dem bei der abdominalen Sakrokolpopexie angestrebten Areal in Höhe von S3 entspricht.

Die folgenden Schemata erläutern den Ablauf des Eingriffs in mehreren Schritten:

Ist eine 6-P-Fixierung vorgesehen, wird (ggf. nach in gleicher Sitzung vorangegangener oder bereits früher statt gehabter Hysterektomie) zunächst durch posteriore Kolpotomie auf beiden Seiten ein Zugang zum Ligamentum sacrotuberale geschaffen. (Abb. 59A).

Eine scheidengrundnahe quere Kolpotomie empfiehlt sich bei Fällen, bei denen in gleicher Sitzung keine Hinterwandkorrektur durchgeführt werden muss. Im Falle einer gleichzeitigen Korrektur eines Defektes im posterioren Kompartiment sollte mit der hinteren medianen Kolpotomie begonnen werden, von wo aus das Aufsuchen beider Ligamenta sacrotuberalia unproblematisch erfolgen kann.

Auf beiden Seiten wird nun durch Ligament sacrotuberale ein Faden gestochen (nicht resorbierbarer, geflochtener Polyesterfaden der Stärke 1 mit einer MO-6 Nadel). Die Nadelarmierung wird entfernt, der Faden auf beiden Seiten stillgelegt (Abb. 59B).

Danach wird nach Einbringen eines Selbsthaltespekulums eine vordere mediane Kolpotomie ausgeführt, beginnend etwa in Höhe des Blasenhalses bis knapp hinauf zum Apex. Die Inzisionsränder werden gefasst und anschließend die Zele teils scharf, teils stumpf unter subtiler Hämostase von den beiden Scheidenhautlappen bis zum Erreichen des Arcus tendineus abpräpariert. Erst dann entscheidet sich, ob eine Überdehnung (häufig) oder eine Ruptur (seltener) des Arcus tendineus der endopelvi--nen Faszie vorliegt (Abb. 59C).

[A] [B]

[C] [D]

[E] [F]

[G] [H]

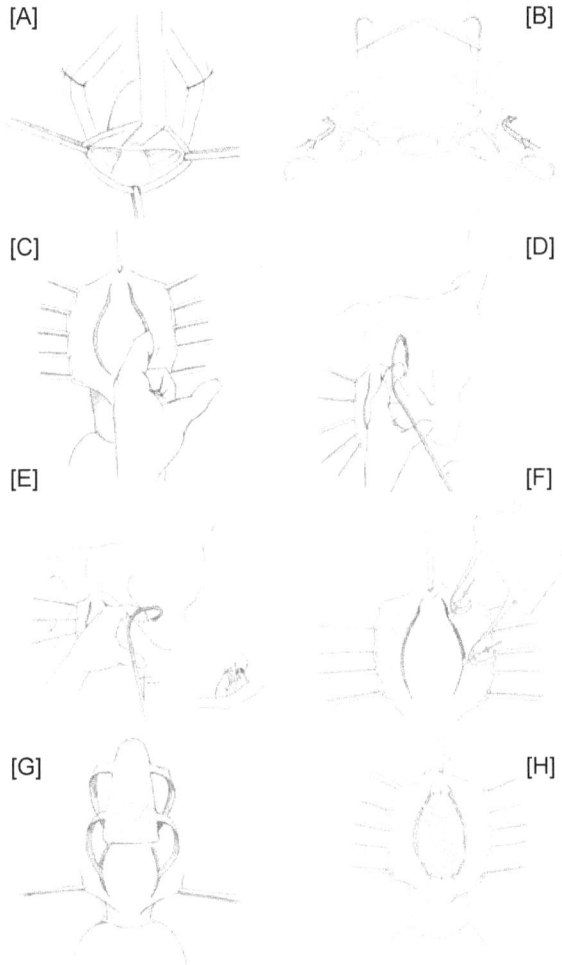

Abb. 59: 6-Punkt-Fixierung

Nach äußerlicher Palpation wird die Inzisionsstelle über dem Foramen obturatum festgelegt. Über der Mitte des Foramens wird nun das Serasis-TO-Instrument eingehängt und durch Faszie und Muskel in Richtung auf den endopelvine Faszie rotiert. Die Faszie wird penetriert bzw. die Spitze der Helix durch den lateralen Fasziendefekt geführt und zum Erscheinen in der Scheide gebracht. Einfädeln des Netzes in das Öhr an der Spitze des Instrumentes und Durchführen des Bandes (Abb. 59D + E).

Auf der gleichen Seite wird nun mit dem Serasis-TO-XL-Instrument die Membrana obturatoria am tiefsten Punkt des Foramen obturatum (dorsal) penetriert. Das Instrument umläuft jetzt den gesamten M. obturatorius internus an seiner beckenwandnahen, der Membrana obturatoria zuge-wandten Seite und tritt oberhalb des auf der Spina ischiadica liegenden Fingers mit etwa 1-1,5 cm Distanz von der Spina am kranialen Rand durch den Arcus tendineus bzw. dessen Defekt. Nach erneutem Einfädeln des „Beinchens" des Implantats wird der Vorgang auf der kontralateralen Seite analog wiederholt (Abb. 59F+G).

Mit atraumatischen Pinzetten wird das Implantat nun im Spatium vesico-vaginale ausgebreitet und mit 3 Einzelknopfnähten (PDS Stärke 2x0, SH-Nadel) unter dem Blasenhals in der Mittellinie und beidseits lateral fixiert (Abb. 59H).

Im Falle der Durchführung einer 4-Punkt-Fixierung simplex erfolgt nun die Fixierung der Implantatmitte kranial auf der Zervix. Auch hier werden 3 Einzel-knopfnähte verwendet.

Nach sparsamer Resektion überschüs-siger Scheidenhaut wird anschließend die vordere mediane Kolpotomie über dem Implantat verschlossen (Abb. 60).

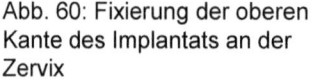

Abb. 60: Fixierung der oberen Kante des Implantats an der Zervix

Bei der 4-Punkt-ATOM-unterstützten Sakro(kolpo)pexie wird, analog zur abdominalen Sakropexie, wie sie oben beschrieben ist, der Netzüber-stand von abdominal entgegengenommen und dann am Kreuzbein in Höhe S1 oder S2 fixiert (Abb. 61).

Abb. 61: 4-Punkt-ATOM-unterstützte abdominale Sakropexie – das Implantat wird am Kreuzbein fixiert

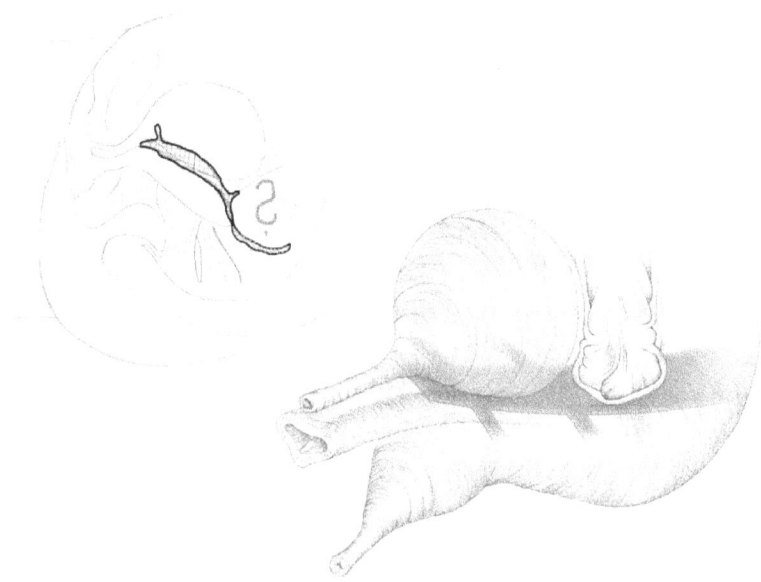

Bei der **6-Punkt-Fixierung** wird nun der vorgelegte sacrotuberale Faden in das Serasis-V-Instrument eingefädelt. Das Instrument wird an das Ligamentum sacrotuberale herangeführt und von hier bis zum Erreichen der endopelvinen Faszie vorgeschoben. Die endopelvine Faszie wird nun mit dem Instrument penetriert oder der Faden durch den lateralen Defekt hindurch nach oben gereicht (Abb. 62B+ C).

Nach Entfernung des Serasis-V-Instruments wird der Faden beidseits lateral von hinten nach vorn durch die hintere Ecke des Implantates geführt und nach Ausführen auf beiden Seiten werden die geflochtenen nicht resorbierbaren Fäden jetzt zu lockeren Schlingen geknüpft, die die kraniale Implantatkante nach dorsal führen und in ausreichender Distanz vom Rektum fixieren (Abb. 62D + A).

Die anteriore Kolpotomie wird spannungsfrei verschlossen.

Erfolgt kein weiterer posteriorer Eingriff, anschließend auch die quere Kolpotomie hinten. Im Falle eines reparaturbedürftigen Defektes im Bereich des hinteren Kompartimentes wird diese Reparatur nun ange-schlossen.

Je nach Länge der Scheidenhinterwand kann diese posteriore Reparatur in einer bilateralen Vaginaefixatio bestehen, u.U. ergänzt durch ein posteriores Meshinterponat, oder in einer Modifikation der Petros'schen infracoccygealen Sakropexie unter Verwendung eines zweiten SerATOM-Interponats, bei dem die hinteren Bänder des SerATOMs ("Beinchen") unter Verwendung des Serasis-V-Instrumentes retrolevatoriell um den Levatorkomplex herum nach gluteal ausgestochen werden und der Körper des SerATOM als interlevatorielles Interponat nach Entfernung der "Ärmchen" dann beidseits am Levatorkomplex in Höhe des Levatordaches (Übergang Levatormuskulatur/ Scheidenfaszie) fixiert wird (vgl. Abb. 50). Das Interponat wird in den Prozess der Neuformierung des Perinealkeils einbezogen und ist so in der Lage, posteriore Enterozele und Rektozele in einem OP-Schritt zu beheben.

Abb. 62: Beendigung der 6-Punkt-ATOM-OP

[A]   [B]

[C]   [D]

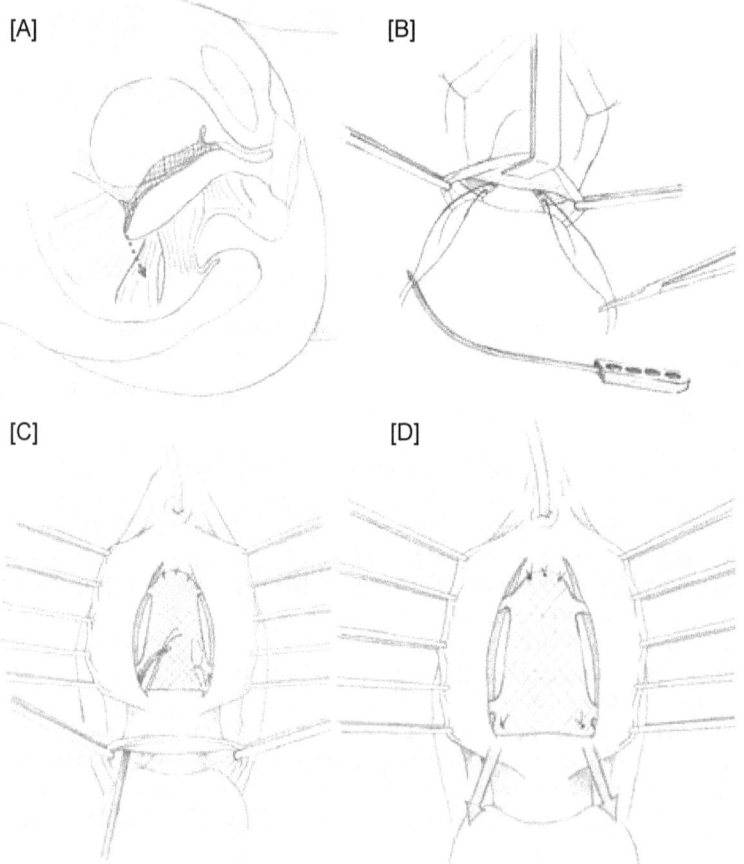

Bei der rein vaginalen Anwendung von ATOM ist unter bestimmten Voraussetzungen keine zusätzliche abdominale Intervention erforderlich. Der Scheidenapex wird dabei, falls stabilisierungsbedürftig, durch Einbringen zweier weiterer sacrotuberaler Fäden stabilisiert und mit Hilfe der gezeigten operativen Verfahren unter Verwendung des Implantates SerATOM A PA der anteriore Descensus bei Traktionszele und der posteriore Descensus bei Rekto-/Enterozele stabilisiert.

Beim posterioren SerATOM reicht die Stabilisierung aber nur bis zur kranialen Levatorkante.

Alternativ muss die Interponathinterkante vorn sakrotuberal gesichert werden und bei der die kraniale Levatorkante überragender Scheidenlänge der Scheidenapex ebenfalls durch bilaterale sacrotuberale Fixierung in einer stabilen Position gehalten werden.

Bei dieser Operationstechnik kommt es bei sorgfältiger schichtgerechter und atraumatischer Präparation und Bandeinlage zu keinen Blasen-, Ureter-, oder Darmproblemen. Bei minimaler Dissektion kommt es postoperativ kaum zu erwähnenswerten Miktionsstörungen. Die Patientinnen haben einen sehr niedrigen Analgetikaverbrauch, der durch die vaginale Tamponade oder die sacrotuberale Verankerung verursacht wird und nach Entfernung der Tamponade bereits in den meisten Fällen sistiert.

Allerdings muss mit einer steileren Scheidenachse gerechnet werden, ebenso wie mit auf letztlich 4 Fäden ruhendem abdominellen Druck. Damit sind starke körperliche Belastungsanforderungen an das Operationsergebnis (sowie ein sehr aktives Sexualleben) unter Umständen mit der rein vaginalen Technik nicht ausreichend (lange) stabil zu versorgen.

Dass hier viele Überlegungen in die Planung einfließen, zeigt das Schaubild zur Entwicklung dieser Form der Senkungseingriffe in Abb. 63 - 66.

Abb. 63: Entwicklung der Deszensuschirurgie seit den 1990er Jahren

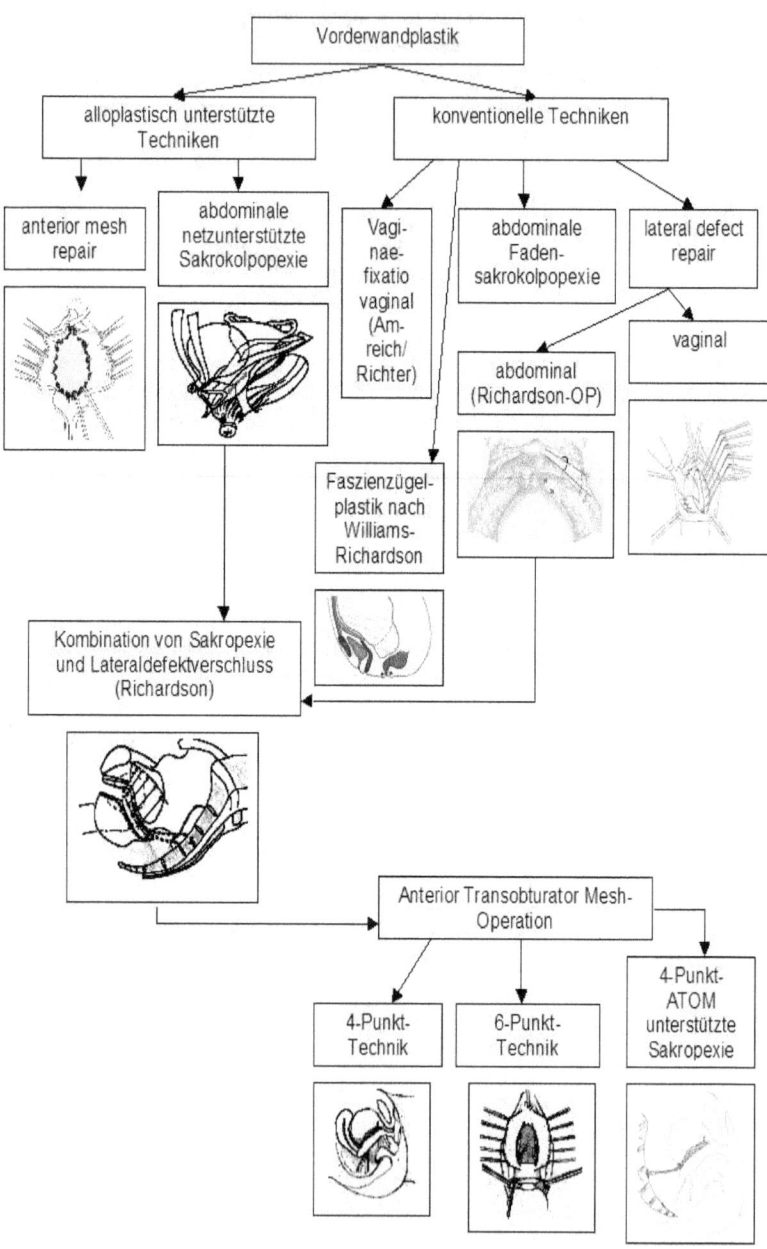

Abb. 64: Defekte des vorderen Kompartimentes - OP-Optionen

Defekte des vorderen Kompartments:

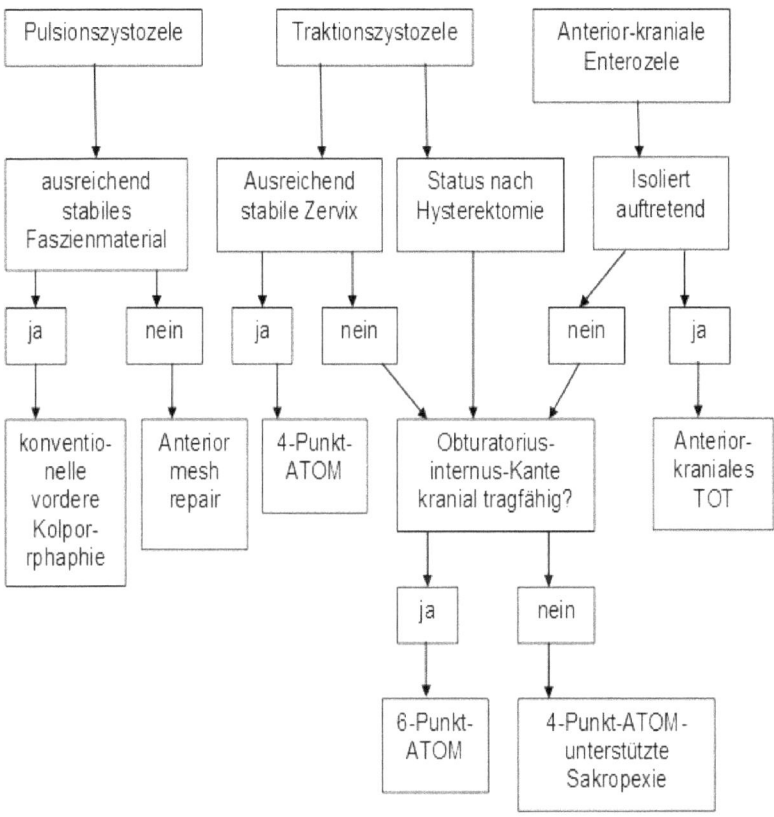

Abb. 65: Defekte des hinteren Kompartimentes - OP-Optionen

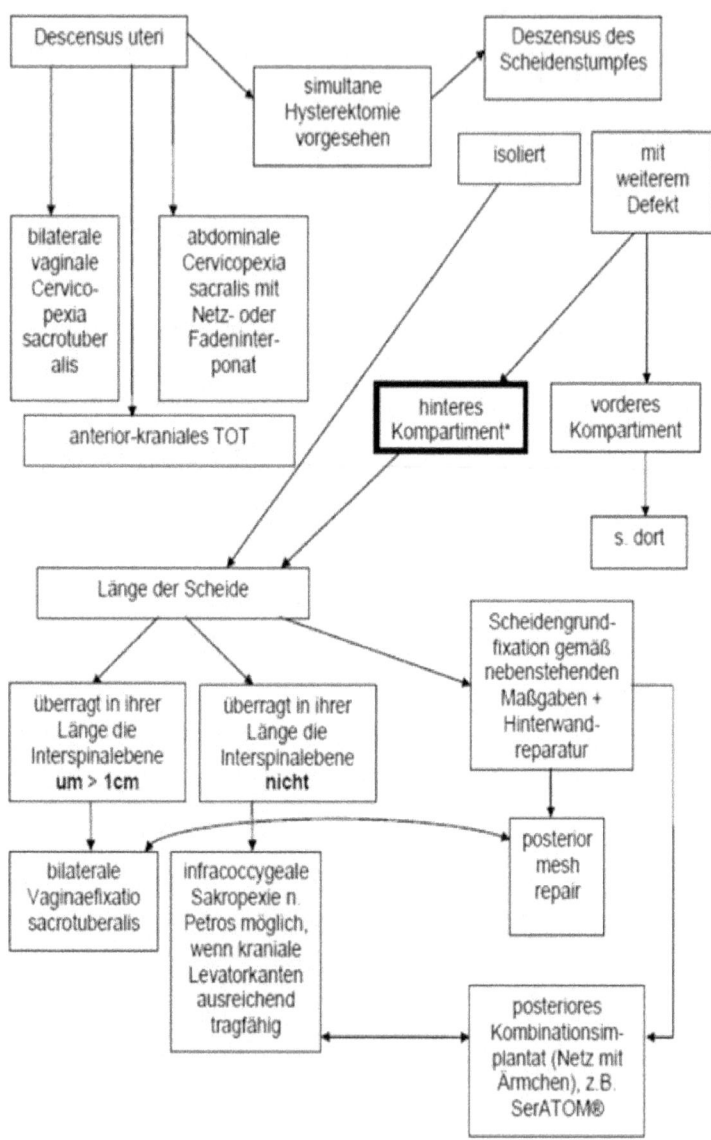

* Regel gilt auch bei ausschließlichem Defekt im hinteren Kompartiment

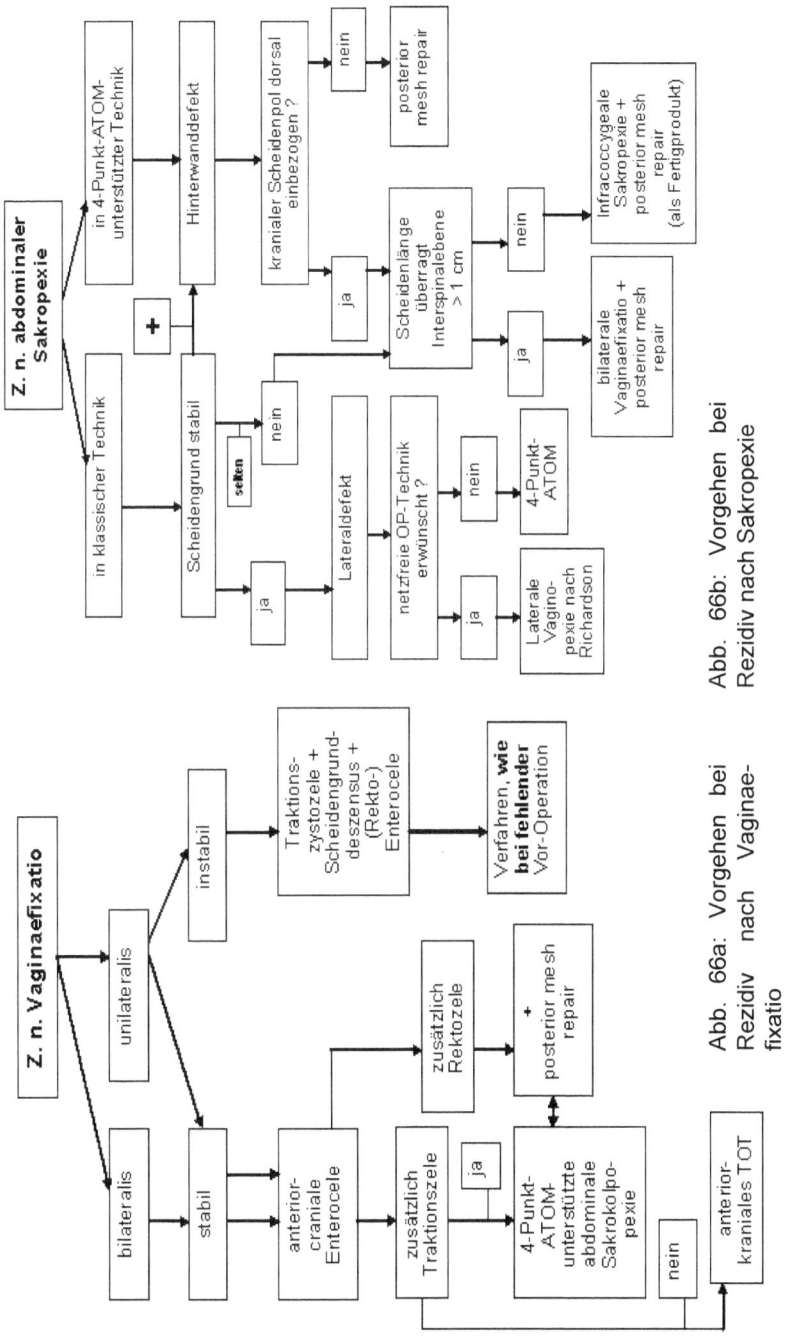

Z. n. abdominaler Sakropexie

Abb. 66b: Vorgehen bei Rezidiv nach Sakropexie

Z. n. Vaginaefixatio

Abb. 66a: Vorgehen bei Rezidiv nach Vaginaefixatio

89

Kapitel 7 Inkontinenzchirugie – konventionelle Operationstechniken

In diesem Kapitel erfahren Sie etwas über die „klassischen" theoretischen Überlegungen zur Blasenfunktion und den aus diesem theoretischen Überbau abgeleiteten „klassischen" Operationstechniken. Diese werden den Integraltheorie-basierten Prinzipien gegenüber gestellt, die dann weiter hinten ausführlich behandelt werden.

7.1 Inkontinenzchirurgische Konzepte

Aus dem theoretischen Hintergrund (vgl. Kapitel 2) heraus lassen sich die gängigen inkontinenzchirurgischen Verfahren in 3 Gruppen (Tabelle 5) einteilen.

Theorie	Operationsmethode(n)
Drucktransmissionstheorie nach Enhörning	abd. Kolposuspension nach Burch und Modifikationen (auch endoskopisch) vag. Kolposuspension nach Eberhard Nadelsuspensionen (Stamey, Raz, ...) Faszienzügelplastik nach Narik und Palmrich Minimal-invasive Verfahren mit Knochenanker (z.B. INTAC [x])
Hängemattentheorie nach DeLancy	(Fascia-lata-)Brückenplastik (W. Fischer, Berlin), transobturatorielle mitturethrale Schlingen
Integraltheorie nach Petros/ Ulmsten	Spannungsfreie mitturethrale Schlingenoperationen (retropubisch und transobturatoriell)

Tabelle 5: Inkontinenzeingriffe gemäß zugrunde liegender Inkontinenztheorie

7.2 Wirkmechanismus der konventionellen Inkontinenzoperationen

Während die Kolposuspensionstechniken eine vom Blasenmuskel (M. detrusor vesicae) überwindbare subvesikale Obstruktion bewirken und durch die Elevation den Blasenhals in das sog. abdomino-pelvine Gleichgewicht zurückverlagern, wirkt die suburethrale Brückenplastik durch Wiederherstellung des Hängematten-Widerlagers für eine erfolgreiche urethrale Kompression bei Belastung.

Hierzu stelle man sich folgendes Bild vor (Abb. 67): der Wasseraustritt aus einem Gartenschlauch soll durch Kompression mit einem Fuß gestoppt werden. Ist der Untergrund morastig, ist dies nicht möglich, weil der Schlauch unter dem Gewicht des Druckes in den Morast gedrückt wird. Legt man ein Brett unter den Schlauch an der Stelle, an der komprimiert werden soll, ist die Kompression erfolgreich – der Strahl wird unterbrochen.

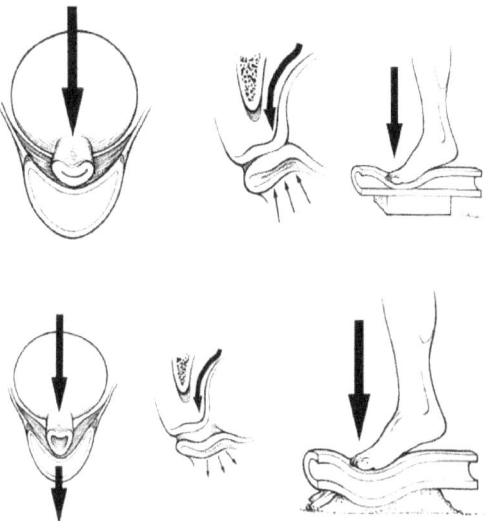

Abb. 67: Erfolgreiche urethrale Kompression

Ähnlich wirkt die Schlinge, wobei ihre Lage in der Höhe des Blasenhalses neben der Schaffung des suburethralen Widerlagers auch den Blasenhals anhebt und somit über eine Rückverlagerung desselben in das abdomino-pelvine Gleichgewicht die Kontinenz wieder herstellt.

7.3 Wirkmechanismus der spannungsfreien Inkontinenzoperationen - Integraltheorie

Der Wirkmechanismus des alloplastischen, spannungsfrei implantierten und unter der Mitte der Urethra gelegenen Prolenenetzbandes (z. B. TVT®, Seraprenband®) ist neben der „Hängemattenwirkung" des Bandes nach der Integraltheorie noch ein völlig anderer:

7.3.1 Urethrale Mobilität, Senkung und Inkontinenzoperationen - einige Bemerkungen

Das größte Problem, das es zu lösen gilt, wenn bei Stressharninkontinenz eine Operation ansteht, ist die Wahl der Methode. Die Wahl der richtigen Methode entscheidet in aller Regel über Erfolg oder Misserfolg. Aber nicht nur über Misserfolg, sondern auch über Nebenwirkungen.

Bei der operativen Stressharninkontinenzbehandlung sind die wichtigsten Parameter, auf die geachtet werden muss:

- Urethrale und Blasenhalsmobilität,
- Defekte der paraurethralen Fixierung,
- gleichzeitig vaginaler Descensus/Prolaps:
    - anteriorer Mittelliniendefekt,
    - anterior lateraler Defekt,
    - zentraler Defekt,
    - posteriorer Defekt,
- intrinsic sphincter deficiency (hypotone Urethra),
- Trichterbildung des Blasenhalses,
- Lockerung der suburethralen Vagina (Hängematte),
- Voroperationen (für Inkontinenz),
- gynäkologische Voroperationen,
- Wünsche der Patientin.

Die folgenden Tabellen und Algorithmen wurden erstellt, um die Komplexität (und Schwierigkeit), ein richtiges Verfahren (sogar in der Primärtherapie) zu finden, aufzuzeigen, und um die Zusammenhänge zwischen Prolaps- und Inkontinenzbehandlung darzustellen.

Urethrale und Blasenhalsmobilität sind definitiv die wichtigsten Bedingungen, die vor der Operation beurteilt werden müssen, um in der Lage zu sein, eine richtige Entscheidung hinsichtlich der Therapiewahl zu fällen und um Nebenwirkungen (Obstruktion, Verhalt, Drang) möglichst niedrig zu halten.
Räumliches Vorstellungsvermögen ist im Entscheidungsprozess sehr von Nutzen, Perinealsonographie (oder laterales Zystogramm (oder sogar dynamisches MRI)) helfen, von der Mobilität des Blasenhalses und von der Bewegung des Blasengrundes beim Belasten einen guten Eindruck zu bekommen.

Tabellen 6 und 7 zeigen die Reihenfolge und Optionen der verschiedenen Therapiesequenzen auf, wie sie häufig bei Rezidivinkontinenz praktiziert werden. Leider gibt es keine allgemeingültige Regel, die korrekte Sequenz der Therapien betreffend, die aktuell aufgestellt werden könnte. Auf jede Behandlung muss der ganze Algorithmus (Tabellen 8-9) angewendet werden, andere Faktoren, die eine Wirkung auf die Kontinenz haben können, müssen in Betracht gezogen werden und das operative Konzept sollte sich danach ausrichten (vgl. Tabelle 8a).

Tabelle 6: Das Dilemma des „was tun, wenn …" führt in der gegenwärtigen Praxis zu einer Reihe von Behandlungsprotokollen, deren Anzahl zum einen die Unsicherheit bei der Methodenwahl widerspiegelt, zum andern aber auch den großen Einfluss, den die Wahl der Methode auf die Lebensqualität der Patientin haben kann.

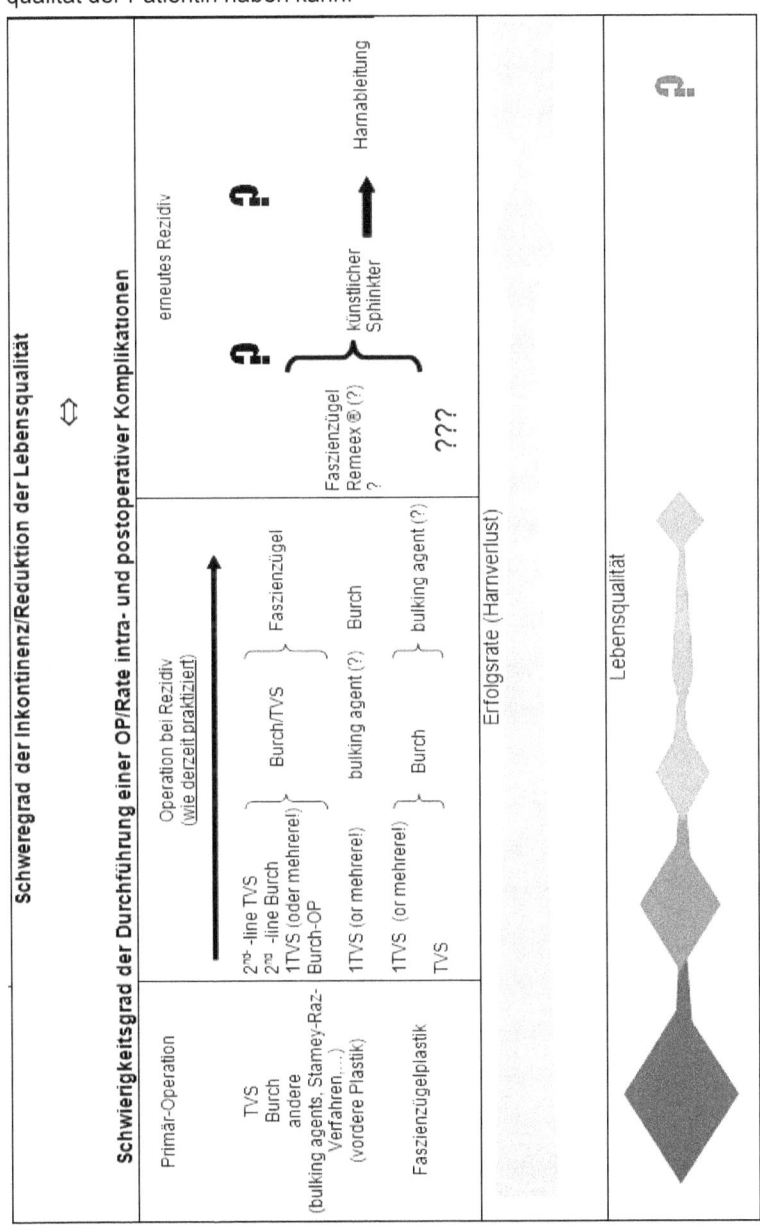

Tabelle 7

	operative Primärbehandlung	...wenn	in Fällen mit ISD	möglich nach fehlgeschlagenem Burch	möglich nach fehlgeschlagenem Faszienzügel	vergesellschaftet mit einer Pulsionszystozele	vergesellschaftet mit einer Traktionszystozele	vergesellschaftet mit einer Rektozele	vergesellschaftet mit einem Scheidenblindsackvorfall
Burch (-und Modifikationen)	Ja*	(früherer) goldener Standard für einige Indikation nnoch immer Therapie der Wahl*	schlechtere Ergebnisse als bei FZP	Ø	möglich aber selten sinnvoll	Zunächst ist vaginal die Pulsionszele zu sanieren, wobei die Resektion von Scheidenhaut sparsam erfolgen soll. Danach Umlagerung zur Kolposuspension – Vorsicht mit der Elevation (Quetschmen!)	Richardson-OP muss eingeschlossen werden, um Kinking zu vermeiden	induziert de-novo oder verschlimmert existierende Rektozele – an gleichzeitige Stabilisierung denken!	Achten auf latentes oder manifestes Kinking Scheidengrundinstabilität kann SHIK bedingen! simultane Fixierung des Scheidengrundes ist daher oft angeraten
Faszienzügelplastik (FZP)	Ja	...ISD diagnostiziert wurde	(früherer) goldener Standard bei ISD	Ja, wenn seitens der Blase eine Zunahme der Obstruktion toleriert werden kann (urgency)	Ø	Zunächst ist vaginal die Pulsionszele zu sanieren, wobei die Resektion von Scheidenhaut sparsam erfolgen soll. Danach FZP vor Verschluss der vaginalen Inzision – Vorsicht mit der Elevation (Quetschmen!)	vaginale laterale Vaginopexie muss eingeschlossen werden in das Konzept, da es sonst zum Kinking kommt	induziert de-novo oder verschlimmert existierende Rektozele – an gleichzeitige Stabilisierung denken!	
retrosymphysäre TVS	Ja**	...Anwendungskriterien erfüllt sind	TVS (als Schlinge) bringt bei ISD rel. gute Ergebnisse bei	ja, aber eine (gewisse) Mobilität von Blasenhals und suburethraler Scheide sind entscheidend für den Erfolg	möglich aber selten sinnvoll, hohes Risiko für Obstruktion und	Achtung: Dislokationsgefahr der Schlinge a. g. der Dissektion – Kinking-Risiko!		Kein Problem, wenn Rektozele asymptomatisch ist	Scheidengrundinstabilität kann SHIK bedingen!
paraurethrale TVS		Differentialindikationen für die 3 verschiedenen mitturethralen spannungsfreien Schlingen werden in den Abbildungen 87 und 88 und den Tabellen 8-10 erläutert	geringerer Invasivität und weniger Komplikationen als die FZP			Achtung: auch bei Dislokationsgefahr der Schlinge a. g. der Dissektion – Kinking-Risiko!	vaginale laterale Vaginopexie eingeschlossen werden in das Konzept, da es sonst zum Kinking kommt – auf einen paraurethralen Defekt achten und gemäß Algorithmus den richtigen Eingriff wählen Kinking-Risiko!	Kein Problem, wenn Rektozele asymptomatisch ist	
transobturatorisches Band						wenn es um Kombinationen und Dislokation geht:schlechteste Technik		Kein Problem, wenn Rektozele asymptomatisch ist	Daher muss an einen sekundären Inkontinenzeingriff gedacht werden (TVS/TOT)

Tabelle 7

* Differentialindikationen für die 3 verschiedenen mitturethralen spannungsfreien Schlingen werden in den Abbildungen 68 und 69 und in den Tabellen 6 ff. erläutert

** eine simultane Hysterektomie ist im Rahmen der Deszensus-OP indiziert, wenn bei erfülltem Kinderwunsch der Uterus selbst in das Senkungsgeschehen einbezogen ist (uterine Fixierung defekt) und damit die Chance auf eine stabile Fixierung verschlechtert. Über die Zervixentfernung sollte kritisch nachgedacht werden. Selbstverständlich werden bei zervikalen und/oder uterinen Pathologien diese berücksichtigt (Myome, Dysplasien, Blutungsanomalien).

Tabelle 8a: Chirurgische Therapie der Belastungsharninkontinenz - Algorithmus für die Anwendung spannungsfreier mitturethraler Schlingen (TVS)

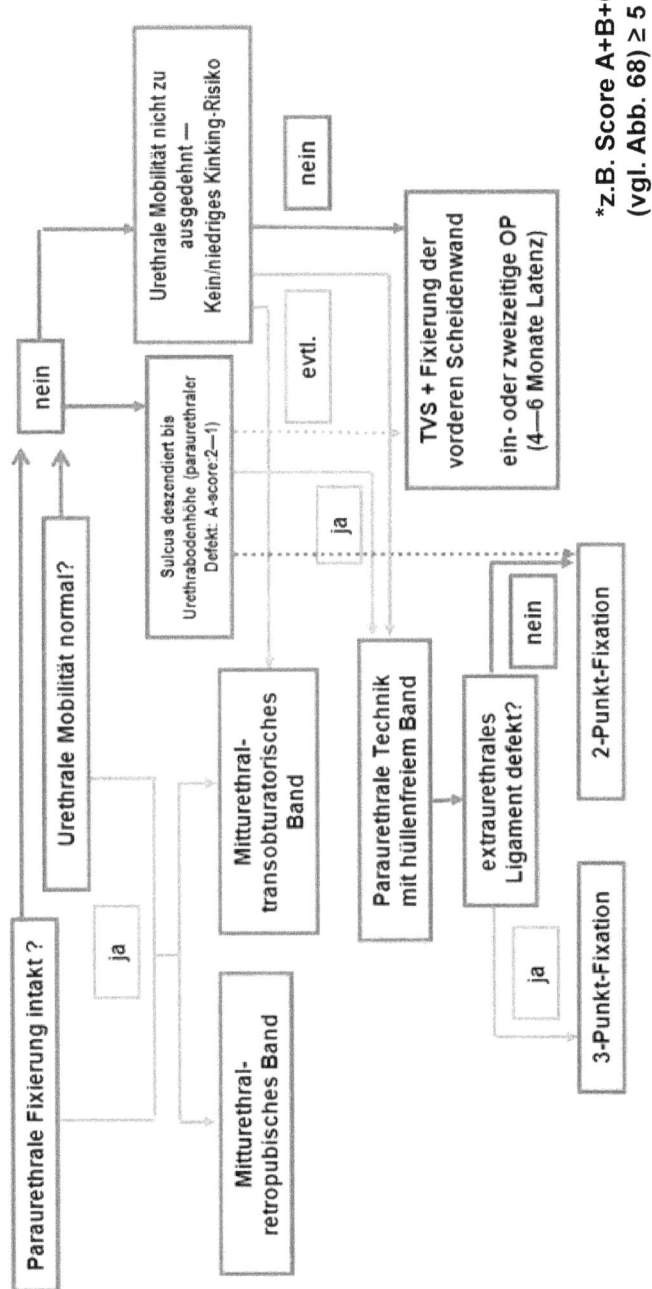

*z.B. Score A+B+C
(vgl. Abb. 68) ≥ 5

95

Tabelle 8b: Chirurgische Therapie der Belastungsharninkontinenz - Algorithmus für die Verwendung konventioneller chirurgischer Verfahren

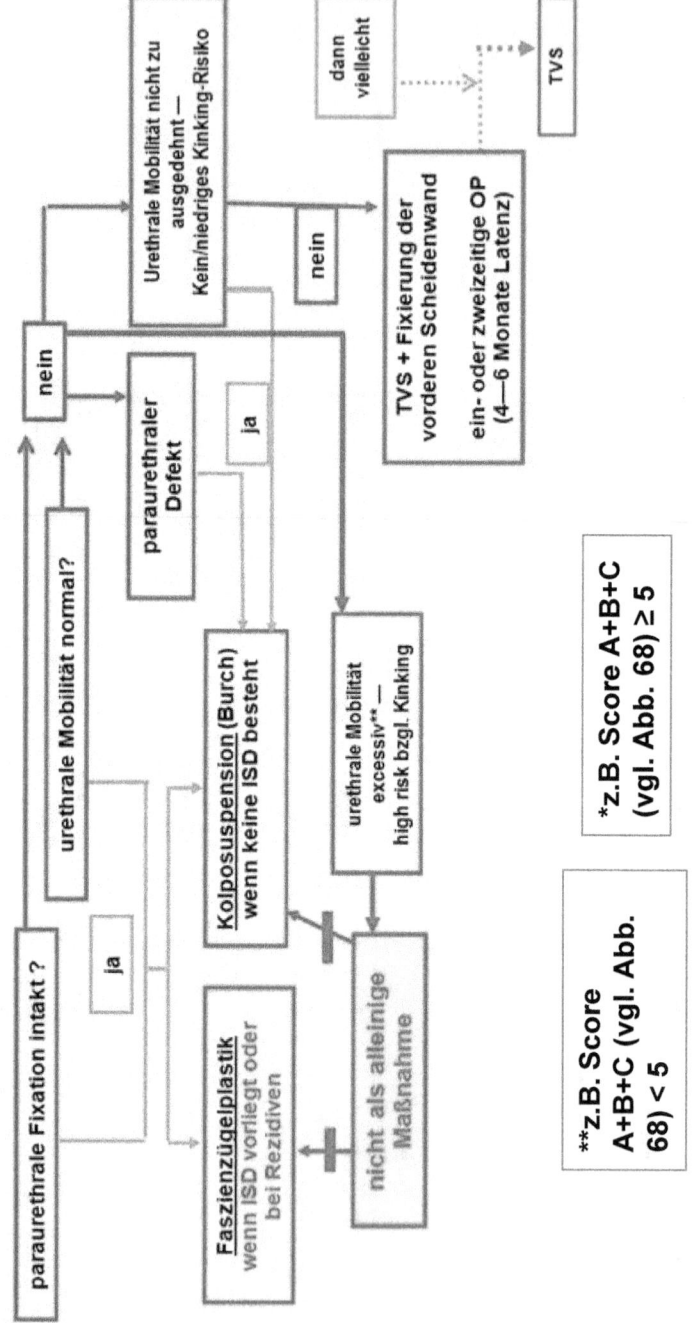

*z.B. Score A+B+C (vgl. Abb. 68) ≥ 5

**z.B. Score A+B+C (vgl. Abb. 68) < 5

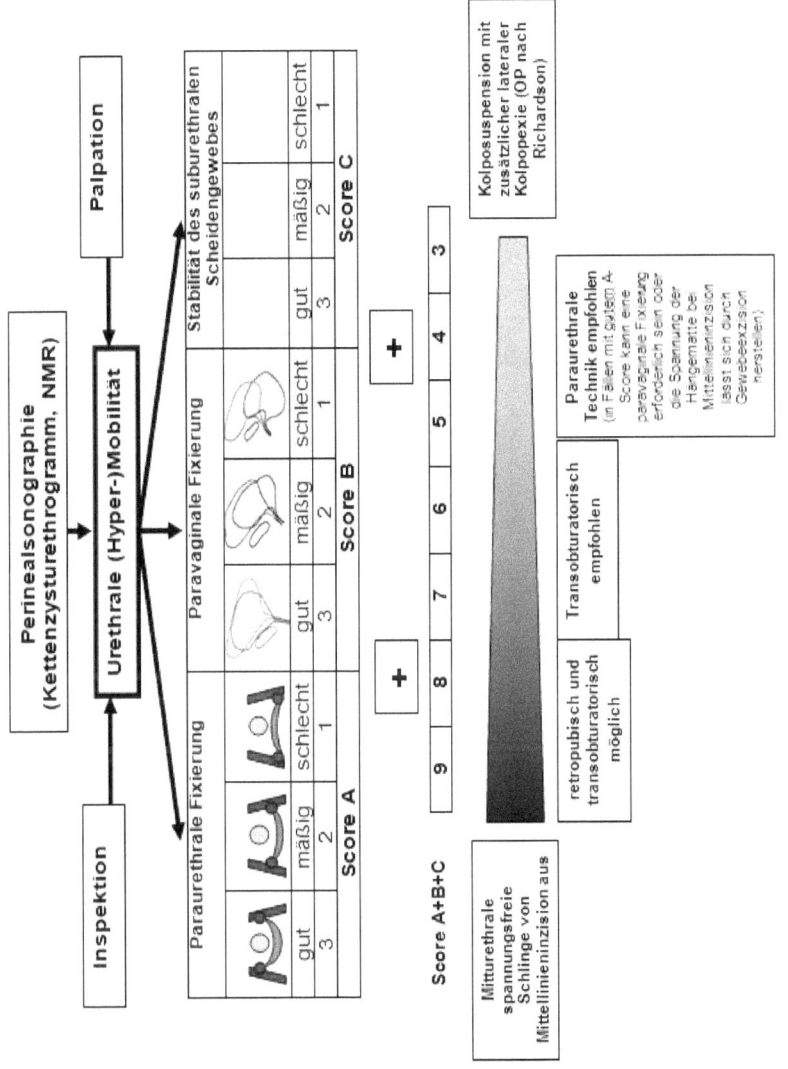

Abb. 68: Evaluierung des Risikos für urethrales Kinking in Abhängigkeit von paravaginaler und paraurethraler Fixierung – mit steigendem Risiko (sinkender Score) sollten mitturethrale Schlingen mit Vorsicht oder gar nicht indiziert werden.

Tabelle 9: Sono- bzw. Röntgenmorphologie und therapeutische Optionen

Fortsetzung auf S. 99

Pubourethrales Ligament defekt

| paravaginale Fixierung noch ausreichend | | | paravaginale Fixierung insuffizient | |

- paraurethrale Fixierung intakt normale urethrale Mobilität
- paraurethrale Fixierung leicht kompromittiert mit leicht gesteigerter urethraler Mobilität
- paraurethrale Fixierung deutlich kompromittiert mit deutlich gesteigerter urethraler Mobilität
- paraurethrale Fixierung nicht/wenig kompromittiert mit nicht/wenig gesteigerter urethraler Mobilität
- paraurethrale Fixierung deutlich kompromittiert mit deutlich gesteigerter urethraler Mobilität

- mitturethrales TVS retropubisch oder transobturatorisch
- mitturethrales TVS-O
- paraurethrales TVS-R
- mitturethrales TVS (-R oder –O) + vaginaler paravaginaler repair
- paraurethrales TVS-R+ vaginaler paravaginaler repair
- Burch-Kolposuspension

TVS-dominierte Indikationen

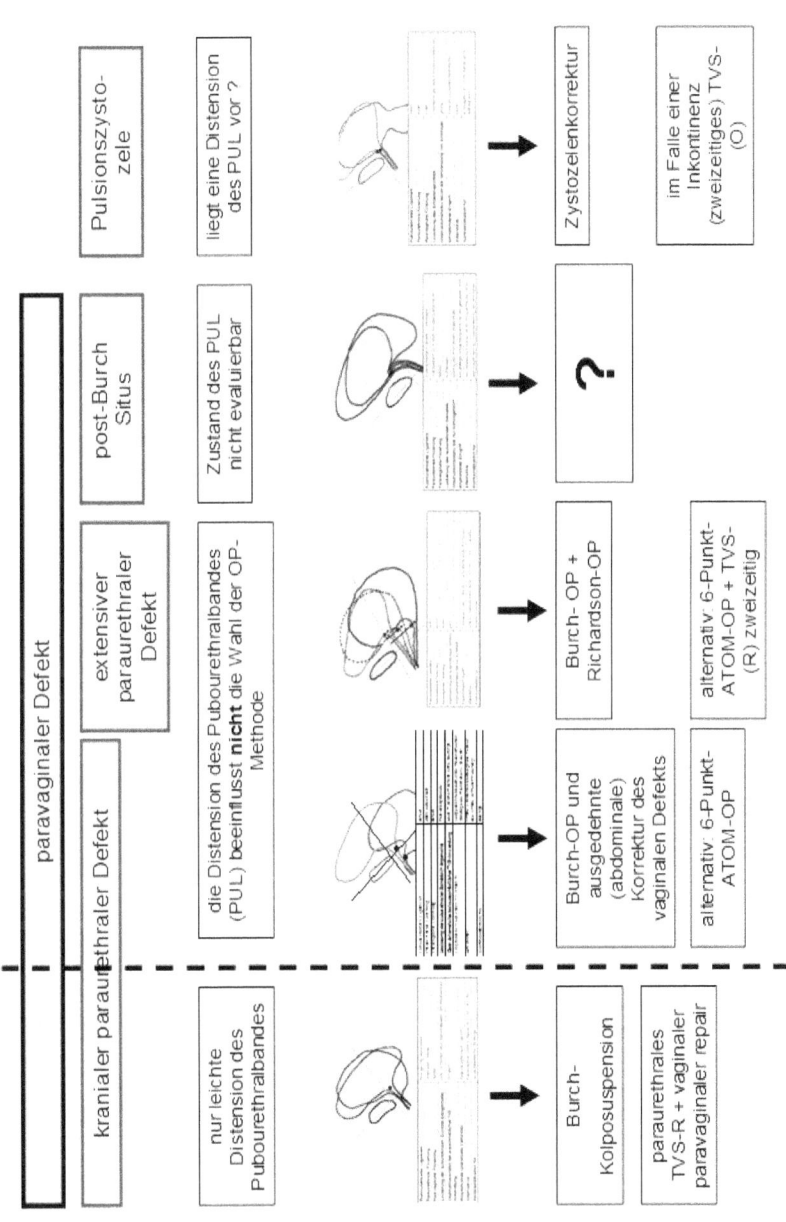

paravaginaler Defekt

kranialer paraurethraler Defekt	extensiver paraurethraler Defekt	post-Burch Situs	Pulsionszysto-zele

nur leichte Distension des Pubourethralbandes

die Distension des Pubourethralbandes (PUL) beeinflusst **nicht** die Wahl der OP-Methode

Zustand des PUL nicht evaluierbar

liegt eine Distension des PUL vor ?

Burch-Kolposuspension

Burch-OP und ausgedehnte (abdominale) Korrektur des vaginalen Defekts

Burch- OP + Richardson-OP

?

Zystozelenkorrektur

paraurethrales TVS-R + vaginaler paravaginaler repair

alternativ: 6-Punkt-ATOM-OP

alternativ: 6-Punkt-ATOM-OP + TVS-(R) zweizeitig

im Falle einer Inkontinenz (zweizeitiges) TVS-(O)

Fortsetzung von S. 98

99

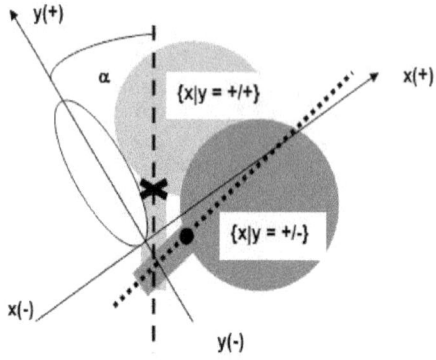

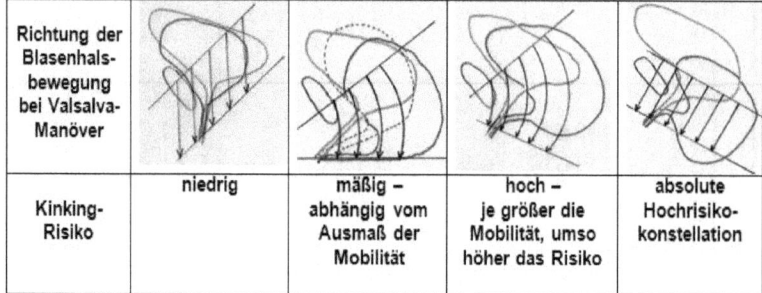

Richtung der Blasenhals- bewegung bei Valsalva- Manöver				
Kinking- Risiko	niedrig	mäßig – abhängig vom Ausmaß der Mobilität	hoch – je größer die Mobilität, umso höher das Risiko	absolute Hochrisiko- konstellation

Mit größer werdendem **Winkel** α steigt das Kinking-Risiko, umso mehr, je kleiner der Wert für x wird.

Abb. 69: Evaluation des Kinking-Risikos bei mitturethralen Schlingen in Abhängigkeit von der Blasenhalsmobilität bei zunehmendem intra-abdominellen Druck: Die Beweglichkeit des Blasenhalses kann mit Hilfe eines Koordinatensystems besser beschrieben werden als nur bei Verwendung des Winkels α. Ein Größerwerden des Winkels und kleiner werdende Werte für x und y bei Valsalvamanöver stehen hier für die „high-risk" Situation.

7.4 Kolposuspension nach Burch
(Modifikation nach Cowan) (Abb. 70)

Die Bäuche des M. rectus abdominis werden mit zwei Roux-Haken im Bereich ihres Ansatzes auseinandergehalten. Stumpfe Dissektion des Cavum Retzii (paravesikaler retropubischer Raum) mit Tupfern. Koagulation von Blutungen. Eingehen mit der linken Hand in die Scheide und Elevation des periurethralen Vaginalgewebes zur Darstellung von Urethra und Blasenhals, die durch den transurethralen Katheter markiert sind. Abdrängen der Blase von der Scheidenfaszie und erneute Koagulation kleinerer Blutungen.

Es wird nun im Bereich des Blasenhalses etwa 1 cm paraurethral der erste Suspensionsfaden angelegt. Nach zweimaligem Durchstechen der Scheidenfaszie, ohne dabei die Scheidenhaut zu perforieren, wird der Faden zur lokalen Hämostase geknüpft und klemmenarmiert beiseite gelegt. Etwa einen Zentimeter weiter kranial und lateral wird nun in gleicher Weise der zweite Faden eingebracht. Analoges Vorgehen auf der Gegenseite. Darstellung des Cooper'schen Bandes bds. der Symphyse. Zunächst auf einer Seite anschließend kontralateral werden die vorgelegten Fäden im Cooper'schen Band eingehängt. Der mediane Faden liegt dabei etwa 2,5 cm lateral der Mittellinie, der laterale Faden wird um einen weiteren Zentimeter nach außen versetzt eingebracht. Nach Vorlegen der Fäden wird nun, wiederum auf einer Seite beginnend, unter vaginaler Kontrolle des Ausmaßes der Elevation und der Spannung, von medial nach lateral jeder der vorgelegten Suspensionsfäden geknüpft.

Nochmalige Kontrolle auf Bluttrockenheit. Ggf. Einlegen einer Drainage, die extravulnär nach außen geleitet wird. Darstellung der Faszie, Auffüllen der Blase mit etwa 150 ml Flüssigkeit, Einbringen des suprapubischen Katheters.

Postoperativ zu beachten: Am 2. - 4. postoperativen Tag kann (nach erfolgreichem Abführen) mit dem sog. „Blasentraining" begonnen werden. Wichtig ist hier im Falle einer nicht sofort in Gang kommenden Miktion, dass man sich darüber im Klaren ist, dass Spontanmiktionen, vor allem restharnfrei, unter Umständen erst nach Tagen bis Wochen (manchmal auch länger) zustande kommen können.

In den ersten Tagen sind die Abflussverhältnisse der Nieren zu kontrollieren.

7.5 Faszienzügelplastik nach Narik und Palmrich (Abb. 71)

Zur Gewinnung der Streifen wird ein Pfannenstielquerschnitt angelegt. Die median gestielten Streifen werden dann mit einem Vicryl-Faden (0 bis 2/0) armiert.

Abb. 70: Kolposuspensionsoperation

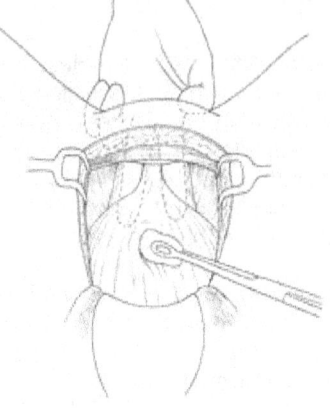 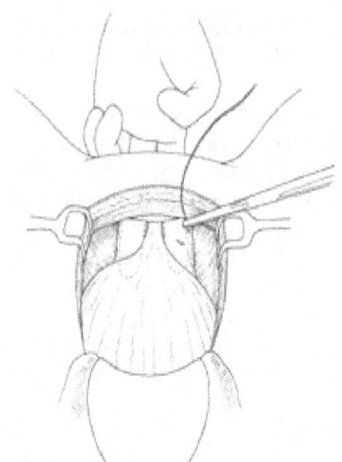

a) Darstellung des Cavum Retzii   b) paraurethrale Elevation

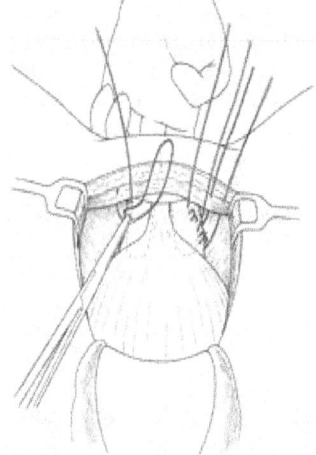 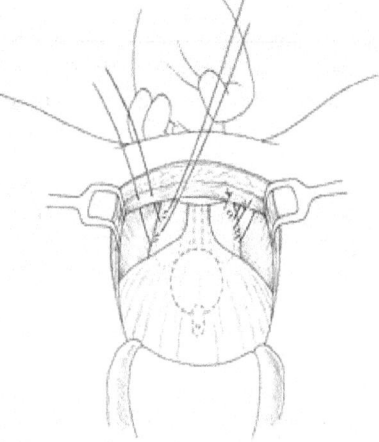

c) Vorlegen der beiden Fäden   d) Knüpfen unter digitaler Kontrolle

e) Unterschied zwischen der Burch-OP (links) und der Cowan-
   Modifikation mit „hängenden Schlingen"

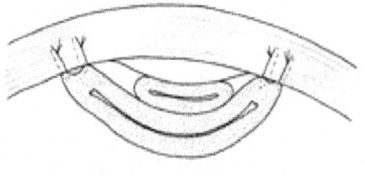 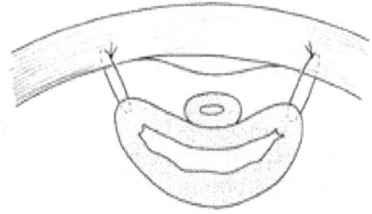

Eine vordere Kolpotomie, median oder als Fischmaulschnitt, ist der Zugang zum Diaphragma urogenitale. Die Scheidenhaut wird vom peri-urethralen Bindegewebe abpräpariert. Das urogenitale Diaphragma wird mit einer Schere perforiert. Anschließend Durchleiten einer Korn-zange bis hinauf zum Fasziendefekt unmittelbar retropubisch.

Fassen der Fadenarmierung der Faszienstreifen. Durchziehen der Fas-zienstreifen rechts und links paraurethral nach vaginal.

Nun werden diese strickleiterartig unter dem Blasenhals vernäht. Dadurch wird durch schrittweises Hochnähen der Grad der Elevation des Blasenhalses bestimmt. Der Faszienzügelstreifen wird in Narben-gewebe umgebaut.

Postoperativ zu beachten: Nach Faszienzügel- und anderen Schlingen-operationen sind postoperative Harnverhalte häufiger als nach Kolpo-suspensionsoperationen.

Ca. am 5. - 7. postoperativen Tag kann mit Blasentraining begonnen werden. Sie sollten aber immer bedenken, dass es auch (viel) länger dauern kann.

Diese Operationstechnik ist in der Urogynäkologie zugunsten der span-nungsfreien Schlingen oder evtl. der Anwendung einer adjustierbaren Schlinge (vgl. Remeex-OP) verlassen worden.

Abb. 71: Faszienzügelplastik nach Narik und Palmrich

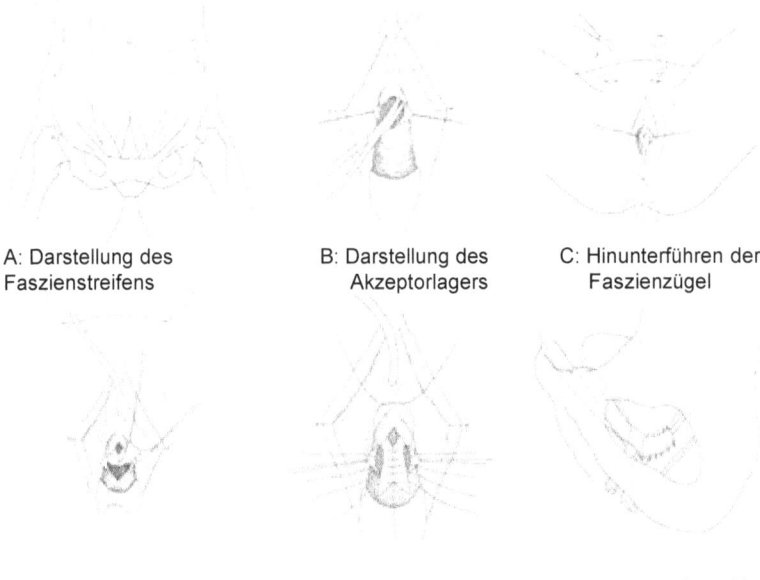

A: Darstellung des
Faszienstreifens

B: Darstellung des
Akzeptorlagers

C: Hinunterführen der
Faszienzügel

D: Adaptieren der
Hinterkante

E: Adaptation der
Vorderkante

F: Klettern nach oben, bis
Urethra ausreichend
eleviert ist

7.6 Anleitungen für das Blasentraining

Man fängt morgens damit an, klemmt den dünnen Schlauch am supra-pubischen Katheter (SPK, Abb. 72) mit Hilfe eines Reglers ab, wartet etwa 2 Stunden, in dieser Zeit läuft die Blase langsam voll. Beobachten, ob sich in dieser Zeit ein „Druckgefühl" einstellt, ob der Füllungszustand der Blase erkannt werden kann. Zirka nach Ablauf von 2 Stunden, bei Druckgefühl auch etwas früher, geht die Patientin bei weiterhin geschlos-senem Schlauch, auf die Toilette und versucht, auf normalem Weg die Blase zu entleeren. Läuft der Urin schon gleich, so ist dies erfreulich, wenn es noch nicht klappt, so wird es in den nächsten Tagen schon werden. Im Erfolgsfall verfährt man die nächsten 2-3 Mal genauso.

Hat das Wasserlassen funktioniert, so öffnet die Patientin, wenn sie fertig ist, den Ablauf unten am Urinbeutel und entleert den im Beutel befindlichen Urin in die Toilette. Ist dies vollbracht und der Beutel leer, öffnet sie den Riegel und lässt über 5-10 Minuten den in der Blase ver-bliebenen Urin in den Beutel laufen. Nach Ablauf der 10 Minuten schließt sie den Riegel wieder, ein neuer Zyklus beginnt. Man liest nun den Wert für die im Beutel befindliche Urinmenge ab (die Pflegeperson hilft gerne dabei) und trägt den Wert in eine Liste, die sie von der Pflegeperson erhalten hat, ein. Unter 100 ml ist ganz toll, ist der Wert noch größer, so bedeutet dies, dass die Patientin weiter trainieren muss, bis der Wert unter 100 ml zu liegen kommt.

Bevor der Schlauch entfernt werden kann, sollten die Werte mehrmals unter 100 ml liegen.

Abb. 72: Suprapubischer Katheter

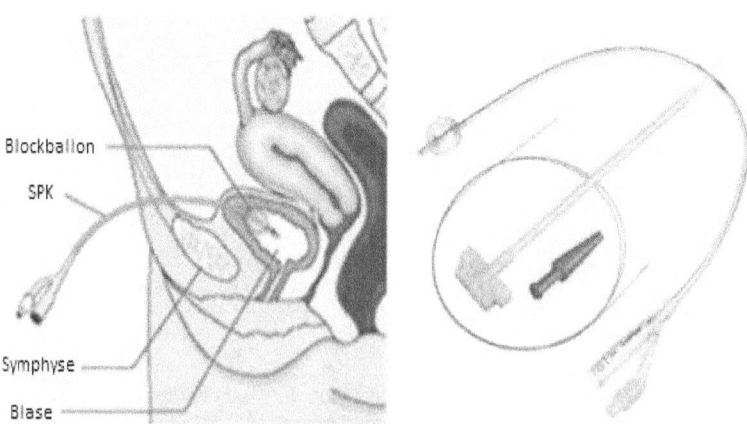

Kapitel 8 Operative Behandlung der Belastungsharninkontinenz – „moderne" Verfahren

In diesem Kapitel werden die Operationsverfahren mit ihren typischen Risiken und Komplikationsmöglichkeiten, sowie ihren Nebenwirkungen dargestellt. Sie sind die heute vordergründig angewendeten Verfahren und stehen damit den klassischen Verfahren (vgl. Kapitel 7) gegenüber.

8.1 Allgemeines

Eine Operation ist **niemals** die erste Maßnahme bei weiblicher Stressharninkontinenz: Östrogene, Beckenbodenphysiotherapie, Ausschluss eines motorischen Drangs, Elektrostimulationstherapie wo nötig müssen den operativen Maßnahmen vorangehen, um zu heilen oder die Symptome zu bessern. Die Gründe, um stressinkontinent zu werden, sind zahlreich, genauso wie die Defekte, die auftreten **können.** Aber nicht alle Defekte werden enthüllt oder werden vom Untersuchenden erkannt, sogar in einer sehr genau ausgeführten Untersuchung. Die Patientin muss sich bewusst sein, dass der Erfolg in einer Inkontinenzoperation nicht unbedingt das Erreichen einer kompletten Kontinenz bedeutet. Besserung ist auch ein Erfolg, besonders wenn ein Ausbruch der Drangsymptome als ein Nebeneffekt vermieden werden kann. Nach einer nicht erfolgreichen konservativen Behandlung wie auch in Fällen von unzulänglichen Effekten derselben kann es sein, dass eine Operation seitens der Patientin gewünscht wird. Die präoperative Bewertung der Ausprägung der Inkontinenz, vorausgegangene operative und konservative therapeutische Maßnahmen, urologische, gynäkologische und andere physische Störungen oder Begleitumstände, z.B. auch die tägliche oder unregelmäßige pharmakologische Behandlung einer Begleiterkrankung, könnten den der Patientin gegebenen Rat beeinflussen.

Bei **gemischter Inkontinenz** müssen relevante Gründe für die Drangsymptome zuerst überprüft werden, eine probatorische pharmakologische Behandlung der Drangsymptome ist ratsam. Gibt es einen anatomischen Defekt, welcher den Ausbruch der Drangsymptome erklären könnte? Auch diese Frage wäre zu klären.

8.1.1 Zugangswege

• **Vagino-abdominal retropubisch**

Unterhalb der endopelvinen Faszie im Bereich der Scheide gelegen, penetriert das Implantat die endopelvine Faszie im Bereich des Arcus tendineus auf beiden Seiten und gelangt so in den retropubischen Raum (Cavum Retzii). Entlang der Rückseite des Os pubis penetriert es dann die Bauchwand im Bereich der Faszie und angrenzenden Rectus-abdominis-Muskulatur. Durch das Fettgewebe gelangt es schließlich in den Bereich der Hautinzisionen suprasymphysär.

• **Abdomino-vaginal retropubisch**
Hier wird der gleiche Weg in umgekehrter Reihenfolge beschritten.

• **transobturatoriell „outside-in"**
Nach der Penetration von Haut und Körperfaszie am Übergang Labia maiora/Schenkelbeuge am Übergang des kranialen zum mittleren Drittel der vorderen palpablen Zirkumferenz des Foramen obturatum durchläuft das Implantat folgende Strukturen: M. gracilis, M. adductor brevis, M. obturatorius internus, Membrana obturatoria, unter oder durch den M. obturatorius internus, periurethrale endopelvine Faszie (darunter = ohne Beziehung zum Cavum Retzii, darüber = durch den Boden des Cavum Retzii – hier besteht bei einem lateralen Defekt der endopelvinen Faszie mit einer vesikalen Rezessusbildung lateral im Bereich des Blasenbodens Perforationsgefahr für die Blase) dissezierter Raum zwischen Vaginalhaut und endopelviner Faszie zur Inzision unter der Mitte der Urethra.

• **transobturatoriell „inside-out"**
Hier wird grundsätzlich der gleiche Weg in umgekehrter Reihenfolge beschritten.

Verlaufsrichtung und Traktionsvektor der Implantate sind im Vergleich zu den retropubischen Verfahren somit etwas unterschiedlich: das retropubische Band liegt u-förmig, das transobturatorielle v-förmig unter der Mitte der Urethra. Die kritischen Strukturen (Vasa obturatoria) liegen ausreichend weit entfernt vom Stichkanal.

8.1.2 Anästhesie
Lokalanästhesie ist möglich, ebenso eine Form der Regionalanästhesie (z.B. Spinalanästhesie). Aufgrund der kurzen Eingriffsdauer (für retropubische unkomplizierte Operationen 15 - 20 Minuten, für transobturatorielle Eingriffe 5 - 10 Minuten Schnitt-Naht-Zeit) ist eine (Larynx-) Maskennarkose (z.B. Propofol/Rapifen) möglich. Möchte man auf einen intraoperativen Hustentest nicht verzichten, so ist die Kombination von Lokalanästhesie mit Analgosedierung zu bevorzugen.

8.1.3 Notwendige präoperative Diagnostik
- Laborparameter, EKG und Röntgen-Thorax gemäß lokalen Standards,
- Obligat: Ausschluss einer Harnwegsinfektion sowie Ultraschalluntersuchung der Nieren (Harnstau?),
- Kontrolle auf suffiziente (lokale) Östrogenisierung,
- Ausschluss einer Kolpitis,
- Ausschluss einer Hautaffektion im Operationsgebiet (z.B. Infektion, Neoplasie),
- Ausschluss einer Neoplasie (z.B. Genitale, Blase),

- Beurteilung der Anatomie (Inspektion, Palpation, Funktionstests, bildgebende Diagnostik (abdominaler und perinealer Ultraschall, um zu erkunden die Mobilität, Position, Trichterformung des Blasenhalses und Beckenbodenreaktion zum Kneifen und Pressen Manöver ausreichend) und Abklärung einer Bedürftigkeit nach einem Zusatzeingriff (deszensuschirurgische Maßnahmen),
- Ultraschall der Nieren,
- Urodynamik zum Ausschluss einer Detrusorproblematik inkl. Restharnbestimmung (=Ausschluss einer Dranginkontinenz),
- evtl. weitergehende Techniken,
- **fakultativ:**
  Bewertung der Funktionalität der Beckenbodenmuskulatur (**mit schlechter werdender Kontraktilität der Muskulatur verschlechtert sich die Aussicht auf Erfolg** mit einer spannungsfreien Technik, deren Wirkprinzip unter anderem die Kontraktilität der Beckenbodenmuskulatur impliziert).

8.1.4 Notwendige intraoperative Diagnostik

Bei den retropubischen Techniken ist die intraoperative Zystoskopie obligat, bei den transobturatoriellen Techniken ist sie bei übersichtlicher Anatomie und unkomplizierter Operation ohne Verdacht auf Blasenläsion verzichtbar.

8.1.5 Patientenaufklärung und spezielle Risiken

Nach aktueller Datenlage ist das Risiko für Blasenperforationen und postoperative Blutungen bei den retropubischen Verfahren gegenüber den transobturatoriellen Techniken erhöht bei zumindest Äquieffektivität im Hinblick auf die erzielte Kontinenzrate. Das Vermeiden der Passage des Cavum Retzii erhöht somit die Sicherheit der Methode ohne starke Einbußen hinsichtlich der Ergebnisse. Mit der Zeit zeigte sich aber, dass größere Lageinstabilität und Knochenhautirritationen/Erosionen der Scheidenhaut am knöchernen Umlenkpunkt bei der TOT-Methode bei vielen Operateuren der retropubischen Methode zur Bevorzugung von retropubischen Bändern (TVS(r)) führten.

Die Alternative entfällt, wenn die Indikation zur Anwendung der **para--urethralen Technik** gestellt wird. Überkorrektur mit Retention bis hin zum völligen Unvermögen, die Blase zu entleeren, sowie die Induktion einer Drangsymptomatik bzw. die Manifestation einer durch schwere zusätzliche Stressinkontinenz maskierten Detrusorinstabilität sollten erwähnt werden. Ebenso die Möglichkeit des Versagens (in Abhängigkeit von Befund und Voroperation(en) in 5 - 40%). Selten Einwandern des Materials in die Blase oder Urethra oder infolge primär übersehener intraluminaler Bandlage. Nach den vorliegenden Berichten ist das Risiko der Läsion des N. obturatorius offensichtlich geringer als das der Läsion von Beckenwandgefäßen bei den retropubischen Techniken.

8.1.6 Vor Beginn der Operation

Single-shot Antibiose (z. B. Cephalosporin 2. oder 3. Generation, Gyrase-Hemmer)

8.1.7 Postoperativ

• Postoperative Behandlung: Wenn eine Drainage im Cavum Retzii liegt oder eine vaginale Tamponade, wird diese normalerweise nach 24 Stunden entfernt. Blasentraining mit Miktionsprotokoll am 3. - 5. Tag beginnend. Ziehen des suprapubischen Katheters, wenn der Restharnwert unter 50 cm³ liegt. Ein Nierenultraschall sollte durchgeführt werden, bevor die Patientin entlassen wird. Antibiose gemäß dem klinischen Standard.

• Postoperativ: Vermeiden von schwerem Heben und anstrengender Arbeit für mindestens 6 Wochen, kein Geschlechtsverkehr für ungefähr 2 - 4 Wochen abhängig vom vaginalen Heilungsstatus.

• bei den TVS:
  ▪ Transurethraler Katheter und Tamponade bis zum Morgen des ersten Tages postoperativ, dann Entfernung und sonographische Restharnkontrollen. In der Regel spätestens Entlassung am 2. Tag nach der OP.
  ▪ Nach 1 - 2 Wochen können wieder alle normalen Aktivitäten fortgesetzt werden (außer dem Heben und Belasten).

• Bei Allergiepatientinnen saisonale Besonderheiten bei der Terminwahl beachten.

8.2 Spannungsfreie mitturethrale retropubische Schlingen (TVS) – Typ" TVT®" (Abb. 73)

8.2.1 Wirkmechanismus

Der Wirkmechanismus des alloplastischen spannungsfrei implantierten und unter der Mitte der Urethra gelegenen Prolenenetzstreifens (z. B. TVT®, SPARC®, Uretex®, Serasisband®) ist neben der „Hängemattenwirkung" des Bandes nach der Integraltheorie noch ein völlig anderer:
• die Ligg. pubourethralia werden in ihrer Funktion nachgeahmt/ersetzt,
• die zu lockere Scheide unter der Urethramitte wird ersetzt,
• die bindegewebige Verbindung zwischen
  • Urethra,
  • Scheidenwand,
  • Bandapparat,
  • Beckenbodenmuskulatur
wird induziert und zu (erneutem) Zusammenwirken gebracht (Abb. 74).

Bei außerhalb des „abdomino-pelvinen" Gleichgewichts gelegenem Blasenhals (also unter der Beckenbodenebene) wird nach erfolgreicher Implantation Kontinenz erreicht, ohne den Blasenhals wieder über die Beckenbodenebene und damit in den Bereich des abdomino-pelvinen Gleichgewichts zu heben.

8.2.2 Indikationen

• Reine Stressinkontinenz (i. d. R. nach erfolgten nicht-operativen Therapieversuchen) – primär oder im Rezidivfall infolge urethraler Hypermobilität und/oder intrinsischer Sphinkterinsuffizienz vorausgesetzt, die Urethra ist noch hinreichend mobil (vgl. bildgebende Diagnostik).
• Mischinkontinenz, wenn
  ▪ die Urgekomponente (medikamentös) erfolgreich unterdrückt werden kann,
  ▪ die Urgekomponente (wahrscheinlich) in einer Insuffizienz der Pubourethralligamente (periurethrale Fixierung) begründet liegt,
  ▪ Urgeinkontinenz, die (wahrscheinlich) in einer Insuffizienz der periurethralen Fixierung begründet liegt,
• larvierte Stressinkontinenz, die nach Senkungsoperationen auftritt (in gleicher oder einer weiteren Sitzung).

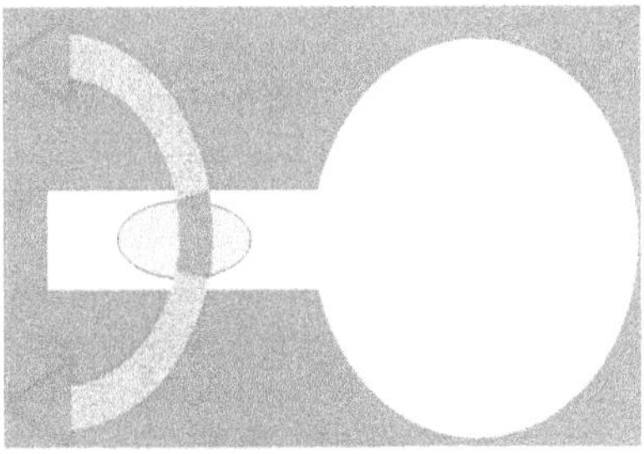

Abb. 73: mitturethrale spannungsfreie Schlingentechnik mit Mittellinieninzision vaginal

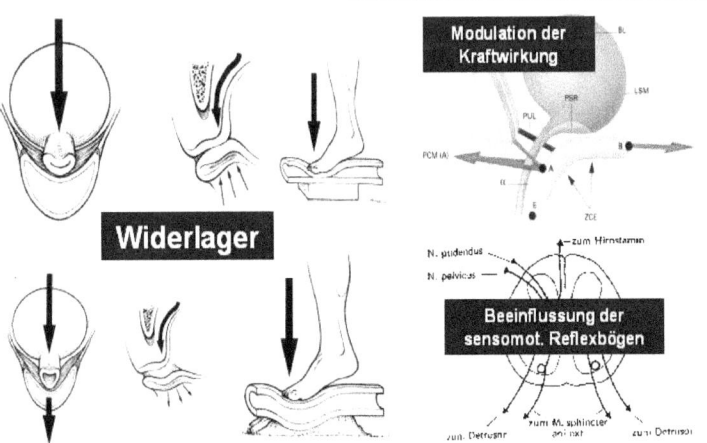

Abb. 74: Wirkungsmechanismus der spannungsfreien, mitturethralen Schlingen nach der Integraltheorie von Petros/ Ulmsten

Es ergeben sich zunächst die gleichen Indikationen für die retropubischen wie für die transobturatoriellen Verfahren. Es gibt allerdings derzeit noch nicht genügend Daten darüber, bis zu welchem Schweregrad des paraurethralen Fixierungsdefektes der Scheide die transobturatorielle Technik in der Lage ist, diesen in ausreichendem Maß mit zu beheben und damit die Zahl paraurethraler retropubischer Eingriffe zu reduzieren, z.B. in Fällen geringer oder mittelschwerer paraurethraler Defekte. Auch gibt es noch nicht genügend Daten zu der Frage, ob Frauen mit intrinsischer Sphinkterdefizienz (ISD) vom retropubischen oder transobturatoriellen Band mehr profitieren unter der Prämisse, dass beide Verfahren das Band spannungsfrei/-arm unter der mittleren Urethra platzieren und nicht nach dem Ergebnis eines intraoperativen Hustentests (was zu Obstruktion und/oder Drang führt/führen kann, wenn der spannungsfreie/-arme Bereich verlassen wird, um einen negativen intraoperativen Hustentest zu erzielen).

8.2.3 Postoperative Verhaltensmaßregeln
Hinsichtlich der postoperativen Verhaltensmaßregeln werden die Patientinnen folgendermaßen aufgeklärt (Auszug aus dem Aufklärungsbogen für Patientinnen mit TVS-Operation):

„In der Regel sollten zwei Wochen Krankschreibung genügen. Die Zeitspanne hängt natürlich mit von der Arbeit ab, die Sie verrichten müssen. Besprechen Sie die Details mit Ihrer/-m Ärztin/Arzt. Während der Zeit der Krankschreibung sollten Sie nicht mehr als 2-3 kg heben. Wird die Bauchdecke falsch belastet, kann es zu einem Verrutschen des Bandes und damit zu einem Wiederauftreten der Undichtigkeit kommen (vorübergehend oder andauernd).
Vollbäder und Geschlechtsverkehr sollten für ca. 3-4 Wochen unterbleiben, um der Scheide ausreichend Zeit zum Abheilen zu geben. Ihren gewohnten Aktivitäten können Sie nach ca. 6-8 Wochen wieder nachgehen.
Nach einigen Wochen (ca. 4-6 Wochen) werden sich die Scheidennähte auflösen und als kleine Stückchen Faden aus der Scheide kommen. Dies sollte Sie nicht beunruhigen. Während dieser Zeit können Sie auch etwas vermehrt Ausfluss haben, das sollte Sie aber auch nicht stören. Duschen ist jederzeit erlaubt. Vermeiden sollten Sie neben Vollbädern selbstverständlich auch Schwimmbad- und Saunabesuche. Während des ersten Vierteljahres ist die Östrogengabe lokal bei vielen Patientinnen empfehlenswert (alle 4-5 Tage 0,5 mg Estriol lokal sind ausreichend und sinnvoll)."

8.2.4 Komplikationen und Folgeerscheinungen (vgl. Tab. 14)
8.2.4.1 Blasenperforation (Abb. 75 A-C)
Mit einer Blasenperforation ist in bis zu 5% der Fälle zu rechnen, zu Beginn der Lernkurve etwas häufiger. Sie ist nicht signifikant häufiger bei voroperierten Patientinnen. Wohl kann aber die Obliteration des Cavum Retzii nach Vor-OP wie Burch oder Faszienzügel-OP die Passage hier erschweren.
Wurde perforiert, so bestehen zwei grundsätzliche Möglichkeiten:

- die Perforation wurde bei noch im Kanal steckender Nadel im Rahmen der Zystoskopie bemerkt. Dann wird die Nadel auf dem Stickkanal zurückgezogen, die Blase entleert, die gleiche Nadel etwas weiter lateral durch das Cavum Retzii gestochen und erneut zystoskopiert.
- die Perforation wird bei der Zystoskopie nicht gesehen/übersehen. Zur besseren Identifizierung sind viele Bänder heute (blau) eingefärbt. Dies hätte in der Folgezeit neben dem Risiko der Fistel das Problem der Urinsalzabsiedlung am Band mit oftmals nicht in den Griff zu bekommenden rezidivierenden Harnwegsinfektionen.

In Fällen einer Perforation erhält die Patientin zwingend bis zum kommenden Tag einen transurethralen Katheter. Weitergehende Probleme haben wir bislang nicht gesehen, insbesondere keine Fistelbildung.

8.2.4.2 Blutungen
Intraoperativ aufgetretene Blutungen, die zur unmittelbaren Revision führten, kamen bislang bei uns nicht vor.

8.2.4.3 Infektionen
Infektionen i.S. einer postoperativen Zystitis sind selten.

8.2.4.4 Unverträglichkeiten
Es wurden bislang keine Unverträglichkeiten gegenüber dem Implantat bekannt.

8.2.4.5 Miktionsstörungen
Vor dem Wechsel von der 8mm starken zur 5mm starken Nadel beim Original-TVT® waren postoperative Miktionsstörungen i.S. einer funktionellen subvesikalen Obstruktion Einzelfälle und praktisch auf die Anfangsphase des Arbeitens mit TVT beschränkt oder kamen im Rahmen der Kombinationsanwendung bei gleichzeitiger Deszensussanierung vor. Dennoch kommt es in einigen Fällen zu Problemen bei der Miktion.
In der Reihenfolge der Häufigkeiten sind hierfür verantwortlich:
8.2.4.5.1 Vorübergehende Schwellungen urethral oder periurethral - hier helfen abschwellende Maßnahmen (Diclofenac o.ä.), ggf. auch ein transurethraler Dauerkatheter bis zum folgenden Morgen (ca. 5% der Patientinnen).
8.2.4.5.2 Periurethral/um den Blasenhals gelegene Hämatome in der Regel geringer Ausdehnung (zwischen 3 und 5 cm Ausdehnung), die zur Kompression führen.
8.2.4.5.3 Größere Hämatome (Abb. 75D) führen nach unseren Beobachtungen neben Miktionsstörungen häufig zu Druck/Schmerzen im Bereich des Leistenbandes, Beschwerden seitens des Obturatorius-Innervationsgebietes, Druck in der Scheide oder Blase oder Schmerzen hier, vor allem bei sich füllender Blase oder im Sitzen/bei Lagewechsel. Stakkatomiktionen können hierbei die selbständige Blasenentleerung möglich machen.

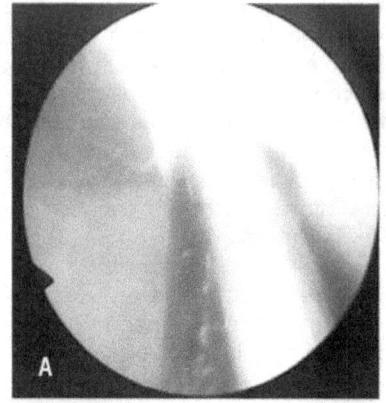

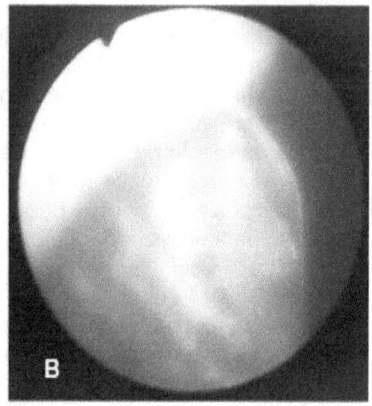

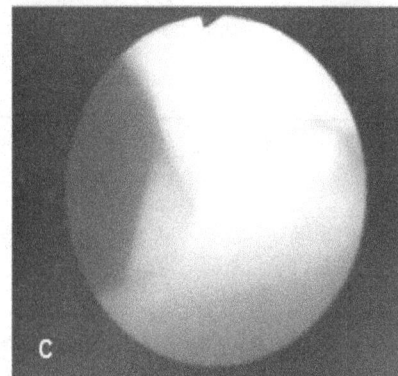

Abb.75:Komplikationen bei TVS

A: Metallspieß in der Blase
B: behülstes Band in der Blase
C: IVS-Plastikspieß (blau) in der Blase
D: Hämatom im Cavum Retzii (US)
E: Verrutschtes und unter Spannung
   stehendes (und daher abgerundetes)
   Band unter dem Blasenhals

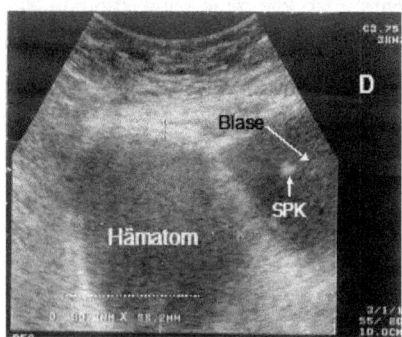

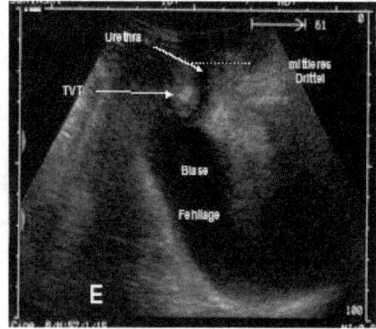

Diese Hämatome sind ausnahmslos vaginal gut zu tasten, erreichen bisweilen auch Frauenfaustgröße und benötigen bis zu 3 Monate bis zur kompletten Rückbildung. Unterstützen kann man die Resorption medikamentös. Gelegentlich zwingt auch nach gewisser Latenz der Schmerz/ Druck zur Revision. Mit einem kleinen suprapubischen paramedianen schräggestellten Aponeurosenwechselschnitt können die Koagel abgesaugt werden. Blutungsquellen finden sich in der Regel. Ein Redondrain kann erforderlich sein. Eine Miktionsproblematik wurde postoperativ nicht (mehr) gesehen.

Hämatome können sich auch in der Zeit nach der stationären Betreuung entwickeln. Eine Vorstellung der Patientin beim niedergelassenen Kollegen mit entsprechender Untersuchung ist sinnvoll.

8.2.4.6 Überkorrekturen bei TVT®

• Zeigt sich bereits in den ersten Tagen nach Implantation eine Restharnbildung oder Retention, dann bringt die urethrale Dilatation/ Bougierung und das Nach-unten-Drücken des Bandes mit einem intraurethralen Hegarstift oder Zystoskop meist eine Lösung.
• Im Falle der Persistenz (elastisches Band, stark zusammengerolltes Band im Perinealschall erkennbar) kann eine Kurznarkose, Eröffnung der Naht unter der Urethra und vorsichtiges Lockern der Schlinge häufig den gewünschten Erfolg bringen.
• Fälle, die erst nach einer größeren Latenz vorstellig werden, sollten zunächst mit entsprechender Geduld beobachtet und behandelt werden. Kommt es ohne erkennbares Hämatom bei einer präoperativ restharnfrei miktionierenden Patientin zu Harnverhalt, einem extrem schwachen Harnstrahl oder hohen Restharnmengen, so kann (ggf. auch bei liegendem SPK) das Einheilen des Bandes in den folgenden 6 Wochen abgewartet werden. Nach dieser Zeit ist die seitliche periurethrale Verankerung des Bandes so stabil, dass bei einer Durchtrennung des Bandes suburethral in der Mittellinie ohne Präparation nach den Seiten die Obstruktion aufhebt, ohne die erzielte Kontinenz zu gefährden. Die obstruktive Miktionsstörung bzw. Restharnproblematik Die Durchtrennung kann in Lokalanästhesie erfolgen. Entweder durch praktisch faserweises Durchschneiden des Bandes über einem in der Urethra liegenden Hegarstift (8-9), der die Urethra etwas entgegendrückt. Oder nach Unterminierung des Bandes mit einer kleinen Halsted-Klemme und der Durchtrennung mit einer feinen Schere über der leicht gespreizten Klemme. In beiden Fällen wird die Scheidenwunde mit Naht verschlossen. Bleibt die Urethra unverletzt, so ist kein Katheter erforderlich. Eine urethrale Läsion wird nach den Kriterien der Urethraldivertikelresektion nachbehandelt. Ebenso behandelt man dislozierte Bänder (Abb. 75E).

8.2.4.7 Drangentwicklung

Mit einer de-novo-Induktion einer motorischen Urgency bei korrekt positioniertem und spannungsfrei liegendem Band muss nicht gerechnet werden. Hier handelt es sich um Einzelfälle.

8.2.4.8 Ineffektivität

Ein Ausbleiben des Effektes in der Behebung der Stresskomponente ist selten und betrifft vielfach Frauen, die aufgrund ihrer (multiplen) Voroperationen eine dadurch bedingte Immobilisation der Urethra aufweisen und bei denen die „Hängemattenkomponente" des Wirkmechanismus nicht mehr zum Tragen kommen kann. Daher sehen wir in der (perineal-) sonografischen Nachweisbarkeit einer immobilen Urethra unter effektiver Bauchpresse eine relative Kontraindikation für die Implantation von TVT, wenn eine entsprechende Operationsanamnese vorausgeht. Relativ deshalb, weil auch bei diesen Patientinnen subjektiv eine Besserung eintreten kann, die sich mit objektiven Parametern allerdings nicht verifizieren lässt. Ob man einer praktisch kontinenzchirurgisch ausbehandelten Patientin eine letzte Möglichkeit vorenthält, wenn man die TVT-Implantation ablehnt, muss allerdings von Fall zu Fall entschieden werden.

8.2.5 TVS-R (retropubische Schlingen) und Beckenbodenfunktion

Die Lebensqualität ist bei den nach der Implantation beim Hustentest stresskontinenten Patientinnen durch eine Drangsymptomatik stark beeinträchtigt. Die Patientinnen geben als Auslöser für den Urinverlust entweder

- das Aufstehen aus dem Sitzen an, wobei im Sitzen das Gefühl der vollen Blase fehlt oder
- das Verlieren von Urin auf dem Weg zur Toilette, selbst wenn es nicht zu Wartezeiten kommt.

Eine präoperativ stressinkontinenzbedingte reduzierte maximale Blasenkapazität (wird weiter gefüllt, geht beim Husten Urin in großen Mengen ab, ohne Reaktion des Detrusors) sowie einen recht frühen ersten Harndrang lassen an eine Drangsymptomatik denken. Polyurie (frequency), Nykturie und das Gefühl eines „Zusammenziehens" im Unterleib mit Dranggefühl in der Urethra wird hingegen vor allem bei den Patientinnen mit motorischer Urgency angegeben. Vor allem hinsichtlich der Nykturie postoperativ unterscheiden sich die beiden Gruppen. Sie liegt in der sensorischen Gruppe im Mittel zwischen 1 und 3 Mal, in der motorischen Gruppe durchschnittlich zwischen 3 und 7 Mal.

Das Problem postoperativer Drangsymptome findet oft nur eine marginale Würdigung. Dieses entspricht aber nicht der klinischen Wertigkeit der Symptomatik. Von geringerer klinischer Bedeutung sind die passageren Drangsymptome, die vor allem bei den schwer stressinkontinenten Frauen auftreten, wenn, bedingt durch die Verbesserung der Kontinenz, das Mehr an Blasenkapazität solange als Drang empfunden wird, bis die Patientinnen sich an diesen neuen Zustand gewöhnt haben.

Dies nimmt im Allgemeinen 4 bis 6 oder 8 Wochen in Anspruch und kann in Fällen ausgeprägteren Leidensdrucks sehr effektiv mit z.b. Tolterodin behandelt werden. Es muss hier mit einer Inzidenz zwischen 2 und 6% gerechnet werden.

Auch weit weniger problematisch sind die Frauen, bei denen es aufgrund einer Fehllage (zu blasenhalsnah) infolge Dislokation oder zu hoher Implantation oder aufgrund einer zu starken Bandspannung infolge primär zu starker Spannung oder sekundär infolge Bindegewebsüberreaktion zu Drangsymptomen (bzw. einer Kombination mit obstruktiven Miktionsbeschwerden) kommt. Hier kann die Durchtrennung des Bandes die Symptomatik in den meisten Fällen beheben, die Kontinenz hingegen bleibt in über 80% erhalten.

Probleme mit erheblicher Reduktion der Lebensqualität haben die Frauen, bei denen keine der vorgenannten Ursachen zu finden und demzufolge auch keine einfache Therapie anzuwenden ist. Parasympatolytika führen zu kaum/keinem spürbaren Erfolg und auch eine Durchtrennung des Bandes behebt den „Drang" nicht. Die Zystoskopien sind ebenso unauffällig wie die Kalibrierung der Urethra. Allen gemeinsam ist letztlich die desolate Situation der Beckenbodenmuskulatur. Sie fällt beim sog. „Testing" der Beckenbodenmuskelfunktion auf und lässt sich durch elektrische „Pelvimetrie" in Zahlen fassen. Die kontraktile Insuffizienz der Muskulatur aufgrund schlechter Muskelleistung, nicht die insuffiziente Kontraktion aufgrund pathologischer Anatomie stellt einen ungünstigen prognostischen Faktor für die Effektivität einer TVT-Implantation dar. Bei der Befragung der Patientinnen kommt es darauf an, zu versuchen eine Differenzierung der Störung durch gezielte Fragen herauszuarbeiten.

Das Kollektiv der Patientinnen mit einem schlechten Testing (EMG-Summenpotentialwerten unter 10 µV) und den entsprechenden anamnestischen „Risikofaktoren":
> • Urinverlust bei gefüllter Blase auf dem Weg zur Toilette, ohne diesen halten zu können,
> • Urinverlust beim Aufstehen ohne vorher das Gefühl der vollen Blase gehabt zu haben,

ist bezüglich der Indikationsstellung zur TVT-Implantation mit großer Vorsicht zu behandeln. Die Vorschaltung (elektro-)physiotherapeutischer Behandlungsmethoden ist hier ratsam:

•**Testing schlecht** (< 4µV im EMG): 8 Wochen Reizstrom, danach Biofeedback, anschließend konventionelle Physiotherapie.
•**Testing mäßig** (4—8µV im EMG): 8 Wochen Biofeedback, anschließend konventionelle Physiotherapie oder EEMA (20 x).
Erst nach Besserung der Beckenbodenfunktion (Anstieg der EMG-Werte, besserer Palpationsbefund [Testing]) erscheint TVT sinnvoll.
•**Testing gut** (> 12 µV im EMG): Beckenbodenfunktion für primäres TVT ausreichend.

Ich empfehle und implantiere mittlerweile retropubische Bänder nur noch, wenn ich davon überzeugt bin, dass die Beckenbodenfunktion ausreicht, damit die Abdichtungsfunktion von der Wiederherstellung der Möglichkeit der Druckübertragung auf die Harnröhre auch tatsächlich profitieren kann.

Ein weiterer interessanter Aspekt ergibt sich aus der Tatsache, dass Petros, Inaugurator der Integraltheorie und Mitentwickler von TVT, in seinen Vorstufen nachweisen konnte, dass die Kombination der suburethralen Bandimplantation mit einer Straffung der suburethralen Hängematte und einer Verkürzung der extraurethralen Ligamente zu einer leichten Verbesserung der Ergebnisse, vor allem aber zu einer Reduktion von Überkorrekturen und obstruktiven Miktionsbeschwerden führt und damit ein insgesamt besseres Ergebnis erzielt werden kann. Das bedeutet, dass eine Differenzierung zwischen Einpunktfixierung durch Mittellinien-TVT bis hin zu einer Dreipunktfixierung mit paraurethralem Zugang bds. und Raffung der extraurethralen Ligamente erfolgen muss. Dies gilt für die Patientinnen mit einer suburethralen Hypermobilität der Scheide und gelockerten extraurethralen Ligamenten.

Aufgrund der Dominanz der nach hinten gerichteten Kräfte kommt es zu einem späteren Umschlag von positivem zu negativem Hustentest, da die Muskelmasse, die nach hinten und unten wirkt, einfach bedingt durch das Volumen wesentlich größer ist als ein (geschwächter) M. pubococcygeus, der für den Blasenhalsverschluss zuständig ist. Dies birgt die Gefahr einer relativen Überkorrektur, ein zu straffes Band führt zum Drang, weil die Traktion der nach hinten gerichteten Öffnungsmuskeln, gegen das fixierte suburethrale Scheidensegment ziehend, die Nervenendigungen suburethral stimuliert und damit eine falsche Aktivität in die Wege geleitet wird (Bahnen des Miktionsreflexes mit dem sog. „Funneling", dem trichterförmigen Aufklaffen der Blasenausflußbahn).

8.3 Die nächste Generation spannungsfreier Scheidenbänder

Die nächste Generation spannungsfrei einzulegender vaginaler Bänder wird von verschiedenen Herstellern angeboten (Tabelle 10):
Zweifelsfrei stellt die spannungsfreie Einlage eines (Kunststoff-) Bandes unter die Mitte der Urethra eine enorme Bereicherung auf dem Sektor weiblicher Inkontinenzchirurgie dar. Die intensive Auseinandersetzung mit der dahinterstehenden Theorie, die von Petros und Ulmsten Anfang des vergangenen Jahrzehnts publiziert worden ist, sowie die Beobachtung der erzielten Ergebnisse lassen einen kritischen Umgang mit dem Verfahren zu.

Gerade die intensive Beschäftigung mit dem theoretischen Hintergrund aber ist es, die viele Kritiker (aus gynäkologischen und aus urologischen Fachkreisen) anfangs für nicht erforderlich hielten. Einerseits diejenigen, die das Verfahren kennen und schätzen gelernt haben, weil es ja auch ohne dessen Kenntnis gut funktioniert.

Andererseits seine Gegner, weil es bequemer ist, sich auf die Aufzählung aufgetretener Komplikationen (über die in der Literatur spärlich berichtet wird) zu beschränken oder sich auf den Standpunkt zu stellen, das sei ja ohnehin das Gleiche wie damals die Zödlerbänder und man erinnere sich noch gut an deren zum Teil gravierende Komplikationen.

Trotz dieser in der Einführungsphase heftigen Diskussionen konnte die Technik des spannungsfreien Bandes überzeugen und hat sich durchgesetzt.

Bei all den Vorteilen, die diese Operationstechnik bietet, gibt es aber Fälle, wo durch die Implantation des Kunststoffbandes für den Miktionsablauf Nachteile entstehen. Drangsymptome und/oder funktionelle Obstruktionsbeschwerden vor allem resultieren aus der Maßgabe, das Band intraoperativ unter Hustentest so lange zu justieren, bis der Hustentest (praktisch) negativ ist. Dabei soll auf eine spannungsfreie Lage des Bandes geachtet werden. Als Anwender aber weiß man, dass gerade dies in der Praxis nicht immer ohne weiteres zu realisieren ist. Es gibt eine Zahl von Frauen, bei denen man das eine oder das andere verwirklichen kann, aber nicht beides. Ungeachtet dessen gibt es auch Stimmen, die verkünden, der Hustentest sei ohnehin nicht erforderlich, liege das Band spannungsfrei (und was das bedeute, wisse man ja aus Erfahrung), sei die Patientin auch kontinent oder solche, die behaupten, suprasymphysärer Druck mit der Faust auf die volle Blase bei der in Allgemeinnarkose befindlichen oder mit gut sitzender Spinalanästhesie versorgten Patientin sei ausreichend und könne den Hustentest ersetzen. Wobei wir bei der ersten Ansicht über die vielen Jahre der Anwendung die Erfahrung machen konnten, dass es tatsächlich richtig ist, dass man keinen intraoperativen Hustentest benötigt (wegen der potentiellen Gefahr der Überkorrektur verwenden wir aber ein hülsenfreies Band, das so zugstabil ist, dass man es in den ersten Tagen nach der Implantation ohne Probleme und ohne neuerlichen Eingriff etwas lockern kann, sollte es zu Restharnbildungen kommen) ist der „Faustschlag" tatsächlich ohne Aussagewert. Im Gegenteil, diese vermeintliche „Hustentestsimulation" mit der Faust birgt deutliche Risiken der Überkorrektur, da der physiologische Ablauf der mit dem Husten in Gang gesetzten (reflektorischen) Beckenbodenmuskelaktivitäten umgangen wird.
Veränderungen im Management brachten hier also die Seraprenbänder ®, die aufgrund ihrer Stabilität einer intra- und postoperativen Lockerung wesentlich besser zugänglich waren als das Original (TVT®).

Man kann aber beobachten, dass bei absolut spannungsfreier Lage des Bandes die Zahl der Frauen, die postoperativ kontinent sind (< 2g Urinverlust/24 Stunden) abnimmt, bzw. um ein gleich gutes Gesamtergebnis zu erzielen, ist es erforderlich, bei einer Reihe der Frauen das Band fester anzuziehen, was sich dann wiederum in einem Anstieg der postoperativen Miktionsbeschwerden und Drangsymptome widerspiegelt. Petros, der Initiator der von ihm und Ulmsten publizierten „Integral Theory", begründet diese Beobachtungen mit dem Spannungsverlust nicht nur im Bereich der Pubourethralligamente sondern auch der sogenannten suburethralen Hängematte und des den Meatus urethrae externus fixierenden extraurethralen Ligamentes, das bei inkontinenzchirurgischen Maßnahmen bis dato völlig unberücksichtigt blieb.

Die insuffiziente Vorspannung des Rohres „Urethra" und der mit ihr verbundenen bindegewebigen Hängematte bedarf aufgrund eines schlechteren Wirkungsgrades bei der Kontraktion der am Blasenhalsverschluss wirksamen Muskeln einer stärkeren Anspannung und Elevation des pubourethralen Ersatzligaments (Abb. 76).

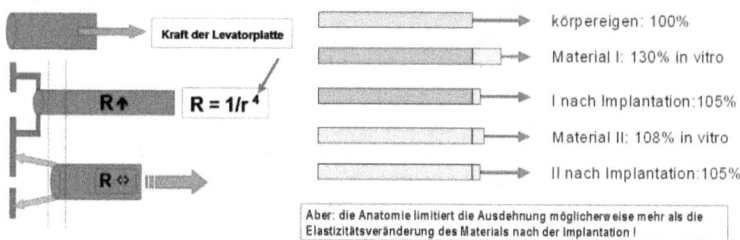

Abb. 76:   Abb.77:
Hagen-Poiseuille'sches Gesetz   Frage nach der Elastizität des Materials

Ebenso ist es möglich, die Inkontinenz von Frauen zu beseitigen, wenn man ausschließlich Hängematte und extraurethrale Ligamente strafft. Dieser Effekt ist aber aufgrund der Qualität der entstehenden Narben nicht von Dauer und führt in etwa 50% der Fälle zum Rezidiv nach etwa 3 Monaten. Aus diesem Grund wurde die Implantation eines aus Kunststoff bestehenden Neoligaments eingeführt.
Somit ist es nicht so sehr allein die Erweiterung der Produktpalette, sondern die Weiterentwicklung der Operationstechnik durch Petros, die offensichtlich unter Reduktion der Nebenwirkungen zu einer Verbesserung der Langzeitergebnisse führt, vor allem seit der Umstellung von Nylon auf Polypropylen als Implantatmaterial für Neoligament und Narbeninduktion.

Während es sich bei TVT® um den „Prototypen" des Systems handelt, haben die Neuentwicklungen, abgesehen von IVS® und Serasis®, kein erweitertes Indikationsspektrum. Das Seraprenband, das mit dem Serasis®-Applikatorsystem ausgeliefert wird, ist formstabiler, jedoch weniger elastisch als die anderen verfügbaren Produkte. Es bedarf, bei guter Nachjustierbarkeit in beide Richtungen, daher auch keiner Hülse. Entsprechend kann es nicht zu einer Dislokation beim Ziehen der Hülsen kommen.

Fokus der Diskussion ist häufig die Frage nach der Elastizität des verwendeten Materials (Abb. 77). Das Beispiel zeigt, dass die Elastizität letztlich nur solange eine Rolle spielt, bis die bindegewebige Durchbauung diese limitiert bzw. reduziert. Damit rückt das Problem der Dislokation des Bandes (Nachspannen) durch Reibung und Hülsenzug in den Vordergrund. Dieses lässt sich durch Verwendung stabiler Bänder (hülsenfrei) vermeiden, die einen weiteren Vorteil in der eventuell erforderlichen Lockerung des Bandes haben.

Weiterentwicklungen der Operationsstrategie sind ebenfalls erst durch die Produktion hülsenfreier Bänder möglich geworden. Vor allem bei der paraurethralen Technik ist die Verwendung hülsenfreier Bänder fast obligat, will man keine Lockerung des eingerichteten Bandes beim Ziehen der Hülsen über 2 getrennte Zugänge riskieren. Um so mehr, als ein Nachjustieren nach Entfernung der Hülsen aufgrund der Bandtextur nicht zu empfehlen ist. Die Mehrpunktfixierung macht zudem aufgrund der Veränderung an mehreren Stellen des Abdichtungs-systems und der damit hustentestunabhängigen Bandeinlage eine Operation in Allgemein- oder Regionalanästhesie möglich, ohne dass dadurch Nachteile für das Ergebnis resultieren. SPARC® kann durch den eingeflochtenen Faden nach Entfernung der Hülsen in einem bestimmten limitierten Ausmaß noch gelockert werden, bei den anderen beiden (TVT® und Urotex®) ist dies nicht möglich.

Produkt	Zugang	Applikations-richtung	Applikator	Spitze	Band	Hülse	Zystoskopie	Band-Applikator-Verbindung	andere Anwendung
TVT*	vaginal Mittellinie	vag.-abd.	5 mm Stahlnadel mit Handgriff	konisch spitz Stahl	Prolene gewebt 11 mm makroporös-multifilamentär	ja	1-2x	fixiert	keine
IVS*			wegen des mikroporösen multifilamentären Materials aus dem Handel						
Sparc*	vaginal Mittellinie oder paraurethral	abd.-vag.	2mm Stahlapplikator mit Konnektorspitze	abgerundet, wirkt eher spitz Stahl	wie TVT, jedoch mit zentralem Faden, um Nachkorrekturen vornehmen zu können, nachdem die Hülse entfernt wurde makroporös-multifilamentär	ja (mitgelieferte „Zystoskopierhilfe")	ja	Band wird durch nicht-lösbare Steckverbindung „angedockt"	alle retropubischen Varianten möglich
Serasis*	vaginal Mittellinie, paraurethral, Schenkelbeuge	vag.-abd., abd.-vag. transobturatorisch	Serasis-V-"Ahle"	abgeflachte, abgerundete Spitze	makroporös-multifilamentär	nein	bei den retropubischen Wegen ja	Nadelöhr	alle Varianten
Monarc*	Schenkelbeuge	transobturatorisch	2mm Stahlapplikator mit Konnektorspitze	spitz	wie Sparc*	nein	nur bei Perforationsverdacht	Band wird durch nicht-lösbare Steckverbindung „angedockt"	keine
Serasis-TO*	Schenkelbeuge	transobturatorisch	helixförmiger modifizierter Deschamps mit Öhr	abgeflachte, abgerundete Spitze	wie Serasis*	nein	nur bei Perforationsverdacht	Nadelöhr	anterior-kraniales TOT

Tabelle 10: Unterschiedliche Produkte als „spannungsfreie Schlinge"

8.3.1 Paraurethrale Technik

Sie wird ebenfalls zur Korrektur von Harninkontinenz eingesetzt, bessert gelegentlich auch eine leichte Stuhlinkontinenz (wie die midline-Schlinge auch), hierin ist aber keine Indikation zu sehen!

Inkontinenz entsteht unter anderem durch eine Lockerung und/oder Überdehnung des sogenannten „Pubourethralen Bandes", das die Harnröhre am Schambeinknochen fixiert (infolge Schwangerschaft, Belastung, Alter). Darum fehlt das Gegengewicht zum Zug der Beckenbodenmuskeln nach hinten, die die Harnröhre vor allem bei Belastung (Husten, Niesen, Heben, usw.) öffnen (Abb. 74). Ferner kann die Lockerung der Unterlage (Auflagefläche) der Harnröhre zu einer vorzeitigen Aktivierung des sog. Miktionsreflexes (Miktion = Wasserlassen) führen. Hieraus resultieren unter Umständen Drangsymptome und häufiges Wasserlassen. Die Qualität der Fixierung der paraurethralen Scheide im Bereich des M. pubococcygeus ist entscheidend für die Auswahl des Verfahrens (Abb. 82).

Aus diesem Grund wurde neben der mitturethralen Schlinge von der Mittellinieninzision ausgehend (Abb. 73) eine zweite Form der mitturethralen spannungsfreien Schlingen-Operation inauguriert: die „paraurethrale" TVS (transvaginale Schlinge) mit zwei kleinen Schnitten neben der Harnröhre in der Scheide und zwei kleinen Schnitten im Bereich des Schamhügels. Hier wird zusätzlich die Scheide unter der Harnröhre gestrafft und der Harnröhrenausgang neu in der Mittellinie fixiert (durch Kürzung eines kleinen Bandes neben der Harnröhrenöffnung) (Abb. 80, 81).
Grundsätzlich wird ein Proleneband eingeführt, unten in einem Tunnel um die Harnröhre herumgeführt und aus den kleinen Einschnitten im Bereich des Schamhügels wieder herausgeleitet. Dieses Band führt zu einer bindegewebigen Reaktion, das als künstliches Band die alten Bänder ersetzt. Bei der „paraurethralen" Technik wird zusätzlich das sog. extraurethrale Band gerafft, die unter der Harnröhre gelegene Scheide gestrafft und dabei an die vordere/obere Beckenbodenmuskulatur (sog. Pubococcygeus-Muskel) mit einer Naht fixiert. Der Eingriff erfolgt in Allgemeinnarkose oder Spinalanästhesie. Ein Hustentest ist nicht erforderlich, da die Lage des Bandes in jedem Fall spannungsfrei sein muss und kann, Vorsicht ist bei der Straffung der suburethralen Scheide geboten. Diese hängt sehr vom Abstand der Stiche auf der Vaginalfaszie vom Wundrand ab (je weiter entfernt, desto straffer) (Abb. 81).

Abb. 78: Unterschiedliche Verlaufsrichtung retropubischer und transobturatorischer Bänder

Abb. 79: Mehrpunkt-TVS

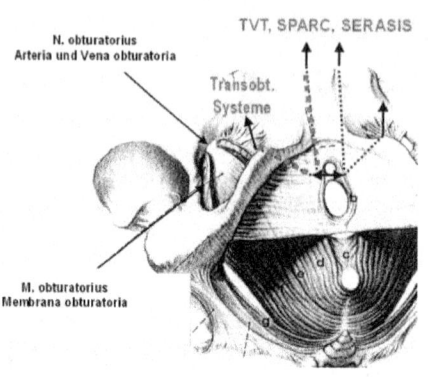

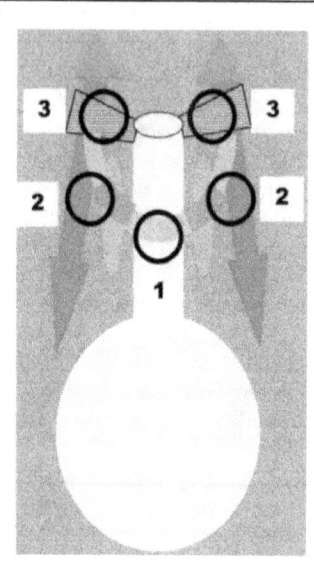

Abb. 80: Schema zum Extraurethral-Ligament

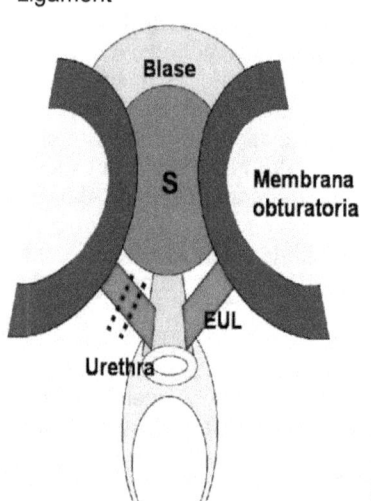

Legende:
1: mitturethrale Schlinge
2: paraurethrale Inzision und Fixierung der suburethralen Hängematte
3: Raffung der überdehnten Extraurethralligamente (vgl. Abb.80)

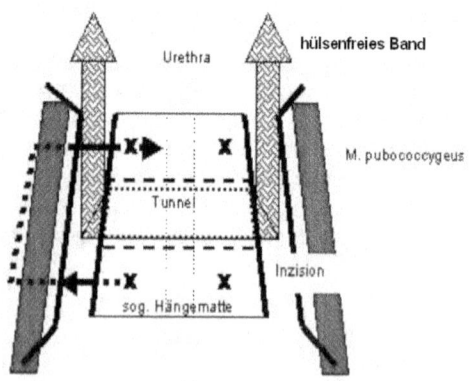

Abb. 81: Prinzip der paraurethralen Fixierung bei Mehrpunkt-TVS

8.3.1.1 Komplikationen

• **Infektion:** hier kann eine Antibiotika-Behandlung notwendig werden, Abszesse z.B. müssen eröffnet und drainiert werden. Das macht eine weitere Operation erforderlich, sie sind bei multifilamenten und vor allem mikroporösen Bändern deutlich häufiger.

• **Nachblutung:** ebenfalls selten, kann auch eine operative Revision bedingen.

• **Darm– oder Blasenverletzung:** sie kann auftreten, wenn das kranke Gewebe präpariert wird (dünn oder narbig), ist aber in aller Regel harmlos, weil sich die Verletzungen in aller Regel gut versorgen lassen. Defekte in der Darmwand bei der Präparation der Senkung können im Einzelfall eine (vorübergehende) Anlage eines künstlichen Darmausganges erforderlich machen, um eine Ausheilung sicherzustellen. Abszesse müssen ebenfalls eröffnet und drainiert werden und können Folge einer solchen Darmverletzung sein. Auch Dünndarm kann in den Bruchsäcken verletzt werden. Bemerkt man die Verletzung, ist in der Regel ein Bauchschnitt zur Nahtversorgung nötig. Unbemerkt führt sie zu Fieber, Schmerzen, Darmverschluss, Bauchfellreizung/-entzündung und muss dann ebenfalls chirurgisch versorgt werden. Es kann theoretisch zu einer Fistelbildung (unnatürliche Verbindung zwischen zwei Organen) kommen. Auch hier sind in der Regel größere Folgeoperationen erforderlich.

• **Thrombose und Embolie:** sie können nach jeder Operation auftreten. Wegen der möglichen frühen Mobilisation sind sie bei diesem Eingriff eher seltener.

• **Abstoßung verwendeten Fremdmaterials:** kommt bei Prolene, wie wir es verwenden, praktisch nicht vor (makroporös, monofilament).

• **Harnverhalt:** selten kann die Blase nach Eingriffen in diesem Gebiet schlecht, nicht oder nicht restharnfrei entleert werden. In manchen dieser Fälle muss ein kleiner Plastikschlauch über die Bauchdecke in die Blase eingeführt werden, um den Abfluss zu gewährleisten und die Restharnmengen zu kontrollieren. Selten ist eine erneute Operation zur Korrektur erforderlich

• **Blasenperforation:** Durchstechen der Blase mit dem Einführgerät ist selten. Wenn sie sofort erkannt wird (daher auch die Blasenspiegelung während des Eingriffs), wird das Einführinstrument entfernt und neu platziert. Die Verletzung der Blasenwand heilt folgenlos aus (so wie nach Entfernung eines Bauchdeckenkatheters in der Blase).

• **Fistelbildung:** sie kommt extrem selten vor, vor allem, wenn aus irgendeinem Grund das durch die Blase gelegte Band nicht als solches erkannt werden konnte. Dann muss das Band entfernt und die Fistel verschlossen werden. In der Regel macht dies einen Bauchschnitt erforderlich. Die Blase heilt dann, unter Katheterschutz, in 8 - 10 Tagen ab.

Abb. 82A-C: Auswirkung einer intakten, reduzierten oder fehlenden paraurethralen Fixierung (Erklärung s. Text)

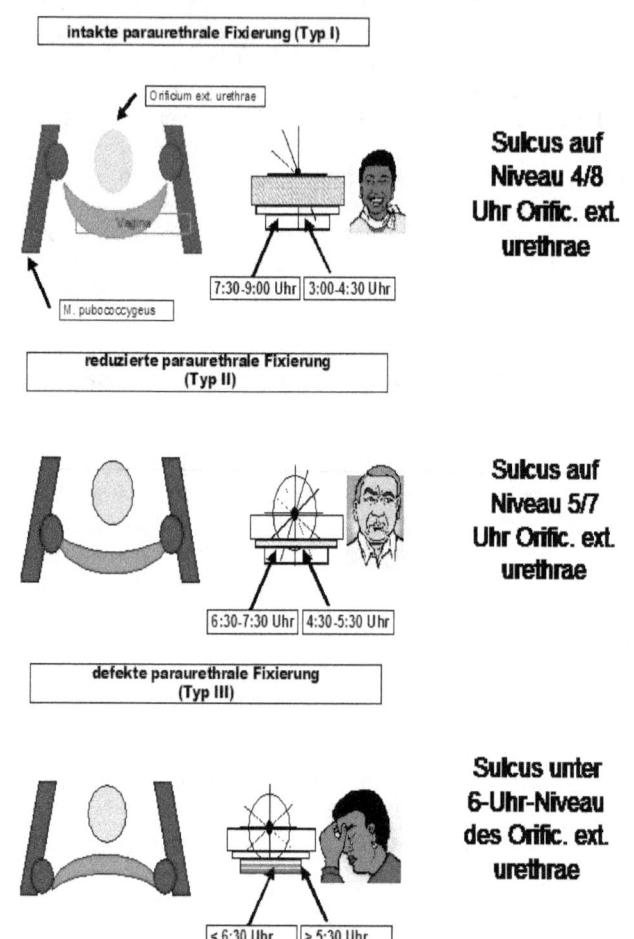

intakte paraurethrale Fixierung (Typ I)

Orificium ext. urethrae

M. pubococcygeus

7:30-9:00 Uhr   3:00-4:30 Uhr

Sulcus auf
Niveau 4/8
Uhr Orific. ext.
urethrae

reduzierte paraurethrale Fixierung (Typ II)

6:30-7:30 Uhr   4:30-5:30 Uhr

Sulcus auf
Niveau 5/7
Uhr Orific. ext.
urethrae

defekte paraurethrale Fixierung (Typ III)

< 6:30 Uhr   > 5:30 Uhr

Sulcus unter
6-Uhr-Niveau
des Orific. ext.
urethrae

8.4 Transobturatorielle Systeme

Verlaufsrichtung und Traktionsvektor der Implantate (Abb. 84) sind im Vergleich zu den retropubischen Verfahren unterschiedlich. Während die retropubischen Systeme Diaphragma urogenitale, Cavum Retzii und die Bauchwand passieren müssen, treten die transobturatoriellen Systeme durch die endopelvine Faszie, die Membrana obturatoria und die Körperfaszie in der Schenkelbeuge. Dabei liegt das erste Band u-förmig, das letztere flach v-förmig unter der Mitte der Urethra. Hier nämlich findet sich kein Unterschied – auch die transobturatoriellen Verfahren sind mitturethrale spannungsfreie Schlingenverfahren.

124

Der Hintergrund der transobturatoriellen Vorgehensweise ist unterschiedlicher Natur:

• Zum einen kommt es bei der Passage durch Foramen und Membrana obturatoria (Abb. 83) typischerweise nicht zu Blutungen und nicht zu Perforationen der Blase. Die transversale Verlaufsrichtung schützt das Band relativ gut vor Abgleiten nach vorn oder hinten in Richtung Blasenhals. Der Canalis obturatorius ist von der Durchtrittsstelle des Instruments hier übrigens ebenso weit entfernt wie die Beckenwandgefäße bei der TVT-Technik (Abb. 84).

• Zum anderen schafft die transversale Verlaufsrichtung des Bandes, das mit der suburethralen Scheide verwächst, eine Anbindung der Scheide an die Beckenbodenstrukturen, insbesondere eine Anbindung an den m. pubococcygeus. Damit lassen sich zumindest die nicht zu schweren Fälle paraurethraler Fixierungsdefizienz (Abb. 82B) beheben, ohne die aufwändigere paraurethrale retropubische Technik anwenden zu müssen.

Es ist allerdings nicht ganz klar zu definieren, bis zu welchem Ausmaß eines paraurethralen Defektes dieser ohne die paraurethrale Refixierungsnaht nur mit dem transobturatoriellen Band behoben werden kann, und welche Formen der mit mitturethraler Schlinge behandelbaren Stressinkontinenzen eher einer retropubischen Schlinge bedürfen (urethrale Ruhedruckkurve ausschlaggebend?). Ungeeignet für jegliche Form der Schlinge ist der ausgedehnte paraurethrale und paravaginale Defekt mit (potentieller) Ausbildung eines Quetschhahnmechanismus' an der Bandhinterkante. Hier bedarf es komplexerer Vorgehensweisen.

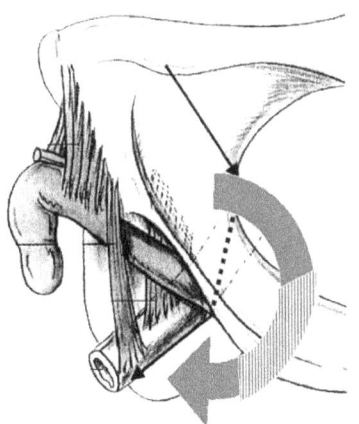

Abb. 83: Topographie der Umgebung des Foramen obturatum

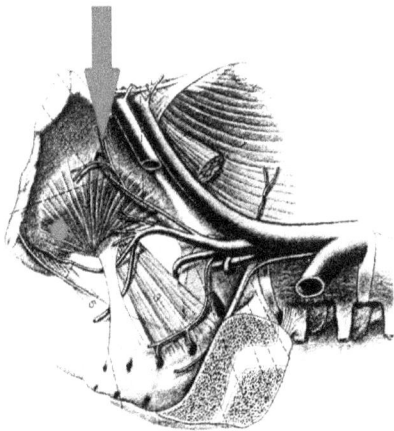

Abb.84: Distanz Durchstich (Punkt) durch die Membran zum N. obt. (roter Pfeil) = 3-4 cm

8.5. Die einzelnen Standard-Operationen Schritt für Schritt

8.5.1 Retropubische Technik

8.5.1.1 Mitturethraler Zugang — vagino-abdominaler Weg (Abb. 85)

➤ Lagerung (ggf. Lokalanästhesie)
➤ Vaginale Inzision und Dissektion
➤ Instrumentelle Penetration
➤ Zystoskopie
➤ Bei behülsten Bändern:
  Justierung des Bandes
➤ Wundverschluss vaginal
➤ Bei hülsenfreien Bändern:
  Justierung des Bandes
➤ Resektion der Bänder abdominal
  und Wundverschluss

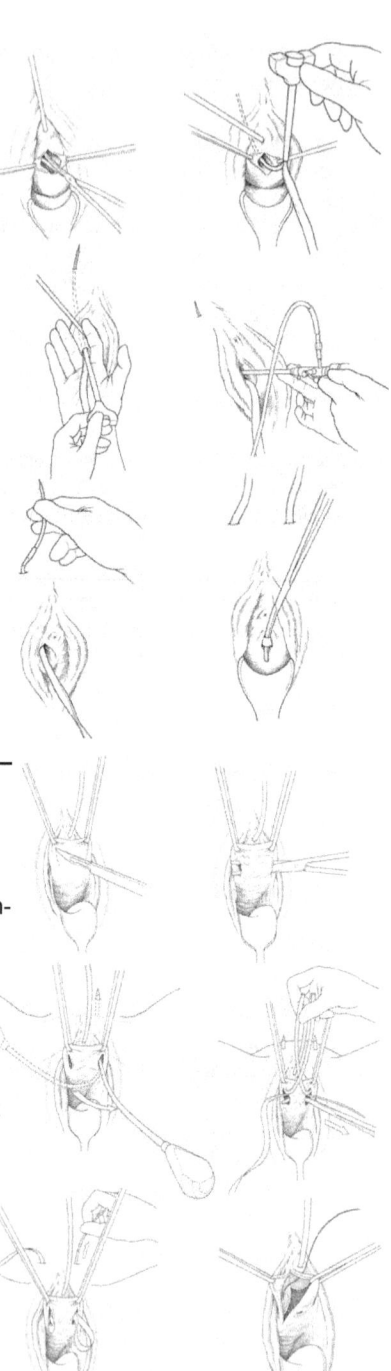

8.5.1.2 Paraurethraler Zugang – vagino-abdominaler Weg (Abb. 86)

➤ Lagerung
➤ falls in Lokalanästhesie: Durchführung der Infiltrationsanästhesie
➤ Vaginale Inzision und Dissektion
➤ Instrumentelle Penetration
➤ Zystoskopie
➤ Banddurchführung durch den suburethralen Tunnel
➤ Paraurethrale Fixierung durch Naht
➤ Spannung der suburethralen Scheide
➤ Wundverschluss vaginal
➤ Justierung des Bandes
➤ Resektion der Bänder abdominal und Wundverschluss

Abb. 87: Abschlussbild
Justierung des Bandes (1)
und Regulierung der Spannung
der suburethralen Scheide (2)

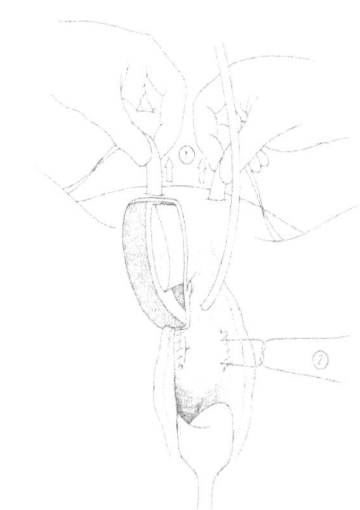

8.5.2 Transobturatorielle Technik – „outside-in" (Abb. 88)

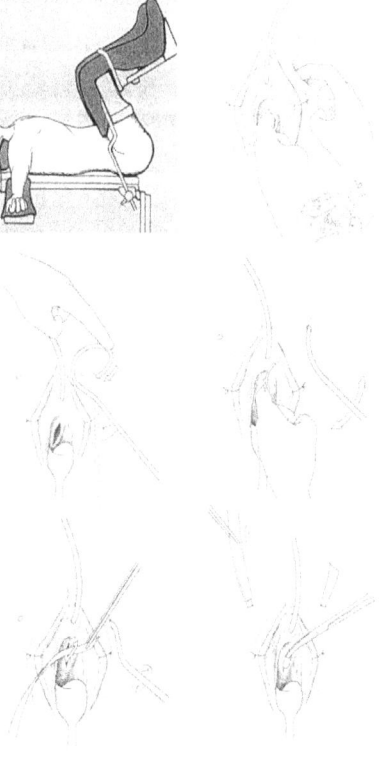

➢ Lagerung (generell Allgemeinnarkose oder Spinalanästhesie)
➢ Identifikation der Inzisionsstelle
und Inzision in der Schenkelbeuge
➢ Vaginale Inzision und
Dissektion
➢ Instrumentelle Penetration von
außen nach innen (= vaginal)
bds.
➢ fakultativ Zystoskopie
➢ „Spannung" des Bandes
➢ Wundverschluss vaginal
➢ Nachjustierung des Bandes
nach urethraler Sondierung (nur
bei hülsenfreiem Band
möglich)
➢ Resektion der Bänder und
Verband auf die Hautinzisionen

8.6 Adjustierbare Inkontinenzsysteme – Remeex ®

Bei der Harninkontinenz als chronischem Leiden tritt häufig nach einer erfolgreichen Ersttherapie ein Rezidiv auf. Jedes Rezidiv bedeutet eine verringerte Erfolgsaussicht im Vergleich zur vorherigen Operation (erstes Rezidiv etwa 50% Erfolg und bei der 3. Operation etwa 20%). Auch bei primär guten Erfolgsraten der operativen first-line- Behandlungen (Schlingen und Kolposuspensionen) gilt zu bedenken, dass diese im Schnitt unter 90% liegt. Ein für die operative Therapie der Rezidivinkontinenz geeignetes Verfahren muss folgende Charakteristika aufweisen:

1. Hohe Effektivität,
2. Geringe Komplikationsrate,
3. Gute Verträglichkeit der eingesetzten Materialien,
4. Wirtschaftlichkeit,
5. Belegte Effektivität (Evidenz-basierte Medizin),
6. Jederzeit mögliche Readjustierbarkeit.

Die Nachstellbarkeit sollte im Falle einer postoperativen Obstruktion das eingesetzte System optimieren, ohne eine Entfernung des Systems zu erfordern. Adjustierbarkeit bedeutet auch, eine Anpassung des Systems postoperativ vornehmen zu können, am stehenden und sich belastenden Patienten. Der Aspekt der Readjustierbarkeit soll gleichfalls eine postoperative Rezidivinkontinenz durch Optimierung des Systems zum Sistieren bringen ohne das System zu entfernen oder einen anderen Eingriff durchzuführen.

Das REMEEX®-System ist eine Prothese, welche als Prototyp erstmals 1996 erfolgreich eingesetzt wurde und bis heute mehr 10.000 Mal in Spanien, Italien und in der BRD und der Schweiz in der first-line und Rezidivharninkontinenzsituation Anwendung fand (Nach der FDA-Zulassung ist es nun auch in den USA auf dem Markt). Das jederzeit mögliche Nachjustieren wird von den Inauguratoren als besonderer Vorzug dieses Verfahrens beschrieben. Es wird bisher keine Zeitbegrenzung für eine nachträgliche senkende oder elevierende Regulation durch Verkürzen oder Verlängern der fixierenden Fäden mit dem Varitensor angegeben. Nachjustierungen nach 6 Jahren nach der Implantation sind erfolgt.

Mehrere Arbeitsgruppen haben die Eigenschaften dieses Verfahrens untersucht und einen Vergleich mit anderen Harninkontinenztherapiemethoden angestellt.

8.6.1 Produktbeschreibung und operative Technik

Das Remeex®-System besteht aus den in Abbildung 89 gezeigten System-Elementen: nichtresorbierbares Netz (sog. Mitella) einer Größe von 1,25 x 3 cm aus monofilem Polypropylen, mit jeweils an jedem Längsende befindlichen monofilen Zugfäden ebenfalls aus Polypropylen, einer Olive (sog. Varitensor) aus biokompatiblem Polyäthylen mit hoher

Dichte, das eine kleine Titanspule enthält, einer Hülse (sog. Manipulator) mit Schrauben und einem Schraubenzieher (Diskonnektor) sowie einem Einführinstrument (Nadel).

Die Mitella wird unter den zu unterstützenden Anteil der Urethra-/ Blasenhalsregion eingelegt. Die Polypropylenzugfäden binden die Mitella an die Titanspule des Varitensors an und ermöglichen über Drehen des Manipulators und Auf- und Abwickeln der Zugfäden die Elevation und das Absenken des über der Mitella befindlichen Gewebes.

Um nach Erreichen einer erwünschten Position der Mitella den Manipulator vom Varitensor zu trennen, wird der Diskonnektor eingesetzt. Die Implantationsschritte werden wie folgend beschrieben durchgeführt:

Oberhalb des Schambeins wird ein etwa 3 cm langer Schnitt transversal in der Abdomenmittellinie ausgeführt (Abb. 90). Von diesem Schnitt aus wird das Fettgewebe bis zur Rektusfaszie inzidiert. Die Faszie ist das Widerlager für den Varitensor. Zwei Markierungen an den gewünschten Durchtrittsstellen der Anzugsfäden können über dem Schambein im Abstand von 3 cm vorgenommen werden. Als nächster Schritt wird die vaginale Inzision und die Präparation des Lagers für die Mitella in Steinschnittlage der Patientin durchgeführt (Abb. 91).

Folgend wird seitlich der Urethra mit der Nadel für den Durchtritt der Anzugsfäden von der Mitella zum Varitensor das Diaphragma urogenitale perforiert und so das Cavum Retzii eröffnet (Abb. 92) Die Nadel wird entlang der Symphysenhinterkante nach oben geführt, bis sie die Faszie im Bereich der Markierungen für die Durchtrittsstelle der Anzugsfäden durchbohrt und ihre Spitze in der abdominalen Inzisionswunde erscheint. Gleiches Vorgehen beidseits der Urethra. Dann wird zystoskopiert (Abb. 93), um eine Perforation der Blase auszuschließen. Die Mitella wird in der Mittellinie der vaginalen Inzision auf gewünschte Höhe der Urethra positioniert und die Anzugsfäden werden mit Hilfe der Nadel bis über die Rektusfaszie geführt. Die Fäden werden mit einer Klemme angeklemmt. Die Mitella kann nun mit einem Vicrylfaden im Bindegewebe fixiert werden, um ein Verrutschen zu vermeiden (Abb. 94).

Die Remeex™-Prothese, welche aus dem Varitensor mit dem Schalter besteht, wird auf dem vorbereiteten abdominalen Lager positioniert. Die Anzugsfäden werden streng symmetrisch durch die Aufnahmeöffnung des Varitensors der korrespondierenden Seite geführt und dann durch die zentrale Öffnung des Varitensors gezogen.

Danach hält ein Assistent die Remeex™-Prothese etwa zehn Zentimeter über der Faszie (Abb. 95) und achtet darauf, dass sie mittig zentriert wird. Die Anzugsfäden werden nun mit einer Stellschraube fixiert. Der Manipulator wird nun in Uhrzeigerrichtung gedreht bis der Varitensor auf der Muskelfaszie zum Liegen kommt (Abb. 96). Um die abdominale Naht in Ruhe abheilen zu lassen, kann auch 0,5 cm oberhalb der Naht in der Mittellinie ein kleiner Kanal präpariert werden, durch den der Varitensor nach außen liegt und bedient werden kann.

Anschließend werden die Inzisionswunden abdominal und vaginal verschlossen. Jetzt beginnt die Grobeinstellung der Fadenhöhe. Dabei entspricht die Drehung des Manipulators um 360° nach rechts einem Millimeter Fadeneinzug (Abb. 97) und das Drehen in die Gegenrichtung das Absenken (Abb. 97 rechts) der Fäden und somit der Mitella um 1mm.

Zur Einstellung kann die Blase intraoperativ mit 300ml steriler Flüssigkeit gefüllt und durch Druck auf das Abdomen die Leaksituation aufgezeigt werden. Die (erste) Feinregulierung kann in den 2 - 3 Tagen nach der Implantation vorgenommen werden.

Ziel ist es nun, diese Feinregulierung dann auch schnellstmöglich zu beenden, um eine Infektion durch Eindringen von Keimen im Bereich des Manipulators zu vermeiden. Wir gaben bei allen Patientinnen für die Zeit, in der der Manipulator in situ ist, Amoxicillin und Clavulansäure 3x täglich (500mg/125mg).

Die Feineinstellung kann unter Belastungssituationen bzw. in Situationen vorgenommen werden, die bei der Patientin zum Harnverlust führte, z.B. Husten (Abb.98), aber auch unter perinealsonografischer Kontrolle durch Verändern des Urethrovesikalwinkels (Abb. 99) erfolgen. Nach Feinjustierung kann mit Hilfe des Diskonnektors der Manipulator vom Varitensor getrennt werden (Abb. 100).

Durch die Operation können Schwellungen im Bereich der Urethra bedingt sein. Das erste Ziel der Implantation kann die Vermeidung von Restharn durch eine locker liegende Mitella sein. In einer späteren Sitzung gelingt es dann, die Harninkontinenz zu beheben. Das System bietet auch die spätere Möglichkeit einer Korrektur der Bandhöhe ohne großen operativen Eingriff, wenn sich anatomische und funktionelle Änderungen ergeben haben und die Inkontinenz rezidiviert. Dann kann in Lokalanästhesie oder in Kurznarkose eine kleine Inzision über dem Varitensor vorgenommen werden. Der Manipulator wird an den Varitensor mit Hilfe des Diskonnektors angekoppelt, um eine Rejustierung zu ermöglichen.

8.6.2 Behandlungsergebnisse und eigene Erfahrungen

Eigene Beobachtungen in einem Kollektiv von mittlerweile weit über 150 Patientinnen in einer Rezidivinkontinenzsituation, zeigen eine Effektivität der Methode bei 75% der Patientinnen im Sinne von ICS Pad Test Kriterien für Kontinenz < 2g im 1 h Test und einer Verbesserung der Inkontinenzsituation bei 40% der Patientinnen (>50% Reduktion des Vorlagenverbrauchs) nach 6 Monaten.

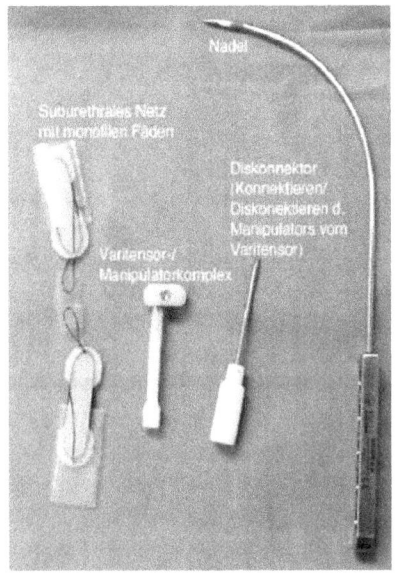

Abb. 89: Instrumentarium

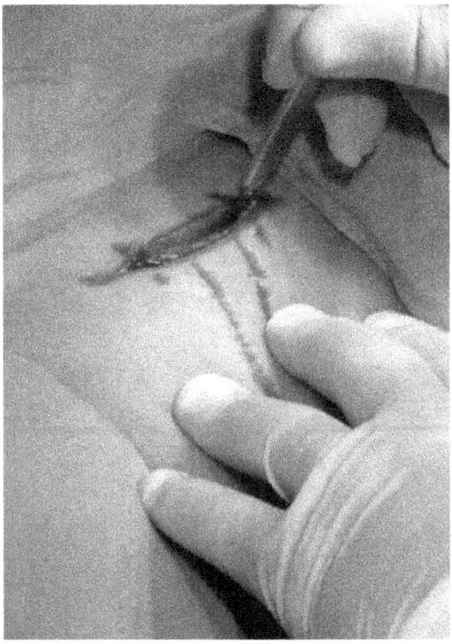

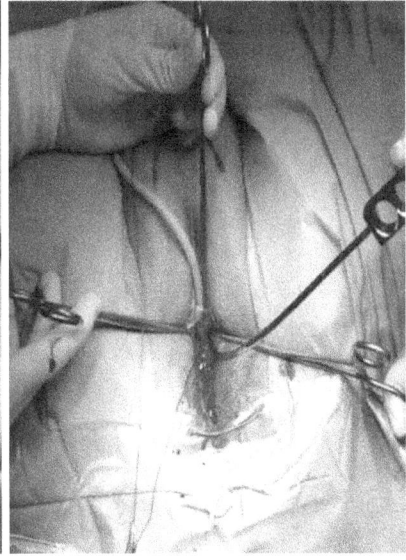

Abb. 90: kleiner Bauchschnitt

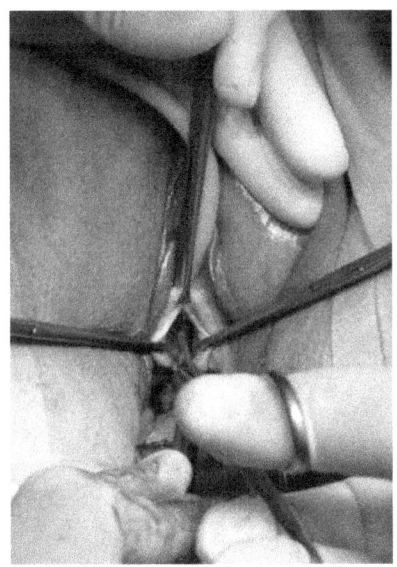

Abb. 91: Präparation des sog.
Mitella-Lagers unter der Urethra

Abb. 92: Eine Spezialnadel
dient zum Durchleiten der
Fäden von vaginal nach abdominal

Abb. 93　　　　　　　　　　　　Abb. 94

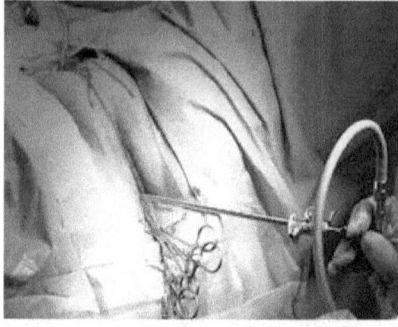

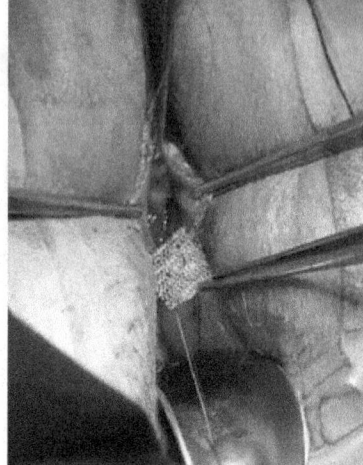

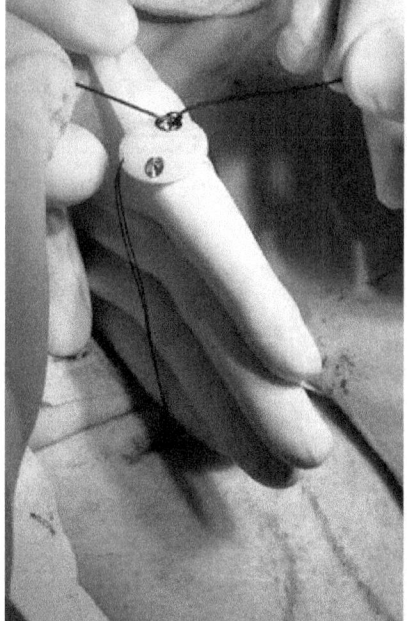

Abb. 95　　　　　　　Abb. 96 ⇨

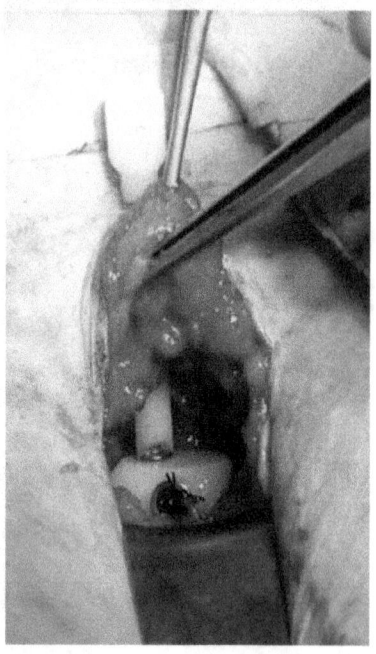

Abb. 93: Blasenspiegelung
Abb. 94: Positionieren des Netzes
(Mitella) unter der Harnröhre/Blasenhalsregion)
Abb. 95: Platzierung des Varitensors (Spannungsregler (Olive) und der
Zugfäden)
Abb. 96: Spannungsfreies Einstellen der Schlinge und Platzierung des
Varitensors auf der Faszie des geraden Bauchmuskels

Abb. 97: Auf- (links) und abgewickelte Zugfäden und ihr Effekt

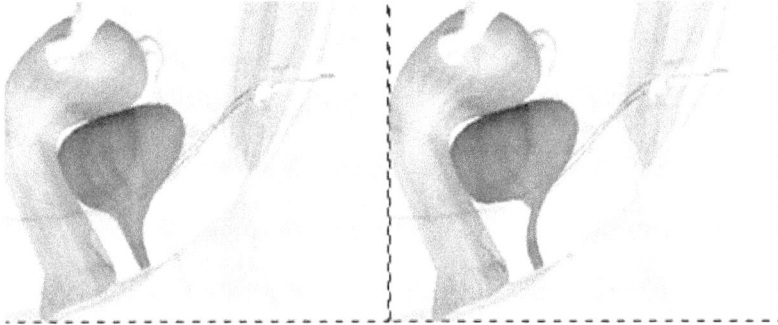

Abb. 98: Mit Ultraschall (rechts) kontrollierte Feineinstellung

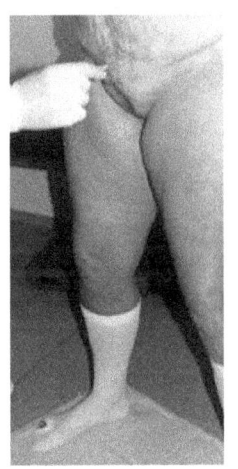 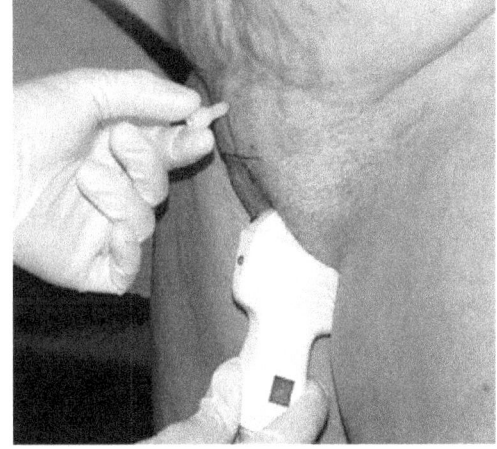

Abb. 99: Remeex im US   Abb. 100: Entfernung des Manipulators

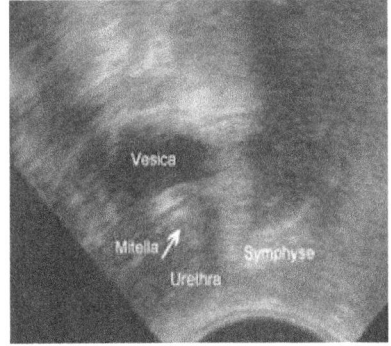 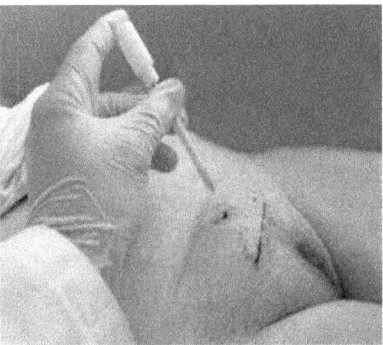

Die Grenze der Methode hinsichtlich der Indikation bei Vorderwand-
defekten wird, wie auch bei nicht adjustierbaren Schlingensystemen, das
mögliche Urethrakinking sein, auch wenn aufgrund einer Absenkung des
Bandes diese Gefahr in Grenzbereichen eher vermeidbar erscheint, jedoch
auf Kosten der erzielbaren Kontinenz. Aufgrund des Permanent-Implanta-
tes und der damit verbundenen möglichen Komplikationen (Infektion, Abstoßung, usw.) sowie der hohen Kosten des Systems, sehen wir derzeit
nicht die Indikation in der first-line-Therapie, so wie es z.t. bei unseren
romanischen Nachbarn (Italien, Spanien) gehandhabt wird. Die Frage, ob
ein Justieren an den ersten postoperativen Tagen - wie von einigen Operateuren durchgeführt - aufgrund von Schwellungen im Gewebe Sinn
macht, oder ein zu langes Belassen des Manipulators die Infektionsrate
erhöht, konnte bei vorliegender Fallzahl nicht abschließend geklärt werden.
Solange der Manipulator in situ ist, sollte eine Antibiose gegeben werden.
Möglicherweise ist es von Vorteil, nach Ausschluss einer Obstruktion den
Manipulator zu entfernen und eine Justierung z.b. erst nach Abschluss der
Wundheilung vorzunehmen, wie von anderen Autoren favorisiert.
Dies könnte außerdem eine Reduzierung der durchschnittlichen Liegezeit
bewirken. Grundsätzlich wäre die Durchführung von Studien mit einem
Vergleichskollektiv wünschenswert (prospektiv-radomisiert), aufgrund feh-
lender therapeutischer Alternativen in Kollektiven wie dem unseren lässt
sich ein solches Projekt nicht umsetzen, solange es keine vergleichbaren
alternativen Techniken gibt.
Die Kolpurethropexie durch eine suburethrale Schlinge mit einer
REMEEX™-Prothese erscheint als eine geeignete minimal-invasive Operationstechnik für Stressinkontinenz **in komplexeren Fällen**, wo das klassische retropubische Bandverfahren keine ausreichende Therapiesicher-
heit bieten kann.

Es ist aufwändig und stellt an das Pflegemanagement und an Operateure
größere Anforderungen als die bekannten spannungsfreien Schlingen-
Techniken. Sie ermöglicht es, die optimale Schlingenspannung individuell
einzustellen. Die Möglichkeit mehrzeitiger kontrollierter Korrekturen bei ver-
ändertem Status wäre ein deutlicher Vorteil, lässt sich das Implantat tatsächlich über lange Zeit readjustieren. Unsere bisherigen Erfahrungen was
das Aufsuchen des Varitensors angeht, sind gut. Wir bevorzugen, zum
Wohle der Patientin, allerdings eher die Kurznarkose vor der
Lokalanästhesie.

**Als Zielgruppe der Indikation sollten besonders Patientinnen mit
komplizierten (zum Beispiel postoperativen) Anomalien im kleinen
Becken, Situationen nach Querschnittslähmungen, mit Rezidiven anderer Inkontinenzbehandlungen und Inkontinenzen infolge erheblicher urethraler Hypermobilität sowie „Risikopatientinnen", also solche mit zu erwartender verminderter Erfolgswahrscheinlichkeit bei
anderen Inkontinenz-Operationen, mit Remeex® behandelt werden.**

8.7 Tipps und Hinweise für die Zeit nach der Entlassung nach OP
• In den ersten 6 Wochen nach der OP ist Heben von Lasten über **2-3 kg** nicht gestattet, auch sollten Sie Strecken und Tätigkeiten vermeiden, die durch Anspannung der Bauchdecken Druck nach unten auf den Beckenboden erzeugen (Wäsche aufhängen, Fenster putzen, Wäschekörbe tragen, Staubsauger tragen,...). In der Zeit danach bis zum Ende des ersten Vierteljahres sollten **5-7,5 kg** nicht überschritten werden, danach langsame Steigerung auf grundsätzlich **maximal 10-15 kg.** Allerdings immer unter Anwendung eines beckenbodenfreundlichen Gesamtverhaltens (das Sie ggf. in einem entsprechenden physiotherapeutischen Training erlernen müssen/sollten).
• **Duschen ist jederzeit gestattet.** Vollbäder, Schwimmbadbesuche und Geschlechtsverkehr sollten erst wieder aufgenommen werden, wenn der niedergelassene Frauenarzt die vaginale Wundheilung kontrolliert hat und diese ziemlich abgeschlossen ist (4-6 Wochen).
• Scheide, Harnröhre und Blase sind, wie Sie ja nun wissen, hormonabhängige Gewebe. Daher muss nach einer OP anfangs öfter, später weniger häufig ein Östrogenpräparat (vorzugsweise Estriol) in die Scheide eingelegt werden um Heilung und Funktion zu unterstützen. Der Aufbau der oberflächlichen Zellschichten, die Dicke der Scheidenhaut, die Durchblutung, die Qualität von Bindegewebs- und Gefäßpolster (um die Harnröhre) werden durch die Wirkung des Östrogens (Estriol) verbessert oder überhaupt ermöglicht. Unter Umständen verschwindet ein hormonmangelbedingter häufiger Harndrang mit Blasenentleerung in hoher Frequenz (z. B. stündlich). Die Abdichtungsfunktion der Harnröhre wird ebenfalls verbessert. Das Ausmaß der belastungsabhängigen Inkontinenz kann abnehmen. Hormonabhängige Scheidenentzündungen und Blasenentzündungen werden verhindert. Sie werden in der Regel mit der Maßgabe entlassen jeden 2. Abend 1 Tbl. (1mg) Estriol in die Scheide einzulegen. 4-6 Wochen nach der OP wird auf 2 x pro Woche reduziert. Diese Menge wird in der Regel bis zur ersten Nachuntersuchung (4-6 Monate) in den meisten Fällen beibehalten.
• Bei uns werden **Nachuntersuchungen** nach 4-6 und 12 Monaten in der Klinikambulanz (MVZ) angeboten (wird bei uns bei der Entlassungsuntersuchung besprochen).
• **Sport und vergleichbare Aktivitäten** dürfen nach frühestens 4-8 Wochen ausgeführt werden, sprechen Sie uns wegen dieser Aktivitäten an, hier gibt es, je nach Sportart, erhebliche Unterschiede zu beachten.
• **Ganzheitliches Beckenbodentraining** ist regelmäßig zu absolvieren. Beginn ca. 6-8 Wochen nach der OP, am besten unter physiotherapeutischer Anleitung. Die angeleiteten Übungen sind regelmäßig und möglichst täglich lebenslang durchzuführen. Auch die Wiederaufnahme von z. B. EEMA-Training sollte nach 6 Wochen wieder möglich sein. Hier sollte man nach 6 Wochen die Heilung kontrollieren, um das Training freizugeben.
• Es ist wichtig, für regelmäßigen und weichen **Stuhlgang** zu sorgen, der ohne Bauchpresse entleert werden kann. Wir empfehlen hier ein „Stufenschema":
 • ballaststoffreich ernähren,
 • tgl. (mittags) 1 Activia-Joghurt (oder vergleichbares) mit einem Esslöffel Weizenkleie, einem Esslöffel Leinsamenschrot, einem Esslöffel Olivenöl sowie Gewürzen nach Geschmack, evtl. auch mit z.B. gehobelter Gurke „Typ Tsatsiki") als Salatdressing oder einfach so als „Vorspeise" essen,
 • evtl. ergänzend 1-2 Päckchen/Meßlöffel Mukofalk® oder Movicol ® mit reichlich Flüssigkeit zuführen. Beide Substanzen eignen sich übrigens auch sehr gut, mit etwas weniger Flüssigkeit eingenommen (hier muss man sich an die richtige Menge „herantasten"), um bei der anfänglich manchmal bemerkten Schließmuskelschwäche (oder bei genereller Schwäche hier) den Stuhlgang so in seiner Konsistenz einzustellen, dass er besser einhaltbar wird (ohne wieder zum Entleeren zu fest zu sein).

- in manchen Fällen bedarf es, v.a. am Anfang etwas „drastischerer" Maßnahmen, z.B. der Zuführung von 1 Meßlöffel/Esslöffel Lactulose (Achtung: kann blähen), evtl. versetzt mit einigen Tropfen Laxoberal ®, auch hier muss man sich an die richtige Dosis „herantasten".
- selten nötig verhilft morgens nüchtern 1-3 (gehäufte) Teelöffel Bittersalz in 250-300 ml warmem Wasser sofort nüchtern getrunken zu einem guten Abführergebnis ohne im Gedärm zu reißen.
- **Hautpflege:** Feuchtigkeit auf der Haut führt zu deren Irritation, gesteigert wird die Irritation, wenn es sich um Feuchtigkeit von Ausscheidungsprodukten wie Urin oder Stuhl handelt. Luftdurchlässige Vorlagen oder Inkontinenzhosen bieten ein feucht-warmes Milieu, in dem sich Bakterien gut vermehren können. Hautinfektionen und Dekubitus können so entstehen. Häufiger Wechsel, Hautreinigung mit sanften Pflegemitteln und gute Intimhygiene sind hier unabdingbar. Unter Umständen muss mehrmals täglich mit lauwarmem Wasser abgeduscht und anschließend vorsichtig getrocknet werden (Tupfen, Föhnen). Je nach Empfehlung ist eine fetthaltige Creme (z.B. Linolafett ®) oder Heil-Salbe (z.B. Mirfulan®) aufzutragen.
- **Starkes Übergewicht und chronische Verstopfung sind Risikofaktoren,** die über eine Veränderung des Bauchrauminnendrucks oder die Anwendung einer Bauchpresse bei der Entleerung eine negative Auswirkung auf den Beckenboden und die Lage der Organe haben (können). Eine entsprechende Ernährungsberatung und ballaststoffreiche Ernährung in Kombination mit ausreichend Bewegung sind sinnvoll.
- Bei einer **Neigung zu Harnwegsinfekten** ist hinsichtlich der Flüssigkeitsaufnahme für eine ausreichende Trinkmenge zu sorgen (2 l tgl.). Neben Östrogenen lokal kann die Verabreichung von Döderlein-Bakterien (z. B. Vagiflor®) sinnvoll sein. Wir werden das bei der Entlassungsuntersuchung mit Ihnen besprechen. Auch empfehlen wir hier die tägliche Einnahme von 2 x 400 mg Cranberryextrakt in Kapselform, ergänzt durch 1 x 500 mg oder 2 x 200 mg Vitamin C (oral).
- Bei bestimmten Formen der Inkontinenz kann ein sog. **Toilettentraining** sinnvoll sein, ggf. ergänzt durch ein „Miktionsprotokoll". Hier werden zu- und ausgeführte Flüssigkeitsmengen sowie die Uhrzeit notiert und es werden unwillkürliche Entleerungen protokolliert (mit Uhrzeit und ungefährer Menge (Tröpfchen, Schwall, Blase ausgelaufen)). Anhand des Bogens kann dann das anzustrebende Miktionsintervall festgelegt werden. Die Erfolgskontrolle ist wiederum das Miktionsprotokoll. Ziel wäre eine Verlängerung der Miktionsintervalle.
- Wenn Sie vor der OP **Vitamin A und Vitamin D** verordnet bekommen haben, nehmen Sie es bitte wie besprochen weiter ein:
- Vitamin D3 [z.B. Vitamin D3 Köhler 2000 IE 120 St. (PZN 1000 50 79) 1-0-0] und
- Vitamin-A [z.B. Vitamin A-Saar 100 Kapseln N3 (PZN 0415 23 91) 1-0-0].
- Wir haben die Erfahrung gemacht, dass viele Frauen aus ganz unterschiedlichen Gründen Probleme damit haben, sich an die „10-kg-Grenze" zu halten. Beruf und Sport sind die häufigsten, Nachlässigkeit steht aber in der „Hitliste" hier auch sehr weit oben!

Sollte es hier einen Bedarf geben, weil es Arbeit, Sport oder Alltagsverhalten gebieten, dann sind die Operationsergebnisse durch das **postoperative belastungs-adaptierte Tragen eines Tampons,** in der Regel empfehlen wir hier Contam ® sehr viel nachhaltiger zu schützen. Sprechen Sie uns also hier im Rahmen des Entlassungsgespräches an. Der betreuende Frauenarzt (oder wir) können Ihnen nach 6 Wochen dann die entsprechende Größe „anpassen", die Handhabung erklären und diese verordnen.

Die Tampons („klassische" Form oder Würfel, es gibt sie auch individuell größenangepasst) entweder mit Oestrogynaedron 0,5mg - Creme (Wirkstoff: Estriol) oder mit z.B. Dexpanthenolcreme [Bepanthen®] einführen (je nach Verordnung). **Vor der Erstverwendung Tampon aus der Packung nehmen und unter fließendem warmen Wasser aufweichen, dann gut ausdrücken (Küchenpapier!).** Dann erst Creme auftragen.

Die Tampons können jeweils ca. 5-8 Tage verwendet werden. Tagsüber kann man die Tampons, wenn man den Eindruck hat, sie hätten sich mit Urin voll gesaugt, immer mal wieder mit fließendem Wasser auswaschen und mit etwas Bepanthencreme dann wieder einführen. Am Abend werden die Tampons mit heißem Wasser ausgewaschen (ohne Zusatz von Wasch- oder Desinfektions-mitteln), ausgedrückt und anschließend in ausgedrücktem Zustand in ein kleines Gefäß mit Essigwasser (pro 50 ml Wasser mit einem (größeren) Esslöffel Essig) gehalten. Nachdem der Tampon sich voll gesaugt hat, wird er herausgenommen, ausgedrückt und bis zum übernächsten Tag zum Trocknen bei Seite gelegt. Am nächsten Tag ist der andere Tampon an der Reihe. Dann erst wieder der vorhergehende. Diese Strategie ist wichtig, solange Sie nur im Besitz der „Probetampons" sind. Haben Sie Ihre Packung mit 10-20 Tampons erhalten, dann waschen Sie den Tampon nach dem Herausnehmen einfach heiß durch, legen ihn an luftigem Ort zum Trocknen, sammeln auf diese Weise eine gewisse Anzahl Tampons, die Sie dann in einem Wäschenetzchen bei 60° mitwaschen und anschließen zum Trocken aufhängen. Vor der nächsten Anwendung behandeln, als wäre der Tampon neu.

In der Regel wird der Tampon tagsüber getragen, eventuell empfehlen wir auch das Tragen in der Nacht. Im Verlaufe von 24 Stunden sollten dabei Tragzeiten von über 16-18 Stunden nicht überschritten werden (6-8 Stunden „Tamponpause").

• Bisweilen bedarf es der Verschreibung von **hormonfreien Vaginalovula** bei z. B. Scheidentrockenheit. Wir verordnen hier

RP: 0,6 g Oleum Calendulae; 12.500 I.E. Vitamin D3; Neutralöl; Adeps solidus q.s. XXIV Ovula ad 2 g oder wirkstoffgleich eine Creme, die mit Applikator eingeführt wird.

Diese sollten Sie 3 x wöchentlich nachts einführen. Die Verordnung kann wieder-holt, die Dosis ggf. auch auf 2 x pro Woche reduziert werden. Auch wenn es den Apotheker nicht glücklich macht, grundsätzlich muss jede Apotheke ein solches Rezept beliefern, es kann aber ein paar Tage dauern!

• Manchmal benötigt die Blase nach einer Operation ein wenig „Motivation", sich ausreichend restharnfrei zu entleeren. Die Verabreichung eines **„Cholinergikums" (Ubretid®,** Myocholine®) kann Ihnen empfohlen werden. In aller Regel kontrollieren Sie die Restharnwerte dann ja über einen liegenden Bauchkatheter (SPK), in dessen Handhabung und Pflege Sie während des stationären Aufenthaltes unterwiesen wurden. Eine wöchentliche Meldung der Restharnwerte ist dann sinnvoll. Sind diese in einem akzeptablen Rahmen (um die 100 ml und darunter, keine nennenswerten „Ausreißer" nach oben mehr), dann wird das Ubretid ® 5mg ausgeschlichen. Auf keinen Fall sollte man es abrupt absetzen:

	morgens (8 Uhr)	mittags (14 Uhr)	abends
Tag 1-4	1	1	0
Tag 5-7	1	½	0
Tag 8-10	½	½	0
Tag 11-13	½	0	0

Kapitel 9   Funktionsstörungen der Harnblase mit Leitsymptom „Drang"

In diesem Kapitel erfahren Sie etwas über die Problematik der Dranginkontinenz. Prof. Petros hat in diesem Zusammenhang bei seinen Überlegungen zur Funktion der Beckenbodenorgane interessante Ansätze, die sich auf Architekturstörungen des Beckenbodensystems beziehen entwickelt, um zwei ganz bedeutende Störungen der Blasenfunktion von dieser Seite her zu erklären. Auch das werden wir hier erläutern.

9.1 Integraltheoretischer Ansatz

9.1.1 Urge/Urgency – sehr häufiges Wasserlassen
Bei intakter Anbindung der suburethralen Scheide (querer Balken in Abb. 101) an den M. pubococcygeus im Bereich des paraurethralen Sulcus (kleiner Kreis) kommt es (reflektorisch) zur Spannung der suburethralen Hängematte mit Zunahme des Blasenvolumens durch Kontraktion des M. pubococcygeus (graue Pfeile). Dadurch wird eine Erregung der Druck-(Presso)rezeptoren (Ellipse) unter der Blasenhalsregion verhindert. Diese Region ist somit druckentlastet (Abb. 101a).

Mit zunehmender Blasenfüllung und damit zunehmendem Druck auf die suburethrale Scheide wird (reflektorisch) die Spannung der Hängematte erhöht. Dadurch wird weiterhin eine Erregung der Rezeptoren verhindert (Abb. 101b).

Es wird deutlich, dass diese Entlastung der Rezeptoren abhängig ist von

• der Elastizität der suburethralen Scheidenwand,
• der Anbindung der Hängematte an die Mm. pubococcygei (aus zwei Gründen: erstens damit die Kontraktion effektiv sein kann, zweitens, weil durch schlechte Anbindung und Laxität der Hängematte die Effektivität der Kontraktion abnimmt,
• der Kontraktionskraft der Beckenbodenmuskulatur.

Ist die Elastizität der suburethralen Scheide aufgebraucht oder die Kontraktionsfähigkeit der Muskulatur an ihrem physiologischen oder pathologischen Ende angekommen, so wird der Druck der gefüllten Blase auf die Rezeptoren weitergegeben. Diese feuern nun Impulse, die weitergeleitet, den Miktionsreflex bahnen. Dieser läuft nun inkomplett (gehemmt) oder komplett ab. Es kommt zu sensorischen oder motorischen Drangepisoden (Abb. 101c).

Damit wird deutlich, welche Bedeutung die Integrität der suburethralen Scheide und der Beckenbodenmuskulatur auch für die Entstehung von Urge-Symptomen hat. Es zeigt sich hieran auch, dass bei entsprechend gelagerten Fällen eine Urge-Problematik durchaus chirurgisch angegangen werden muss, um die Symptomatik zu beherrschen.

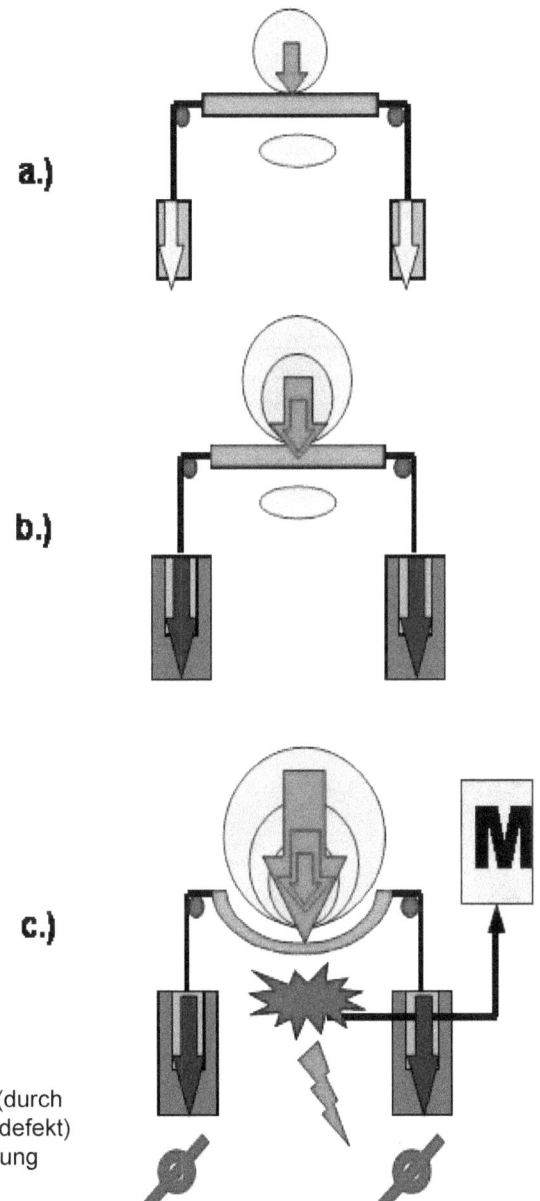

Abb. 101:
Die Bedeutung der
Scheidenschlaffheit (durch
seitlichen Fixierungsdefekt)
für die Drangentstehung
(nach Prof. Petros)

Es wird auch deutlich, warum in solchen Fällen die pharmakologische Behandlung mit Parasympatolytika (= Medikamente, die die Wirkung des parasympathischen Nervs auf den Blasenmuskel hemmen) nur geringe Erfolgsaussichten mit sich bringt.

9.1.2 Nykturie (häufiges nächtliches Wasserlassen)

Bei stehender Patientin mit intakter ligamentärer Fixierung der Scheide im Bereich der Sakrouterinligamente kommt es zu der bereits in den vorangehenden Abbildungen dargestellten Entlastung der Pressorezeptoren (PR) mit Füllung der Blase bis zu einem gewissen Punkt (Abb. 102a). Legt sich die Patientin mit schlechter sakrouterinligamentärer Fixierung der Scheide hin, dann kommt es in Folge der Lageveränderung auch zu einer Verlagerung der Blase. Die Belastung der Scheide mit Versagen der posterioren Fixierung führt zur Stimulierung der Pressorezeptoren, da die kranialen 2/3 der vorderen Scheidenwand durch ihre Anbindung an die Blase ebenfalls in die Dislokation durch den Lagewechsel involviert sind (Abb. 102b). Auch hier kommt es zu einer prämaturen Aktivierung physiologischer Prozesse. Dies kann durch eine Restitution der posterioren Fixierung der Scheide durch z.B. Pessare oder operative Techniken zumeist rasch behoben werden.

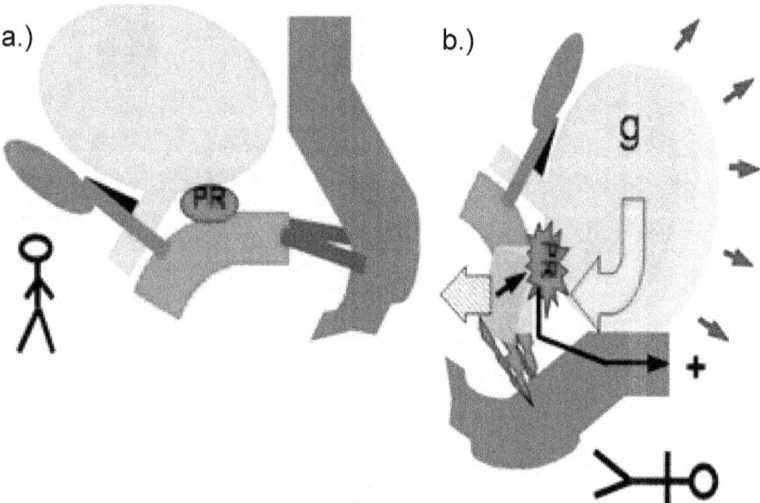

Abb. 102: Entstehung nächtlichen Harndrangs
durch Fixierungsdefekt des Scheidengrundes
a.) Situation stehend, hintere Fixierung intakt
b.) liegend bei ungenügender Fixierung hinten

9.2. Morphologischer Ansatz von Seite der Blase(nschleimhaut)

9.2.1 Kurzer pathophysiologischer Überblick

Hier ein kurzer Überblick über die pathophysiologischen Erklärungsansätze (Prof. Hohlbrugger):(vgl. Abb. 103):

▶ Die Blasenschleimhaut schützt den Blasenmuskel vor dem
Eindringen der im Urin gelösten Salze, vor allem Kalium.

▶ In der Blasenwand gibt es Regulationsmechanismen, die in der
Lage sind die Kaliumkonzentration im Urin auf einem für den
Muskel „erträglichen" Niveau zu halten.

▶ Zuviel Kalium, das durch die Schleimhaut an den Muskel gelangt,
führt dort zu einer Reizung, nicht zu einer Kontraktion des
Blasenmuskels (dafür ist Kalzium erforderlich), dennoch ist das
Gefühl dann sehr unangenehm – es ist ein Harndrang, der dann
entsteht.

▶ Die Intaktheit der Schutzschicht ist abhängig von
unterschiedlichen Faktoren, unter anderem von der
Hormonsituation, der Durchblutung der Blasenwand und der
Wirkung oder Abwesenheit von Gift- und Reizstoffen (wie Nikotin,
andere Genussgifte, Chemikalien/Pharmaka).

▶ Die sog. Glykosaminoglykanschutzschicht wirkt vergleichbar mit
der Wachsschicht auf dem Autolack. Ist sie defekt, dann wird eine
Reihe von Prozessen in Gang gesetzt, die dazu führen, dass der
Blasenmuskel mit Giftstoffen in Kontakt kommt.

▶ Neben der Reizung führen diese Giftstoffe auch zu einer Störung
der Durchblutung. Diese wiederum ist aber erforderlich, damit die
Schleimhaut Schutzschicht aufbauen kann. Hier beginnt ein
„Teufelskreis".

9.2.2 Resultierende Therapieansätze
Therapeutisch sollte versucht werden die Noxen auszuschalten (süße,
saure oder alkoholhaltige Getränke, Tee, Kaffee, ...), die hormonelle
Situation zu optimieren (lokal Estriol, 2 x 0,5 mg pro Woche), eine bakte-
rielle Kontamination zu beseitigen (Preiselsan® 2-3 x 1-2 Lutsch-
tablette(n)* über 3 Monate, Cranberry-Kapseln 400 mg 2-3 x tgl. oder
TMP 100 mg 1-0-1 über 6 Wochen) und nach Sicherung der Verdachts-
diagnose eine Behandlung einzuleiten. Es existieren unter-schiedliche
Therapieschemata (nach Hohlbrugger), die (früher) neben Verapamil
(Durchblutungssteigerung, Ca++-Antagonist - nicht mehr verfügbar),
einem Kortikoid und Heparin unterschiedliche Substanzen mit Einfluss
auf die Blasenwand beinhalten:

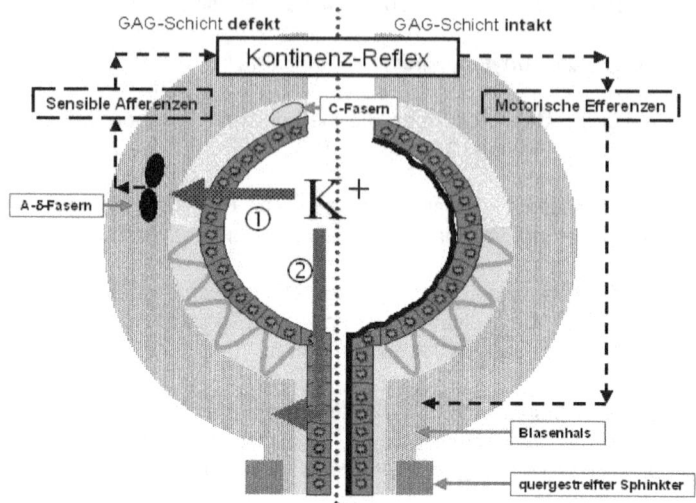

Abb. 103: Kalium stimuliert den Blasenmuskel und provoziert einen durch die Kontinenzreflexe (Sphinkterkontraktion) kontrollierten Harndrang. In einer krankhaften Situation kann dies zu einer Beckenbodenkontraktion bei der Miktion führen (sog. Detrusor -Sphinkter-Dyssynergie (DSD)). Auch eine direkte Wirkung auf den glattmuskulären Sphinkter ist denkbar, da nicht in allen Fällen einer funktionellen DSD ein pathologisches Elektromyogramm der Beckenbodenmuskulatur (quergestreifte Muskulatur) ableitbar ist.

• Pentosanpolysulfat,
• DMSO (Dimethylsulfoxid),
• Hyaluronsäure.

Gute Erfolge werden auch mit Uropol® berichtet, z. B. im Rahmen einer einmal wöchentlichen Instillation in die Blase über 4 - 8 Wochen. Wir z.b. behandeln zunächst 4 Wochen lang. Stellt sich eine Besserung ein, dann wird mit der zweiten Hälfte der Behandlung fortgefahren.

9.2.2.1 EMDA-Therapie

Eine weitere Behandlungsform, die sich etabliert hat, ist die sogenannte **E.M.D.A. – Therapie = Elektro Motive Drug Administration.**
Hierbei erfolgt mit Hilfe eines elektrischen Feldes schmerzfrei über einen in die Harnblase eingelegten „Spezial"-Katheter die gezielte Abgabe von in Flüssigkeiten gelösten Medikamenten in tiefere Gewebeschichten der Harnblase - also ein Zusammenwirken von Iontophorese, Elektrophorese und Elektroporation.
Die eingesetzten Medikamente richten sich gezielt gegen die Schmerzen und die chronische Entzündung der Harnblasenschleimhaut. Außerdem kann gleichzeitig eine Blasendehnung (Zysto - oder Hydrodistension) zur Vergrößerung der Blasenkapazität erfolgen.

142

Die E.M.D.A.-Therapie hat positiven Einfluss auf viele Symptome:
- Miktionsfrequenz und Harndrangsymptomatik,
- Schmerzsymptomatik,
- Blasenkapazität.
- Lebensqualität.

Die E.M.D.A. erfolgt im Regelfall in 2 Stufen: zunächst erfolgt eine Zysto-Distension (Blasen-Dehnung) mit Lidocain/Dexamethason zur Kapazitäts-steigerung; hiernach in der 2. Stufe Applikation einer Pentosan® 200 mg oder Heparin® 15.000 IE -Lösung zum schrittweisen „Aufbau" der Blasenschleimhaut.

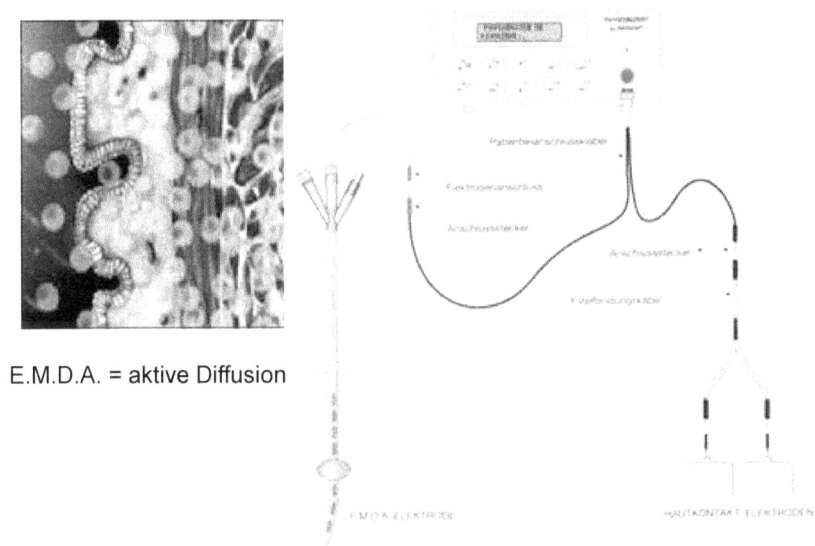

E.M.D.A. = aktive Diffusion

Abb. 104: EMDA-System

Der positive „Effekt" der Therapie hält im Durchschnitt 3 Monate an, es ist also in der Regel eine Erhaltungstherapie erforderlich.
Vorteil der E.M.D.A. ist die Tatsache, dass hier eine wenig invasive und weitestgehend schmerzfreie Therapie von hoher Wirksamkeit und ohne systemische Nebenwirkungen zur Verfügung steht, die beliebig oft wiederholt werden kann.
Geringe lokale Nebenwirkungen (Hämaturie, Harnwegsinfekt, kurzzeitige Verstärkung der Symptome unmittelbar nach Therapie) sind möglich.
Entscheidend ist auch, das mit dieser Therapie eine gleichzeitige Behandlung aller Hauptsymptome der Interstitiellen Zystitis möglich ist.
E.M.D.A. ist eine etablierte Therapie bei der Interstitiellen Zystitis und aufgrund ihrer guten Wirksamkeit und geringen Nebenwirkungen auch als Primärtherapie zu empfehlen.

9.2.2.2 Botox-Therapie

Das Nervengift Botulinumtoxin Typ A (kurz: Botox) ist vielen als Mittel zum Beseitigen von Falten bekannt. Es ist ein Eiweiß, das von dem anaeroben (sauerstofflos lebenden) Bakterium Clostridium botulinum gebildet wird. Seine Wirkung auf das Nervensystem wurde bereits vor etwa 100 Jahren beschrieben, als auffiel, dass der Verzehr von mit Clostridium botulinum verseuchten Konservendosen zu Lähmungserscheinungen führen kann. Schon bald wurden von Ärzten unterschiedlichster Fachrichtungen Überlegungen angestellt, wie man diese Wirkung von Botulinumtoxin therapeutisch nutzen könnte. In der Orthopädie wird es in geringster Dosierung in chronisch verkrampfte (spastische) Muskeln gespritzt, um sie gezielt wieder zu lockern. Den gleichen Effekt nutzen ästhetische Chirurgen, um Gesichtsfältchen zu entfernen, und Hautärzte hemmen mit Botox übermäßige Schweißbildung. So lag es nahe, die Wirkung von Botox auch zur Behandlung der spastischen Blase und des überaktiven Blasenmuskels (overactive bladder syndrome - OAB) zu nutzen. **Seit Jahren wird es mittlerweile erfolgreich therapeutisch eingesetzt, um eine überaktive Blase zu behandeln, und zwar dann, wenn Anticholinergika versagen. Seit Februar 2013 ist es dazu auch in Deutschland zugelassen, vorher war es ein sog. „off-labe-use"** (das bedeutet, dass das Medikament für ein anderes Anwendungsgebiet eingesetzt wird als das, für das es zugelassen und seine Wirkung erwiesen ist. Die gesetzliche Krankenversicherung muss in solchen Fällen nur dann für die Kosten aufkommen, wenn es um die die Behandlung einer schwerwiegenden Erkrankung geht, für die es keine andere Therapie gibt und eine begründete Aussicht auf Erfolg besteht).

Seit Anfang Februar 2013 hat ein Botulinumtoxin Typ A-Präparat die Zulassung zur Therapie der Reizblase: Es darf erwachsenen Patienten verordnet werden, die unter einer "idiopathisch überaktiven" Blase mit den Symptomen **Harninkontinenz**, imperativer Harndrang und häufiges Wasserlassen leiden und die auf **Anticholinergika** nur unzureichend angesprochen oder diese nicht vertragen haben.

Damit sich Muskelfasern zusammenziehen können, brauchen sie den Botenstoff Acetylcholin, der an den Nervenenden wirksam wird. Botox hemmt zum einen die Ausschüttung von Acetylcholin, dadurch wird die Signalübertragung blockiert, die Muskelfasern werden gelähmt. Zusätzlich wirkt es auch auf die sensorischen Nervenenden hemmend. Beide Eigenschaften wirken auf die überreagierende Blasenmuskulatur beruhigend, der Harndrang lässt nach, Urinverlust tritt seltener auf oder verschwindet für eine bestimmte Zeit vollständig

Kapitel 10 Beckenbodenphysiotherapie

In diesem Kapitel erfahren Sie etwas über Beckenbodenphysiotherapie inkl. der (Bedeutung der) vaginalen Tastuntersuchung (Palpation)
in der krankengymnastischen Betreuung von Beckenbodenpatientinnen, dessen Inhalt Frau Astrid Landmesser, Physiotherapeutin aus
Erkelenz, zusammengestellt hat.

Die Beckenbodengymnastik muss durch eine Physiotherapeutin angeleitet
werden. Dabei kommen Einzel- und/oder Gruppenphysiotherapie zur Anwendung.
Im Rahmen der physiotherapeutischen Betreuung ist u. a. in unseren Augen die Beckenbodenbeurteilung durch die betreuende Physiotherapeutin
unabdingbar. Zusammen mit entsprechend geschulten Physiotherapeutinnen werden mittlerweile Untersuchungskurse für Krankengymnastinnen
angeboten. Eine der Seminar- und Praktikumsanleiterinnen ist Frau Astrid
Landmesser aus Erkelenz. Freundlicherweise erklärte sie sich dazu bereit,
zur Beckenbodenphysiotherapie allgemein und zur vaginalen Untersuchungstechnik für Beckenbodentherapeutinnen im Speziellen hier einen
Beitrag einzubringen. Ihr Mitwirken unterstreicht die Wichtigkeit der engen
Kooperation zwischen ärztlichem und krankengymnastischem Bereich.

10.1 Physiotherapie bei Beckenbodenfunktionsstörungen

10.1.1 Einführung
Eine gut funktionierende Beckenbodenmuskulatur ist die Basis der
Kontinenz. Aus diesem Grund hat das Beckenbodentraining eine sehr
große Bedeutung in der Prophylaxe und Therapie bei Harn- und Stuhlinkontinenz und bei Senkungen der Beckenorgane.
Die Beckenbodentherapie sollte durch eine spezialisierte Physiotherapeutin angeleitet werden. Dabei können Einzeltherapie und Gruppentherapie
zur Anwendung kommen.

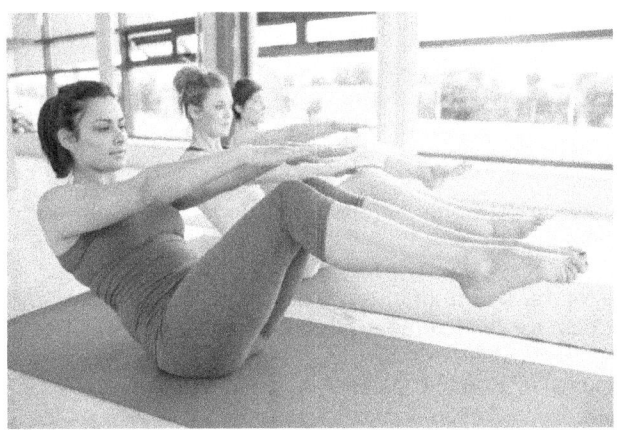

Leider ist der Beckenboden im Bewusstsein der Frauen kaum oder meist gar nicht verankert. Wenn er funktioniert, wird er nicht bemerkt und demzufolge auch nicht zusätzlich bewusst trainiert.

Wünschenswert wäre, wenn jedes junge Mädchen bereits frühzeitig über die Funktion der Beckenorgane und des Beckenbodens aufgeklärt würde. Viele Spätschäden könnten dadurch möglicherweise erheblich gemindert werden.

Schon in der Schule schleicht sich beispielsweise mit dem Überfüllen der Blase oder auch durch häufiges prophylaktisches Entleeren erstes Fehlverhalten ein, was in beiden Fällen das Füllungsvermögen der Blase negativ beeinflusst.

Häufig werden die Blase und der Darm durch falsche Pressmanöver entleert, weil keine Zeit da ist oder die Schultoiletten nicht zum entspannten Sitzen auf der Toilette einladen. Ebenso kann auch die Obstipation schon eine frühe Ursache für spätere Senkungsprobleme sein.

> *Fehlerhaftes Toilettenverhalten irritiert den Beckenboden und die Beckenorgane und kann langfristig zu Schädigungen führen.*

Gleich zu Beginn soll darauf hingewiesen werden, dass es nicht immer nur der schwache Beckenboden ist, der Training braucht, sondern häufig auch der verkrampfte Beckenboden.

Wenn ein Kind oder eine Frau Angst vor Harnverlust hat, beginnt der Kopf etwas Richtiges anzuleiten, nämlich: den Beckenboden anzuspannen, damit nichts herausläuft.

Wird diese Anspannung dauerhaft praktiziert, führt dies zur Verkrampfung des Beckenbodens, wodurch das komplexe System der Kontinenzsicherung massiv gestört wird. Die häufig noch „zu Trainingszwecken" praktizierte Harnstrahlunterbrechung verschlechtert den Zustand zusätzlich, da während eines Entleerungsvorganges der Beckenboden nicht entspannt, sondern mehrfach angespannt wird. Restharnbildungen und ständiges Dranggefühl sind oft die Folge.

Wichtig ist ein **gut koordinierter Beckenboden.** Bei der Entleerung von Stuhl und Harn muss er gut loslassen können. Um bei Belastungen wie z.B. Husten, Niesen, Heben und Tragen adäquat reagieren zu können, benötigt er darüber hinaus ausreichend Kraft und Koordination.

Auch für die Sexualität ist ein koordinierter Beckenboden wichtig, damit ein lustvolles Zusammensein möglich ist.

10.1.2 Was macht nun ein(e) spezialisierte(r) Physiotherapeut(in) in der Behandlung?

Vorab: Nichts, das nicht im Vorfeld mit der Patientin besprochen wäre und zu dem sie (im Interesse für das Kennenlernen des Beckenbodens und der Funktionen sowie zur Verlaufs- und Erfolgskontrolle) ihre Einwilligung (schriftlich) erklärt hat, wird durchgeführt.

Jede Behandlung startet mit einer ausführlichen **Anamnese**, in der nach den möglichen Ursachen für die Inkontinenz oder Senkung gefragt wird.

Zur **allgemeinen Befundaufnahme** und der daraus abgeleiteten Therapie gehören:

- Das Führen und Auswerten eines Miktions- und Defäkationsprotokolls,
- die Erfragung und Veränderung des Verhaltens auf der Toilette (keine Pressmanöver keine Harnstrahlunterbrechung),
- Wahrnehmen und Erlernen von Beckenbodenan- und -entspannung (z.B. durch Visualisierungsübungen und Vermittlung von Anatomie und Physiologie des Beckenbodens und der Beckenorgane),
- Beurteilung des allgemeinen Haltungs- und Bewegungsverhaltens und der Atmung,
- Durchführung von Belastungstests, die individuell auf die Patientin und auf deren Fehlbelastungen zugeschnitten sind, wie:
  - Seilspringen,
  - Hüpfen auf dem Trampolin,
  - Aufpusten von Luftballons,
  - Stresstest im Stand,
  - Pad-Tests,
  - Heben und Tragen.
- Lebensqualitätsabfrage in einfacher Form (siehe Kasten) oder nach einem validierten Fragebogen, wie z.B. dem „Kings Health"-Fragenbogen.

> **Vor der Therapie:**
> ☹ 1 --- 2 --- 3 --- 4 --- 5 --- 6 --- 7 --- 8 --- 9 --- 10 ☺
>
> **Während der Therapie:**
> ☹ 1 --- 2 --- 3 --- 4 --- 5 --- 6 --- 7 --- 8 --- 9 --- 10 ☺
>
> **Nach der Therapie:**
> ☹ 1 --- 2 --- 3 --- 4 --- 5 --- 6 --- 7 --- 8 --- 9 --- 10 ☺

Zur **speziellen Befundaufnahme** gehört zusätzlich ein vaginaler (oder auch anorektaler) Untersuchungsbefund. Dies wird seit einiger Zeit zunehmend auch durch spezialisierte Physiotherapeutinnen praktiziert.
Die Vorgehensweise bei dieser Untersuchungstechnik wurde nach internationalen Standards durch Referenten der Arbeitsgemeinschaft GGUP (Gynäkologie, Geburtshilfe, Urologie, Proktologie) des Zentralverbandes der Krankengymnasten ZVK entwickelt. Physiotherapeutinnen können in einer entsprechenden Fortbildung diese Technik erlernen.
Die Physiotherapeutin klärt die Patientin über die Untersuchungstechnik auf und lässt die Patientin eine Behandlungszustimmung (Informed Consent) schriftlich bestätigen.

P	Power	Kraft der Beckenbodenmuskulatur (Oxford-Grading, s.d.)
E	Endurance	Ausdauerkraft ca. 10 s halten (slow-twitch-Fasern) mit anschließender Entspannung
R	Repetitions	ca. 5 Wiederholungen der Übung, dann Entspannung
F	Fast Contractions	Schnellkraft (fast twitch fibres) bis zu 10 schnelle Anspannungen
E	Elevation	Blasenelevation: „Lift" des Levator ani
C	Cough Response	Reaktion beim Hustentest, Beurteilung der Kontinenz
T	Transcribe it all	Dokumentation aller Ergebnisse

Während der Untersuchung werden die folgenden Kriterien beurteilt:
• Muskeltonus (Hypertonus, Hypotonus, Normotonus),
• evtl. vorhandene Senkungen im Ring of Continence (ROC),
• Muskelkraft (PERFECT-Schema nach Laycock 1994 (s.o. Tabelle).

Beurteilt wird nach dem Oxford-Grading:

Grad	Merkmale
0	keine Kontraktion spürbar
1	kaum spürbare, zuckende Kontraktion, von außen am Damm nicht sichtbar
2	schwache, eindeutig spürbare Kontraktion, leichter Druck am Untersuchungsfinger
3	mittlere Muskelkraft, deutlicher Druck am tastenden Finger, leichter perinealer Lift am Damm erkennbar
4	gute Muskelkraft, deutlicher Druck am Finger, Lift gegen leichten Widerstand möglich
5	sehr starke Muskelkraft, Kontraktion gegen Widerstand möglich, deutlich „einsaugende" Bewegung nach kranio-ventral

In welchen Fällen die vaginale Tastuntersuchung durchgeführt wird, entscheidet sich aus der Anamnese und Befundaufnahme. Um einen genauen Anhaltspunkt über die Art der Schädigung zu erhalten, sollte sie bei folgenden Indikationen durchgeführt werden: Belastungs- und Dranginkontinenz; Harnretention, Stuhlinkontinenz, Konstipation, Operationen, Lageanomalien, Schmerzsyndrome u. a..

Die Dokumentation erfolgt über einen Befundbogen, ein Beispiel zeigt die Abb. 106.

Abb. 105:
Physiotherapeutische
Arbeit mit Palpation
Und
Spiegelkontrolle

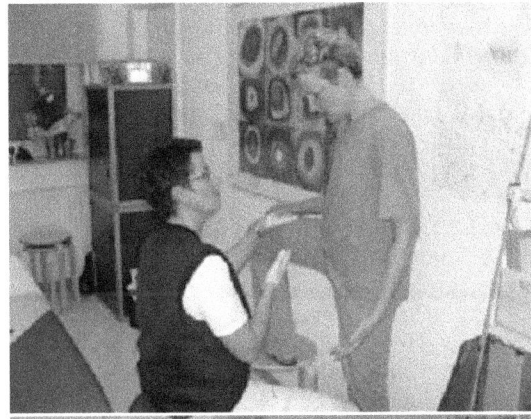

a) Untersuchung im Stehen I

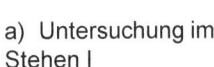

b) Untersuchung im Stehen II

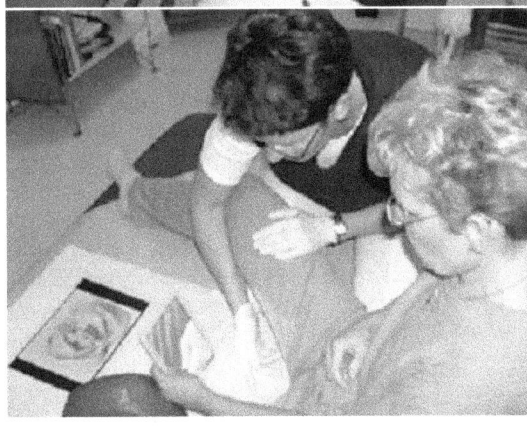

c) Spiegelkontrolle als Feedback im Sitzen

Kontraindikationen sind für die Physiotherapeuten: Ablehnung durch Patienten, Verdacht auf Missbrauch, Verdacht auf psychische Störungen, Infektionen, Geschlechtskrankheiten, präpartal, unmittelbar postpartal/ postoperativ oder nach Bestrahlung.

Wenn Anamnese und Befundaufnahme die Richtung angezeigt haben, müssen die Trainingsziele abgestimmt werden, damit ein optimaler Behandlungsablauf resultieren kann.

10.1.3 Behandlungskonzepte

10.1.3.1 Behandlung bei Belastungsinkontinenz:

Hier muss im Vordergrund stehen, dass die Patientin erlernt, bei Druckbelastungen wie Husten, Niesen, Heben und Tragen den Beckenboden adäquat anzuheben, um dem geschädigten Beckenboden wieder eine bessere Reaktionskraft und -geschwindigkeit zu vermitteln. Die **Fast Twitch Fibres** müssen bevorzugt gebahnt werden, da insbesondere bei Allergikern oder chronischen Hustenattacken der Beckenboden von massiven Stößen belastet wird.

Bei Patienten, die viel heben, müssen auch die **Slow Twitch Fibres** trainiert werden, denn hier fehlt häufig die Ausdauerkraft des Beckenbodens. Der Beckenboden kann max. 10-15 Sekunden anspannen. Danach sollte er wieder entspannen dürfen. Die Anleitung den Beckenboden zu jeder Zeit anzuspannen (immer anspannen) führt häufig zu Fehlinterpretationen beim Patienten. Wichtig ist es, den Beckenboden bei einer Belastung kurzzeitig anzuspannen, um ihn anschließend wieder zu entspannen. Dies kann z.B. bei starken Niesattacken unter Umständen mehrmals hintereinander der Fall sein.

Diese Belastungssituation trainiert der Patient mit speziellen Übungen und automatisiert die Verhaltensweisen, um auf die alltäglichen Belastungen reagieren zu können (vgl. Abb. 106: Druckbelastung und Reaktion). Dies erfordert ein hohes Maß an Motivation und Compliance bei den Patienten, da nur ein konsequentes Training auch langanhaltenden Erfolg bringt. Sowohl die WHO wie auch die Arbeitsgemeinschaft Urogynäkologie und plastische Beckenboderekonstruktion (AGUB e.V.) der Dt. Gesellschaft für Gynäkologie und Geburtshilfe e.V. ordnen in ihren Empfehlungen der Belastungsinkontinenz Grad I die konservative Therapie als Behandlungsoption zu, und dazu gehört die (professionell angeleitete) Beckenbodenphysiotherapie.

10.1.3.2 Behandlung bei Drang- /Urge-Inkontinenz

Dranginkontinenz oder die ‚überaktive Blase' (OAB) hat unterschiedlichste Ursachen. Diese zeigen sich oftmals in einem Fehlverhalten bei den Toilettengängen. Die Patienten suchen häufig für Kleinstmengen die Toilette auf und verringern somit die Blasenkapazität. Sie reagieren bei ansteigendem Drang oft panisch und rennen zur Toilette. Die Lebensqualität ist dadurch erheblich eingeschränkt.

Befundbogen Frau: _____ geb. am.: _____ vom: _____

Vaginaler Befund ☐   Analer Befund ☐

Sichtbefund: (im Sitzen angelehnt an die Wand, mit Spiegelkontrolle):

_____

_____

Tastbefund: (im Stehen)

_____

_____

zuziehend:	ja ☐	nein ☐	hypoton/normoton/hyperton
hebend:	ja ☐	nein ☐	

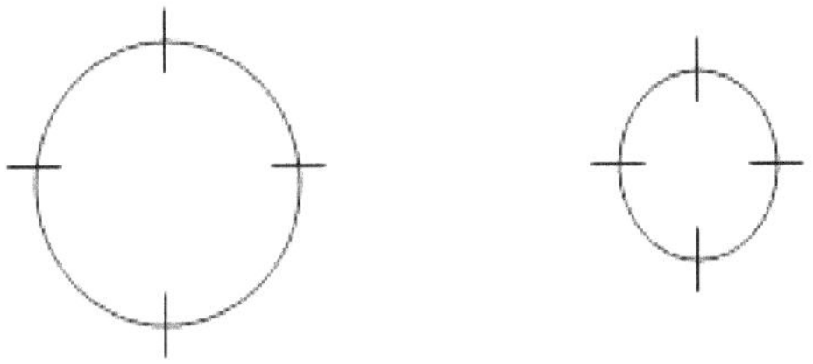

Kraft: 0 - 1 - 2 - 3 - 4 - 5   (Oxford Grading)
Zystozele: stark (III.°)   mittel (II.°)   leicht (I.°)
Rectozele: stark (III.°)   mittel (II.°)   leicht (I.°)
Uterus(Cervix: unteres 1/3   mittleres 1/3   oberes 1/3 der Scheide

Ausdauerkraft   <10 sec   10 sec   >10 sec
Schnellkraft   mäßig (3-5x) gut (bis 10x) schlecht/nicht möglich
Loslassen   mäßig   gut   schlecht

Uterus/**B**lase/**R**ectum - was ist gesenkt (mit Buchstaben im Schema eintragen)

Husten: Anspannung beim Husten:
☐   starke Senkung   ☐   bleibt starke Senkung
☐   leichte/mittelgradige Senkung   ☐   bleibt leichte/mittlere Senkung
☐   keine Senkung   ☐   keine Senkung mehr zu sehen

   Pressverhalten:
   ☐   starke Senkung
   ☐   leichte/mittelgradige Senkung
   ☐   keine Senkung

Stresstest im Stehen: kontinent/inkontinent   Ausmass:
Stresstest im Liegen: kontinent/inkontinent   Ausmass:

Abb. 106: Beispiel für einen physiotherapeutischen Befundbogen

Die Trink- und Miktionskontrolle ist hier ein wichtiges (und kostengünstiges) Verfahren, um den Patienten die eigene Blasenkapazität bewusst zu machen. Hat der Patient verstanden, dass seine Blase ca. 250-450 ml speichern kann, dann ist schon ein erster wichtiger Schritt geschafft. Das Abmessen der Harnmenge mit Messbecher ist hier das wichtigste sichtbare Feedback. Die Drangpatienten müssen lernen: „Kontinenz fängt im Kopf an." (Zitat: Prof. Otto, Bad Wildungen)

Sie erlernen, den Drang mit An- und Entspannen des Beckenbodens zu regulieren. Auch Entspannungsübungen (z.b. nach Jacobson oder autogenes Training) helfen, Barrieren zu überwinden.
Hier die wichtigsten Tipps bei Drang (vgl. Abb. 107 f).

> **Das Geheimnis der Blase besteht darin, den Druck in der Blase**
> **vom Gehirn aus zu steuern und nicht darin, schneller laufen zu können.**
> Zitat: Millard; Vom Drang zur Pein

Druckbelastung z.B. Hustenstoß

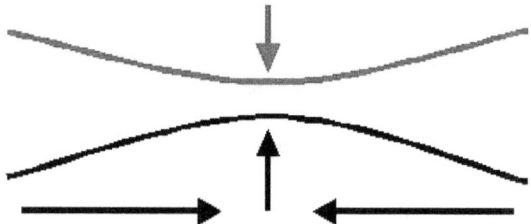

Zeitnahe Reaktion des Beckenbodens auf die Druckbelastung
Abb. 107: Druckbelastung und Reaktion

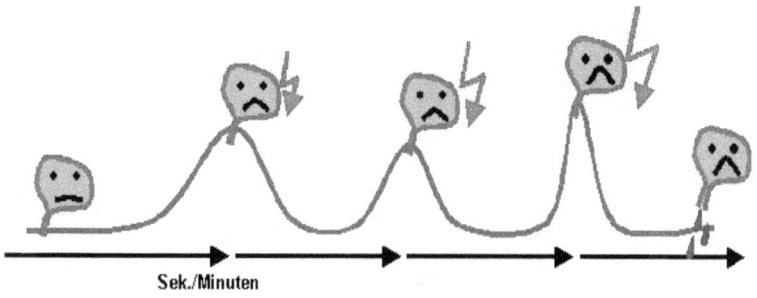

Sek./Minuten

Abb. 108: Drang-Symptomatik

Abb. 109: Tipps zur Eindämmung des Harndranges

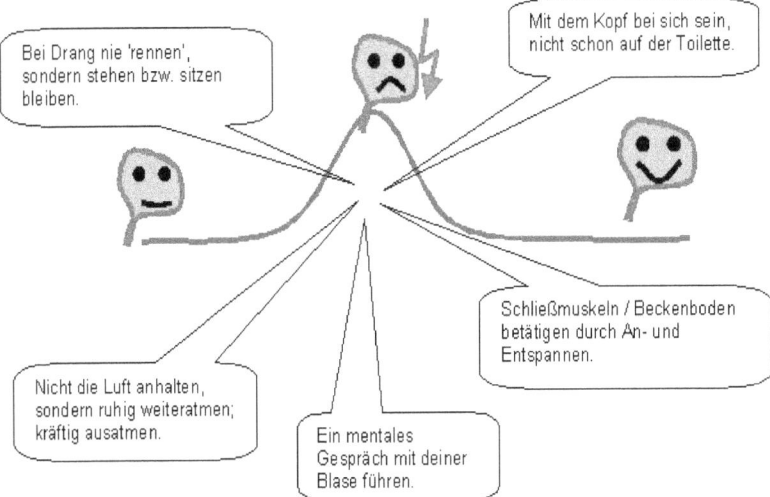

Bei Drang nie 'rennen', sondern stehen bzw. sitzen bleiben.

Mit dem Kopf bei sich sein, nicht schon auf der Toilette.

Schließmuskeln / Beckenboden betätigen durch An- und Entspannen.

Nicht die Luft anhalten, sondern ruhig weiteratmen; kräftig ausatmen.

Ein mentales Gespräch mit deiner Blase führen.

10.1.3.3 Behandlung der Mischinkontinenz

Häufig treten die Drang- und Belastungsinkontinenz gemeinsam auf. Daher vermischen sich dann die Konzepte der Behandlung dieser beiden Inkontinenzformen. Die Behandlung muss auch hier sehr individuell sein.

10.1.3.4 Behandlung bei Senkungen der Blase, des Darms und des Uterus/der Scheide

Wenn eine Senkung noch im Anfangsstadium ist, kann mit der Beckenbodentherapie oftmals der Zustand sehr zufriedenstellend gehalten oder sogar verbessert werden. Da Senkungen von den Patientinnen sehr unterschiedlich wahrgenommen werden und auch der Leidensdruck unterschiedlich ist, muss individuell vorgegangen werden.

In den meisten Senkungsfällen handelt es sich nicht nur um einen Muskelschaden, sondern vielmehr um eine bindegewebige Überdehnung der Scheide.

Die Beckenbodentherapie hilft, die noch vorhandenen Strukturen zu unterstützen/zu halten und sorgt dafür, dass prä- und auch postoperativ die funktionelle Situation der vorhandenen restlichen Muskulatur verbessert wird, um das strukturelle Defizit auszugleichen. Des Weiteren wird die Durchblutung angeregt und damit die Schwellkörperfunktion der venösen Plexus verbessert.

Stellt die Physiotherapeutin in der vaginalen Tastuntersuchung fest, dass z.B. eine Zystozele dritten Grades vorliegt, wird sie versuchen, durch Spiegelkontrolle der Patientin diesen Zustand zu erklären, ihr aber gleichzeitig vermitteln müssen, dass der Zustand durch Physiotherapie alleine nicht zufriedenstellend rückgängig gemacht werden kann.

Unterstützend ist eine physiotherapeutische Behandlung in jedem Fall wichtig, zu bedenken wäre, dass der Levator bei Vorliegen einer prolabierten Zystozele nicht richtig arbeiten d.h. kontrahieren kann, wenn der Weg durch eine Zystozele sozusagen versperrt ist. Hier sollte dann in Zusammenarbeit mit dem Arzt das weitere Vorgehen abgesprochen werden (Pessar, OP).

Hat die Patientin schon präoperativ eventuelles Fehlverhalten beim Wasserlassen und Stuhlgang und im Alltag korrigiert, ist der Erfolg postoperativ eindeutig besser und langanhaltender. Wichtig ist hier besonders die Haltungs- und Bewegungskontrolle sowie die Miktions- und Defäkationskontrolle der Patientin.

Bei allen Behandlungskonzepten können optional individuelle Trainingshilfen eingesetzt werden. In den Abbildungen 109a/b sind unterschiedliche Trainingshilfen gezeigt, die von der betreuenden Physiotherapeutin erklärt und kontrolliert werden sollten.

Abb. 109a (links): Loveballs und Laycock-Elektrode

Abb. 109b (rechts): Rosenquarz-Eier

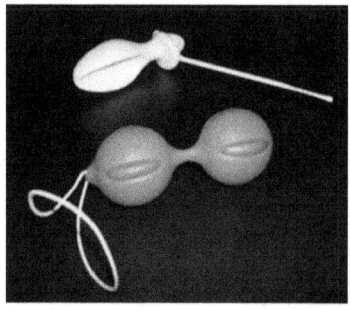 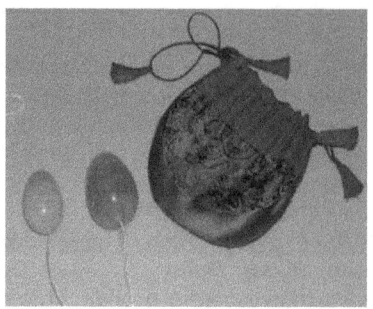

10.1.4 Fazit

Die spezialisierte Physiotherapie ist bei der Therapie von Harn- und Stuhlinkontinenz und bei Senkungsproblemen eine sehr wichtige und sinnvolle Maßnahme. Es ist wichtig, die Patientin durch eine genaue Anamnese und Befundung mit der richtigen Therapieoption für ihre Beschwerden zu behandeln.

Hier sollte durch eine genaue vaginale oder ggf. anorektale Tastuntersuchung das Ziel in der Behandlung konkretisiert werden. Das Feedback der Untersuchung führt zu einer Wahrnehmungsverbesserung beim Patienten.

Ein ausgewogenes Training von Fast- und Slow-Twitch-Fasern und das gezielte An- und Entspannen des Beckenbodens führen zu einer guten Koordination des Beckenbodens. Die begleitende Miktions- und Defäkationskontrolle ist bei allen Behandlungen wichtig, um das Fehlverhalten der Patienten zu verändern.

Zusätzlich muss in einer spezialisierten Therapie die Funktion und Lage der Beckenorgane berücksichtigt werden. Sowohl prä- wie postoperativ sollte die Physiotherapie eingesetzt werden, damit die Fehlfunktionen schon vor der Operation beseitigt werden und dann nach der Operation erst gar nicht mehr auftreten.
Dies ist sicher ein langfristiger Wunsch, aber in meiner Praxis wird dies schon oft von meinen zuweisenden Ärzten unterstützt.

Ein gutes Arzt-Patienten-Therapeuten-Verhältnis ist für die Therapie entscheidend, damit der Leidensdruck der Patienten so gut wie möglich reduziert werden kann.
Daher sollte eine spezialisierte Physiotherapeutin auch gute Kenntnisse über Operationstechniken, medikamentöse Therapien und Diagnoseverfahren haben.

Welche Vorteile hat die Patientin von einer spezialisierten Kontinenztherapie?

• Die sichere Wahrnehmung und Koordination des Beckenbodens steigert die Motivation und damit die Compliance für das Beckenbodentraining über einen langen Zeitraum.
• Die Patienten haben wieder Spaß an Bewegung, weniger Angst vor Harnverlusten und reduzierten Vorlagenverbrauch.
• Dies führt zu einer verbesserten Lebensqualität mit mehr Selbstvertrauen und einer Aufwertung der Psyche.

Kapitel 11   Urogynäkologische „Basisversorgung"

In diesem Kapitel erfahren Sie wichtige Dinge über die urogynäkologische „Basisversorgung", über das, was Ihnen evtl. auch Ihr niedergelassener Frauenarzt oder Urologe als Behandlung bereits anbietet, bevor Sie zu einem Spezialisten überwiesen werden oder sich bei diesem vorstellen.

11.1 Hormontherapie

Wichtige und häufig schon eine sehr erfolgreiche Maßnahme ist die Verbesserung der Hormonsituation von Blase, Harnröhre und Scheide. Alle sind hormonabhängige Gewebe. Der Aufbau der oberflächlichen Zellschichten, die Dicke, die Durchblutung, das Bindegewebs- und Gefäßpolster werden durch die Östrogenwirkung verbessert. Dadurch verschwindet ein hormonmangelbedingter häufiger Harndrang mit Blasenentleerung im Stundentakt. Die Abdichtung der Harnblase durch die Harnröhre wird ebenfalls verbessert. Das Ausmaß der belastungsabhängigen Inkontinenz nimmt ab. Hormonmangelbedingte Scheidenentzündungen werden verhindert.

Sie ist auch eine der Grundpfeiler im Falle eines GAG-Schutzschichtdefektes. In der Regel genügen 2 x wöchentlich 0,5 mg Estriol in Form von halben Ovestin®-Tabletten.

11.2 Pessartherapie

Bei dem Wort „Pessar" oder „Ring" denken viele Frauen an die „Geräte", von denen sie schon von ihren Müttern und Großmüttern gehört haben (Abb. 110). In manchen Fällen waren sie gut vertragen worden, oftmals verursachten sie Schmerzen, Druckgefühl, Scheidenentzündungen, Ausfluss oder Druckstellen in der Scheide, die sich entzündeten und auch bluten konnten (Abb. 111). Dies stellt keine zeitgemäße Behandlung mehr dar. Heutzutage finden vor allem zwei Sorten von Pessaren Anwendung. Ihre Anwendungsgebiete unterscheiden sich etwas. Zunächst das Urethra-Ringpessar (Abb. 112A), welches durch Anheben des Überganges von der Blase in die Harnröhre und mittels der Verdickung beim Husten, Heben, Lachen, Gehen gegen den Beckenknochen drückt und so zur Abdichtung beiträgt (Abb. 112C). Gleichzeitig kommt es zu einer durch den mechanischen Reiz bedingten Kräftigung der Vaginalhaut. Für die Indikation Senkung verwenden wir vorwiegend Würfelpessare (Abb. 112B). Diese sind durch ihre Konstruktion, die Größe und das Vorhandensein der Saugnäpfe ideal auch zum Zurückdrängen und Halten größerer Vorfälle und zur Vorbehandlung von Narben in der Scheide (Abb. 112D).

Wichtig bei der Pessartherapie ist:
• Das Pessar muss für die betroffene Frau einen raschen und guten Effekt bringen (Kontinenz).
• Die betroffene Frau muss das Einsetzen und Entfernen des Pessars nach der ersten Sitzung beherrschen (Abb. 112E).
• Es muss ein Ansprechpartner im Falle von Schwierigkeiten für die Frau erreichbar sein.

Abb. 110:
„Klassische"
Pessare
(von links nach
rechts - oben:
Schalenpessar,
Siebpessare
unten:
Ringpessare
(schwarz =
Bakelit; rosa =
Gummi oder
Silikon

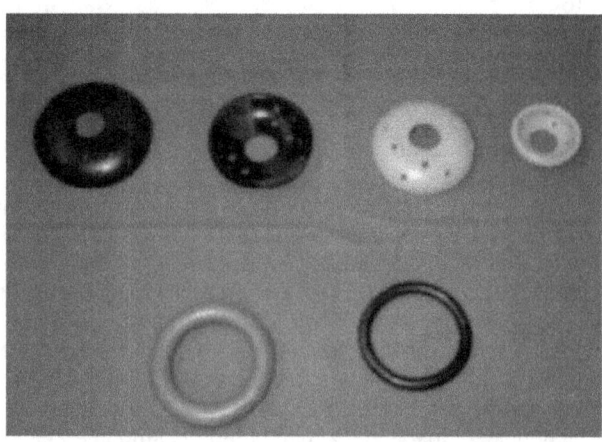

Abb. 111: Ulzerationen und Entzündung –
typische Folgen eines „vergessenen"
Pessars

Abb. 112: Die am meisten verwendeten
Pessarformen:
A: Sortiment Arabin'scher Urethralpessare
B: Sortiment Arabin'scher Würfelpessare
C: Wirkungsmechanismus des
Urethralpessars bei Stressinkontinenz
D: Wirkungsweise des Würfelpessars bei
Senkung und Inkontinenz

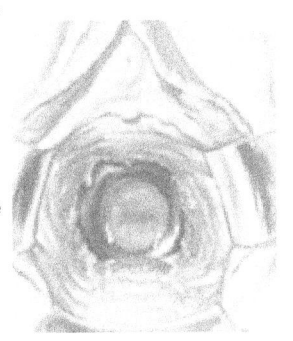

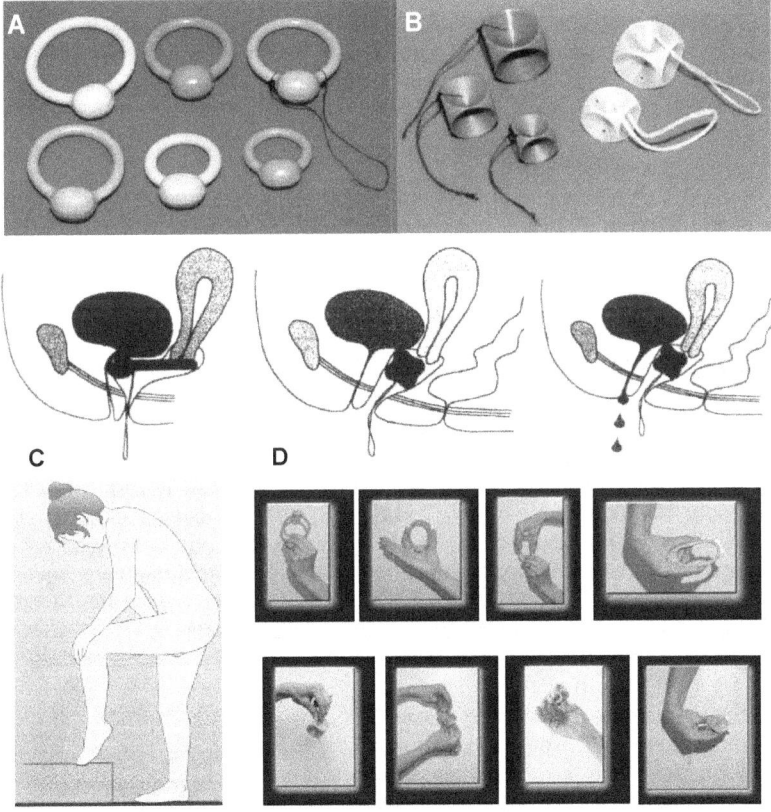

E: Pessareinlage – Position und „Zusammenfalten" der Pessare

157

11.3 Contam-Tampons – eine Kombination aus Pessar und saugendem Hilfsmittel

Bei den Contamprodukten handelt es sich um ein saugfähiges Pessar zur Wiederverwendung aus einem weichen, schaumstoffartigen Kunststoff in klassischer Tampon- oder Würfelform für die vaginale Anwendung. Die Analtampons für Analinkontinenz haben entsprechend den anderen anatomischen Anforderungen andere Formen.

Der Tampon erreicht über die Positionierung im Vaginalbereich, dass durch sanften Druck der Blasenhals in seine Ursprungsposition zurückgeführt wird. Der Schließmuskel kann seine ursprüngliche Funktion wieder wahrnehmen. Der Vaginaltampon unterstützt die Aktivierung der Beckenbodenmuskulatur. Durch die Verwendung von Contam®; können gegebenenfalls Gebärmuttervorfälle zurückgeführt und somit Operationen verzögert, in manchen Fällen sogar verhindert werden. Contam® führt die Trägerfunktion für lokale Positionierung von heilungsunterstützenden Substanzen (bei Pilzinfektionen, Hormonbehandlungen) aus. Große Größen helfen evtl. auch einen weiter fortgeschrittenen Prolaps zurückzuführen.

Die Vorteile sind hierbei:
• angenehm weich und geschmeidig und trotzdem elastisch,
• nicht sichtbar,
• passgerecht,
• geruchsverhindernd,
• mehrfach verwendbar.

Contam® Vaginaltampons sind als Hilfsmittel anerkannt und zugelassen (Hilfsmittel-Nr. 15.25.21.2004). D. h. die Kosten werden von den Krankenkassen übernommen! Das Rezept kann die Patientin in der Apotheke und/oder Sanitätshaus einreichen. Sollte es nicht möglich sein, die Verordnung über die Apotheke/Sanitätshaus einzulösen, sendet man das Rezept an Med.SSE-System GmbH. Hier kümmert man sich um die Abwicklung mit der Krankenkasse und liefert die Tampons nach Genehmigung direkt in neutraler Verpackung nach Hause.

11.4 Verordnung von Inkontinenzmitteln (Tabelle 11)

11.4.1 Allgemeines
Der Versicherte hat nach § 33 SGB V einen Rechtsanspruch auf die Ausstattung mit Körperersatzstücken, orthopädischen und anderen Hilfsmitteln, die im Einzelfall erforderlich sind, um den Erfolg der Krankenhausbehandlung zu sichern oder eine Behinderung auszugleichen, soweit sie nicht als allgemeine Gebrauchsgegenstände des täglichen Lebens anzusehen sind.

Abb. 113: Beispiele für zur Verfügung
stehende Tamponformen:

1. Klassische Form

Therapiemöglichkeit bei Belastungsinkonti-
nenz (unfreiwilliger Harnverlust bei Lachen,
Husten, Niesen, etc.) sowie zur Stärkung /
Aktivierung der Beckenbodenmuskulatur. Auf
vorgesehene Eingriffe wie Hysterektomie mit
Plastikaufbau kann durch wirkungsvolles
Therapieren mit Contam   evtl. (passager)
verzichtet werden.

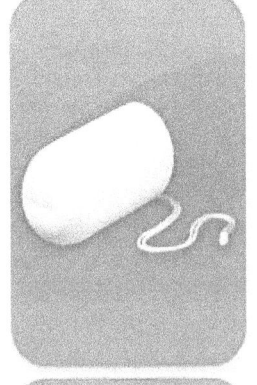

2. Würfelform

Mit dem Contam® Vaginaltampon in
Würfelform können verschiedene Grade der
Scheiden- und Gebärmuttersenkung sowie
ebenfalls eine Harninkontinenz behandelt
werden. Die Flexibilität bzw. Elastizität des
angewandten PVA-Schaumstoffs ermöglicht
die einfache Selbstbehandlung.

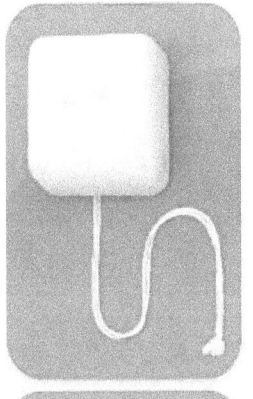

3. Contam Duo

Einsatzmöglichkeit wie Normalausführung -
bietet jedoch durch seine Doppelform einen
besseren Sitz und Wirkungsweise. Es wird
Druck auf das die Harnröhre umschließende
Gewebe abgegeben und führt dadurch zu
einem natürlichen Verschluss. Dadurch wird
ungewollter Harnverlust verhindert. Zusätzlich
bringt die Verbindung der Tampons einen
Stabilitätseffekt zum leichteren Einführen.

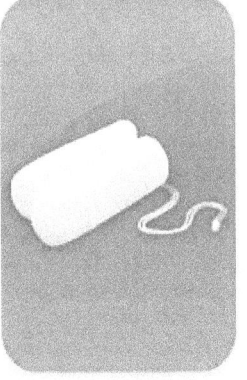

4. Contam Spezial

Contam Spezial Produktleistung wie Normalausführung - bietet zusätzlich durch die rillenförmige Oberfläche in den Vertiefungen Depotmöglichkeiten für Salben / Creme (u.a. hormonhaltige Salben). Die in den Vertiefungen der Tamponoberfläche aufgetragenen heilungsunterstützenden Substanzen werden beim Einführen kaum abgestreift.

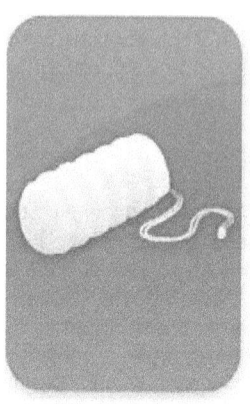

5. Contam Med

Dieser Tampon leistet eine Trägerfunktion für die lokale Versorgung mit medizinischen, heilungsunterstützenden Substanzen. Er ist auch als Hilfsmittel zu verwenden wenn keine Belastungsinkontinenz vorliegt, denn die beidseitig vorgeformte Harnröhrenausbildung übt keinen bzw. kaum spürbaren Druck auf die Harnröhre auf.

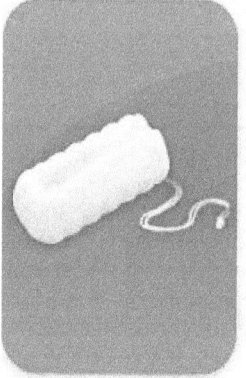

6. PVA-Analtampons

PVA-Analtampons bei Stuhlinkontinenz werden in verschiedenen Formen und Größen gefertigt. Sie sind aus Polyvinylalkohol (PVA)-Schaumstoff, dieser ist toxikologisch und dermatologisch unbedenklich. Individuelle Größen sind nach Absprache möglich. PVA-Analtampons sind als Hilfsmittel anerkannt und zugelassen. Lassen Sie sich von Ihrem Arzt PVA-Analtampons verordnen. Die Kosten werden auch hier von den Krankenkassen übernommen

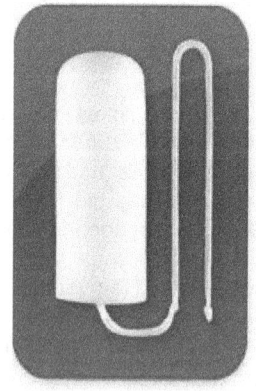

6a) Zylinderform

Einsatz, wenn noch eine Restfunktion des Schließmuskels vorhanden, jedoch durch zu schwache Ausbildung keine Abdicht- und Haltefunktion gewährleistet ist. Sie entsprechen den gynäkologischen Tampons.

6b) Konkavform

Verwendung bei konvexer Ausformung (normale Anatomie) des Schließmuskels. Die taillierte Form ermöglicht daher gute Abdicht- und Haltefunktion.

6c) Kugelform

Anwendung bei keinerlei Restfunktion des Muskelgewebes. Die kugelförmige Kuppe dichtet ähnlich einem Kugelventil im Bereich, in dem sich der Stuhl sammelt (Ampulla recti) ab.

6d) Spiralform

Bietet durch gerillte Oberflächenstruktur optimalen Halt bei Vorliegen einer leichten bis mittelschweren Diarrhoe. Entstehender überhöhter Gasdruck wird durch an der Oberfläche befindliche Rillen abgeleitet

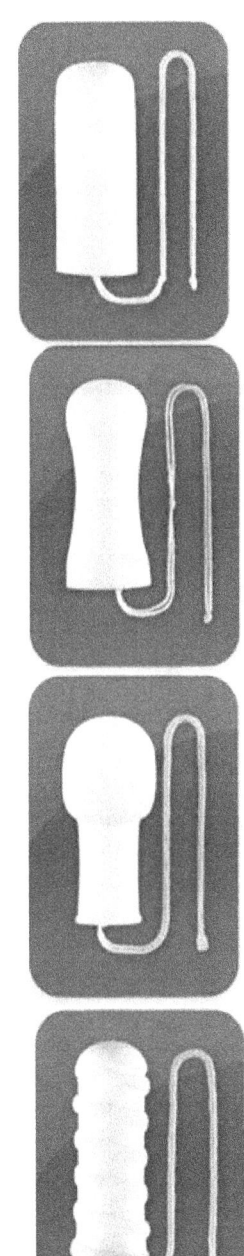
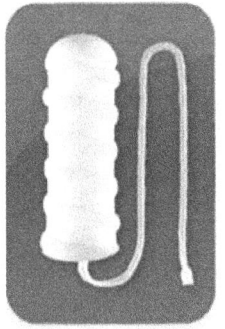

6 e) Kegelform

Verschließt ähnlich wie ein Kugelventil den Enddarm, dichtet durch seine Verdickung im Mittelteil den Analkanal ab und passt sich durch die Verjüngung optimal der Anatomie an.

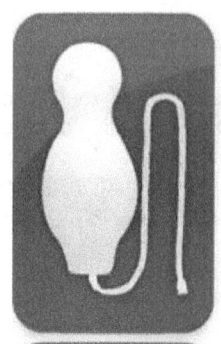

6 f) Konvexform

Diese Form verhindert unkontrollierten Stuhlabgang, aktiviert bei evtl. vorhandener Restfunktion den Schließmuskel. Der konvex geformte Tampon wird auch bei stark zurückgebildetem Muskelgewebe verwendet.

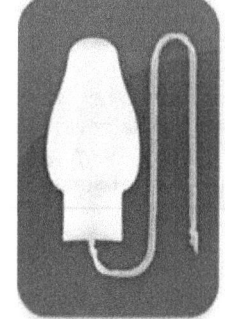

6g) Analsicherung

Selbsthaftend durch latexfreien Klebstoff. Zusätzliche Sicherung, um bei bewegungs-aktiven Betroffenen (z.B. Rollstuhlsport) das Herausgleiten des Tampons zu vermeiden.

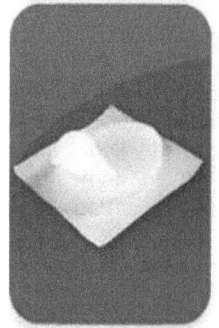

6h) Applikatoren

Zum besseren Einführen des im feuchten Zustand instabilen Analtampons.

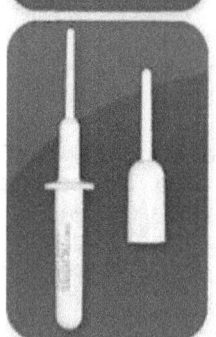

11.4.2 Rechtsanspruch

Liegen die medizinischen Voraussetzungen für die Versorgung mit einem Hilfsmittel vor, so hat der Versicherte einen Rechtsanspruch auf Leistung.

11.4.3 Gesetzliche Einschränkung

Die Spitzenverbände der Krankenkassen bestimmen Hilfsmittel, für die Festbeiträge festgesetzt werden. Dabei sollen in ihrer Funktion gleichartige oder gleichwertige Mittel in Gruppen zusammengefasst werden. Die Landesverbände der Krankenkasse und die Verbände der Ersatzkassen legen für ein Land einheitliche Festbeträge fest (§ 36 SGB V). Ist für ein erforderliches Hilfsmittel ein Festbetrag festgesetzt, trägt die Krankenkasse die Kosten bis zur Höhe des Betrages.

11.4.4 Zuzahlung bei Hilfsmitteln

Nach Inkrafttreten des Gesundheitsmodernisierungsgesetzes vom 01.01.2004 unterliegen auch Hilfsmittel der gesetzlichen Zuzahlung. Zuzahlungen, die Versicherte zu leisten haben, betragen 10% des Abgabepreises, mindestens jedoch 5 Euro und höchstens 10 Euro; allerdings jeweils nicht mehr als die Kosten des Mittels. Die Zuzahlung bei zum Verbrauch bestimmten Hilfsmitteln (z. B. Saughilfen) beträgt 10% je Packung, höchstens jedoch 10 Euro für den Monatsbedarf je Indikation.

11.4.5 Hilfsmittelverzeichnis

Hilfsmittel können zu Lasten der gesetzlichen Krankenversicherung verordnet werden, wenn eine Leistungspflicht der Kasse gegenüber dem Patienten besteht. Das Hilfsmittelverzeichnis gemäß § 128 SGB V stellt keine Positivliste der von der gesetzlichen Krankenkassen umfassten Hilfsmittel dar, vielmehr handelt es sich beim Hilfsmittelverzeichnis um eine unverbindliche Auslegungshilfe, an welche die **Krankenkassen nicht gebunden** sind.

Die Hilfsmitteleigenschaft ergibt sich folglich nicht allein aus dem Hilfsmittelverzeichnis. Soweit die Hilfsmitteleigenschaft vorliegt, ist ein Produkt verordnungsfähig und fällt unter die Leistungspflicht der gesetzlichen Krankenkasse.

11.4.5.1 Inhalt der Hilfsmittelverordnung:

Der Arzt ist verpflichtet, die Verordnung für ein Hilfsmittel sorgfältig und leserlich auszustellen. Eine eigenständige Hilfsmittelverordnung gibt es nicht. Hilfsmittel sind daher grundsätzlich auf dem Arzneimittelverordnungsblatt zu verordnen, das hierfür besondere Spalten oder für die Auftragung der Hilfsmittel Positionsnummern enthält. Dem Arzt ist es dabei freigestellt, ob er lediglich die Produktart oder aber ein spezifisches Einzelprodukt verordnet.

11.4.5.2 Voraussetzung für die Verordnung von Inkontinenz-Hilfsmitteln:

Die Verordnung von Inkontinenz-Hilfsmitteln zu Lasten der gesetzlichen Krankenversicherung kommt dann in Betracht, wenn

• diese im direkten Zusammenhang mit einer Behandlung einer Krankheit (bei Harn- und/oder Stuhlinkontinenz z. B. im Rahmen einer Dekubitusbehandlung, Dermatosen oder als Operationsfolge) notwendig werden,

• neben der Harn- und/oder Stuhlinkontinenz schwere Funktionsstörungen vorliegen, so dass ohne Einsatz von Inkontinenzhilfen der Eintritt von Dekubitus oder Dermatosen droht,

• die Betroffene die Harn- und/ oder Stuhlinkontinenz nicht kontrollieren und sich auch insoweit nicht bemerkbar machen kann,

• nur durch den Einsatz von Inkontinenzmitteln das allgemeine Grundbedürfnis einer Teilnahme am gesellschaftlichen Leben befriedigt werden kann.

Ist eine der genannten Voraussetzungen erfüllt, besteht Leistungspflicht der gesetzlichen Krankenkassen unabhängig davon, ob sich die Betroffene in häuslicher Umgebung aufhält oder in einem Alten(pflege)-heim untergebracht ist.

11.4.6 Budgetrelevanz:
Hilfsmittel fließen nach § 84 SGB V **nicht** in das Arznei- und Heilmittel-budget ein.

Heilmittel-Richtlinien, zweiter Teil, 1. Maßnahmen der Physikalischen Therapie (Beschluss Bundesausschuss 6. Februar 2001)

3.4 Erkrankungen der Nieren, Harn- und Geschlechtsorgane

Zur Elektrotherapie gibt es den zweiten Teil dieses Buches. Damit sich aber auch im ersten Teil ein „rundes Bild" ergibt, hier einige Ausführungen im Überblick.

11.5 Klassische Elektrophysiotherapie

Die Elektrotherapie hat sich als wirksame Therapieform zur Behandlung der Inkontinenz bewährt. Der Einsatz ist bei der Stress- und bei der Drang-Inkontinenz möglich und sinnvoll. Bei Patienten mit Drang- und Mischinkontinenz kann durch Elektrotherapie ca. 1/3 der Betroffenen geheilt und 1/3 gebessert werden, 1/3 der Betroffenen gibt unverändert Beschwerden an. Bei Patienten mit Stress-Inkontinenz kann bei maximal ca. 50% eine Besserung erreicht werden.

Tabelle 11: Hilfsmittelverordnung

Indikation		Heilmittelverordnung im Regelfall	
Diagnose	Leitsymptomatik: Schädigung, Funktionsstörung	**Ziel der physikalischen Therapie**	**Verordnungsmengen je Diagnose weitere Hinweise**
		A. vorrangige Heilmittel B. optionale Heilmittel C. ergänzende HM D. standardisierte Heilmittelkombinationen	
Harninkontinenz **Stuhlinkontinenz**	funktionelle Störung der Beckenbodenmuskulatur	Muskeltonus verbessern und erhalten	Erst-Verordnung (VO): bis zu 6x/VO
		A. Krankengymnastik B. Übungsbehandlung C. Elektrotherapie	1. Folge-VO: bis zu 6x 2. Folge-VO: bis zu 6x Langfrist-VO: keine Frequenzempfehlung: 2-4x Ziel: Erlernen eines Eigenübungsprogrammes

Obwohl der Wirkungsmechanismus der Elektrostimulation bei der Inkontinenz noch nicht vollständig geklärt ist, geht man davon aus, dass durch eine direkte Beeinflussung der Nn. pudendi eine Kontraktion der Beckenbodenmuskulatur hervorgerufen wird. Dies führt zu einer Steigerung des Muskeltonus, zu einer Hypertrophie der Muskulatur und zu einer Verbesserung der Kontraktionsfähigkeit des Beckenbodens. Des Weiteren wird eine Normalisierung des Refluxmusters des kontinenzerhaltenden Organs durch die Elektrotherapie diskutiert. Dabei soll die Aussprossung erhaltener Motoneurone gefördert und die Reinnervation verbessert werden. Neben der Beckenbodenkontraktion und Kontraktion des externen urethralen Sphinkters kommt es auch zu einer rein reflektorischen Hemmung des N. pelvicus, was zu einer Relaxation des Detrusors führt. Zur Elektrostimulation setzt man intrakavitäre Elektroden oder externe Oberflächenelektroden ein, wobei die Wirkung umso besser ist, je näher die Elektroden an den Nn. pudendi liegen. Aus diesem Grund bevorzugt man die vaginale oder anale Applikation mit intrakavitären Elektroden, die einen guten Kontakt zur Schleimhautoberfläche garantieren. Die Elektrostimulation sollte bei Frauen mit einer schwachen Beckenbodenreaktion zum Einsatz kommen, um den Beckenboden zu reinnervieren. Für die Patientin sind die Muskelkontraktionen, die durch die elektrischen Impulse hervorgerufen werden, deutlich spürbar, wodurch die Muskulatur des Beckenbodens bewusst gemacht wird. Aus diesem Grund ist die Elektrotherapie als unterstützende Maßnahme zur Krankengymnastik zu empfehlen. Zur Sicherung des Therapieerfolges sollten die krankengymnastischen Übungen sowie die Elektrotherapie von der Patientin zu Hause fortgeführt werden. Dazu kommen Elektroheimgeräte zum Einsatz, welche zunächst für einen Zeitraum von ca. 3 Monaten verordnet werden sollten. Bei einigen Patientinnen kann eine Dauerverordnung erforderlich sein.

Folgende Kontraindikationen sind bei der Verordnung von Elektrotherapie unbedingt zu beachten:

* Schwangerschaft,
* Menstruation, Zwischenblutung,
* Entzündungen (Kolpitis),
* Harnwegsinfektionen,
* Uterus myomatosus mit Wachstumstendenz,
* Harnretention,
* Schwere Herzrhythmusstörungen,
* Kein Einsatz **hochfrequenter Ströme** bei Patienten mit Herzschrittmacher.

11.5.1 Verwendete Stromarten in der Elektrotherapie (vgl. Tabelle 12)

11.5.1.1 Elektrotherapie mit nichtmodulierten mittelfrequenten Strömen

Ältere Patienten, die oft den niederfrequenten Strom als unangenehm empfinden, tolerieren die Anwendung mittelfrequenter Ströme wesentlich besser. Hierbei werden zwei Elektroden suprasymphysär und je eine Elektrode an den Oberschenkelinnenseiten positioniert, so dass der Beckenboden im Kreuzungsbereich der beiden mittelfrequenten Ströme liegt (Interferenzstromverfahren nach Nemec). Die Stimulation erfolgt täglich 20 Minuten lang mit einer Schwebungsfrequenz von 50 Hz.

11.5.1.2 Elektrotherapie mit hochfrequenten Strömen

Patienten mit Neigung zu Verkrampfungen im Detrusor-Sphinkter-Bereich können mit hochfrequenten Strömen (Kurz-, Mikrowelle) behandelt werden. Die elektromagnetische Energie wird dabei vom Körpergewebe absorbiert und in Joule-Wärme umgewandelt. Diese Wärme bewirkt die Muskelentspannung und Durchblutungsverbesserung. Es sollte eine Therapieserie von 10 Einzelbehandlungen erfolgen. Die Sitzungen werden täglich bis dreimal wöchentlich jeweils 20 Minuten lang mit einem deutlichen Wärmeempfinden durchgeführt (subjektive Dosierung nach Schliephake).

Stromart	Anwendung
Niederfrequenter Strom	
Transkutane elektrische Nervenstimulation (TENS) 10-100 Hz	Sensorische Drang-Harninkontinenz. Urethralsyndrom. Reizblase
10-20 Hz Kurzzeitstimulation	Idiopathische (motorische) Dranginkontinenz
50 Hz Langzeitstimulation	Stressinkontinenz
10-20/50 Hz Stimulation	Stress- und Drang-Harninkontinenz
Mittelfrequenter Strom (Interferenzstrom)	Stress- und/ oder Drang-Harninkontinenz (vor allem im höheren Lebensalter)
Hochfrequenter Strom (Kurz-, Mikrowelle)	Verbesserung der Durchblutung, allgemeine Entspannung und Entkrampfung im Detrusor-Sphinkter-Bereich

Tabelle 12: Anwendung klassischer Stromarten in der Elektrotherapie

11.5.2 Elektrotherapie bei Dranginkontinenz

Therapieziel: Wiederherstellung des Gleichgewichts zwischen hemmenden und aktivierenden Einflüssen durch Reizung der afferenten Fasern des N. pudendus bei nicht neurogen bedingter Hyperaktivität des Detrusors. In der klinischen Praxis werden kurzdauernde (300 µs) Rechteckimpulse mit einer Frequenz von 10 Hz eingesetzt. Die kontinuierliche Stimulation wird täglich ein- bis zweimal für ca. 20 Minuten lang mit maximal tolerierbaren Stromintensitäten (bis 100 µA) durchgeführt. Moderne Geräte bieten außerdem die Möglichkeit einer Burst-Stimulation. Hierbei werden Gruppenimpulse von je sieben Einzelimpulsen mit einer Frequenz von 5 Hz eingesetzt. Diese Burst-Impulse werden trotz niedriger Frequenz gut toleriert.

11.5.3 Elektrotherapie bei Stressinkontinenz

Therapieziel: Verbesserung der urethralen Verschlussfunktion infolge Reinnervation des Beckenbodens durch eine Aktivitätszunahme der slow-twitch-Fasern.

Abb. 114: Parameter der klassischen Elektrostimulationsbehandlung bei Belastungs- bzw. Dranginkontinenz

BURST = 7 Einzelimpulse

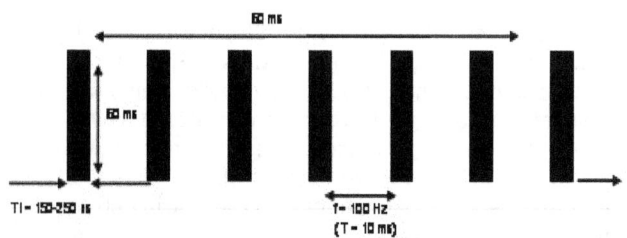

Aufeinanderfolgende BURST

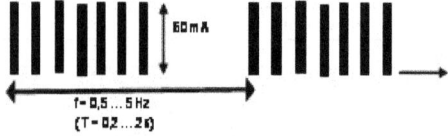

Einzelimpulse

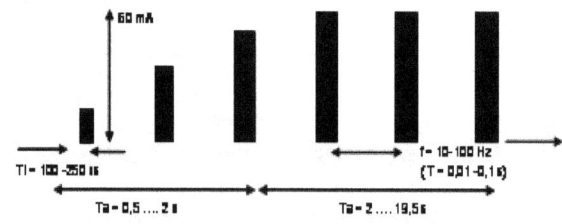

Aufeinanderfolgende Impulsgruppen

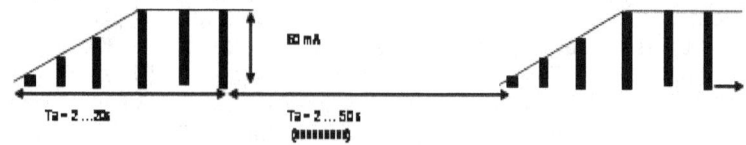

11.5.4 EMG-Biofeedback-Therapie

Neben der Elektrotherapie gibt es als weitere konservative Therapiemöglichkeit das EMG-Biofeedback. Im Bereich der Inkontinenz lassen sich diese Geräte sowohl bei der Urininkontinenz, gegliedert in:

• Stressinkontinenz (Aufbau der Beckenbodenmuskulatur),
• Dranginkontinenz (Relaxation der Beckenbodenmuskulatur),
• Mischinkontinenz,

und bei der Stuhlinkontinenz als eine einfach zu handhabende Therapie einsetzen. Biofeedback bedeutet, dass eine Therapie stattfindet „unter Nutzung optisch oder akustisch dargestellter Feedback-Effekte, die einem Patienten das Ergebnis willentlich gesteuerter Aktionen auf das Vegetativum sichtbar machen; die Signale bestätigen dadurch die Eigenkontrolle und die eigene Beeinflussungsmöglichkeit und ermöglichen somit ein „Biofeedback-Training" [Roche Lexikon Medizin]. EMG ist die Abkürzung für Elektromyographie und bedeutet die „Erfassung und Darstellung der elektronisch erfassten und verstärkten Aktionspotentiale der Muskeln" [Roche Lexikon Medizin]. Dargestellt wird bei einer sogenannten Oberflächen-EMG die summierte Aktivität aller unter der Messelektrode liegenden motorischen Einheiten (gemessen in µV). Da die unterschiedlichen EMG-Biofeedback-Geräte der einzelnen Hersteller in verschiedenen Frequenzbereichen (breite und enge Filterbereiche) das RMS-Signal erfassen, erhält man hier unterschiedliche Messwerte bei verschiedenen Gerätetypen. Zur Messung des EMG-Signals sind zwei aktive Elektroden sowie eine Referenzelektrode als neutraler Bezugspunkt auf Grund des eingesetzten Differentialverstärkers notwendig. Hierbei können die Aspekte der Stärke der Anspannung, Dauer der Anspannung und die Zeit bis zum Eintritt der Anspannung und Ruhelage beurteilt werden, was sich aber je nach eingesetztem Gerät unterscheidet. Bei EMG-Geräten mit zwei aktiven, voneinander unabhängigen Messelektroden (Bimodales Biofeedback) kann zusätzlich die simultane Anspannung der Bauchmuskulatur berücksichtigt werden. Durchgeführt wird diese Therapie und Messung mit Hilfe von intrakavitären Elektroden (vaginal oder rektal) oder alternativ mit Oberflächenelektroden. Die Therapie sollte durch die Patientin selbständig mindestens einmal täglich für ca. 20-30 Minuten durchgeführt werden (wird von Gerät und Programm vorgegeben). Da die Kontraktion anderer Muskelgruppen und somit ein fehlerhaftes Training durch den Patienten nicht ausgeschlossen ist, sollten die Patienten durch qualifizierte Therapeuten in die Handhabung und das Training mit einem EMG-Biofeedback eingeführt werden.
Eine Vielzahl der heute auf dem Markt befindlichen EMG-Biofeedback-Trainingsgeräte hat die Möglichkeit, die einzelnen durch die Patienten zu

Hause durchgeführten Therapiesitzungen abzuspeichern, so dass es sinnvoll ist, die Patienten zu einem Kontrolltermin nach 12 Wochen wieder einzubestellen und mit ihnen eine Auswertung durchzuführen.

Kontraindikationen, bzw. relative Kontraindikationen sind bei dieser Therapie:
• fehlende Compliance,
• unklare Genese, bzw. noch nicht abgeschlossene Diagnostik,
• Menstruation,
• Vorhandensein von Symptomen einer Blaseninfektion,
• Patienten mit mentalen oder physischen Einschränkungen, die das Gerät nicht entsprechend handhaben können.

Die EMG-Biofeedback-Trainingsgeräte (Abb. 115a) werden ebenso wie Elektrostimulationsgeräte (Abb. 115b) zunächst für einen Zeitraum von ca. 3 Monaten verordnet. Bei einigen Patienten/innen kann eine Verlängerung der Verordnung indiziert sein, ggf. auch eine Dauerverordnung.

Abb. 115a: Modell-Beispiel eines Heimgerätes

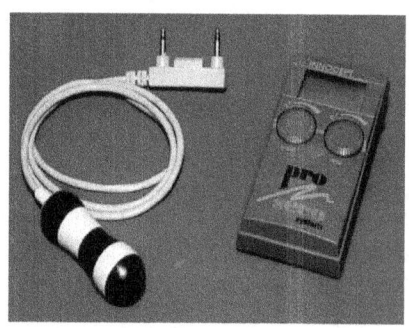

Abb. 115b: Confidence XP

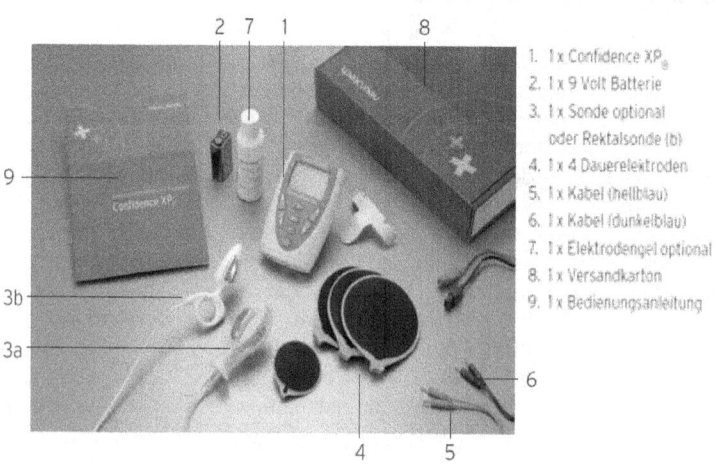

1. 1 x Confidence XP
2. 1 x 9 Volt Batterie
3. 1 x Sonde optional oder Rektalsonde (b)
4. 1 x 4 Dauerelektroden
5. 1 x Kabel (hellblau)
6. 1 x Kabel (dunkelblau)
7. 1 x Elektrodengel optional
8. 1 x Versandkarton
9. 1 x Bedienungsanleitung

11.5.5 Interne Elektrotherapie – Die sakrale Nervenstimulation (SNS)

Diese neuere vielversprechende Therapiemöglichkeit bietet sich für Patienten und Patientinnen mit schwachem, aber weitgehend intaktem Schließmuskel oder mit gestörtem Enddarmempfinden (rektale Sensibilität) an. Es handelt sich um ein minimal-invasives Verfahren, das zunächst bei einer Teststimulation erprobt wird. Dabei wird ambulant in örtlicher Betäubung eine Nadel durch das Kreuzbein zu dem Nerv, der den Beckenboden versorgt, eingebracht. Über diese Nadel kann der Nerv stimuliert werden und bei günstiger Lage, d.h. bei einer Kontraktion des Beckenbodens, kann eine Elektrode durch die Nadel eingeführt werden. Diese Elektrode wird dann mit einem externen Stimulationsgerät verbunden. Nun wird der Beckenboden durch dieses Stimulationsgerät während 24 Stunden chronisch stimuliert, ohne dass der Patient etwas davon bemerkt. Zu Hause in gewohnter Umgebung kann nun die Wirkung dieser Stimulation überprüft werden. Tritt eine Reduktion der Inkontinenzsymptome von über 50% auf, wird der externe Stimulator durch einen implantierbaren Neurostimulator (ähnlich einem Herzschrittmacher) ersetzt, der im Gesäßbereich unter die Haut implantiert wird. Dieser übernimmt dann die Funktion der chronischen Stimulation. Der Patient kann mit einer Fernbedienung die Stimulationsstärke beeinflussen. Ein Ausschalten für eine Stuhlentleerung (Defäkation) ist in der Regel nicht nötig. Die Dauerstimulation der Nerven führt einerseits zu einer verbesserten Empfindlichkeit des Enddarmes (rektale Sensibilität) auf ankommenden Stuhl und andererseits zu einer verbesserten Schließmuskelfunktion.

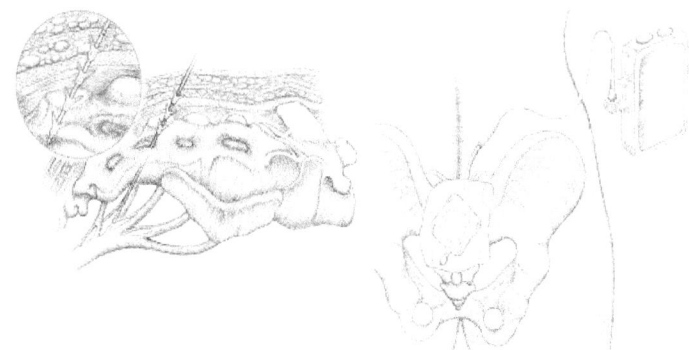

Abb. 116: Einlage einer Elektrode durch eine Öffnung (Foramen) im Steißbein (Sacrum) an den Nerven (Spinalnerv 3 oder 4) und Verbindung mit dem Impulsgeber

Häufig wirkt sich die Stimulation des Beckenbodens auch auf gleichzeitig bestehende Drang-Urininkontinenz günstig aus. Daher wollen wir diese Behandlungsform noch etwas tiefergehend betrachten:

11.5.5.1 Welche Erkrankungen können mit der Sakralnervenstimulation (SNS) behandelt werden?

Da die Sakralnerven die Funktion verschiedener Organe im kleinen Becken steuern, kann diese Therapie bei sehr verschiedenen Erkrankungen eingesetzt werden. Patienten, die unter mehreren dieser Erkrankungen leiden, können also in mehrfacher Hinsicht von der Sakralnervenstimulation profitieren:

- überaktive Blase wie z.b. unwillkürlicher Urinverlust mit Harndrang (=Dranginkontinenz); übermäßig häufiges Wasserlassen (mehr als 10x pro Tag),
- schlaffe Blase, so dass täglich eine mehrfache sterile Selbstkatheterisierung erforderlich ist,
- chronischer Beckenschmerz (auch interstitielle Zystitis),
- Stuhlinkontinenz,
- Verstopfung.

Der Arzt hat der Frau zu der Sakralnervenstimulation geraten, weil nichtoperative Behandlungsmaßnahmen nicht den gewünschten Erfolg gebracht haben. Zu diesen nichtoperativen Behandlungsmaßnahmen zählen je nach Erkrankung:

- Medikamente,
- diätetische Maßnahmen,
- Beckenbodentraining,
- Toilettentraining,
- Biofeedback,
- Darmspülung,
- externe Elektrostimulation.

Andere Operationsverfahren, die prinzipiell in Betracht gezogen werden können, sind bei überaktiver Blase:

- Injektion von Botulinumtoxin A,
- Vergrößerung der Blase durch ein Darmsegment,
- Harnableitung über ein ausgeschaltetes Darmsegment,
- Blaseninstillation/EMDA.

Bei Stuhlinkontinenz sind es:

- dynamische Gracilisplastik,
- künstlicher Analschließmuskel,
- Stoma.

Ursache für die oben genannten Funktionsstörungen der Blase, des Darmes oder des Beckenbodens kann z.B. eine neurologische Erkrankung sein. Dazu zählen:

- Multiple Sklerose,
- Parkinson-Erkrankung,
- Rückenmarksverletzungen,
- Nervenschädigungen durch Diabetes.

Eine Stuhlinkontinenz kann auch eine Folge eines Geburtstraumas sein, die oft erst nach vielen Jahren auftritt, wenn die Muskeln des Beckenbodens, die Schließmuskelschwäche nicht mehr kompensieren können. Auch Operationen am Enddarm (z.B. Hämorrhoiden, Entfernung von Darmsegmenten) oder im kleinen Becken (Inkontinenz-Operationen, Wertheim-Operation bei Gebärmutterhalskrebs) können solche Funktionsstörungen verursachen. Aber nicht selten ist die eigentliche Ursache auch gar nicht bekannt.

11.5.5.2 Prinzip der Sakralnervenstimulation (SNS)

Bei dieser Therapie wird eine Elektrode unter Röntgenkontrolle im Bereich des Kreuzbeines an den sogenannten sakralen Spinalnerven eingepflanzt, die den Enddarm, den analen Verschlussapparat und die Blase versorgen. Die Elektrode wird dabei durch eine natürliche Öffnung des Kreuzbeinknochens, die im Röntgen sichtbar ist, eingeführt. Auf jeder Seite befinden sich vier solcher natürlicher Öffnungen im Kreuzbein (siehe Abb. 116). Ein Schrittmacher (Neurostimulator), der zusätzlich im Gesäß- oder Unterbauchbereich implantiert wird, gibt über die Elektrode ähnlich wie ein Herzschrittmacher permanente schwache elektrische Impulse an diese Sakralnerven ab. Da die Sakralnerven die Funktionen der Beckenorgane steuern, wird die natürliche Funktionalität von Blase und Darm wiederhergestellt. Die Stärke der elektrischen Impulse wird individuell an die Bedürfnisse der Patienten angepasst, so dass nur ein leichtes Kribbeln zu verspüren ist (vgl. Abb. 117).

Nach einiger Zeit werden diese Impulse aber von den meisten Patienten gar nicht mehr bewusst wahrgenommen. Es wird also häufig unterhalb der Empfindungsschwelle stimuliert.

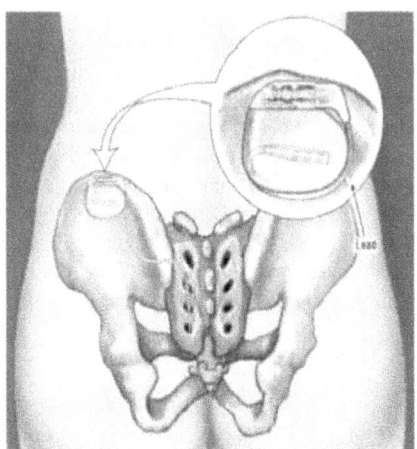

Abb. 117: Prinzip der SNS

Der gesamte Eingriff erfordert nur kleine Hautschnitte und wird deshalb als minimal invasiv bezeichnet. Er wird im Rahmen eines Krankenhausaufenthaltes, üblicherweise unter Vollnarkose, durchgeführt. Die eingesetzten Implantate werden komplett unter die Haut eingepflanzt, so dass sie im Allgemeinen äußerlich nicht bemerkt werden. Lediglich bei schlanken Patienten kann es zu einer leichten Ausbeulung an der Schrittmachertasche kommen. In diesen Fällen kann auch ein kleinerer Schrittmachertyp verwendet werden.

Der Schrittmacher lässt sich jederzeit nach dem Eingriff von Außen (telemetrisch) über ein Steuergerät des Arztes programmieren und fein abstimmen, so dass sich auch später noch die Therapie optimieren lässt. Die Frau erhält darüber hinaus eine Fernbedienung, über die sie den Schrittmacher jederzeit aus- und einschalten sowie die Stärke der elektrischen Impulse verändern kann. Die Batterie ist stark abhängig von den Stimulationsparametern und hat etwa eine Lebensdauer von 5-9 Jahren. Danach muss der Schrittmacher in einem weiteren Eingriff ausgetauscht werden.

11.5.5.3 Wie kann eine Frau feststellen, ob diese Schrittmachertherapie für sie geeignet ist?

Im Vergleich zu anderen operativen Alternativen bietet die Sakralnervenstimulation (SNS) den besonderen Vorteil, dass sich das spätere Behandlungsergebnis durch eine Teststimulation gut vorhersagen lässt. Wie oben beschrieben, wird der Patientin für diese Teststimulationsphase eine Elektrode - manchmal auch zwei - im Bereich des Kreuzbeines eingepflanzt. Während der Testphase wird die Elektrode mit einem externen Stimulator verbunden (siehe Abb. 118), der am Gürtel getragen werden kann. Die Teststimulation dauert je nach Krankheitsbild zwischen 5 und 30 Tagen. Allerdings muss man nur wenige Tage nach der Operation im Krankenhaus bleiben, wo man mit der Bedienung des externen Stimulators vertraut gemacht wird. Der Rest der Testphase wird unter Alltagsbedingungen in der häuslichen Umgebung weiter geführt. Während dieser Testphase sollte man ein Blasen- oder Stuhltagebuch führen, damit der Arzt erkennen kann, ob und in welchem Ausmaß sich die Beschwerden durch die Sakralnervenstimulation gebessert haben.

Nur wenn sich diese Beschwerden im Rahmen dieser Testphase deutlich gebessert haben, ist die Implantation des Schrittmachers zu empfehlen. Ansonsten wird die Elektrode wieder entfernt.

Für die **Testphase** können **zwei verschiedene Techniken** eingesetzt werden:

A. Testung mit einer einfachen Drahtelektrode oder

B. Testung mit der permanenten (endgültigen) Elektrode.

Beide Verfahren sind mit folgenden Vor –und Nachteilen verbunden:

A. Testung mit einer einfachen Drahtelektrode (Abb. 118)

Dieses Verfahren ist weniger invasiv, es sind keine Hautschnitte erforderlich. Im Falle eines ausbleibenden Behandlungserfolges lassen sich die Elektroden einfach wieder (ohne Operation) entfernen. Nachteilig ist, dass diese Elektroden leicht verrutschen und damit die Erfolgsraten für diese Technik deutlich geringer sind. Außerdem kann es vorkommen, dass nach der Implantation des Schrittmachers die Therapie nicht mehr so gut funktioniert wie in der Testphase.

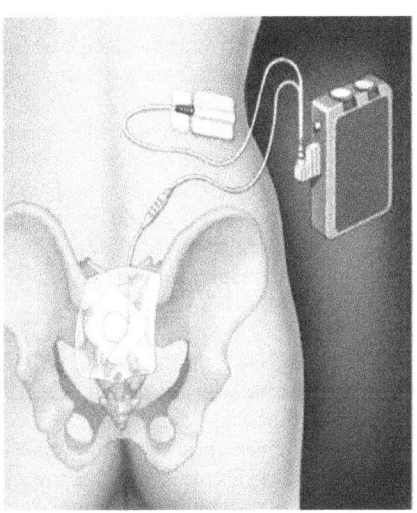

Abb. 118: Testung mit Drahtelektrode

B. Testung mit der permanenten (endgültigen) Elektrode (Abb. 119)

Besonderheit dieses Verfahrens ist, dass bei erfolgreicher Testphase nicht mehr die Elektrode neu gelegt werden muss, sondern nur noch der Schrittmacher unter der Haut eingepflanzt und mit der schon implantierten Elektrode verbunden wird. Daraus resultieren die folgenden Vorteile: eine deutlich höhere Erfolgswahrscheinlichkeit, mehr Programmiermöglichkeiten während der Testphase, bessere Vorhersage des späteren Behandlungserfolges sowie Verkürzung des zweiten operativen Eingriffes.

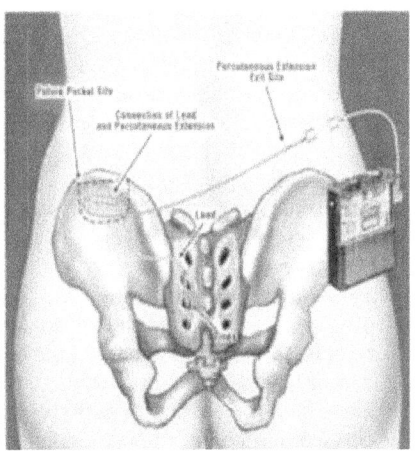

Abb.119: Testung mit der Permanentelektrode

Allerdings ist dieses Verfahren etwas invasiver, da drei kleine Hautschnitte erforderlich sind. Verläuft die Testphase nicht erfolgreich, so muss die Elektrode wieder in einem kurzen Eingriff entfernt werden. In der Regel lassen sich alle Komponenten wieder komplett aus dem Körper entfernen. Alternativ könnte die Elektrode auch bei mangelhaftem Ansprechen der Therapie im Körper belassen werden.

11.5.5.4 Nutzen und Risiken der SNS

Die Sakralnervenstimulation wird seit 1994 in Europa angewendet. Inzwischen wurden mehr als 50.000 Patienten mit dieser Methode behandelt. Auch im Langzeitverlauf profitiert die Mehrzahl der Patienten von der Sakralnervenstimulation. Diese ist im Vergleich zu ihren operativen Alternativen relativ risikoarm und weniger invasiv.

Dennoch können folgende Komplikationen auftreten, die in der Regel jedoch gut beherrschbar sind:

*   Schmerzen an der Stelle, wo Schrittmacher oder Elektrode eingepflanzt sind,
*   Infektionen,
*   technische Geräteprobleme (z.B. Elektrodenbruch bei Stürzen),
*   Verrutschen der Elektrode,
*   Wundheilungsstörungen,
*   Missempfindungen im Dammbereich oder in den Beinen,
*   veränderte Darm- oder Blasenfunktion,
*   Verletzung von Blutgefäßen,
*   Thrombose- und Embolierisiko sowie
*   allgemeine OP-Risiken.

Eine dauerhafte Schädigung der Nerven durch Elektrostimulation ist bisher nicht bekannt geworden.

Viele dieser Komplikationen oder Nebenwirkungen erfordern keine weitere Operation. Bei Missempfindungen oder Verrutschen der Elektrode hilft häufig eine neue Einstellung des Schrittmachers. Mit der Verabreichung von Antibiotika wird das Risiko einer Infektion reduziert.

Eine operative Entfernung des Schrittmachers ist nur in seltenen Fällen erforderlich. Druckschäden an Nerven oder Weichteilen mit Empfindlichkeitsstörungen und selten Lähmungen der Beine, die durch die Operationslagerung auftreten, sowie Haut- und Gewebeschädigungen durch Kriechströme, Hitze (z.B. Wärmematten) und/oder Desinfektionsmittel bilden sich meist von selbst zurück. Sie können in Einzelfällen aber auch eine langwierige Behandlung erfordern.

Bei Allergie oder Überempfindlichkeit (z.B. auf das Fremdmaterial, Medikamente, Desinfektionsmittel, Latex) können vorübergehend Schwellung, Juckreiz, Niesen, Hautausschlag, Schwindel oder Erbrechen und ähnliche leichtere Reaktionen auftreten.

Auch vorbereitende, begleitende und nachfolgende Maßnahmen sind nicht völlig risikofrei.

So können z.B. Infusionen oder Injektionen gelegentlich örtliche Gewebeschäden (Spritzenabszesse, Nekrosen, Nerven- und/oder Venenreizungen/-entzündungen) nach sich ziehen.

Unvorhersehbare Komplikationen oder körperbauliche Besonderheiten können eine Erweiterung der Operation erforderlich machen. Bitte erteilen Sie Ihre Einwilligung in notwendige oder sinnvolle Erweiterungen und Änderungen des vorgesehenen Eingriffs schon vor der OP, damit diese im selben Betäubungsverfahren durchgeführt werden können und ein erneuter Eingriff vermieden wird.

11.5.5.5 Worauf ist zu achten?

Sowohl der externe Stimulator als auch der implantierte Schrittmacher können durch starke elektromagnetische Felder gestört werden. Übliche Geräte im Haushalt stören jedoch den Schrittmacher nicht. Nähere Einzelheiten zu den technischen Besonderheiten und Warnhinweisen können der jeweiligen Herstellerbroschüre entnommen werden. In den ersten zehn Tagen nach Implantation der Elektrode sind übermäßige Dreh- oder Beugebewegungen des Rückens zu vermeiden, um ein Verrutschen der Elektrode auszuschließen. Wenn die permanente Elektrode eingewachsen ist, kann die Patientin ihre üblichen Alltagsaktivitäten (z.B. Wandern, Radfahren, Schwimmen, Golfen usw.) wieder aufnehmen.

Kapitel 12 Externe Elektrische Muskuläre Aktivierung (EEMA)

In diesem Kapitel erfahren Sie schon etwas über EEMA – Externe Elektrische Muskuläre Aktivierung – ein neues Konzept in der Elektrotherapie des Beckenbodens. Der zweite Teil des Buches ist speziell dieser Behandlungsform gewidmet.

Training mit Strom ist im Augenblick in der Welt der Fitness-Studios und Trainingszentren sehr angesagt und wird immer beliebter, das sog. „Stromtraining" verbreitet sich immer mehr. Was aber macht EMS Training (**E**lektrische **M**uskel **S**timulation) oder auch Reizstromtraining genannt, allgemein so populär? Und was könnte es für den Bereich der Beckenbodenfunktionsschwäche ebenso attraktiv machen?

Wir leben in einer hochtechnisierten Welt, in der die meisten Menschen wenig Zeit haben und für ihre Probleme unkomplizierte, schnelle Lösungen wünschen. Genau das bietet diese Form des Trainings. In einem solchen „EMS Studio" ziehen Sie den „EMS-Anzug" (vergleichbar einem Triathlon-Anzug) über und werden mit einem Gerät verkabelt. Das dauert insgesamt höchstens 3-5 Minuten und schon geht das Training los. Es folgen 20 intensive Trainingsminuten, während denen fast alle Skelettmuskeln zur Anspannung gebracht werden können. Je nach Trainingsziel in unterschiedlichen Rhythmen. So können auch gezielt bestimmte Muskelgruppen effektiv trainiert werden, wie in unserem Fall zum Beispiel der Beckenboden. Aber es gibt da einen **entscheidenden** Unterschied:

Der „Kenner" der Materie achtet auf die verwendeten Stromfrequenzen.

Zwar propagieren auch die „EMS-Studios", dass dieser Effekt zu erzielen sei. Doch sind diese Geräte und die von ihnen „hergestellte" Stromform für unseren tief im Körper gelegenen Beckenboden ungeeignet. Der Stimulationseffekt beruht auf einer direkten Ansprechbarkeit der Muskelfasern auf den Stromimpuls auch dann, wenn die neuro-motorische Integrität (zum Beispiel nach Geburten) gestört ist.
Während des Trainings kann man sich bewegen – je nach Trainingsziel - muss es aber nicht. *Für den Beckenboden ist es aber offensichtlich sehr wichtig, dass man hier (unter individueller Anleitung) in der Bewegung trainiert.* Der Anwender kann grundsätzlich einfach dastehen und das EMS-Gerät das Training „durchführen" lassen. Bereits nach fünf Minuten spürt man den Trainingseffekt deutlich.
Der Körper fühlt sich nach der EMS-Fitness gestrafft, leicht und fit an, vorausgesetzt, man trainiert mit moduliertem Mittelfrequenzstrom. Man fühlt sich weder „kaputt" noch überanstrengt, aber das Körpergefühl ist gut.

Beim niederfrequenten EMS-Strom kommt es häufig zu mehr oder minder unangenehm empfundenem Muskelkater, wie man das auch aus dem normalen Training kennt. Anders ausgedrückt: haben Sie nach Ihrem Training Muskelkater, dann waren Sie sehr wahrscheinlich am falschen Gerät.

Was sind die häufigsten Trainingsziele?

*   Lästige Pfunde loswerden,
*   lästige Rückenschmerzen loswerden,
*   lästige Gelenkprobleme in den Griff bekommen,
*   fitter und gesünder werden,
*   wieder belastbarer werden,
*   Muskelaufbau und Körperformung, Steigern der Lebensqualität,
*   Beckenbodenleistungsfähigkeit steigern.

Wer mit dieser Form des Trainings beginnt, tut das in der Regel nicht aus Freude am Sport oder wegen der Lust auf ein neues Hobby, sondern um ein ganz bestimmtes persönliches Ziel zu erreichen.
Und das geht hervorragend mit diesem modernen, zweckorientierten und zeitsparenden Training. Besonders der geringe Zeitaufwand, gepaart mit der enormen Effektivität machen das Stromtraining so attraktiv. In den 20 Minuten, die das Training dauert, absolviert man ein hochintensives und wenn gewünscht sogar ganzkörperliches Muskeltraining, das die vorhandene Muskulatur optimal „fit" macht und zudem Muskelmasse aufbaut.

12.1 (E)EMA und EMS – der große „kleine Unterschied"

EMS bedeutet ,elektrische Muskelstimulation'
EMA bedeutet ,elektrische Muskelaktivierung'.

Grundsätzlich geht es in beiden Fällen darum, mit Strom Muskelkontraktionen zu bewirken.
Tut man dies mit sogenanntem „Reizstrom" (also **niederfrequentem** Strom) dann bezeichnet man das traditionell als **„EMS"**. Hier werden die motorischen Nerven gereizt, was schließlich zur Muskelkontraktion führt. Klassisch wird diese Therapieform zum Beispiel unter Verwendung von Vaginalsonden oder sog. präsakralen Schmetterlings(klebe)elektroden durch die Haut bei Drangblasenproblemen angewandt.
Nutzt man hochwertigen **Mittelfrequenzstrom** (dessen „Herstellung" technisch aufwendiger ist und daher diese Geräte teurer, weniger verbreitet und vor allem nicht ohne weiteres als Heimgeräte anwendbar sind), spricht man bevorzugt von **„EMA"**. Die **Modulation** der Mittelfrequenz erlaubt es, Muskelzellen quasiphysiologisch zu aktivieren und so zur Kontraktion zu bringen, ohne die Nerven zu reizen.

EMA hat aber noch weitere Vorteile gegenüber den herkömmlichen EMS Geräten. So zum Beispiel die Zellaktivierung (Anwendungsgebiet hier sind z. B. Wundheilungsförderung bzw. die Anwendung bei Wundheilungsstörungen) sowie eine Tiefen- und Volumenwirkung (in der klinischen Anwendung bei neurologischen und/oder muskulären Problemen sowie in der Schmerztherapie).

So dienen die Begriffe EMS und EMA als Abgrenzung. EMA ist letztlich auch eine Form von EMS, somit kann man für EMA-Training mit mittelfrequentem Strom beide Begriffe grundsätzlich nutzen – während für das Training mit niederfrequentem Reizstrom nur der Begriff der „EMS" benutzt werden kann (da es keine Muskelaktivierung ermöglicht, sondern nur eine „Reizung"; am Blasenmuskel z. B. führt die Nerven"reizung" zu deren Entspannung). Da die Technik des niederfrequenten Reizstroms bekannter ist, ist auch die Bezeichnung EMS deutlich mehr verbreitet als die fachliche Definition EMA. Wir sollten hier aber aufgrund des hohen Qualitäts- und Effektivitätsunterschiedes sehr genau differenzieren.

12.2 EEMA-Training - Tiefenwirkung, Volumenwirkung und Zellaktivierung

Aktivieren statt reizen: Diese gesunde, strombasierte Trainingsmethode für Praxis oder Studio in einem Ganzkörpertrainingssystem verfügt über das Generieren eines Impulses aus modulierter Mittelfrequenz, über eine Stromform, mit der quasiphysiologische Impulse in fast jedes Gewebe gesetzt werden können und somit eine optimale Tiefenwirksamkeit erreicht werden kann.

Tiefenwirkung - Trainiert auch die Tiefenmuskulatur
Dieser modulierte mittelfrequente Strom besitzt auch in der Tiefe des Körpers eine Signalreinheit, die es erlaubt – je nach Einstellung durch den Elektrotherapeuten - tiefsitzende motorische Nerven zu erreichen, oder die Kontraktion direkt in den Muskeln auszulösen. Die Wissenschaft spricht daher von der „quasi-physiologischen" Wirkung der modulierten Mittelfrequenz. Somit können mehr Muskelgruppen erreicht und trainiert werden als beim EMS-Training mit anderen Stromformen oder einer transvaginal oder transanal applizierten Sonde und EMS-Strom.

Volumenwirkung - Kraftvolle Reichweite
In der Behandlung mit modulierter Mittelfrequenz (MET = mittelfrequente Elektrotherapie) genügen wenige Elektrodenpaare (Ausgänge). Durch die Aktivierung aller durchströmten Gewebearten entsteht eine breite Feldwirkung. Zum Beispiel können zwei Arm-Elektroden ausreichen, um den gesamten Oberkörper anzusprechen, die Muskeln zur Kontraktion zu bringen und die Körperzellen im durchströmten Gewebe zu aktivieren.

Zellaktivierung - Gesunde Impulse für den Körper

Die modulierte Mittelfrequenz, durchströmt sämtliches Gewebe (u.a. Haut, Muskel, Fett) und aktiviert deren jeweilige Zellen. Das bedeutet, dass der Strom die Zellen in einen Zustand versetzt, der dem Zustand kurz vor der Zellteilung ähnelt. Die Zellen sind voller ‚Leben‘, der Stoffwechsel ist erhöht, Nährstoffe können von den Zellen besser aufgenommen werden, aber auch die Abfall-produkte werden schneller abtransportiert. Das ist wichtig, wenn man an die Anwendung bei Wundheilungsproblematik denkt.

12.3 Der Strom - die „Modulierte Mittelfrequenz"
Die Geschichte und Basis der Therapiegeräte

Die therapeutisch genutzte modulierte Mittelfrequenz ist eine Entwicklung, die ein Team von Fachleuten in Deutschland seit der Wende stringent verfolgte (vgl. „(R)evolution in der Elektrotherapie", 2011)[1].

Man wusste bereits vor der Wende, dass in Russland eine Stromform genutzt wird, die sehr effektive Muskelwirkung erreichen kann, während im Westen Mittelfrequenz überwiegend entweder in Form der Interferenz genutzt wurde oder mit Modulationen, die der Nervenstimulation dienten.

Nach der Wende wurde es möglich, endlich auch die sogenannte ‚Russische Stimulation‘ zu untersuchen und in der logischen Konsequenz wurde dann das erste EMS-Gerät geschaffen, das beide Modulationsformen – die in Russland genutzte wie auch die westliche - in einem Gerät vereinte. Der AmpliMed war entstanden (federführend: wissenschaftlicher Arbeitskreis MET'A eV).

Prof. SENN wies die außergewöhnliche Muskelwirkung der Mittelfrequenz-therapie nach und grenzte zum ersten Mal die Interferenztherapie in seiner Arbeit „ELEKTROTHERAPIE (Thieme-Verlag)[2] eindeutig gegenüber der Mittel-frequenztherapie [MET] ab: „… Die Muskelfasern weisen eine ganz besonders hohe Ansprechbarkeit auf mittelfrequente Ströme auf und eine eher mäßige auf niederfrequente Ströme." (SENN (1990):90).

Prof. LANGE betonte in der Folgezeit immer wieder, dass die Mittelfrequenz-therapie jenseits der Interferenztherapie einzuordnen sei - besonders durch die echte Amplitudenmodulation - und diese Besonderheit offenbart die MET-Methode, die im AmpliMed genutzt wird.

1 elektro-medizin.de Band 1: (R)evolution de Elektrotherapie, 10 Jahre MET-Forschung, Forschung und Praxis im Dialog; hrsg. Von Ulrich Knop et al. Wolfsheim/Rhh.: Eigenverlag M.E.M. e.V. 2001/2004 (Grundlagen, Forschung, Klinik, Praxis der modulierten Mittelfrequenz-Elektro-Therapie); ISBN 3-8311-4112-6
2 Edward Senn: Elektrotherapie: Gebräuchliche Verfahren der physikalischen Therapie - Grundlagen, Wirkungsweisen, Stellenwert; Thieme-Verlag (1990); ISBN 3137437016, 9783137437017

Daher wurde sie 2002 von LANGE in das Standard-Lehrbuch PHYSIKALISCHE MEDIZIN (Springer [3]), aufgenommen - mit dem Hinweis, dass die MET als Konzept der synchronen Verwendung zweier Stromformen (Hüllkurven) völlig neu und einmalig ist und dass diese Therapieform - erstmalig in der MET realisiert – durch die Konstruktion des AmpliMed möglich wurde.

Der AmpliMed wurde über die Jahre dann sehr erfolgreich neben dem Leistungssport auch in der Therapie zum Beispiel von Schlaganfallpatienten und in der Veterinärmedizin bei unterschiedlichen Erkrankungen eingesetzt. Die Ergebnisse wurden in Studien publiziert.

Seit ca. 1998 gibt es in Deutschland die sogenannte „Ganzkörper-EMS" oder auch „EMS-Training" genannt. Die ersten Systeme, die für diese neue Trainingsform entwickelt wurden, arbeiteten ausschließlich mit niederfrequentem Reizstrom. Dies war nicht zuletzt den technischen Möglichkeiten der damaligen Zeit geschuldet. Da EMS-Training auch in der Sportmedizin und im Leistungssport immer gefragter wurde, erschien es folgerichtig, das hochwirksame Stromkonzept des AmpliMed auch für Ganzkörpertraining zu nutzen. Darum wurde es immer weiter entwickelt.

12.4 Das Stromkonzept:
Der vom Therapiegerät zur Verfügung gestellte Strom ist eine modulierte Mittelfrequenz die sich dadurch auszeichnet, dass sie mit einer 2kHz Trägerwelle (auch diese ist grundsätzlich veränderbar) arbeitet, die auf zwei unterschiedliche Weisen moduliert werden kann. Die Trägerwelle selbst zeichnet sich mit einer absolut synchronen Rechteckwelle aus, die nicht nur echte Tiefenwirkung garantiert sondern zusätzlich auch Impulsreinheit.

Diese Trägerwelle ist dann wahlweise mit einer Myomodulation und/oder einer Neuromodulation zu versehen. Damit nutzt man die Vorteile von drei Stromformen in einem – ohne eventuelle Nachteile der jeweils einzelnen Stromform in Kauf nehmen zu müssen.

12.4.1 Myomodulation (Myo = Muskel)
Die Myomodulation ermöglicht das Auslösen der Muskelkontraktion **direkt in der Muskelzelle.** Das bedeutet, dass der elektrische Impuls nicht über den Nerv an die Muskelzelle geht, sondern den motorischen Nerv „in Ruhe" lässt und seine Wirkung direkt am Sarkolemm ansetzt, einer dünne Faszie (bindegewebige Hüllschicht), die die Muskelzelle umgibt. Da das Sarkolemm keine Markscheide hat, somit hier auch keine saltatorische Reizweiterleitung möglich ist, findet die Übertragung deutlich langsamer statt als vergleichsweise am motorischen Nerv. Es braucht daher auch andere Impuls-Geschwindigkeiten sowie auch eine andere Impulsform für eine optimale Anpassung. Genau darum arbeitet MET-Strom mit einer Myomodulation in Schwellform, bzw. Trapezform. So wird eine ‚quasiphysiologische' Muskelwirkung (Prof. SENN) möglich.

3 Armin Lange: Physikalische Medizin; Springer-Verlag (2003); ISBN 3540413065, 9783540413066

12.4.2 Neuromodulation (Neuro = Nerv)

Die sogenannte Neuromodulation setzt ihre elektrischen Stimulationsreize auf die motorischen Nerven. Wissenschaftlich wurde diese Modulations-form auch NF-Modulation genannt, da ja die sogenannte Niederfrequenz (NF) genau das tut – sie reizt motorische Nerven. Der Unterschied zur Neuromodulation der MET liegt darin, dass die Neuromodulation auf das mittelfrequente Trägersignal aufmoduliert wird und daher nicht nur ober-flächlich liegende motorische Nerven anspricht, sondern auch alle moto-rischen Nerven in der Tiefe.

Hinzu kommt, dass die Neuromodulation neben der Einstellbarkeit der Schwingungsfrequenz (Hertz) auch noch eine Modulationstiefe von 1% bis 100% erlaubt. Somit kann man steuern, wie viel Stress man den moto-rischen Nerven zumuten will/muss und man kann zusätzlich verhindern, dass die motorischen Nerven zu stark belastet werden. Somit ist die Neuromodulation kein Zwangsdiktat sondern eine Reizung, die der Körper gut verträgt.

12.5 Das EMA-Gerät (Abb. 120)

Neben den vorab eingespeicherte Trainingsprogrammen, kann das MET-Gerät zudem individuell programmiert und für alle denkbaren Funktionen gesperrt oder freigeschaltet werden. Gespeicherte Daten eines Trainings können ausgelesen werden. Ein Farbdisplay erleichtert ein übersichtli-ches Trainieren und Bedienen.

Die Stromflussrichtung kann frei gewählt und an die jeweiligen Bedürf-nisse angepasst werden. Das Gerät misst die Trainingsintensität an je-dem Ausgang sowie den Trainingsindex (im Körper fließende Gesamt-strommenge), um jederzeit einen persönlichen Trainingsüberblick zu gewähren.

Von uns wird MET mittlerweile ganz gezielt medizinisch zur Behandlung von Beckenbodenproblemen eingesetzt. Synergien gibt es natürlich hier auch in der Behandlung der Adipositas mit der EMA-Methode. Steigerung des Zell- und Fettstoffwechsels sowie Muskelaufbautraining (Myohyper-trophie), welches letztlich über eine Steigerung des Grundumsatzes die Energiebilanz des Körpers verbessert und so zu einem vermehrten Ver-brauch an Kalorien beiträgt, führen über eine Gewichtsreduktion zu einer Verbesserung der Beckenbodenfunktionen (Belastungs- und Drangharn-inkontinenz, Stuhlinkontinenz) und zu einer Verringerung der Beckenbodenbelastung (Senkung).

Die anregende Wirkung auf die Beweglichkeit des Darmes (Darmmotilitätssteigerung) wirkt sich auch positiv auf das vor allem bei Frauen vielfach geklagte Obstipationssyndrom (Obstipative Defäkationsstörung = ODS) aus.

Häufig wird bei uns diese seit mittlerweile über einem Jahr an weit mehr als hundert Patientinnen angewendete Behandlungsform mit anderen (alternativen) Behandlungsmethoden (wie Pessare, Spezialtampons, etc.) kombiniert.

In Einzelfällen geht sie auch einer geplanten, gewünschten oder nicht vermeidbaren operativen Behandlung vorbereitend voraus, um deren Ergebnis durch Auftrainieren der muskulären Strukturen des Beckenbodens erfahrungsgemäß anatomisch besser und auch nachhaltiger haltbar werden zu lassen, verglichen mit nicht vorbereiteten Beckenböden.

12.6 Eine häufiger gestellte Frage: „Zellaktivierung" – macht das Krebs?

Jede Zelle im menschlichen Körper hat eine (gesunde) Eigenschwingung – oder anders formuliert eine Frequenz - so wie jede Zelle ein sog. Ruhemembranpotential hat. Diese Grundspannung der Zelle ist notwendig und sozusagen ein grundlegendes Vitalzeichen. Durch Belastung, Ermüdung, Erkrankung verliert die Zelle an Spannung bzw. verändert sich ihre Frequenz. Dies ist seit Jahrzehnten Gegenstand der Forschung und es gibt schon diverse erfolgreiche Versuche, um an diesem System „heilend" einzuwirken. So etwa konnte durch Studien belegt werden, dass Magnetfelder gezielt eingesetzt die Knochenheilung positiv beeinflussen können. Auch konnte man feststellen, dass bei Menschen, die sog. „heilende Hände" haben, im Moment der Therapie von ihren Händen Schwingungen im Bereich von +/-8Hz ausgehen. Auch gibt es inzwischen in der alternativen Therapie viele Verfahren, die auf dem Prinzip der Schwingung aufbauen. Dabei seien Klangschalen genannt, Klangliegen, Musiktherapie, das Singen von Mantras im Ayurveda und vieles mehr. Aber auch die klassische westliche Medizin nutzt Frequenzen und Schwingungen auf vielfältige Weise. Nicht nur in der Diagnostik, sondern auch zur Behandlung.

Die MET bedient sich eines mittelfrequenten Trägersignals als Basis. Die Forschungen zu diesem speziellen Strom haben in der Vergangenheit gezeigt, dass diese Stromform zwei wesentliche Vorteile hat:

Sie ist tiefenwirksam, durchströmt also alle menschlichen Gewebe, und das Signal wirkt zellaktivierend durch eine Dauerdepolarisation der Zellmembranen.

Das bedeutet, dass immer, wenn der Strom des MET fließt – auch wenn noch keine Muskelkontraktionen entstehen – er dennoch zellaktivierend wirkt. Die Energie des Stromes wird sozusagen der Zelle zur Verfügung gestellt, um sich in ihrer Eigenschwingung und Grundspannung zu regenerieren.

Das bedeutet in der Konsequenz, dass die Zelle wieder eine **gesunde** Zellspannung aufbauen kann, dadurch wieder besser am Stoffwechsel teilnimmt und somit wieder besser durchblutet wird und auch der Abtransport von Zellabfall wieder besser funktioniert. Therapeutisch wird dies zum Beispiel in der Behandlung von Wundheilungsstörungen beim diabetischen Fuß-Syndrom oder bei Verbrennungswunden, aber auch in der Heilung von Sportverletzungen eingesetzt.

Der Begriff Zellaktivierung bringt bei vielen Menschen die Frage auf den Tisch, ob denn dann nicht auch Krebszellen aktiviert werden.

Wesentlich ist hier das Verständnis, dass Krebszellen keine „normalen" Zellen sind, sondern Zellen, die „autoaggressiv" geworden sind. Sie haben sich so verändert, dass sie nun den eigenen Organismus angreifen. Diese Tumorzellen haben einen anderen Stoffwechselweg als gesunde Zellen. Krebszellen leben von einer sog. anaeroben (ohne Sauerstoff) Zuckervergärung – ein Stoffwechselweg der im Zellplasma abläuft und - wie der Name schon sagt - keinen Sauerstoff benötigt. Dahingegen ist der „gesunde" Zellstoffwechsel ein aerober, also immer mit Sauerstoff verbunden, und findet in den Mitochondrien statt.

Wer mehr dazu wissen möchte, kann die Arbeiten von Frau Dr. Budwig oder Dr. Coy lesen, die diesen Ansatz schon sehr lange verfolgen um bessere Krebstherapien zu entwickeln (sie sind über die META e.V. [Arbeitskreis zur Anwendungsforschung der Mittelfrequenz-Elektrotherapie (MET), 1988 gegründet] über www.elektrotherapie.de zu beziehen).

Wichtig für Sie ist hierbei, dass die **„Zellaktivierung"** durch die modulierte Mittelfrequenz (MET) die Durchblutung der Zellen verbessert, der Zelle hilft, wieder mehr Sauerstoff zu bekommen und ihren ursprünglichen, gesunden Stoffwechsel wieder herzustellen - oder einfach zu erhalten. Die MET hilft den Zellen also eher, sich gegen Angreifer wie Krebszellen zu wehren indem sie den Körper dabei unterstützt, gesund zu bleiben.

Hinzu kommt, dass es immer mehr Untersuchungen und Studien gibt, die deutlich zeigen, dass eine kräftige und aktive Muskulatur deutlich hilft, nicht an diversen Zivilisationserkrankungen zu erkranken – darunter auch Krebs. Das heißt, die muskelaufbauende und muskelaktivierende Wirkung der MET wirkt somit gleich zweimal positiv für die Gesundheit und die zellaktivierende Wirkung der MET ist eher ein „Feind" der Krebszellen, indem sie die gesunden Zellen des Körpers stärkt. Hier stoßen natürlich teilweise schulmedizinische und naturheilkundlich-alternative Betrachtungs- und Behandlungsansätze aufeinander Für den Patienten gilt, dass er/sie natürlich nur Behandlungen wahrnehmen sollte, mit denen er/sie sich auch wohlfühlt, körperlich und mental.

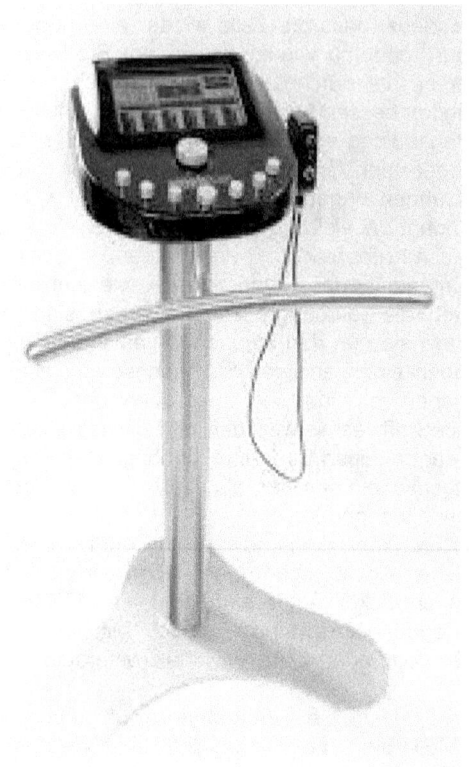

Abb. 120:
Amplitrain-Pro ®
(links) und
AmpliMed ® (unten)
sind zugelassene
Geräte zur
Anwendung
modifizierten
mittelfrequenten
Stromes

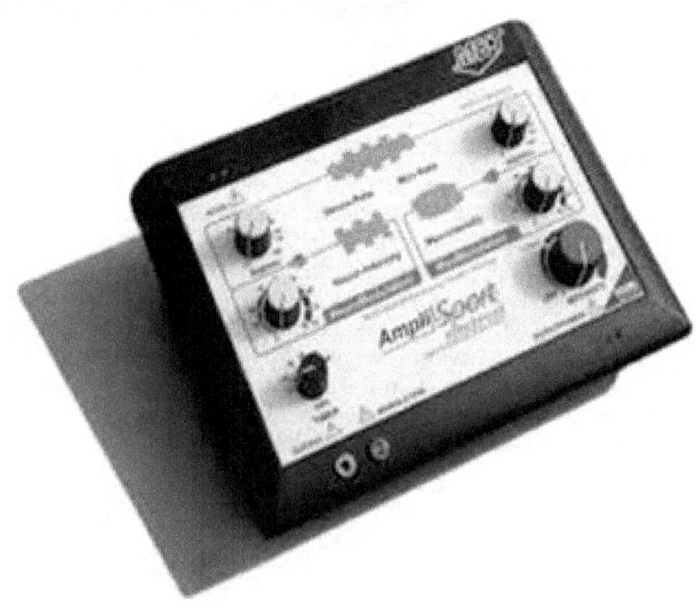

Kapitel 13 „Perineologie" oder auch „erweiterte urogynäkologische Betrachtung" des Beckenbodens – das „hintere" Kompartiment

In diesem Kapitel erfahren Sie Ausführliches über die das hintere Kompartiment betreffende Störungen, also im Wesentlichen über Enddarmsenkung, Obstipationssyndrom und Analinkontinenz. Sie werden über die Diagnostik informiert und über Behandlungsansätze, über konservative Aspekte der Behandlung und über Operationen.

13.1 Einführung – ein paar Gedanken zum Thema „Komplexität des Beckenbodens" – wir verlassen jetzt die *klassische* Urogynäkologie

Die rasche Entwicklung des Fachbereichs „Urogynäkologie" oder „Gynäkologische Urologie" spiegelt sich u. a. in den Veränderungen im Management urogynäkologischer Erkrankungen wider. Um Hippokrates (zirka 450 v. Chr.) sinngemäß zu zitieren:

„Bevor wissenschaftlicher Fortschritt (auf jeglichem Gebiet) erreicht werden kann, muss der menschliche Geist sich von starrem Festhalten an althergebrachten Meinungen lösen."

Auf unser Fachgebiet übertragen bedeutet dies zum Beispiel, dass die Philosophie der Senkungsoperationen vor der Integral-Theorie sich allein auf die Behandlung der morphologischen Störung bezog. Funktionelle Aspekte waren hier von untergeordneter Bedeutung, es gab keinen Ansatzpunkt für die Verknüpfung von Morphologie und Funktion. Je breiter unser Sichtfeld, umso eher finden wir für *die* Patientin vielleicht *die* passende Lösung zu deren individuellem Problem.

Viele Senkungspatientinnen bringen aus dem Bereich des hinteren Kompartiments Probleme mit, die es möglicherweise vor einer Senkungsoperation weiter abzuklären gilt.

Insbesondere ist hier an die chronisch-obstruktive Defäkationsstörung, aber auch an die anale Sphinkterinsuffizienz zu denken.

Die Frage, die sich der „urogynäkologische" Operateur zu stellen hat, ist hierbei recht simpel: ist es wahrscheinlich, dass die Beschwerden, die die Patientin angibt, aufgrund der Korrelation zum Befund durch den geplanten Eingriff gebessert werden können? Sind meine vorgesehenen operativen Handlungen eine günstige Voraussetzung für eine postoperative intensivere „koloproktologische" Diagnostik und stellen sie möglicherweise eine Voraussetzung für eine weiterführende Operation in diesem Bereich dar?

13.2 Das anorektale Kontinenzorgan

Der Analkanal (Canalis analis) des Menschen kann in drei Abschnitte untergliedert werden, die durch einen allmählichen Übergang von der Schleimhaut des Darmes zur äußeren Haut gekennzeichnet sind:

- Zona columnalis: mit Längsfalten (Columnae anales) und dazwischen liegenden Einsenkungen (Analkrypten) mit den Mündungen der Proktodealdrüsen (Glandulae anales),
- Zona intermedia: mit einem mehrschichtigen Plattenepithel,
- Zona cutanea: mit verhorntem, mehrschichtigen Plattenepithel, Schweiß- und Talgdrüsen sowie Haaren. Um die Öffnung des Anus sind unter der Haut bzw. Schleimhaut zwei Schließmuskeln angeordnet, die gemeinsam mit weiteren Strukturen des Enddarms das Kontinenzorgan bilden:

▶ Musculus sphincter ani internus (innerer Afterschließmuskel): Er stellt eine Verstärkung der **glatten Muskulatur** der Darmwand dar.
▶ Musculus sphincter ani externus (äußerer Afterschließmuskel): Er besteht aus **quergestreifter Muskulatur**, ist also willkürlich beeinflussbar.

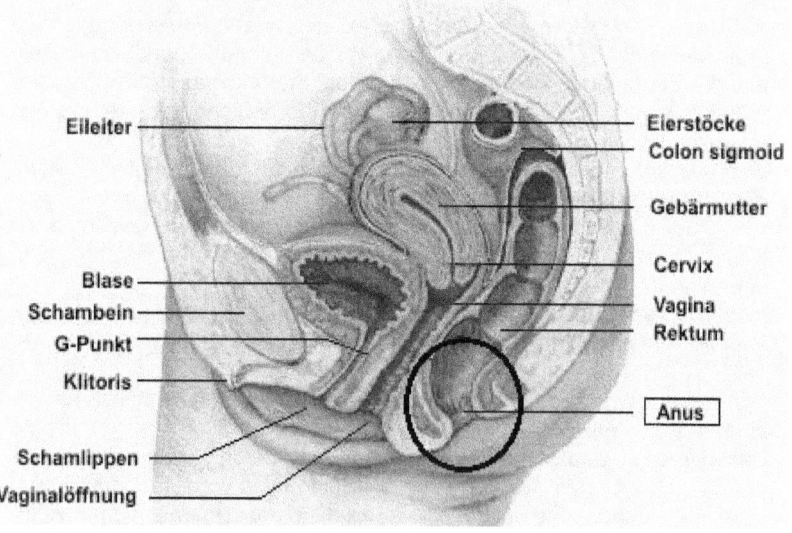

Abb. 121: Anatomie des analen Verschlussapparates

Die Peristaltik des Analkanals wird über parasympathische Nervenfasern aus dem Kreuzabschnitt des Rückenmarks angeregt. Diese bewirken auch eine Erschlaffung des inneren Afterschließmuskels. Im Zusammenspiel mit den Bauchmuskeln (Bauchpresse) führt dies über den Defäkationsreflex zu einer Entleerung des Mastdarms (Defäkation). Dabei schiebt sich die Kotsäule aus dem Darm. Wenn die Bauchmuskulatur zur Ausscheidung nicht verwendet wird, dauert die Defäkation länger.

Die sympathischen Nervenfasern des Nervus hypogastricus reduzieren die Peristaltik und erhöhen den Tonus des inneren Afterschließmuskels. Dadurch wird die Stuhlkontinenz (Continentia alvi) ermöglicht. Durch willkürliche Beeinflussung des äußeren Afterschließmuskels kann die Defäkation unterdrückt werden. Er wird durch den Nervus pudendus (bzw. dessen Nervus rectalis caudalis) innerviert.

Die sensible Innervation des Afters erfolgt über die Nervi anococcygei und den Nervus perinealis superficialis („oberflächlicher Dammnerv") des *Nervus pudendus*. Da am After eine Vielzahl von Nervenendigungen liegen, ist er sehr empfindsam und wird auch als erogene Zone betrachtet, insbesondere der Musculus sphincter ani externus und die sich davon absetzende Dammmuskulatur. Die reflektorische Steuerung des Anus (Analreflex) (ein Fremdreflex*) besteht in einer reflektorischen Zusammenziehung des äußeren Afterschließmuskels (Musculus sphincter ani externus) bei Berührung der Haut des Anus oder des benachbarten Dammes (Perineum) beziehungsweise des Versorgungsgebietes des Nervus perinealis superficialis. Der Analreflex ist Kennreflex für die Rückenmarkssegmente S3–S5.

Die gleiche Reflexkette wird auch durch Berührung der Vulva ausgelöst, da hier ebenfalls der Nervus perinealis superficialis stimuliert wird. Dies führt auch zu einer Kontraktion des Musculus bulbospongiosus, weshalb dieser Reflex gelegentlich auch als Bulbospongiosusreflex oder, nach dem veralteten Namen des Muskels, auch Bulbocavernosusreflex bezeichnet wird. Die Prüfung des Reflexes gibt Auskunft über die Intaktheit der spinalen Reflexbahnen (gestört z. B. beim Bandscheibenpatienten). An der Kontinenzabsicherung ist ferner der Musculus puborectalis (Abb. 122) beteiligt. Der „Schambein-Mastdarm-Muskel" ist ein quergestreifter Muskel des Beckenbodens und ein Teil des Musculus levator ani.

Anmerkung: Ein Fremdreflex, auch polysynaptischer Reflex genannt, ist ein Reflex, bei dem die Reflexantwort (Muskelkontraktion) nicht im reizwahrnehmenden Organ (Haut) erfolgt. Der Reflexbogen erfolgt hierbei über mehrere Synapsen, woher auch der Name polysynaptischer Reflex kommt.

Er entspringt an der Rückseite des Schambeins und bildet eine Schlinge um den Mastdarm am Übergang zum Analkanal und führt dadurch *zur Abknickung des Mastdarms im Bereich der Linea anorectalis*. Er fungiert als Schließmuskel des Mastdarms und wird daher auch als Musculus sphincter recti bezeichnet. Bei der Defäkation erschlafft der Muskel, so dass die Abknickung zwischen Mastdarm und Analkanal verstreicht und die Kotsäule nach hinten weitertransportiert werden kann (s.u.). Die Innervation erfolgt über den Plexus sacralis über Nervenfasern aus den Segmenten S3 und S4 des Rückenmarks. Eine Verletzung oder ein Funktionsverlust führen zu einer teilweisen Stuhlinkontinenz. Bei schweren Dammrissen mit Schließmuskelriss (gemeint ist hier der M. sphincter ani externus) kann über diesen Muskel das Stuhlhaltevermögen teilweise aufrechterhalten werden.

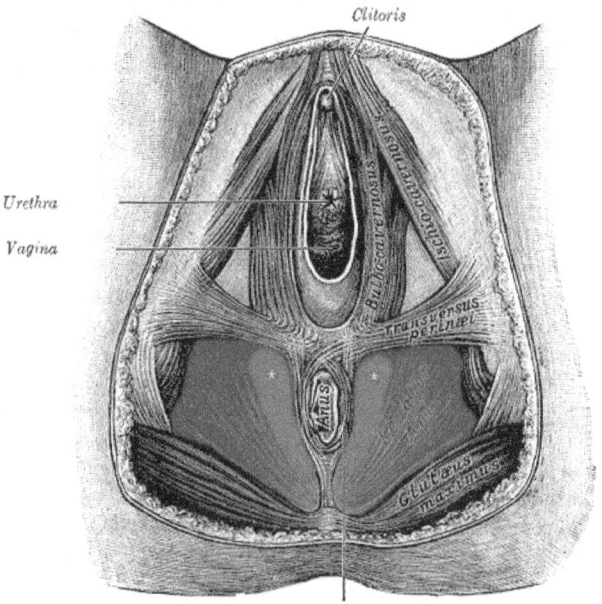

Abb. 122: M. pubococcygeus (PCM = *)

13.3 Der Defäkationszyklus

1. Die sakralen und ampullären Anteile des Rektums sind leer – Ruhezustand in größerer zeitlicher Entfernung von der Defäkation.	
2. Der sakrale Anteil ist gefüllt, der ampulläre noch immer leer. Der Douglasraum ist tief gelegen, die Querfalten sind in engem Kontakt. Es wird die Füllung der Ampulle durch Muskelkontraktion am Beckenboden verhindert. Es besteht kein Stuhldrang.	
3. Nun sind der sakrale und der ampulläre Anteil des Rektums gefüllt. Die Ausdehnung des ampullären Anteils bewirkt einen Druck auf den Beckenboden. Ein Stuhldranggefühl stellt sich ein, und der obere Anteil des Analkanals beginnt zu klaffen (während der anatomische Anteil des Analkanals durch einen inhibitorischen ano-rektalen Reflex) noch verschlossen bleibt. Die Querfalten sind nun auseinandergewichen und der Douglas steht hoch. Es besteht eine Kontinuität zwischen sakralem und ampullärem Anteil des Rektums, der M. puborectalis ist kontrahiert.	

4. Trichterförmige Öffnung der Ausgangsbahn und Austreiben des Stuhls. Eine koordinierte Entleerung verlangt die Relaxation des M. puborectalis und gleichzeitige steile Inklination des hinteren Perineums mit einem maximalen Deszensus des Perineums mit Druck auf den Beckenboden, ein Öffnen des Analkanals mit Relaxation des externen Sphinkters sowie die Verkleinerung des Volumens des Trichters mit einer Annäherung der Querfalten und einem Absenken des Douglasraums.

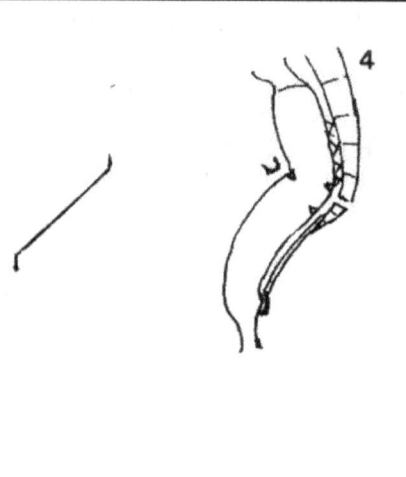

5. Ende der Austreibung. Diese beginnt mit dem oberen Segment, die Querfalten liegen einander an, der Douglasraum ist an seinem tiefsten Punkt angelangt. Die Ampulla recti ist geleert und isoliert vom sakralen Anteil. Die Hohlorganstruktur ist kollabiert, die einzelnen Strukturen sind wieder erkennbar (Angulationen, Relief, Falten).

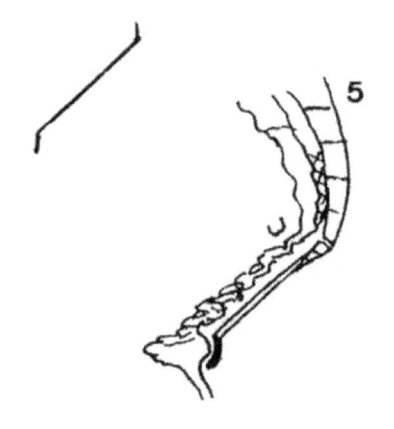

6. Kontraktion des Beckenbodens mit Elevation des Deszensus perinei, erneuter Angulation und Kontraktion des Sphinkterapparates.

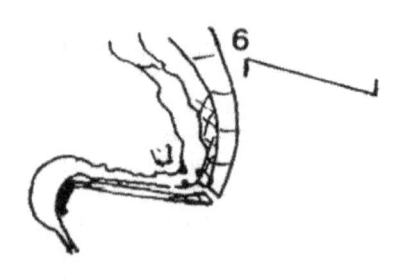

13.4 Beachtung und Wertung von Begleitpathologien im hinteren (koloproktologischen) Kompartiment

Ist es sinnvoll und notwendig, die Korrekturen hier zu kombinieren?

*   Obstruktive Defäkationsstörung,
*   Intussuszeption,
*   (innerer) Rektumprolaps,
*   Sigmoido- und Enterozele,
*   anale Inkontinenz

bedürfen also unbedingt der Beachtung in der „urogynäkologischen" Sprechstunde, so wie die Erkrankungen des vorderen und mittleren Kompartiments in der mehr koloproktologisch ausgerichteten Sprechstunde abgefragt und analysiert werden müssen.

Im Rahmen der Evaluation von Senkungen ist immer die Frage zu stellen, ob der aktuelle Status mit seinen zugrunde liegenden Defekten andere Defekte so verdeckt, dass sie, korrigiert man den ins Auge springenden Defekt alleine, anschließend zu Tage treten. Ursache mag neben dem präexistenten Defekt der Fixation auch das Öffnen von Bruchpforten oder die Traktion an bislang noch ausreichend fixierenden Strukturen sein. Ist die Entwicklung nicht sicher vorhersagbar, so muss die Patientin über diese Zusammenhänge ausreichend aufgeklärt sein, so wie sie z. B. über die Problematik larvierter Belastungsinkontinenz im Rahmen von Senkungsoperationen aufgeklärt werden sollte. Neben der larvierten Inkontinenz, die nach Senkungskorrektur klinisch auffällig werden kann, können Begleitpathologien aus dem Bereich der „Urologie" für die Korrektur oder Korrigierbarkeit bedeutsam sein. Im Zweifelsfalle ist die Diagnostik hier zu intensivieren (Urodynamik, Zystoskopie, radiologische Verfahren). Gleiches gilt für präexistente Blasen- und Darmfunktionsstörungen, neurologische Erkrankungen und internistische oder andere Krankheitsbilder, die die Korrektur von beklagten Funktionsstörungen erschweren (Parkinsonismus, MS, diabetische Neuropathie, Bandscheibenerkrankungen, Wirbelsäulenfehlstellung, Haltungsstörung, Nahrungsmittelunverträglichkeiten, Blutgerinnungsprobleme, Herzfehler (Vitien), Herzinsuffizienz, Asthma,...).

Die Annäherung an die Funktionsstörungen des Darmes hinsichtlich der präoperativen Weichenstellung, was Diagnostik und Reihenfolge notwendiger Operationen betrifft, erfolgt in aller Regel über die beiden Leitsymptome

*   Defäkationsstörung, obstruktiv und
*   Inkontinenz,

wobei der Darmprolaps in aller Regel eine Untergruppe der obstruktiven Störungen darstellt.

Die obstruktiven Defäkationsstörungen wiederum kann man zurückführen auf folgende Störungen:

• Verlangsamter Transit mit normaler Defäkation,
• Pelvi-perineale Dysfunktion mit normalem Transit:
    • dyskinetische Störungen (Anismus),
    • irritativ bedingter Sphinkterspasmus,
    • neuromuskuläre Anomalien mit Dyskinesie,
    • Rektozelen,
    • Intussuszeption und Rektumprolaps,
    • Mischformen aus Rektozele und Intussuszeption,
• Mischform,
• Colon irritabile mit (Pseudo-)Obstipation („Reizdarmsyndrom").

13.4.1 Funktionsstörung

Die funktionellen Abnormitäten im Bereich des posterioren Kompartiments sind unterschiedlich. Allein der Überbegriff der Entleerungsstörung umfasst wiederum eine ganze Bandbreite unterschiedlichster Fehlfunktionen, von denen neurologische Störungen in Folge einer Innervationsstörung, zentral-nervöse Prozesse mit Auswirkung auf Entleerungsfunktion oder aber eine lokale Dysregulation ursächlich sein können.

Die Entstehung solcher Entleerungsstörungen bleibt oftmals im Dunkeln, es kann sich um in Verbindung mit sexuellem Missbrauch (in der Kindheit) stehenden Ablaufstörungen handeln, es können aber auch andere Hintergründe wie eine neurotische Konfliktverarbeitung o. ä. zu Grunde liegen.

Da die rektoanale und Beckenbodenkoordination sehr komplex ist, und sowohl unbewusste als auch bewusste Komponenten aufweist, bedarf es hier neben suffizienter diagnostischer Möglichkeiten auch eines ausgesprochen guten Einfühlungsvermögens seitens des Untersuchers, um zu verwertbaren Ergebnissen zu kommen (s. o.).

13.4.1.1 Stuhlentleerungsstörung

Chronische Stuhlentleerungsstörungen sind der häufigste Grund, warum konventionelle oder kernspintomografische Defäkographien angefordert werden. Die Prävalenz in der Bevölkerung liegt bei geschätzten 20%, in den Vereinigten Staaten geht man von etwa 2,5 Millionen Arztbesuchen wegen Stuhlentleerungsstörungen pro Jahr aus. Etwa für 3 Millionen US-Amerikaner werden pro Jahr Laxantien im Wert von über 200 Millionen Dollar verordnet. Die Rate der Fehltage am Arbeitsplatz ist abhängig vom Schweregrad der Obstipation, es gibt Studien, die zeigen, dass bis zu einem Fünftel der schwer obstipierten Personen wegen der Obstipation die Arbeitsstelle verloren haben bzw. wechseln mussten.

Obstipation ist ein stark subjektiv geprägtes Symptom, dass hinsichtlich seiner Bedeutung starken Schwankungen unterliegt. Zu dem Begriff gehören gleichermaßen die reduzierte Defäkationsfrequenz wie auch die Schwierigkeiten beim Entleerungvorgang selbst. Weniger als 3 Stühle pro

Woche sind dabei ebenso als pathologischer Wert anzusehen wie das kräftige Pressenmüssen bei mehr als 25 % der Toilettengänge, wohingegen Verstopfung als ein allgemeines Symptom in der Normalbevölkerung mehr oder weniger wahrgenommen wird.

Leiden Patienten, die sich beim Arzt wegen dieser Symptomatik vorstellen, sehr unter ihrem Zustand und werden sie beim Arzt deshalb vorstellig, dann sind dabei ¾ der Patienten weiblich, in der Gruppe der schwer Obstipierten sind es praktisch nur weibliche Patienten.

Da die Patientin im Hinblick auf Symptomschilderung, vor allen Dingen aber auch im Hinblick auf die Angabe von Häufigkeiten nicht immer akkurate Angaben machen kann, empfiehlt es sich, ihr ein Defäkationstagebuch zum Ausfüllen an die Hand zu geben. Sollten dennoch unklare Verhältnisse im Raum stehen, hilft möglicherweise eine Kolontransitzeit-Bestimmung weiter. Die Aufgabe des Hausarztes in der Evaluierung von Patientinnen mit Obstipationsproblematik ist es, herauszufinden, welche Patientin einer weitergehenden Diagnostik zuzuführen ist, bei welchen Patientinnen dies nicht erforderlich ist.

Hierbei gilt besonders zu bedenken, dass die Behandlungsoptionen für Patientinnen mit schwerer Obstipation eher beschränkt sind und dass hier die Einleitung diagnostischer Maßnahmen oftmals nur in der Lage ist, den Schweregrad der Erkrankung zu bestätigen oder festzulegen.

Da es sich um eine Funktionsstörung handelt, gibt es keine histomorphologischen Entscheidungshilfen (solche, bei denen der Pathologe Gewebsveränderungen unter dem Mikroskop erkennen kann) wie beispielsweise bei Tumorerkrankungen. Daher ist die individuelle Führung des Patienten mit seiner spezifischen Form der Defäkationsstörung entscheidend.

So können z.B. einfache diätetische Maßnahmen hilfreich sein, vor allen Dingen dann, wenn aufgrund von sehr kurzfristig aufgetretenen Symptomen bei älteren Menschen nebenbefundlich obstruktive Läsionen als postentzündliches Symptom gefunden werden.

Bei schwerster Obstipation junger Menschen ist mit einem wasserlöslichen Kontrast-Einlauf immer ein auch segmental auftretender Morbus Hirschsprung auszuschließen, den es z.B. auch im kurzen rektalen Segment als isolierte Form gibt.

Die Mehrheit der Patientinnen allerdings, die sich mit den Symptomen schwerer Obstipation vorstellt, weist kein rasch identifizierbares morphologisches Substrat auf, so dass wir unterschiedliche diagnostische Maßnahmen zum Einsatz bringen müssen, um hier mehr differenzieren zu können.

Leitsymptom ist die Obstipation:

- **Verlangsamter Transit mit normaler Defäkation**
  - idiopathisches Megakolon/-rektum,
  - Kolonatonie infolge Laxantienabusus,
  - iatrogene Kolonatonie (chronischer Gebrauch von Neuroleptika, Benzodiazepine),
  - neuromuskuläre Anomalien.

Die Behandlung erfolgt primär mit Medikamenten und diätetischen Maßnahmen. Die OP-Indikation ist mit großer Zurückhaltung zu stellen (außer toxisches Megakolon). Eine Kolektomie (operative Entfernung des Dickdarmes) mit ileo-rektaler Anastomose, bei M. Hirschsprung auch segmental (abschnittsweise) z. B im prox. Kolon als Teilresektion des Kolons ist denkbar, bei der segmentalen Dysganglionose erfolgt die Teilresektion des betroffenen Segments.

Der Operationserfolg stellt sich nur ein, wenn keine pelvi-perineale Dysfunktion zusätzlich besteht. Die Patientinnen sind über eine postoperative chronische Diarrhö aufzuklären.

- **Pelvi-perineale Dysfunktion mit normalem Transit**
Diese auch als terminale Obstipation zu bezeichnende Form der Defäkationsstörung ist in den tiefen Dickdarmbereichen (Sigma, Rektum, Ampulle) angesiedelt und kann aufgeteilt werden in folgende Formen:
  - dyskinetische Störungen (Anismus),
  - irritativ bedingter Sphinkterspasmus,
  - neuromuskuläre Anomalien mit Dyskinesie,
  - *Rektozelen,*
  - *Intussuszeption und Rektumprolaps,*
  - *Mischformen aus Rektozele und Intussuszeption,*
Letztendlich wollen wir unser Augenmerk in diesem Kapitel besonders auf diese letzten drei genannten *kursiv gedruckten* Formen richten.

- **Dyskinetische Störungen (Anismus)**
Es handelt sich um einen Spasmus des Verschlussapparates mit ausbleibender Öffnung. Involviert sind der Sphinkter ani und/oder die Puborectalisschlinge aus funktionellen Gründen, meist aber auf der Basis eines entsprechenden psychischen Kontexts.
Aus diesem Grund ist auch die chirurgische Intervention mit großer Zurückhaltung zu indizieren (Myotomie (Einschneiden) des M. puborectalis, Sphincterotomia interna lateralis, Resektion des Steißbeins). Hier verstärkt man die Somatisierung der funktionellen Beschwerden und es kommt eher zu einer Verschlechterung des Beschwerdebildes. Hilfreich kann in manchen dieser Fälle die Botox-Behandlung sein, wobei auf die Induktion von (passageren) analen Inkontinenzen hinzuweisen ist.

Den größten Erfolg in dieser Gruppe bringt die Reedukation des Beckenbodens und das Biofeedback-Training zur Relaxation ggf. in Kombination mit einer verhaltens- oder psychotherapeutisch orientierten Begleitung, auch kann aus den jüngsten Erfahrungen mit moduliertem Mittelfrequenzstrom hier evtl. eine Behandlung erfolgen.

• *Irritativ bedingter Sphinkterspasmus*
Irritative Prozesse (entzündlich, Fissuren,...) im Bereich des sensiblen Analkanals (Anoderm) oder im übrigen pelvi-perinealen Bereich können zu einem Sphinkterspasmus und damit zu Entleerungsstörungen führen. Fisteln, Abszesse, Fissuren, Kryptitis und Proktitis sind daher konsequent durch den Proktologen oder Dermatologen zu behandeln. In nicht primär chirurgisch zu sanierenden Erkrankungen wird in der Regel erst nach einer fehlgeschlagenen konservativen Therapie eine operative Therapie indiziert. Diese beseitigt die Ursache des Spasmus. Danach kann eine Reedukation des Beckenbodens ggf. auch mit Biofeedback erforderlich sein, abhängig von dem Ausmaß der Chronifizierung des Leidens.

• *Neuromuskuläre Anomalien mit Dyskinesie*
Nicht besprochen werden hier zentral, pyramidal oder extrapyramidal be-dingte neurologische Affektionen, bei denen die Darmentleerungsstörung ein Symptom sein kann, welches dann im Rahmen eines globalen Behandlungsplans (medikamentös) ggf. positiv beeinflusst werden kann.
A- oder Dysganglionosen des Auerbach'schen Plexus können vom ano-rektalen Übergang bis zur Flexura lienalis ausgedehnt auftreten mit allen möglichen segmentalen Variationen.
Die weiter oral gelegenen Formen, die beschrieben sind, kommen noch viel seltener vor. Am bekanntesten ist der M. Hirschsprung, der nicht nur in der ersten Lebensphase apparent werden kann, sondern dessen Erst-manifestation auch im jugendlichen, jungen oder fortgeschrittenen Er-wachsenenalter liegen kann. Meist aber wird diese Erkrankung durch den Kinderchirurgen behandelt.
Die späten Formen der Dysganglionose können mit Postdistensions-stenosen (Stenosen, die hinter dem aufgeweiteten Bereich auftreten) einhergehen, die dann der chirurgischen Intervention bedürfen, wobei die Erfolgschancen recht gut zu sein scheinen.

• *Mischform*

• *Colon irritabile mit (Pseudo-)Obstipation.*

13.5 Anatomische Störungen, die gynäkologisch als „Rektozele" imponieren

Sie sind in dem hier dargestellten Zusammenhang von besonderem Interesse, weil sie ein echtes „interdisziplinäres" Problem darstellen, denn ihre „unilaterale" Therapie birgt eine Reihe von Fallen, die sich in schlechten (funktionellen) Ergebnissen niederschlagen (können).

13.5.1 Rektozele (vgl. Abb. 123)
Die Herniation der Rektumvorderwand in die Scheide bezeichnet man als Rektozele. Eine posteriore Form existiert ebenfalls, kommt aber bei Frauen kaum vor. Oft ist die Rektozele asymptomatisch. Klagen treten vor allem dann auf, wenn folgende Konditionen kombiniert sind:

1. Digitale Manipulationen in Scheide oder Ampulle, um den Stuhl in den analen Kanal und damit zum Austritt zu bringen,
2. Entleerungsstörung der Rektozele mit mehr oder weniger komplettem Stuhlverhalt und den entsprechenden Folgen (Verhärtung, erfolgloses Pressen, Einläufe, Digitalisierung), die sich z.B. in einer Defäkographie/dyn. Beckenboden-MRT darstellen lässt.

Aufgrund einer Schwächung der zirkulären Muskelfasern durch die Zelenbildung im unteren Rektum kann es neben dem Stuhlverhalt zu einer Reduktion von Länge und Tonus des internen Sphinktermuskels kommen. Dies lässt sich in der Defäkographie am besten am Ende der Pressphase darstellen. Durch die Überdehnung wird die propriozeptive Sensibilität gestört. Dies hat wahrscheinlich über eine Störung des rectoanal inhibitorischen Reflexbogens eine progressive Öffnung des oberen Analkanals zur Folge. Damit kommt es zur Manifestation einer analen Inkontinenz.
Die hohe Rektozele ist meist assoziiert, manchmal auch maskiert durch eine rekto-rektale, supraanale Intussuszeption. Insgesamt finden sich Rektozelen (hohe und tiefe) aber recht häufig assoziiert mit einem anterioren Rektummukosaprolaps (vgl. folgende Abbildung 123). Auf zwei Arten ist damit die Defäkation gestört:
1. Stuhlverhalt durch Ablagerung – Eintrocknung – Pressdruck wirkt in die falsche Richtung (vaginawärts)
2. Invagination der Rektumvorderwand – Ventilmechanismus – Verlegung des Analkanals.

Abbildungen 123a-c: Rektozelenformen

Die „klassische" Form der anterioren Rektozele (die posteriore spielt in diesem Kontext keine Rolle und ist auch eher selten) führt zu einer sprasphinktären Abweichung der Faeces bei dem Versuch der Entleerung in Richtung Scheidenlumen. Durch verzögerte Entleerung und Eindickung durch Wasserentzug kommt es zu „Hasenkötel"-Stuhl. Digitale Manipulationen sind bisweilen nötig (a).	Die Distensionsrektozele, die ebenso mit Stuhleindickung und Digitalisierung einher geht ist häufig kombiniert mit einer Störung im Ablauf der Defäkation (z. B. sphinktero-muskuläre Dyssynergie). Die Distension führt nicht nur zur Ausbildung der Bildes einer vaginal erkennbaren Rektozele, sondern auch zu einer relativen Verkürzung des Analkanals und damit zum Symptom der Inkontinenz (b).	Eine die anteriore Rektumwand betreffende (inkomplette) Intussuszeption führt aufgrund eines sich ausbildenden Ventilmecha-nismus zur Entleerungs-störung (Leitsymptom) und in deren Folge zu einer Distension mit Ausbildung einer Rektozele. Die Ansammlung findet sich in aller Regel oberhalb der „Ventilklappe", die „Rektozele" kann damit auch als „Enterozele" imponiert (c).
(a) 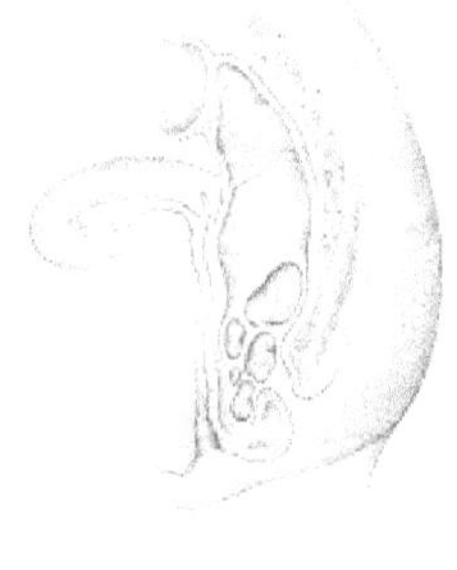	(b) 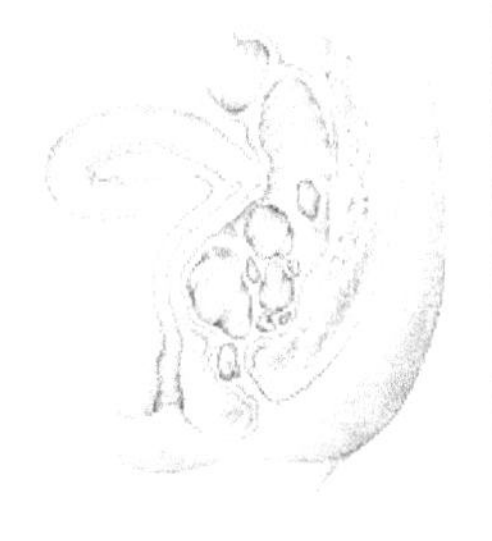	(c) 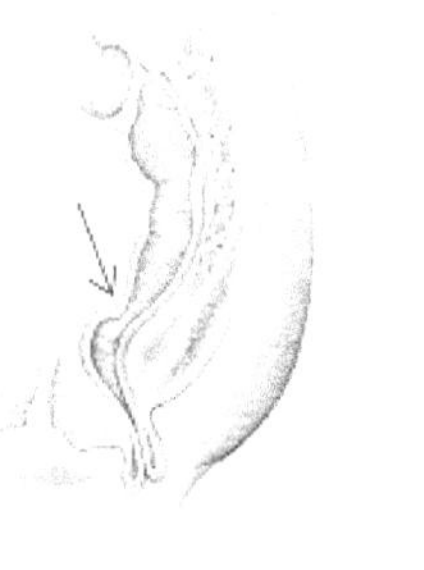

13.5.2. Intussuszeption

Man kann davon ausgehen, dass die Häufigkeit der Intussuszeption in der Bevölkerung 30% übersteigt. Davon sind zwischen 30 und 40% asympto-matisch. Über 35% der Betroffenen klagen über eine „gestörte Defä-kation" bzw. inkomplette Entleerung.
Es ist dabei zu beachten, dass im Allgemeinen Intussuszeption und Rektumprolaps als eine pathologische Entität zu betrachten sind, die in einem unterschiedlichen evolutionären Stadium auffällig werden.
Symptome sind im Rahmen der Defäkationsstörung:
1. das Gefühl des Blockierens der Passage beim Pressen und
2. der zunehmende Deszensus der Invagination mit letztendlich Mukosa-vorfall.

Klassisches (Leit-)Symptom dieser Erkrankung sind die multiplen kleinen Stuhlentleerungen im Tagesverlauf.
Bei der Frau ist die Kombination mit einer Rektozele häufig. Die radiologische Diagnostik kann kompressionsbedingt behindert sein durch das gleichzeitige Auftreten einer ausgedehnten (dominierenden) Zystozele.
Diagnostikum der Wahl sind konventionelles Defäkogramm oder dynamisches Defäko-MRT.

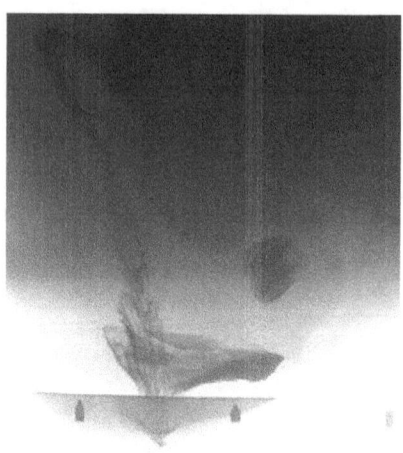

Abb. 124: Defäkographische Darstellung einer Intussuszeption

13.5.3. Rektumprolaps

Je weiter fortgeschritten der innere Rektumprolaps ist, um so eher wird man sich, allgemeine Operabilität vorausgesetzt, für ein abdominales Vorgehen entscheiden müssen. Dieses kann laparoskopisch oder offen chirurgisch sein. Das Risiko eines Rezidivs liegt bei der Rektopexie bei ca. 2%. Kontinenz wird in 60-80% wieder erzielt, vorausgesetzt, es kann ein normaler Druckgradient im Analkanal wieder hergestellt werden (und der Sphinkterapparat ist hinreichend leistungsfähig).

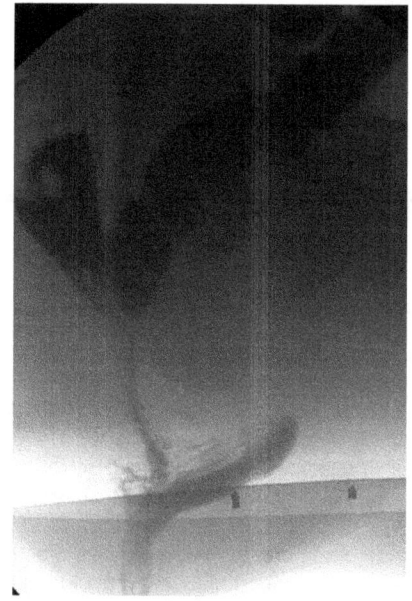

Abb. 125: Defäkographische Darstellung eines ventralen Rektumprolaps

13.6 Anale Inkontinenz

Nach Angaben des Selbsthilfeverbandes Inkontinenz sind mindestens 800.000 Menschen in Deutschland anal inkontinent. Alle Jahrgänge sind etwa gleich stark vertreten, aber die Häufigkeit nimmt mit dem Alter stark zu. Frauen und Männer sind etwa gleich stark betroffen. Damit liegt die Prävalenz bei etwa 2% in der Population bei Individuen über 45 Jahren. Sie steigt auf 7% bei den über 65-jährigen. In Altenpflegeheimen muss mit ca. einem Drittel analinkontinenter Heimbewohner gerechnet werden. Vor allem handelt es sich um Frauen, aufgrund der Dunkelziffer muss eher von etwas höheren Prozentwerten ausgegangen werden. Neben der Harninkontinenz ist die anale Inkontinenz die zweithäufigste Ursache für Einweisung ins Altenheim.
Man unterscheidet die passive anale Inkontinenz (Stuhlverlust ohne diesen wahrzunehmen) und der Stuhldranginkontinenz (Unfähigkeit, die Stuhlentleerung zu verzögern).
Während bei der passiven Inkontinenz von Schädigungen des internen Sphinktermechanismus bzw. anderen morphologischen Störungen im Darmbereich (Prolaps) ausgegangen werden muss, ist bei der Stuhl-dranginkontinenz häufig eine externe Sphinkterschädigung Ursache.
Die Ursachen einer analen Inkontinenz sind vielfältig. Es müssen mehrere Faktoren zusammentreffen, um eine Stuhlinkontinenz auszulösen. Eine isolierte Schwäche des eigentlichen Schließmuskels ist nur sehr selten der Grund. Zu den organischen Ursachen für eine Stuhlinkontinenz gehören:

• Entzündliche Darmerkrankungen, z.B. Morbus Crohn, Colitis ulcerosa, rez. Divertikulitis,
• Schließmuskelschwäche,
• Erkrankungen des Nervensystems,
• Verletzung der Beckenbodenmuskulatur,
• Multiple Sklerose,
• Verletzung des Rückenmarks, z.B. durch einen Unfall,
• Schlaganfall.

Eine Stuhlinkontinenz kann auch durch psychische Ursachen oder Medikamente ausgelöst werden.

Geburtsverletzungen sind die häufigste Ursache für anale Inkontinenz. Diese resultiert dann entweder aus einer direkten Schädigung des muskulären Sphinkterapparates oder ist zurückzuführen auf eine Schädigung der Sphinkterelevation (Pudendusschaden).

Vor der Ära transrektaler Sonographie ging man davon aus, dass die anale Sphinkterläsion mit 0,5% Prävalenz eher selten Ursache für die anale Inkontinenz ist. Man ging davon aus, dass die Hauptursache die geburtsassoziierte Pudendusneuropathie ist, vor allen Dingen deshalb, weil in der beckenbodenneurologischen Untersuchung von Probandinnen entsprechende Auffälligkeiten zu finden waren.

Die Anwendung transrektaler Sonographie konnte dann allerdings nachweisen, dass mit etwa 35% von Sphinkterläsionen bei Primipara mit Dammintakt-Geburten auftreten und dass diese Rate bei Mehrgebärenden, um nochmals knappe 10% ansteigen. Bei der Untersuchung im Hinblick auf den Geburtsmodus stellt die Forzeps-Extraktion hier den größten Risikofaktor dar. Allerdings kommt es nur postpartal dann zur Manifestation einer Inkontinenz, wenn das Sphinktertrauma sehr ausgedehnt ist, dann finden sich auch bereits in den ersten 6 Wochen nach Geburt reduzierter analer Ruhe- und Kneifdruck. Häufiger ist die Kompensation des Sphinkterschadens über einige Jahre mit der peri- und postmenopausalen Manifestation in Folge progressiver Neuropathie, muskulärer Degeneration, Bindegewebsveränderungen in Folge der Menopause/Postmenopause mit der veränderten hormonellen Situation.

Gerade in dieser Situation wird von den Frauen die anale Inkontinenz oft verschwiegen aus Schamgefühl oder aus dem Gefühl heraus, hier ohnehin keine Hilfe finden zu können.

Auch iatrogene Ursachen für die anale Inkontinenz sind hinreichend bekannt, insbesondere kommt es bei Fistelinzision oder –exzision zu Schädigungen.

Die transrektale Ultrasonographie hat auch zeigen können, dass Hämorrhoidektomien unerwartet häufig zu Sphinkterschäden führen können. Ebenso konnte gezeigt werden, dass die laterale Sphinkterotomie zur Behandlung der Analfissur oftmals sehr viel ausgedehnter erfolgte, als ursprünglich tendiert.

Nicht zuletzt sind Sphinkterschädigungen auch bei Unfällen oder sexuellem Missbrauch/Analverkehr denkbar.

Anale Inkontinenz bei intaktem Sphinktermuskels tritt auf bei idiopathischer Neuropathie oder bei Bindegewebserkrankungen wie Sklerodermie. Hier muss auch an eine Überlaufstuhlinkontinenz gedacht werden.

Das Spektrum der Inkontinenz reicht vom Verlust kleinster Stuhlmengen (Stuhlschmieren), über das Unvermögen, Winde zu halten, bis zur völligen Inkontinenz mit dem kompletten Verlust jeglicher Kontrolle über das Stuhlverhalten. Es werden drei Schweregrade unterschieden:

• Grad 1: Unkontrollierter Abgang von Winden, leichte Verschmutzung der Wäsche (Stuhlschmieren),
• Grad 2: Unkontrollierter Abgang von dünnflüssigen Stuhl, unkontrollierter Abgang von Winden, gelegentlicher unkontrollierter Stuhlabgang,
• Grad 3: Stuhl und Winde gehen vollständig unkontrolliert ab.

Cleveland Clinical Incontinence Score

	Gas	flüssiger Stuhl	fester Stuhl	Vorlagenwechsel
gelegentlich	1	4	7	1
mehr als 1x/Woche	2	5	8	2
täglich	3	6	9	3

Summe der Punkte der vier Kategorien:

0	1-7	8-14	15-20	21
perfekte Kontinenz	gute Kontinenz	moderate Kontinenz	schwere Inkontinenz	totale Inkontinenz

Tabelle 13: Cleveland Clinic Incontinence Score

In der Klassifikation der analen Inkontinenz hat sich das von Parks als klinisch gut praktikabel erwiesen

I°	bedeutet Kontinenz,
II°	Windinkontinenz,
III°	Inkontinenz für flüssigen Stuhl,
IV°	Inkontinenz für festen Stuhl.

Nervenschäden können durch die Elektro-Myographie (EMG) überprüft werden. In manchen Fällen hilft auch ein Computer-Tomogramm oder eine Röntgenuntersuchung des Stuhlganges (Defäkographie) weiter.
Die Beckenbodengymnastik ist die Basis jeder Therapie - ob konservativ oder operativ. Gegen zu flüssige Stühle helfen Medikamente. Auch die regelmäßige, gezielte Darmentleerung durch Abführzäpfchen oder kleine Einläufe kann hilfreich sein.

Zusätzlich gibt es Hilfsmittel wie Tampons für den Analkanal oder die automatische Anregung der Schließmuskelkontraktion durch schwachen elektrischen Strom. **Mehr als zwei Drittel aller Inkontinenzpatienten kann durch diese konservative Therapie geholfen werden.**
Je geringer der Grad der analen Inkontinenz, desto besser sind die Ergebnisse operativer Techniken. Oft aber lassen sich mit kleineren Maßnahmen wie Beckenbodentraining oder Nervenstimulation schon deutliche Erfolge erzielen.

13.6.1 Anale Inkontinenz durch Analprolaps

Die Kombination von koloproktologischer Senkung und funktioneller Insuffizienz besteht in Analogie zu den Störungen des vorderen Kompartiments (Scheidensenkung und Inkontinenz). Fällt der After vor die Beckenebene und Anteile des Mastdarmes durch den After nach außen, ist der Aufhängeapparat des Mastdarmes, der eine gute Verschieblichkeit der Darmwand sicherstellt, gelockert. In den meisten Fällen ist die Erkrankung mit einer Beckenbodenschwäche vergesellschaftet. Zusätzlich kommt es durch verstärktes Pressen zum Vortreten des Afters oder sogar zum Austreten des Mastdarms. Ursache ist meist eine langjährige Obstipation, die zu weiteren Veränderungen des Enddarms und zum Abrutschen des Afters führt. Das Auftreten von Hämorrhoiden ist der erste Hinweis auf einen beginnenden Analprolaps. Aber auch andere Ursachen, wie neurologische Schäden, Verletzungen des Sphinkters und Geburtsschäden sowie gynäkologische Eingriffe können einen Anal- oder Rektumprolaps verursachen.

Schon die Lockerung des Halteapparates führt zu einem "inneren Prolaps", der sich durch Obstipation bemerkbar macht, da der Stuhl durch die entstehenden Schleimhautfalten und eine eventuelle Rektozele am Austreten durch den After gehindert wird. Von einem Analprolaps oder gar Rektumprolaps spricht man in diesem Fall noch nicht. Da aber die Kompensationsmechanismen des Körpers vor allem darin bestehen, den Druck auf den Enddarm (Rektum) zu erhöhen, wird das Fortschreiten der Erkrankung ohne die richtige Behandlung begünstigt.

Im nächsten Stadium kommt es zu Hämorrhoiden und dem Tiefertreten des Afters vor die Beckenbodenebene. Damit wird der Analkanal verkürzt und es können eine Überlaufinkontinenz oder Stuhlschmieren auftreten. Besonders häufig sind aber Nässen und Brennen, so wie es unter "Hämorrhoiden" beschrieben ist. Unter Umständen ist die Kontinenz vermindert.

In späteren Stadien tritt der Mastdarm beim Stuhlgang aus dem After aus und gleitet nach dem Pressen wieder hinein. Der Vorfall kann auch ohne Pressen, aber beim Husten und Niesen (vor allem im Stehen oder Sitzen) auftreten. Die Diagnose erklärt sich hier von selbst. Zusätzlich können durch die mechanische Alteration der Schleimhaut Blutungen auftreten. Hier liegt meist eine Inkontinenz vor. Zusätzlich ist diese Erkrankung sehr häufig mit einem Blasenvorfall und einem Scheiden- oder Gebärmuttervorfall kombiniert.

13.6.2 Anale Inkontinenz durch Analfisteln und Analabszesse

Analfisteln und Analabszesse als Ausgangspunkt für die Entwicklung einer analen Inkontinenz sind bei den differentialdiagnostischen Überlegungen ebenfalls zu würdigen.

Häufigster Ausgangspunkt der Erkrankung sind die Proktodealdrüsen, die im Grenzbereich von Haut und Schleimhaut im Anus liegen. Bei einer Entzündung dieser Drüsen kommt es häufig zu einer Bildung einer abgekapselten, mit Eiter gefüllten Höhle (Abszess) im Bereich des Afters. Dieser Abszess kann in unter der Haut/Schleimhaut, zwischen oder in der Sphinktermuskulatur, oder auch im, den Mastdarm begleitenden, Fettgewebe liegen. Immer muss auch eine Entzündung im Rahmen eines Morbus Crohn, Sigmadivertikulitis, Colitis ulcerosa, Adnexitis oder der Prostata als Ursache gedacht werden (Abklärung!).

Abszesse im Analbereich äußern sich durch Schmerzen oder auch durch eine Funktionsstörung im Bereich des Afters. Perianalabszesse haben mit dem Sinus pilonidalis (Steißbeinabszess) nichts gemeinsam, kommen aber gelegentlich im gleichen Gebiet vor.

Bei einer länger bestehenden Entzündung können sich von den Proktodealdrüsen ausgehend Gänge bilden, die in der Haut der Analregion münden. Die Gänge werden durch die Entzündung unterhalten und sind mit Bakterien kontaminiert. Gelegentlich entleert sich zusätzlich zum Eiter auch Luft aus dem Darm oder sogar Stuhl. Diese Gänge sind sehr variabel und können auch durch den Schließmuskel verlaufen oder die Entzündung bis in den Bauch fortleiten (s. Abbildung 126) [Dies kann dann evtl. zu einer Bauchoperation führen].

Abb. 126: Analabszesse und Analfistel

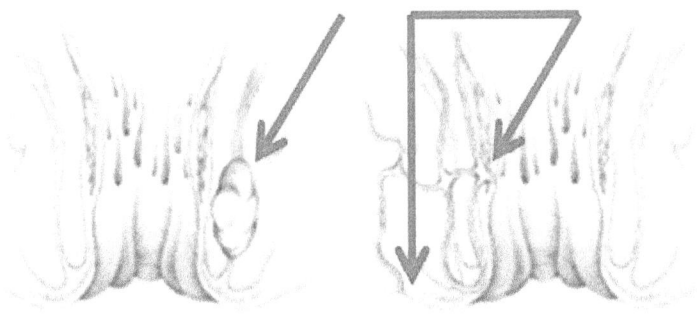

Abszess zwischen den Schließmuskeln

Fisteln im Bereich des Schließmuskels

Durch die mögliche weitere Ausbreitung der Gänge ist die Erkrankung für den Schließmuskel gefährlich und kann bis zu seinem Funktionsverlust führen. In schwersten Fällen muss ein künstlicher Darmausgang angelegt werden.

Bei Diagnostik der Fisteln ist neben der Rektoskopie und der klinischen Untersuchung die Magnetresonanztomographie hilfreich, da mit dieser Untersuchung der Verlauf der Fisteln dargestellt werden kann und eine Operationsplanung vorgenommen werden kann.

Fisteln können auch als Komplikation eines Morbus Crohn auftreten. Patienten mit dieser Erkrankung neigen zur Ausbildung von Fisteln, weil die Entzündung der Darmwand ebenfalls zu Abszessen führen kann, die sich den Weg nach "draußen" ebenfalls durch die Ausbildung einer Fistel suchen. Je nach Ausprägung der Erkrankung kann es zur Bildung von Fisteln (fuchsbauartige Gangsysteme), die an der Absonderung von Sekret erkennbar sind oder zur Entzündung mit erheblichen Schmerzen kommen.

13.7 Konservative Therapie

Im gesamten Bereich der Behandlung von Beckenbodeninsuffizienzen stellt die konservative Behandlung eine Operationsvoraussetzung im Sinne einer conditio sine qua non dar, abgesehen von den wenigen Fällen, in denen keine konservativen Alternativen bestehen. Die konservativen Maßnahmen sind vor einer operativen Intervention auszuschöpfen:

- *Beckenbodentraining*
    - Elektrisch,
    - Konventionell,
    - Kombiniert (Biofeedback),
- *Östrogentherapie*
    - lokal von uns bevorzugt,
    - auch bei systemischer Behandlung mit anderen Östrogenen oft sinnvoll,
- *ggf. andere Maßnahmen (Pessare).*

Im Rahmen der Behandlung der analen Inkontinenzproblematik ist das konservativ-therapeutische Regiment folgendes:
- Erstmaßnahmen
    Vorlagen, peinliche Hygiene,
- Therapie der Grundkrankheit falls möglich
    Beseitigung von Fisteln, Hämorrhoiden, Tumoren, etc.,
- Medikamentöse Therapie
    Loperamid,
    Hormonsubstitution bei Frauen in der Menopause (s.o.),
- Beckenbodengymnastik
    aktive Übungen des Beckenbodens, Lauf- und Haltungsschule,

- Biofeedbackstimulation

    Rückmeldung der Kontraktionskraft nach Einführen eines Sensors in den Analkanal, dadurch steigt die Kraft des Schließmuskels und die Zeit nach Einsetzen des Dehnungsreizes und der darauf folgenden Kontraktion sinkt. Das Training kann nach eingehender Einweisung allein erfolgen.

- Elektrostimulation

    Kontraktion durch elektrische Stimulation mittels intraanal liegender Sonden. Hier gibt es meist leider keine besseren Ergebnisse als durch Verwendung von Biofeedback, anders bei Verwendung von moduliertem Mittelfrequenzstrom (EEMA).

- Selbsthilfe bei analer Inkontinenz

    - Bewegung

    Bewegung wird ausdrücklich empfohlen. Sie fördert auch die Motorik des Darms und reguliert die Darmtätigkeit. Außerdem ist sie zur Vermeidung von Übergewicht unbedingt nötig.

    Die entsprechenden Tipps sind Ihnen sicher bekannt und beinhalten so einfache Tricks, wie das Benutzen von Treppen statt Aufzügen, das Benutzen von Fahrrädern statt Autos und die Bewegung im Garten und an der Luft. Zusätzlicher Sport ist günstig. Dabei ist es nicht wichtig, welchen Sport Sie treiben. In fortgeschrittenen Jahren plagt jedoch auch dieses oder jenes Gelenk oder die Wirbelsäule, dann sollten gelenkschonende Sportarten, wie z.B. Schwimmen betrieben werden.

    - Ernährung

    Bei allen Erkrankungen des Darms ist eine ausgewogene Ernährung mit Vitaminen und Ballaststoffen zu empfehlen. Insbesondere die Ballaststoffe, die in unter anderem Hülsenfrüchten und Getreide zu finden sind, stellen die Stuhlmenge und damit auch die Bewegung des Darms sicher. Nicht nur bei Obstipation, sondern auch bei Divertikeln und beim Reizdarmsyndrom werden diese Stoffe empfohlen. Nicht nur feste Nahrung ist wichtig. Für die geregelte Darmtätigkeit muss auch der Flüssigkeitshaushalt stimmen. Zu empfehlen sind 2 Liter Trinkmenge pro Tag.

    Dagegen sollten Patienten mit chronischen Entzündungen auf eine ausreichende Kalorienmenge unter Zusatz von Spurenelementen und Mineralien achten, um nicht in eine Mangelernährung zu fallen.

    Sollte sich eine Unverträglichkeit eingestellt haben, ist eine Diät aus Zwieback und Tee zu empfehlen, damit sich der strapazierte Darm wieder erholen kann.

    Abführmittel sind dann hilfreich, wenn der Stuhlgang trotz Ballaststoffen zu hart bleibt. Wichtig ist aber auch bei Einnahme von Abführmitteln: Es muss reichlich - mindestens 2 Liter pro Tag - getrunken werden.

In wissenschaftlichen Studien konnte bisher nicht nachgewiesen werden, dass Patienten, die sich nach den modernen Regeln der Ernährung verhalten, weniger an Darmkrebs erkranken.

Bei analer Inkontinenz sollte auf Nahrungsmittel, die den Stuhl verflüssigen, verzichtet werden. Kaffee, Alkohol, Fruchtsäfte, Lakritze, Trockenfrüchte, Kohl, Bohnen und Erbsen sollten gemieden, zumindest aber in kleinen Mengen zu sich genommen werden.

• Selbstbehandlung mit Medikamenten

Das Benutzen von Zäpfchen und Salben, die am After lokal angewendet werden, kann bei kurzzeitiger Applikation sinnvoll sein. So kann Juckreiz gestillt (Hämorrhoiden, Ekzem) und Schwellungen können verkleinert werden (Hämorrhoiden). Dehnungsschmerzen (Analfistel, Hämorrhoiden) können ebenfalls durch lokal wirksame Medikamente vermindert werden.

Die lang andauernde Selbstbehandlung ist allerdings immer kritisch zu betrachten. Auch so harmlose Medikamente wie Abführmittel können den Körper sehr schädigen und sollten deshalb auf keinen Fall über lange Zeit ohne ärztliche Kontrolle verwendet werden. Bei den lokal angewendeten Medikamenten muss ebenfalls eine Kontrolle durch den Arzt erfolgen, wenn keine andauernde Wirkung eintritt. Schwerwiegende Darmerkrankungen (Darmkrebs, Entzündungen) müssen immer ausgeschlossen werden.

Weitere Medikamente gegen spezielle Erkrankungen sind meist rezeptpflichtig und nicht ohne den Arzt zu bekommen. Die freiverkäuflichen Medikamente (z.B. ASS) sind keineswegs risikolos, so dass auch bei Anwendung dieser Medikamente der Kontakt zum Arzt empfohlen werden muss.

• Übergewicht

Übergewicht scheint bei der Entstehung der Erkrankungen an Darm und After keine Rolle zu spielen. Allerdings können die Essgewohnheiten, die ein Übergewicht verursachen, auch eine Rolle bei der Entstehung von Darmkrebs spielen. Prinzipiell gilt, dass Übergewicht eine operative Therapie erschwert und die Heilung nach einem Eingriff verlängert

• Naturheilmöglichkeiten

Für manche Erkrankungen (Meteorismus, Durchfall, Analfissur, Hämorrhoiden, Verstopfung) gibt es sinnvolle Naturheil-verfahren, die jeder zu Hause anwenden kann (Info Arzt!)

13.8 Vorgehen bei Versagen der konservativen Therapien

Sind die konservativen Behandlungsoptionen ineffizient, unerwünscht oder scheint aus anderen Gründen eine operative Behandlung geboten **und** besteht Aussicht auf eine erfolgreiche Behandlung der Beschwerden durch einen Eingriff, sollte Folgendes erhoben und dokumentiert werden:
- Schweregrad des Beschwerdebildes,
- Vorausgegangene Therapien (konservativ, medikamentös, operativ),
- Facheigene und fachfremde Begleiterkrankungen,
- Facheigene und fachfremde pharmakotherapeutische Maßnahmen.

Im Speziellen sollte geachtet werden auf:
- Lokalen Östrogenstatus,
- Harnwegsinfekt,
- Kolpitis und andere Infektionen (lokoregionär – auch im Bereich des Mons pubis),
- Defäkationsverhalten,
- Kontinenzverhalten.

13.8.1. Präoperatives Management

Bei speziellen Fragestellungen kommt eine dynamische MRT in Frage. Eine Sonographie der Nieren vor einer Operation im kleinen Becken ist selbstverständlich. Defäkationsstörungen i. S. einer obstruktiven Defäkationsstörung oder analen Inkontinenz bedürfen entsprechender diagnostischer Würdigung: Defäkographie, dynamisches NMR des Beckenbodens, beckenbodenneurologische Evaluation, Sphinktersonographie etc..

Gynäkologische, koloproktologische und urologische Malignome sollten ausgeschlossen werden und die Indikation zu einer gleichzeitigen Hysterektomie (bei noch vorhandenem Uterus) überprüft und sehr kritisch gestellt werden, vor allem, wenn der uterine Halteapparat noch intakt ist.

Beklagen Sie eine Dranginkontinenz und ist der Dang nicht ausreichend durch die anatomische Situation zu erklären, sollte geprüft werden, ob prä- oder postoperativ (nach Abschluss der Wundheilung) eine Urodynamik indiziert ist (hängt die OP-Indikation vom Ausgang der Urodynamik ab oder nicht?). Wurde ein pharmakotherapeutischer Versuch zur Drangreduktion gemacht?

Grundsätzlich erscheint die urodynamische Diagnostik vor Deszensuseingriffen vor allem indiziert, wenn ein einzeitiges Vorgehen hinsichtlich Deszensus- und Inkontinenzsanierung angestrebt wird (was eher vermieden werden sollte). Urodynamiken unter Reposition und bei liegendem Würfelpessar entsprechen aber keinesfalls dem, was nach der Deszensussanierung gemessen wird.

Daher kann weder zur Frage der Urodynamik vor Deszensuseingriffen noch zu der Frage der Einzeitigkeit von Deszensus- und Inkontinenz- eingriffen klar pro oder contra Stellung genommen werden. Hier gibt es noch zu viele ungeklärte Zusammenhänge, zu viele Einflussfaktoren. Unter dem Galen'schen Postulat, dass die Wiederherstellung der Form auch die Funktion restituiert sollte die Einzeitigkeit wohl den Fällen vorbehalten bleiben, wo eine massive postoperative Inkontinenz zu erwarten ist, die das freie Intervall zwischen zwei Eingriffen (8 bis 12 Wochen) für die Patientin zu einer echten Qual werden lassen würde. Es muss allerdings eingeräumt (und aufgeklärt) werden, dass das Ergebnis hier suboptimal ausfallen kann (Überkorrektur, nicht ausreichend abge- dichtet). In allen andern Fällen spricht eigentlich sehr wenig gegen die Zweizeitigkeit.

Grundsätzlich ist zu entscheiden, ob und in welchem Ausmaß eine Darm(funktions)diagnostik dem Eingriff vorzuschalten ist, um diesen opti- mal und ggf. interdisziplinär planen und durchführen zu können. Als Basisdiagnostik anzusehen wären hier

*   Koloskopie,
*   Kolon-Kontrasteinlauf,
*   ggf. Ausscheidungsurogramm.

Spezielle Untersuchungen wie Kolontransitzeit, dynamisches MRT des Beckenbodens oder Defäkogramme sind ebenfalls möglich und im Einzelfall erforderlich. Das Spektrum muss Erweiterung finden, wenn es sich um eine Patientin mit analer Inkontinenz handelt.

Die Inkontinenzdiagnostik ist ausgesprochen komplex, da mehrere Faktoren (sensorische, nervale und muskuläre Funktion, pathologische Veränderungen der Schleimhaut, psychogene Ursachen) berücksichtigt werden müssen. Die Untersuchungen sind zum Teil aufwändig und umfassen ein breites Spektrum von klinischer Untersuchung (Inspektion und Austastung der Analregion, Rektoskopie), bildgebender Untersu-- chung (Ultraschall, endoskopischer Ultraschall, Magnetresonanztomogra- phie, Röntgen des Mastdarms mit Kontrastmittel) und Funktionsuntersu- chung (Manometrie, Defäkographie, Elektromyographie). Erschwerend kommt zur komplexen Diagnostik die oft ungenaue Angabe der Betroffenen über die eigentliche Inkontinenz dazu. Deshalb sollte ein Stuhltagebuch geführt werden.

Ein **Stufenschema zur Diagnostik und Therapie** fasst Wesentliches zusammen:
- Anamnese:
  Dauer, Häufigkeit der unwillkürlichen Stuhlabgänge bzw. des zwingenden sofortigen Stuhldrangs, vorausgegangene Erkrankungen, Operationen, Unfälle,
- Inspektion Palpation:
  Analbereich, digitale Untersuchung des Anus und Rektums,
- Proktoskopie, Rektoskopie:
  Feststellung von Fisteln, Narben und Tumoren, Vorfall, Hämorrhoiden, Fissuren,
- Koloskopie:
  Ausschluss von entzündlichen und tumorösen Darmerkrankungen,
- Defäkographie.

Zusätzlich sollte bei analer Inkontinenz eine **Defäkographie** durchgeführt werden, um zusätzlich auftretende Pathologien zu erkennen, die dann möglicherweise Niederschlag finden in der Wahl der chirurgischen Behandlung. Dies gilt insbesondere für das Auftreten simultan Rekto-/ Enterozelen, einem zusätzlichen inneren Rektumprolaps oder der Darstellung eines mehr oder weniger ausgeprägten Descending-perineum-Syndroms. In solchen Fällen wäre dann das therapeutische, insbesondere das chirurgische Konzept noch einmal zu überdenken.

- Neurophysiologische Untersuchung:
  Nachweis der elektrischen Aktivität in versorgenden Nerven (N. pudendus) und der Muskelfunktion nach Stimulation im Erfolgsorgan (Sphinkter) - dadurch Nachweis einer neurogenen Schädigung (Diabetes, Überdehnung des Nerven, Verletzungen),
- Kolonkontrasteinlauf,
- Sphinktermanometrie,
- Endosonographie und
- elektromyographisches Sphinktermapping.

Bei der Untersuchung von speziellen Problemen am Anus ist die Sphinterdruckmessung (Manometrie) nicht wegzudenken. Mittels kleiner Sonden kann der Druck des Schließmuskels und die Funktion beim Stuhldrang oder beim Husten und Pressen gemessen werden. Damit kann recht sicher festgestellt werden, ob die Funktion des Schließmuskels normal ist.
Je nach Zweck der Untersuchung werden verschiedene Sonden in den After eingeführt und es werden die Drücke im Darm und innerhalb des Schließmuskels in Ruhe und beim Husten, Pressen und Kneifen gemessen. Wenn die Drücke im Sphinkter in Ruhe beim Kneifen und beim Husten größer als die Drücke im Darm sind, kann davon ausgegangen werden, dass die Sphinkterfunktion normal ist.

Diese Untersuchung ist für die meisten Zwecke (z.B. vor einer Rückverlagerung eines künstlichen Darmausganges) ausreichend. Weiterhin
kann das Volumen gemessen werden, bei welchem ein Reiz ausgelöst
wird, der zum Stuhlgang führt.

Die Druckmessung kann auch weiter spezifiziert werden, da es spezielle
Sonden gibt, mit denen auch der Ort einer Schädigung des Sphinkters
gemessen werden kann. Diese Methode wird heute meist von der Endosonographie des Sphinkters ersetzt. Hierbei wird eine Ultraschallsonde in
den After eingeführt und ein 360°-Bild des Schließmuskelapparates
erzeugt (s.o.).

Neben der Sphinkterdruckmessung kann auch die Messung der im
Muskel und im Nerven fließenden Ströme zur Diagnostik eingesetzt werden, um eventuelle Schäden weiter zu spezifizieren. Dieses Sphinktermapping auf elektromyographischer Basis ist nur in bestimmten Fällen
erforderlich und wird vermieden, wenn möglich, da die Untersuchung
etwas unangenehm und leicht schmerzhaft ist (kleine Nadelelektroden
werden in den Schließmuskel eingesteckt, um den Strom, der dort fließt,
abzuleiten).

- Endoanale MR Sphinktertomographie

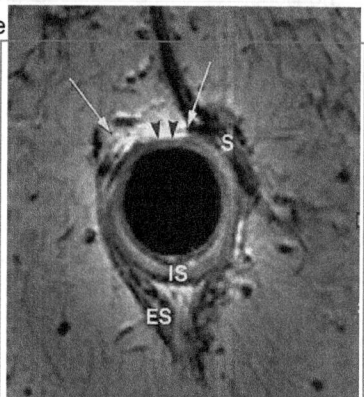

Die hohe Auflösung in den Weichteilen
gestattet es, der Kernspin-Untersu-
chung die feinen Sphinkterstrukturen
entsprechend hoch aufzulösen und die
Strukturen in den klinisch relevanten
Ebenen reproduzierbar darzustellen.

Damit ist die endoanale Kernspintomo-
graphie die zurzeit akkurateste Methode, um Sphinkterdefekte nachzuwei-
sen. Dabei liegt die Detektionsrate um
über 10 bis 15% höher als beim
Endoanalschall, wobei die Externus-
Diagnostik wesentlich mehr von der
Kernspintechnik profitiert als die
Aufdeckung von Internusschädigun-
gen.

Im Externusbereich ist die Kernspin-
Untersuchung insbesondere auch deshalb besser, weil sie in der Lage ist,

Abb. 127: Endoanales MR-Bild:
rechtsseitiger Sphinkterdefekt (ES,
Pfeil) und Narbengewebe (S)
linksseitig vorn bei etwa 1 Uhr.
(interner Sphinktermuskel (IS) nach
vorn hin (Pfeilspitzen) ausgedünnt.

die fettige Degeneration des Externus darzustellen. Dies ist umso
bedeutungsvoller, als bekannt ist, dass Sphinkterreparaturen prognos-
tisch nur dann günstig sind, wenn das Ausmaß atrophierter Muskel-
einheiten nicht zu ausgeprägt ist. Aus diesem Grund scheint es günstig,
Patienten vor geplanter Sphinkterrekonstruktion einer solchen Untersuchung zuzuführen.

13.8.2 Chirurgische Behandlungsverfahren

13.8.2.1 Die chirurgische Behandlung der Rektozele

Die chirurgische Behandlung der Rektozele kann von
• vaginal und von
• rektal-transanal bzw. perineal erfolgen.

Bei der zu bevorzugenden **vaginalen Sanierung** ist neben der Raffung der perirektalen Faszie zusammen mit der Muskularis unter Erhalt der Intaktheit der Mukosa (Fistelbildung!) der Ersatz des defekten Septum rectovaginale einer der wichtigsten Vorkehrungen, ein Rezidiv zu vermeiden. Gleichzeitig ist für einen Anschluss der rekonstruierten oder ersetzten endopelvinen Faszie an den Perinealkeil zu sorgen.
Die **transanale Sanierung** umfasst die Eröffnung der Mukosa, die längs-(Kubchandan) oder quergestellte (Sullivan) Raffung der Muskularis mit anschließender Resektion überschüssiger Mukosa und deren querer Vernähung.
Die **perineale Sanierung** entspricht in ihren Grundzügen noch am ehesten dem ursprünglichen gynäkologischen vaginalen Vorgehen, da hierbei nicht nur die Muscularis gerafft wird, sondern auch die perirektale Faszie in Kombination mit einer anterioren Levatorplastik. Bei dieser Technik kann der Perinealkeil ebenfalls rekonstruiert und ggf. auch eine Sphinkter-externus-Plastik inkludiert werden.

13.8.2.2 Operationstechniken bei Intussuszeption

Die chirurgische Behandlung der Intussuszeption basiert auf der Resektion des Überschusses an Rektumwand mit Wiederherstellung der Darmkontinuität. Die Sanierung transanal wird in diesen Fällen ange-strebt. Die ursprüngliche Technik von Delorme in ihren Modifikationen (Rehn-Delorme, Arnold et al.) basiert auf einer musculo-muskulären Anastomose mit Resektion des Überschusses nach Anpräparieren der Mukosa und anschließender Resektion des Mukosaüberschusses mit Wiederverschluss über der Anastomose. Diese Technik ist belastet mit 7-17% Rezidiven sowie Persistenz fäkaler Inkontinenz oder Entlee-rungsstörung (je nach Anamnese) in der Hälfte der Fälle. Nicht exakt an-gegeben werden kann die Zahl der Dehiszenzen („Fäkalome") und der sich entwickelnden/ manifestierenden Enterozelen.
Darum sind die Ergebnisse bei jungen Patienten mit streng axialem Prolaps und gutem Perineum am besten. Auch angewendet kann die transanale Chirurgie bei alten Patienten, denen ein aufwändigerer Eingriff nicht zuzumuten ist. Nicht geeignet sind die Fälle ausgedehnter Intus-suszeptionen, da keine ausreichende Resektion mit der Delorme'schen Technik erreicht werden kann.

Will man hier nicht abdominal vorgehen, dann eignet sich die perineale Rektosigmoidresektion nach Miles und Altenmeier mit der Vermeidung einer intraabdominellen/pelvinen Anastomose und den mit einer möglichen Dehiszenz verbundenen Risiken. Allgemeine Probleme der Resektion sind mit Elimination der Reservoirfunktion das Auftreten von Drangstuhlinkontinenz und von allen Graden der manifesten Stuhlinkontinenz, so wie sie von klassischen kolo-analen Anastomosen bei Karzinomoperationen auftreten. Hier kann die Schaffung eines Kolonreservoirs (J-förmige Anastomose) unter Umständen Abhilfe schaffen. Auch die modernen stapler-unterstützten Techniken (STARR, TransSTARR) lösen dieses Problem nicht, da sie auf den gleichen Prinzipien basieren. Sie vereinfachen lediglich die chirurgische Technik

13.8.2.2.1 STARR-Operation
STARR ist die Abkürzung für **"Staplerunterstützte Trans-Anale Rektum-Resektion".**
Ähnlich wie bei der Anopexie nach Longo wird am Beginn der Afterkanal mit der empfindlichen Afterhaut und dem Schließmuskel durch Einbringen eines Dilatators geschützt. Über diesem sieht man den inneren Rektumprolaps, der mit Fäden gefasst und in das Staplernahtgerät gezogen wird. Durch Schließen des Geräts wird der überschüssige defekte Mastdarmanteil herausgeschnitten und gleichzeitig eine Naht mit feinen Titanklammern gesetzt, wodurch die gesunden Darmabschnitte anastomosiert werden. Vorfallende Hämorrhoiden werden damit gleichzeitig korrigiert und in den Afterkanal gehoben. Im Unterschied zur Anopexie wird bei der STARR-Methode der innere Überschuss nicht auf einmal mit einem Gerät entfernt, sondern schrittweise an der Vorder- und Hinterwand des Mastdarms. Das Endergebnis ist wie bei der Anopexie eine ringförmige Klammernahtreihe ungefähr fünf Zentimeter oberhalb des äußeren Analrandes.
Folgende Bedingungen müssen zutreffen, um die STARR-Operation durchführen zu können:
• Stuhlentleerungsstörung: Ausgeprägte Symptome einer obstruktiven Defäkationsstörung (ODS),
• Vorliegen eines inneren Mastdarmüberschusses, (Rektozele und Intussuszeption),
• Unzureichende Wirkung von diätetischen Maßnahmen,
• Ein ausgeprägter Vorfall der Genitalorgane kann manchmal die Ursache für den inneren Mastdarmvorfall und die Entleerungsstörung sein und muss zuerst korrigiert werden.
• Eine tiefreichende Enterozele birgt die Gefahr der Dünndarmeinziehung in das Gerät mit Komplikationen.
• Liegt eine Beckenbodendyssynergie vor, wird diese zuerst konservativ ([elektro-] physiotherapeutisch behandelt.
• Bei Entzündungen, Abszessen, Fisteln, Tumoren wird die STARR-Operation nicht durchgeführt.
• Allgemeine OP-Risiken als Kontraindikation (Anästhesie).

13.8.2.2.1.1 Erfolgsraten der STARR-OP-Technik

Bei Beachtung der Auswahlkriterien und bei korrekter Operationstechnik sind die Erfolge sehr überzeugend: Bei über 90% der Patienten kann eine dramatische Besserung der Entleerungsstörung erhoben werden mit entsprechender Zufriedenheit der Patienten. Die Stuhlentleerung normalisiert sich meistens bereits in den ersten Tagen nach der Operation mit anhaltenden Ergebnissen, wobei man längstens einen Nachkontrollzeitraum von gut sieben Jahren überblickt. Im Schnitt werden 48-70% Heilung/ Besserung angegeben.

Abb. 128: Auswertung der Ergebnisse der STARR-OP

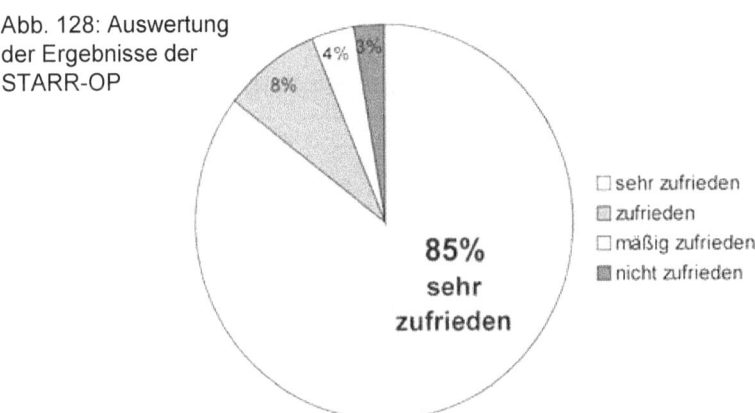

85% sehr zufrieden

4% 3%

8%

☐ sehr zufrieden
▨ zufrieden
☐ mäßig zufrieden
▧ nicht zufrieden

13.8.2.2.1.2 Komplikationen und Nebenwirkungen der STARR-OP-Technik

Der Eingriff ist relativ komplikationsarm. Es gibt wie bei jeder Operation jedoch gelegentlich Nebenwirkungen, über die der Patient vor der Operation genau zu informieren ist:

• Nachblutung:
Jede Operationswunde im After- und Mastdarmbereich kann nachbluten. Bei heftigeren Abgängen ist es notwendig, die Blutung durch eine Naht zu stillen.

• Schmerzen:
Sehr selten kommt es zu kurzfristigen heftigeren Schmerzen, die jedoch gut mit Schmerzmitteln zu behandeln sind.

• Vermehrter Stuhldrang
mit der Notwendigkeit, eine Toilette in der Nähe zu haben, kommt in den ersten Tagen nach der Operation relativ häufig vor. In Einzelfällen kann dieser Zustand **Wochen und Monate** anhalten, was zu einer beträchtlichen Einschränkung der Tagesaktivität führen kann. Wenn diese Symptome besonders ausgeprägt sind, entstehen inkontinenzartige Zustandsbilder, die sich in der Regel spontan oder mit Hilfe von Zusatztherapien zurückbilden. Eine Schließmuskelverletzung durch die Operation kommt in der Regel nicht vor.

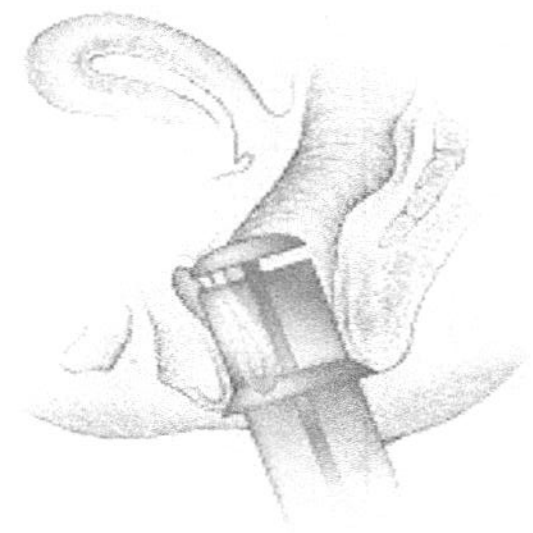

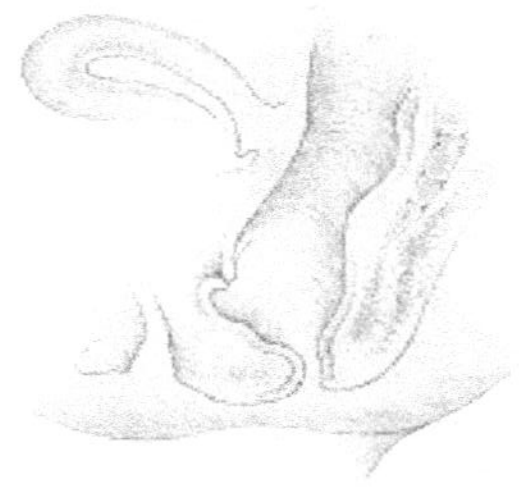

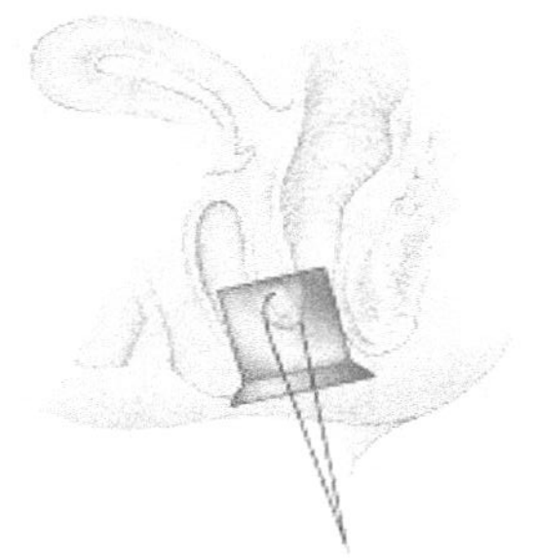

a.) bei der STARR-OP wird das Klammernnahtgerät ähnlich wie beim Longo-Verfahren für die Sanierung von Hämorrhoiden durch den After in den Enddarm eingeführt und der vorher markierte, zu lange Rektumanteil wird mit Fäden in das Klammernahtgerät eingezogen

b.) danach wird das Stück Darm (im Gegensatz zum LONGO-Verfahren wird die gesamte Darmwand entfernt und nicht nur die Schleimhaut) ausgeschnitten und der Darm mit Klammern wieder vernäht

c.) meist wird an der Vorderwand des Enddarms und an der Hinterwand des Enddarms ein Stück entfernt. Etwa 5 Zentimeter können problemlos entfernt werden

Abb. 129: Prinzip der STARR-OP

- Nahtenge:
In den ersten Wochen und Monaten nach der Operation kann sich die Naht verengen. Durch einen kleinen unkomplizierten Eingriff muss sie dann gedehnt werden.

Schwerwiegende Komplikationen wie Abszesse, Fisteln, Dehiszenzen und Schließmuskelverletzungen kommen bei korrekter Operationstechnik praktisch nicht vor (Longo-Statistik: zirka 600 Eingriffe 1998 - 2005). Dennoch treten sie auf. Fisteln vor allem bei in die Klammernaht eingezogener Scheidenhaut bei Rektozele mit anschließender Wandnekrose. Auch hier wieder ein Argument mehr für den kompartiment-übergreifenden Therapieansatz.

In unseren Augen stellt sich die Indikation für eine Staplertechnik grundsätzlich ohnehin nur dann, wenn im Bereich der angrenzenden Kompartimente bzw. gynäkologischerseits keine Korrektur (der vaginalen Hinterwand) zu erfolgen hat. In keinem Fall ist diese Technik dann indiziert, wenn simultan abdomino-vaginal vorgegangen werden muss/ soll und eine das Rektum elevierende und/oder resezierende Operation vorgesehen ist.

13.8.2.3 Eingriffe bei Rektumprolaps - Rektopexie

Je weiter fortgeschritten der innere Rektumprolaps ist, um so eher wird man sich, allgemeine Operabilität vorausgesetzt, für ein abdominales Vorgehen entscheiden müssen. Dieses kann laparoskopisch oder offen chirurgisch sein. Das Risiko eines Rezidivs liegt bei der Rektopexie bei ca. 2%. Kontinenz wird in 60-80% wieder erzielt, vorausgesetzt, es kann ein normaler Druckgradient im Analkanal wieder hergestellt werden (und der Sphinkterapparat ist hinreichend leistungsfähig).

Man unterscheidet grundsätzlich 4 Typen der Rektopexie:

1. Die **anteriore Rektopexie** (Typ Ripstein) – hier wird ein Kunststoffband von vorn kommend um das Rektum gelegt, dort seitlich fixiert und am Promontorium festgemacht. Die Kontinenz bessert sich hier in ca. 70%, jedoch treten in knapp 20% narbige Strukturen durch den über die komplette Zirkumferenz reichenden Bandverlauf (Fibrosierung und Ischämie). Obstipation tritt in knapp 45% der Fälle postoperativ auf (gegenüber etwas mehr als 25% präoperativ).

2. Die **posteriore Rektopexie** – hier wird das Kunststoffband von hinten kommend in Hufeisenform nach vorn gelegt, um die Strangulation, wie sie bei 1.) bekannt ist, zu vermeiden.

3. Die **intervagino-rektale Rektopexie** – die verwendeten Streifen Kunststoffmaterial reichen vom Promontorium beidseits um das Rektum herum und verlaufen dann auf der Vorderwand des Rektums im Verlauf des Septum rectovaginale zwischen Scheide und Rektum. Sie sind nicht am Perinealkeil fixiert. Der Vorteil hier ist der Erhalt der Compliance des Rektums.

4. Die **laparoskopische Rektopexie** – Vermeidung von Adhäsionen und kleinerer Zugang stehen der schlechteren Einschätzung der auf den Darm übertragenen Spannung gegenüber, wobei die Präparation im allgemeinen einfacher ist als bei den offenen Mobilisationen des Rektum.

13.8.2.3.1 Fußangeln der Rektopexie

Allen Rektopexieverfahren gemeinsam sind folgende Begleiterscheinungen:

- der anfallende Darmüberschuss,
- die Denervierung des Darmes,
- Der Sigmaüberschuss (s. u.):
  - Da der Rektumprolaps oft mit einem Sigma elongatum einhergeht, steigert die Elevation des Rektums die Menge an Darmüberschuss. Damit ergibt sich eine Aggravierung der hohen sub-obstruktiven Darmentleerungsstörung.
- Die Denervierung:
  - Bedingt durch die Auslösung des Darmes aus der Kreuzbeinhöhle kommt es zur Innervationsstörung des Darmes durch sympathische und parasympathische Fasern mit entsprechender Funktionsalteration.

Aus diesem Grund erscheint es sinnvoll, ein vagino-abdominales oder perineo-(transanal)-abdominales Vorgehen zu wählen, das folgende Eckpunkte einschließt:

- Rektopexie mit Sigmaresektion im Falle eines Sigma elongatum oder einer Sigmoidozele,
- vaginale bzw. transanale Resektion der Rektozele nach Maß, um das ampulläre Depot nicht komplett zu resezieren/obliterieren,
- transanale Technik nur bei kleineren axialen Intussuszeptionen mit geringer lateraler Beteiligung der Darmwand,
- Rekonstruktion der Lamina rectovaginalis der endopelvinen Faszie und des Perinealkeils,
- abdominale Obliteration des Weges der Enterozele in Richtung Beckenboden.

13.8.2.3.2 Mögliche Folgen einer Rektopexie

Die „Kontaktstelle" zwischen koloproktochirurgischer Deszensussanierung und urogynäkologischen Senkungszuständen findet sich oft im
Umfeld eines zeitlich getrennten Versuchs, die „perineologische" Störung
zu sanieren. Ist offensichtlich, dass komplexen Störungen des Beckenbodensystems mit Eingriffen wie dem einfachen Hinterwandrepair nicht
ausreichend beizukommen ist, so unterschätzt man häufig auf Grund des
großen Umfangs der operativen Intervention die negativen Folgeerscheinungen z.B. einer minimal-invasiven Rektopexie ohne Rektosigmoidresektion.
Hier kommt es aufgrund des Darmüberschusses nicht nur zur Ausbildung
einer Enterozele, die durch Druck auf den oberen Anteil der Scheide zu
„gynäkologischen" Senkungsbeschwerden führen kann, sondern aufgrund des Abknickens des Darmes auch zu einer klinischen Persistenz
der präoperativ geklagten Entleerungsstörungen durch mechanische
Behinderung der Darmpassage. Nach entsprechender Darmresektion gilt
zu bedenken, dass durch die Elevation (mit durch Streckung bedingter
Reduktion der anterioren Rektozele) bei persistierend insuffizienter bin-
degewebiger Komponente im Beckenbodensystem und durch Streckung
des Darmrohres mit oder ohne vorhandenen Uterus (fehlt der Uterus
oder ist dieser in seiner Fixierung ebenfalls insuffizient [häufig], dann tritt
diese Folge noch sehr viel rascher ein) die Druckbelastung des
Peritonealsackinhaltes zu einem Auswalzen des Douglas'schen Raumes
führt. Dies hat zur Folge, dass der Raum in der Umgebung des insuffizi-
enten bindegewebigen Halteapparates nun mit Dünndarmschlingen in
dem sich entsprechend ausdehnenden und senkenden Peritonealsack
eingenommen wird. Diese Dünndarmschlingen können ihrerseits wieder
zu einem die anteriore Rektumwand komprimierenden, terminalen Darm-
passagehindernis werden, so dass letztendlich – mit zeitlichem Verzug –
die Symptomatik der Patientin „rezidiviert", obwohl der pathogenetische
Hintergrund ein völlig anderer ist.
Die Enterozeleninterposition muss folglich möglichst im Rahmen der
Rektopexie (gleich ob mit oder ohne Resektion von Darm) im Vorfeld
verhindert werden. Da in der Regel aber auch die Kompartimentgrenze,
das Septum rectovaginale, sowie das apikale Scheidensegment betroffen
sind, bietet es sich an die Stabilisierung hier mit dem Darmeingriff zu
kombinieren. Es ist hierbei erforderlich, die Stabilisierung der Scheide mit
einer **Verriegelung des Douglasraumes** zu kombinieren, die sich im
Falle der netzunterstützten Sakropexie aus der Implantatlage
automatisch ergibt. Eine eventuell einzeitig ausgeführte
Rektosigmoidresektion kommt mit ihrer Resektionslinie damit
automatisch in den intraperitonealen Raum, während das OP-Gebiet der
„Nachbardisziplin" streng sub-/retro-peritoneal liegt.

Abb. 130: Sigma elongatum

Abb. 131: Darstellung des Situs nach Sigmaresektion und Rektopexie.
Bei offenem Douglasraum ist das Risiko einer Enterozelenbildung oder Enterozelenrezidivs gegeben.

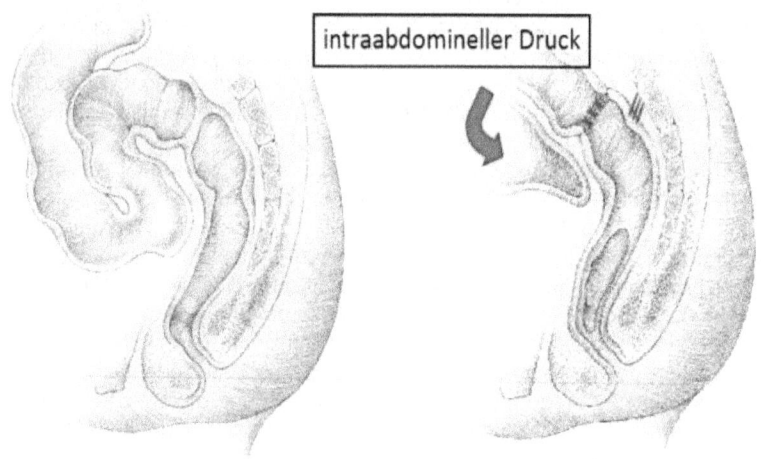

Abb. 132: Um zu verhindern, dass der Enterozelensack gegen das Rektum drückt (links), verschließt man den Douglasraum z. B. mit der Einlage eines Netzimplantates (rechts)

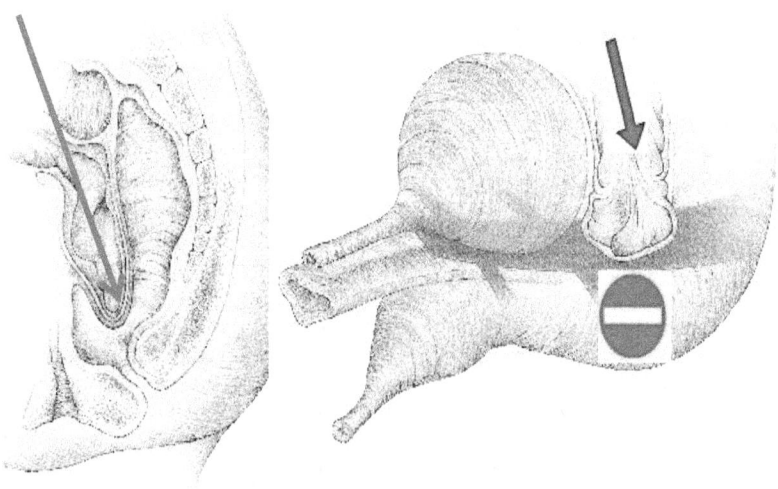

13.8.2.4 Interdisziplinärer Ansatz bei Rektumprolaps im Rahmen der „Perineologie"

Mit der hier gezeigten Strategie lassen sich die aufgestellten Forderungen sämtlich erfüllen:
- erfolgreiche Rektopexie,
- erforderlichenfalls transvaginale Reduktion der anterioren Rektozele,
- Stabilisierung des Septum rectovaginale,
- Stabilisierung des zentralen Kompartiments,
- synchrone Stabilisierung des anterioren Kompartiments, falls angezeigt
- retroperitoneale Lage der Implantate,
- intraperitoneale (distante) spannungsfreie Anastomose nach Resektion überschüssigen Sigmas,
- Obliteration des Raumes für eine mögliche Enterozelenpassage Richtung Beckenboden mit stabiler Vernarbung durch die netzunterstützte Okklusion,
- einzeitiges Vorgehen mit Reduktion der Hospitalisations- und Ausfallzeiten

Bedeutsam für die Etablierung einer solchen Vorgehensweise ist die enge Kooperation zwischen:
- Urogynäkologie, Koloproktologie und Radiologie/Neurologie.

Bei mehr oder minder eingeschränkter Leistung des Sphinkterapparates muss im Gesamtkontext der Rekonstruktion ggf. auch über die Anlage eines endständigen Anus praeter nachgedacht werden, da die Streckung des Darmes mit Reduktion des präsphinktärischen Reservoirs zu einer nicht wieder gut zu machenden Dekompensation der Verschlussfunktion führen kann. Hier ist Nutzen und Risiko für die Kontinenz gegeneinander abzuwägen und die Patientin entsprechend intensiv aufzuklären.

13.9 Operative Behandlung bei analer Inkontinenz

13.9.1 Schließmuskelreparatur-Operationen

- Direkte, überlappende Naht des Schließmuskels (Internus und Externus), bei Rissen oder nach Traumen (s. Abb. 133),
- Post-anal-Repair: Verengung des Schließmuskels durch Adaptation der Puborektalisschlinge,
- Anteriore Raffung des Beckenbodens: besonders bei neurogener Inkontinenz,
- Kombinierte Verfahren.

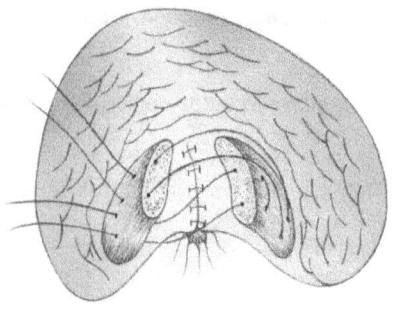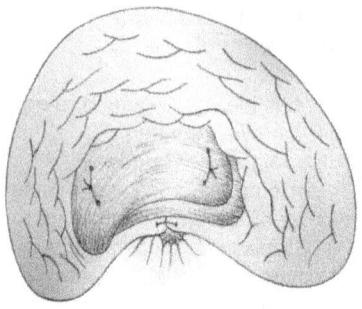

Abb. 133: Überlappende Sphinkternaht

13.9.2 Anus praeternaturalis – künstlicher Darmausgang

So schlimm und unangenehm, wie sich diese Alternative im ersten Moment für die Patientin anhören mag, stellt sie doch eine gute Alternative zu schwerer, andauernder, analer Inkontinenz dar. Im Wesentlichen gilt es, diese Form der Stuhlableitung als Teil des Selbst anzunehmen. Der Umgang mit dem Beutelsystem selbst ist kein schwieriges Unterfangen und wird von einer Stomaberaterin/-schwester bis zur sicheren Handhabung begleitet.

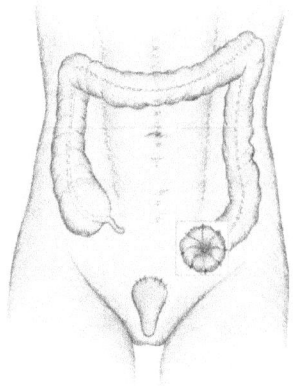

13.9.3 Künstlicher Schließmuskel

Der künstliche Schließmuskel (Artificial Sphinkter) ist eine implantierbare Prothese aus Silikon und besteht aus 3 Elementen: eine Schließmuskelmanschette, eine Pumpe und ein Druckregulationsballon. Die Schließmuskelmanschette wird um den Enddarm gelegt, die Pumpe beim Mann in der Hodentasche, bei der Frau in der großen Schamlippe und der Ballon wird unter die Haut im Unterbauch platziert. Durch Betätigung der Pumpe fließt die Flüssigkeit der Manschette ab und die Patienten können den Enddarm entleeren. Die Flüssigkeit, die sich während der Stuhlentleerung im Ballon befindet, fließt langsam wieder in die Manschette zurück und verschließt den Enddarm wieder. Ist das System einmal erfolgreich implantiert, sind keine Folgeoperationen nötig.

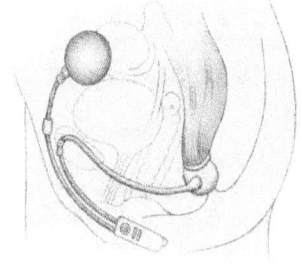

13.9.4 Sphinkterersatzoperation

• Dynamische Gracilisplastik: Stimulation eines vom Bein entnommenen Muskels, der um den Anis gewunden wird mittels Schrittmacher. Der Patient kann den Schrittmacher selbst einschalten (Anus geschlossen) oder ausschalten (Anus geöffnet). Bei bis zu 60% der sonst nicht therapierbaren Patienten kann hier ein Erfolg erzielt werden (wenige Zentren in der Welt).
• Artefizieller Sphinkterersatz: Implantation eines Ballons um den Sphinkter, der mittels implantierter Ballonpumpe ebenfalls geöffnet und geschlossen werden kann, Nachteil: perianale (Damm-) Infekte in bis zu einem Drittel der Patienten

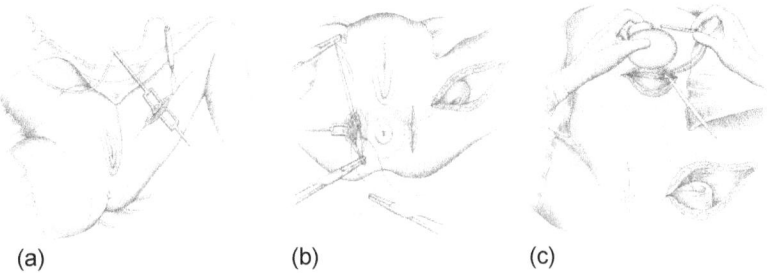

(a)   (b)   (c)

Abb. 134: Dynamische Gracilisplastik
Ein Oberschenkelmuskel wird freipräpariert (M. gracilis) (a).
Der Muskel wird in Schlingenform um den After gelegt (b).
Anschließend werden zwei Elektroden in den Muskel eingesetzt und mit einem Neurostimulator in der Bauchdecke verbunden (c).

13.9.5 Sphinkteraugmentation (Silikonimplantation)

Ebenfalls eine relativ neue und viel versprechende Therapiemöglichkeit bei milderen Inkontinenzformen ist die Injektion von Silikonpolster in den Schließmuskelapparat (Sphinkter ani internus und externus). Dadurch erfolgt eine Verbesserung des Verschlusses.
In der Regel wird an drei verschiedenen Stellen um den Analkanal herum die Silikonlösung injiziert. Dies geschieht ambulant und in Lokalanästhesie, mithilfe einer feinen Nadel, deren Spitze zwischen dem inneren und äußeren Schließmuskel (Sphinkter ani internus und externus) positioniert wird. Die Kontrolle der Applikation geschieht mittels Ultraschallgerät´(Abb. 135).

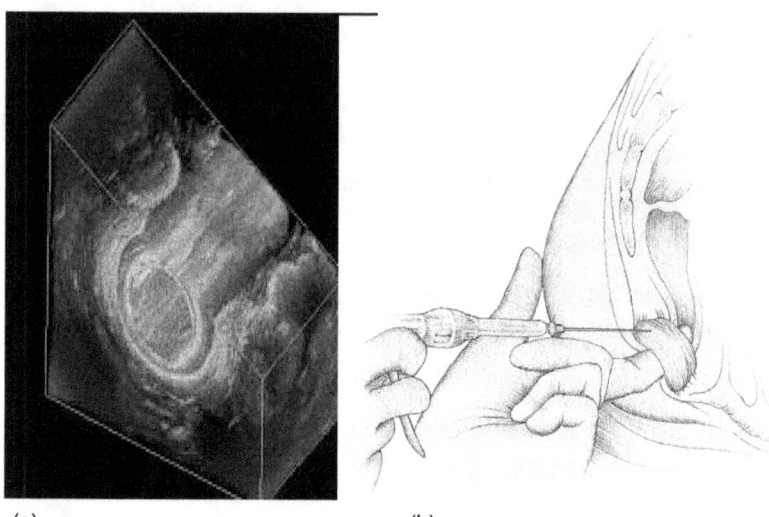

(a)   (b)

Abb. 135: Silikonpolstereinspritzung in den Sphinkterapparat (b) und
3-D Darstellung der Implantate (a)

13.10 Kombinationseingriffe bei gynäkologisch-koloproktologischen Senkungsleiden

Ein solcher Kombinationseingriff umfasst in aller Regel (neben einer ggf.
noch hinzu kommenden [suprazervikalen] Uterusamputation:
die sog. 4-Punkt-ATOM-unterstützte Sakro(zerviko-/kolpo)pexie mit
• transvaginaler Rektumvorderwandraffung,
• abdominaler Rektopexie,
• Rektosigmoidresektion (im Bedarfsfall),
• hohem Douglasverschluss und Sicherung mittels Netzplombe.

Die Indikationsstellung der einzelnen Komponenten ergibt sich aus dem
Nachweis (symptomatischer) Veränderungen der einzelnen Anteile des
(posterioren) Kompartiments.

Sehr häufig liegt pathomorphologisch eine Kombination aus
• Descensus perinei,
• Descensus uteri,
• Traktionszystozele,
• ventraler Rektozele,
• Intussuszeption bis apparenter Rektumprolaps,
• Elongatio des rektosigmoidalen Darmsegments,
• (komprimierender) Sigmoido- oder Enterozele,
vor, die einhergeht mit funktionellen Beschwerden der Ausscheidungs-
organe sowie gynäkologischen Beschwerden.

Wurde in der Vergangenheit bereits eine Hysterektomie (mit/ohne vaginalen Plastiken und/oder blasenhalselevierender Operation) durchgeführt, sehen wir statt des Deszensus uteri einen Scheidengrunddeszensus oftmals vergesellschaftet mit einer anterior-kranialen Enterozele.

Der Kombinationseingriff besteht dann in:

- einer vaginalen Exstirpation des Uterus (seltener) (die Adnexe können im Bedarfsfall simultan vaginal oder während der abdominalen Phase entfernt werden) oder
- einer suprazervikalen abdominalen Uterusamputation (häufiger),
- einer Implantation eines entsprechend konfigurierten vorderen Netzimplantats - transobturatorisch fixiert - mit ausreichend Längenreserve zur späteren Sakropexie (sog. 4-Punkt-ATOM-unterstützte Sakropexie (Abb. 136).
- einer anschließenden hinteren Kolpotomie mit einer transvaginalen Raffung der Rektumvorderwand bei ventraler Rektozele. Hier werden die perirektalen Rest des hinteren Anteils der endopelvinen Faszie sowie das perirektale Binde- und Fettgewebe durch Raffnähte im Abstand von ca. 1,5 bis 2 cm über dem Lumen des Rektums im Sinne einer Plikatur gerafft.
- Anschließend erfolgt die Einlage eines posterioren (teilresorbierbaren) Netzimplantats, welches an der kranialen Levatorkante fixiert und 2 weitere Male im Verlauf der Levatormuskulatur seitlich am Übergang zur Scheidenhaut (Insertion der endopelvinen Faszie) durch Naht adaptiert wird (sog. posterior mesh repair). Abschließend wird der Perinealkeil neu formiert und das Implantat hier angeschlossen, um eine suprasphinktäre Bruchlücke zu verschließen oder deren Ausbildung zu verhindern (Perinealkeilrekonstruktion).

Danach erfolgt die Umlagerung zur abdominalen Phase.

Diese kann je nach Befund und Ausrichtung der Operateure bestehen in einer

- laparoskopischen Fixierung des Vorderwandimplantats auf der kranialen Scheidenvorderwand, Ausbreitung des Hinterwandimplantats und Fixierung im Bereich der apikalen Scheidenhinterwand seitlich mit Resektion des Überstandes es posterioren Netzes. Retroperitonealisierung und Sakropexie des transobturatorisch fixierten Vorderwandnetzes sowie laparoskopische Rektosigmoidmobilisation mit erforderlichenfalls –resektion und der Rektopexie mit ggf. abschließender Netzplombe zum Verschluss des kleinen Beckens als Therapie/ Prophylaxe der Enterozele bzw. deren Rezidivs,

oder in einer

- offenen Beendigung des Eingriffs über eine etwas weiter nach lateral ausgeführten Pfannenstielquerschnitt oder eine mediane infra-umbilikale Längslaparotomie in gleicher Weise: Fixierung des Vorderwandimplantats auf der kranialen Scheidenvorderwand (Abb. 137).

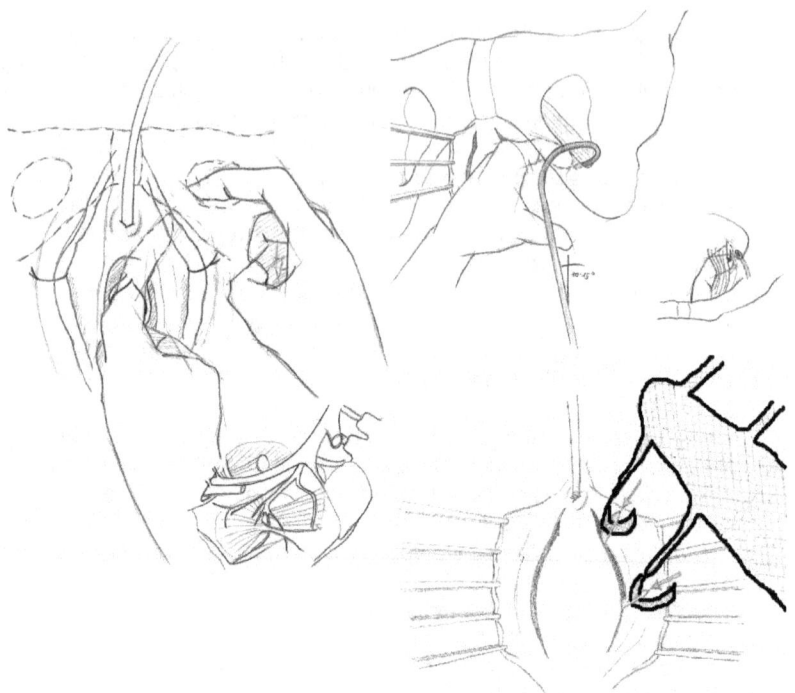

Abb. 136: Darstellung der Durchführung der 4-Punkt-ATOM-unterstützten Sakropexie

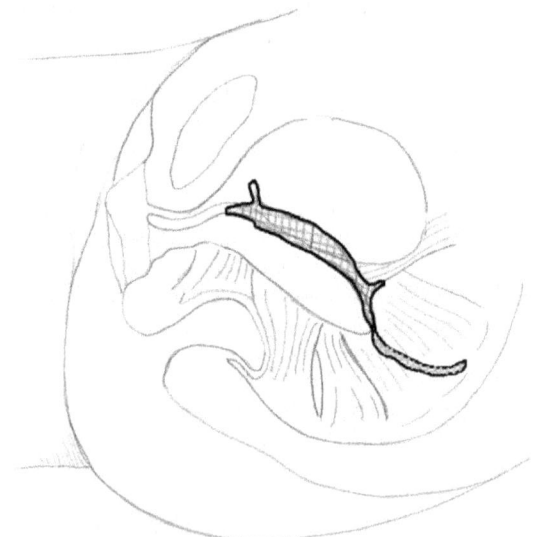

Abb. 137: Nach vaginaler Implantation erfolgt dann in einer abdominalen Phase die Fixierung des Netzüberstandes am Kreuzbein.

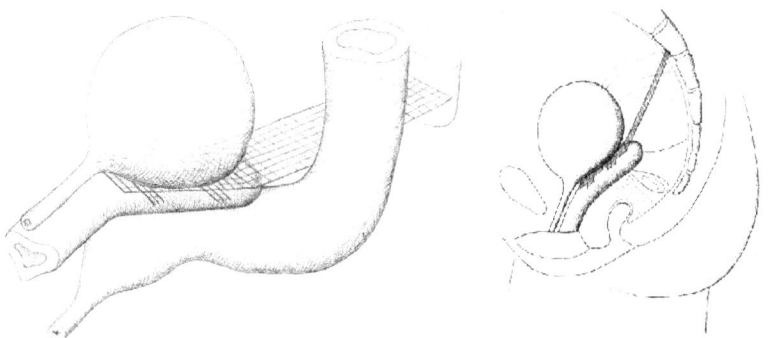

Abb. 138: Nach vaginaler Implantation erfolgt dann in einer abdominalen Phase die Fixierung des Netzüberstandes am Kreuzbein.

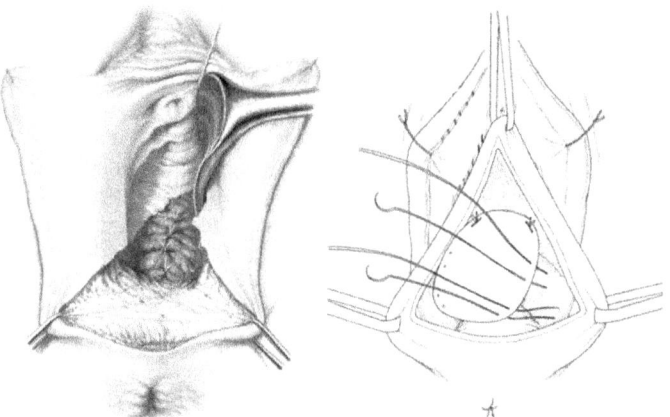

Abb. 139: Implantation eines posterioren Netzimplantats

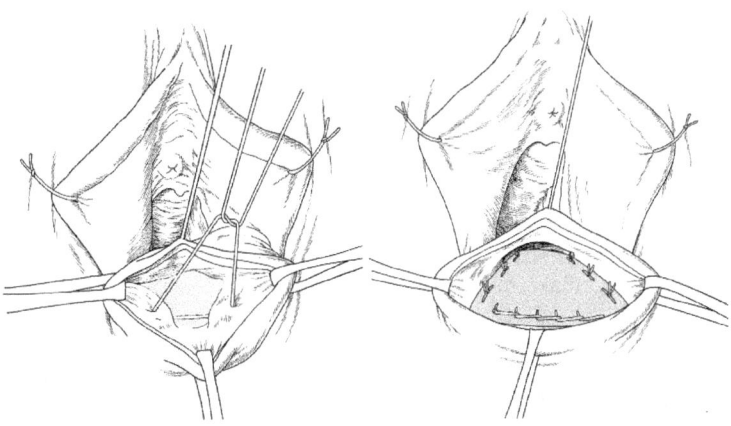

Abb. 140: Fixierung des kaudalen Implantatanteils im Perinealkeil

13.10.1 Offene Beendigung des Eingriffs mit Rektopexie sowie Omentum-maius-Plastik

Nach vaginaler Implantation der Netze (Abb. 136-140) wird zum abdominalen Teil des Eingriffs umgelagert. Es erfolgt dann üblicherweise eine Laparotomie über einen Pfannenstielquerschnitt. Nach Eröffnung des Bauchfells wird ein geeigneter Selbsthalter eingebracht und der Darm mit Hilfe zweier Bauchtücher nach kranial abgestopft. Je nach Verlauf des vaginalen Teils sind nun bei bereits vaginal eröffnetem viszeralen Peritoneum die Netzabschnitte intraperitoneal sichtbar oder, nach Einbringen eines 28-er Hegarstiftes in die Scheide wird nach deren Streckung der Bauchfellüberzug gespalten und so der Zugang zu den Netzanteilen geschaffen. Diese werden nach intraabdominell luxiert und nun das hintere Netz auf das apikale Scheidenhinterwandsegment aufgesteppt. Der Überstand wird reseziert. Anschließend wird das vordere Netz auf der über dem Hegarstift aufgespannten Scheidenkuppel mit mehreren Einzelknopfnähten so platziert, dass die gesamte Scheide sehr schön aufgespannt mit dem Netz verwachsen kann.

Nun wird der noch überstehende Netzanteil stillgelegt, der Zugang zum Sakrum präpariert (der Weg nach dort führt über den Peritonealschlitz, der entsteht, wenn in gleicher Sitzung die Adnexe rechts entfernt werden. Dann wird der Ureter aus dem hinteren Peritonealblatt mobilisiert. Oder - wenn hier keine Manipulation erfolgte durch pararektale Inzision – so dass diese dann anschließend vom Chirurgen weiter nach kaudal verlängert und zur Rektummobilisation verwendet werden kann. In diesem Fall liegt der Ureter bereits lateral und außerhalb des OP-Gebietes. Zur Peritonealisierung allerdings muss dann auf seine Unversehrtheit geachtet werden. Ist das Lig. longitudinale anterius dargestellt, werden in Höhe S2 (1-3) in diesem an drei Stellen (nebeneinander, wenn möglich, sonst übereinander) drei multifile nicht-resorbierbare Fäden verankert. Nach Entfernung des Hegarstiftes aus der Scheide wird nun zur spannungsfreien Fixierung des Netzes Maß genommen, ggf. ein Überstand eingekürzt (je nach Textur des Netzes) und dieses mit Hilfe der drei vorgelegten Fäden am Sakrum fixiert. Ein retroperitoneal eingebrachter Drain entlastet das OP-Gebiet.

Grundsätzlich kann nun das Retroperitoneum verschlossen werden, wenn bereits die ausreichende Mobilisation des Rektums erfolgte. Es ist auch möglich, den Eingriff unter Vorlage der Fäden im Sakrum und nach Einkürzen an den chirurgischen Kollegen zu übergeben. Ohne bereits fixiertes Netz tut dieser sich bei seiner Rektummobilisation bis hinab auf den Beckenboden leichter. Elevation, Netzfixierung und Reperitonealisierung können dann immer noch vor einer meist notwendigen Sigmaresektion erfolgen, so dass das retroperitoneale OP-Gebiet (und damit das Netz) keinen Kontakt mit der Darmresektion und damit Anastomose bekommt. Spätestens jetzt kann (bei extraperitonealer Lage des „gynäkologischen" Implantats) die intraperitoneale (und damit zur Netzkante distante) Resektion des überschüssigen Darmsegmentes und die Reanastomosierung erfolgen.

13.10.1.1 Koloproktologische Operationsschritte (Abb. 141)

Im Falle einer notwendig werdenden Sigmaresektion bei ptotischem Sigma elongatum und dem Verschluss des Douglas durch eine Netz-plombe zur Verhinderung eines Enterozelenrezidivs wird die Operation vom chirurgischen Operateur fortgesetzt: zunächst weitere Mobilisation des Sigmoids durchgeführt.

Das Sigmoid wird gestreckt und nach parakolischer Inzision der Um-schlagsfalte wird das Rektosigmoid von der Scheidenhinterwand ge-trennt. Das Rektum wird allseitig mobilisiert. Anschließend wird das Rektum hochgezogen, so dass das gesamte Rektum samt Prolaps in das Becken verlagert ist.

An dieser Stelle würde dann der „gynäkologische Teil des Eingriffs, nämlich die Netzfixierung am Sakrum sowie die Retroperitonealisierung des Implantats erfolgen können, wobei im Rahmen der von der rechten zur linken Seite reichenden Peritonealisierung auch das elevierte Rektum eine erste Fixierung erfährt, in dem die Taenia libera mit dem Blasenperitoneum vereint wird.

Im Bereich des Promontoriums zur Stenton'schen Linie hin wird links-seitig das Peritoneum spätestens jetzt inzidiert und nach erfolgter Darstellung des Ureter links wird bds. das Mesokolon dickdarmnah inzidiert. Es schließt sich die komplette Skelettierung des Sigma bis zum oberen Rektum an.

Nach Mobilisation des Colon descendens wird das Rektum abgesetzt. Nach Setzen der dist. Tabaksbeutelklemme im oberen Drittel im Bereich des Promontoriums Resektion des Sigma zum Descendens hin. An-schließend Durchführen der spannungsfreien End-zu-End-Anastomose zwischen Colon descendens/oberem Sigmadrittel und eleviertem Rektum mit einem handelsüblichen Stapler.

Nach erfolgter Anastomose Prüfung auf Dichtigkeit für Luft u. Flüssigkeit. Anschließend Verschluss des Meso-Rektums. Dann wird das große Netz vom Quercolon mobilisiert und um das Rektum ausgebreitet. Das Netz wird an die seitliche Beckenwand und an die Blasenhinterwand fixiert. Anschließend erfolgt der Umschlag des Omentumlappens wiederum nach oben zum seitlichen Ausspannen zur Beckenwand als Widerlager für das restliche Dünndarmpaket. Wir erachten dies als einen ganz wesentlichen Schritt zur Prophylaxe der Enterozelenbildung oder ihres Rezidivs.

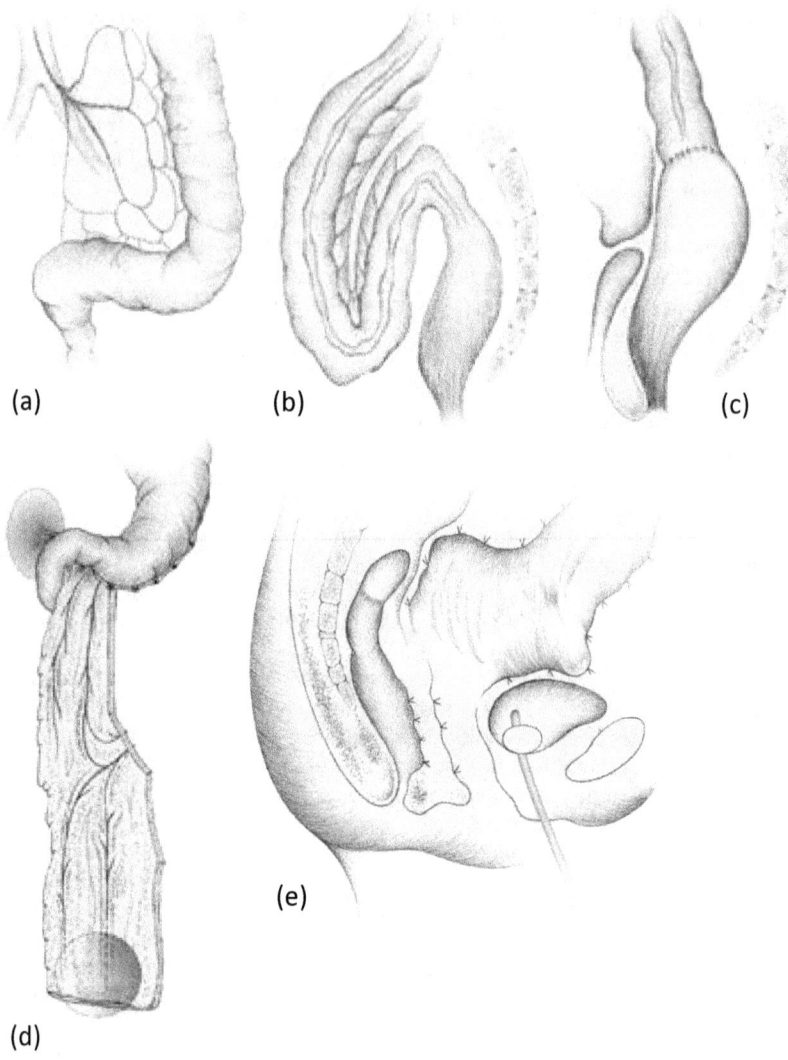

(a) (b) (c)

(e)

(d)

Abb. 141: Phasen der Kombi-OP

a) Darstellung des Resektionsvolumens
b) Festlegung der Resektionsgrenzen
c) Anastomose nach Resektion mit Elevation des aboralen Teils
d) Präparation des Omentum-maius-Lappens
e) Einnähen des Omentumlappens ins kleine Becken in Höhe der Linea
   terminalis

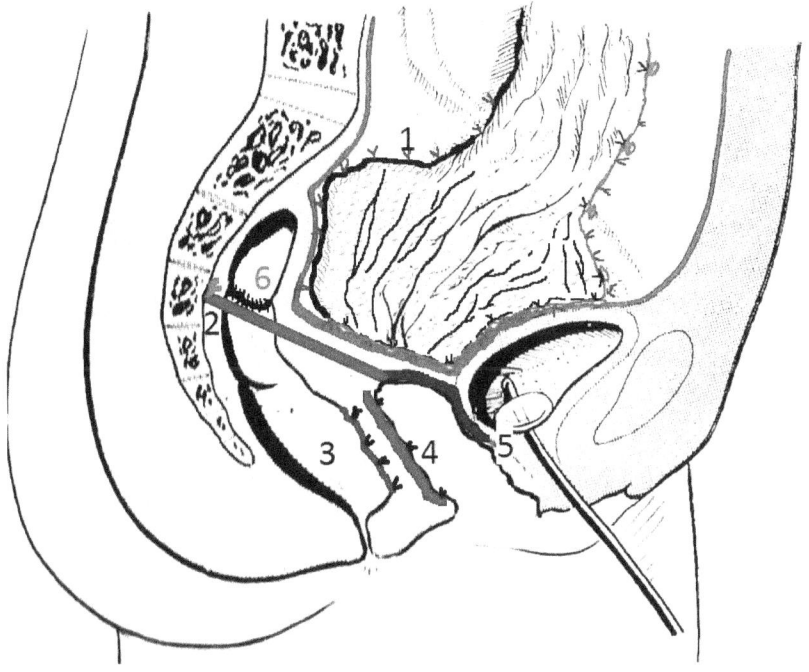

Abb. 142: Die Komponenten der „Kombi-OP":
1) Omentum-maius-Lappen
2) Netzsakropexie
3) Rektumvorderwandraffung
4) Scheidenhinterwandstabilisierung mit posterior mesh repair
5) subvesikales 4-Punkt-SerATOM
6) Rektosigmoidresektion mit Rektopexie

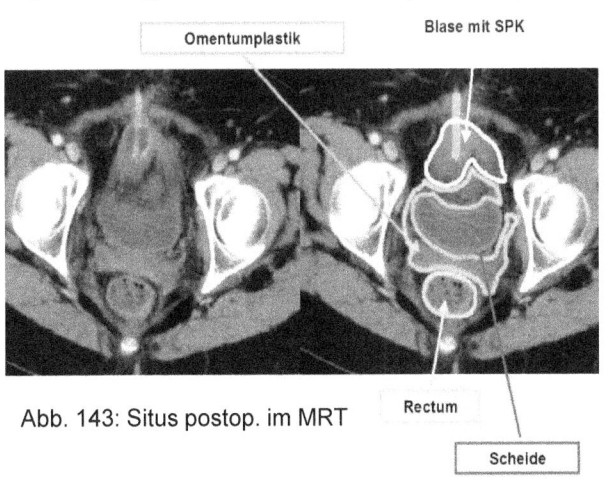

Abb. 143: Situs postop. im MRT

231

13.11 Vermeidung von Beschwerden und Komplikationen

Vor allem in mehrfach voroperierten Fällen sollte man hinsichtlich eines „Rundumschlags" sehr vorsichtig sein, mehrere kleinere Eingriffe können unter Umständen das Ziel besser, wenn auch langsamer, erreichen. Die allermeisten Frauen sind vernünftigen Argumenten gegenüber nicht verschlossen und verstehen bei entsprechender Aufklärung die Zusammenhänge. Hämatome sind nicht immer sicher vermeidbar. Vor allem bei implantatunterstützten Techniken ist es ratsam, dieses zu entfernen, um das Implantat nicht durch dessen Superinfektion zu gefährden. Die implantatunterstützten deszensuschirurgischen Verfahren lassen sich problemlos mit Rektumvorderwandeingriffen (transvaginal ohne Darmeröffnung), abdominalen Rektopexien mit/ohne Darmteilresektion kombinieren, ohne dass man eine infektiöse Komplikation im Umfeld des Implantats befürchten müsste, solange es zu einer komplikationslosen Abheilung der Anastomose kommt.

Beckenbodenchirurgie, ob offen, abdominal, vaginal oder minimal-invasiv, braucht in jedem beteiligten Fachbereich einen erfahrenen Operateur. Sind neue Techniken einzuführen, sollte man sich um ein sog. „hands-on"-Training oder eine geschulte Supervision bei den ersten Eingriffen bemühen, um die Sicherheit für die Patientin zu optimieren.

Im Rahmen der Eingriffe im Bereich des hinteren Kompartimentes ist unbedingt eine Rekonstruktion des Perinealkeils einzuschließen, um einer sog. „outlet-obstruction" (bestehend oder de-novo) entgegen zu wirken. Die lokale Östrogentherapie muss (lebenslang) fortgesetzt werden. Beckenbodenphysiotherapie sollte nach 4 - 6 Wochen, abhängig von der Ausdehnung des Eingriffs, wieder aufgenommen werden. Es muss sichergestellt sein, dass die Patientin sich wieder vorstellt, spätestens sobald Probleme oder eine Inkontinenz nach Deszensusoperationen auftreten. Die operative Therapie eines asymptomatischen Prolaps und das Einreden auf eine Patientin ohne Beschwerden, sich doch operieren zu lassen (sozusagen „auf Vorrat" – es könnte ja schlimmer werden oder der internistische Zustand könnte sich so verschlechtern, dass man nicht mehr operieren kann) sind zu vermeiden, ebenso das Versprechen, eines guten und stabilen Ergebnisses und der Tatsache, dass hinterher alle Beschwerden besser oder verschwunden sein werden. Wo immer möglich, sollte bei der Operation Spannung vermieden werden, sie führt zu Problemen (Blasen- und Darmentleerungsstörungen, Urge, Schmerz, Retention). Auch vermeide man die Verwendung mikroporöser multifilamenter Implantate.

Chronische Infektionen, Wundheilungsstörungen, Schmerzen, Erosionen, Abszesse,... (nur um einige Probleme zu nennen) sind häufig die Folge, Probleme, die bei makroporösen monofilamenten Polypropylenimplantaten nicht auftreten, vor allem dann nicht, wenn es sich um teilresorbierbare Produkte (z. B. SeraMesh®, SerATOM®) handelt.

Die nachstehenden Tabellen 14 und 15 zeigen die konventionellen Eingriffe bei Deszensus mit deren Wirkung und wesentliche Zusammenhänge zwischen den prinzipiellen Störungen, die die Eingriffe bei Senkung und/ oder Inkontinenz hervorrufen können. Sie stellt einen Zusammenhang zwischen der durch das Operationsprinzip verursachten Veränderung und der durch die Veränderung hervorgerufenen Störung her.

Deszensusform	Konventionelle OP-Verfahren	Wirkung
Pulsionszystozele	Vordere Plastik (vordere Kolporrhaphie)	Bindegewebsdoppelung im Spatium vesicovaginale
Traktionszystozele	Laterale Vaginopexie nach Richardson	Fixierung der Scheidenfaszie am Arcus tendineus fasciae pelvis durch nicht-resorbierbare Naht
Scheidengrunddeszensus	**vag.:** Vaginaefixatio sacrospinalis/-tuberalis **abd.:** Sakrokolpopexie (früher: Faszienzügel-OP)	Anheftung des Scheidenendes (Zervix?) an den genannten Ligamenten bzw. abdominal am Kreuzbeinlängsband
Rektozele	Hintere Plastik (hintere Kolporrhaphie, Levator-Damm-Plastik)	Doppelung des perirektalen Bindegewebes im Spatium rectovaginale oder mediane Vereinigung der Levatormuskulatur über dem Rektum
Enterozele	Douglasobliteration nach Moscowitz in Kombination mit anderen Verfahren	Verödung des überdehnten Douglasraumes (und Resektion des überschüssigen Bauchfells)

Tabelle 14: Konventionelle Eingriffe bei Deszensus

Systemversagen kann das Ergebnis vorangegangener OP's sein...	...diese führen häufig zu:
Spannung, wo keine Spannung nötig ist/sein soll	Urge, Entleerungsstörungen
Strecken der Scheide	Inkontinenz (permanent)
Achsendeviation	Entleerungsstörungen Schmerz, Inkontinenz
Zerstörung der natürlichen Fixation der Scheide	Entleerungsstörungen Inkontinenz F-U-N*-Syndrom
Immobilisation der Scheide (vor allem in der „Zone kritischer Elastizität")	Urge

Tabelle 15: Potentielle Wirkung von Eingriffen bei Deszensus
(*F=frequency; U=urgency; N=nocturia = Nykturie)

Kapitel 14 Senkungsleiden, Inkontinenzerkrankung und Übergewicht (Adipositas)

In diesem Kapitel erfahren Sie etwas über die Problematik der Zusammenhänge zwischen (starkem) Übergewicht (BMI > 30) und den Beckenbodenfunktionsstörungen sowie Möglichkeiten der Behandlung.

In der urogynäkologischen Sprechstunde ist Adipositas ein häufiger Begleiter bei Inkontinenz und Senkungsleiden. Sie stellt bekanntermaßen einen erheblichen Risikofaktor bei zahlreichen Gesundheitsstörungen dar, auch in der Urogynäkologie ist sie als solche relevant. So findet sich z.b. bei Jelovsek, dass Adipositas bei vaginalem Geburtsmodus und in höherem Alter ein gesicherter Risikofaktor ist für die Entwicklung eines Genitaldeszensus. Andere Autoren klassifizieren die Adipositas als fördernden Kofaktor in ihrer pathophysiologisch orientierten Einteilung der Risikofaktoren in prädisponierende, auslösende, fördernde und dekompensierende Ereignisse. Ebenfalls fördernd sind hiernach Rauchen, pulmonale Erkrankungen (COPD), Obstipation und eine belastende Freizeit- oder Arbeitsbeschäftigung (häufiges oder schweres Heben). In einem Editorial des International Urogynaecology Journals wird der hohe BMI als Risikofaktor im Zusammenhang mit dem intraabdominellen (auf den Beckenboden wirkenden) Druck hervorgehoben. Je nach Autor steigt das Risiko des Descensus genitalis bei einem BMI >30 kg/m² um bis zu 75%.

Ebenso wird ein BMI > 30 kg/m² als cut-off-Wert für eine nachhaltig erfolgreiche operative Therapie sowohl der Inkontinenz als auch der Senkung beschrieben. Andererseits stellt der Gewichtsverlust eine wirksame Therapie für die Behandlung der Belastungsinkontinenz dar, selbst wenn nur 5% des Anfangsgewichts verloren werden. Dabei stellt die Adipositas für die Belastungsharninkontinenz einen anerkannten Risikofaktor dar. Auch nimmt mit steigendem BMI das Risiko für die Entwicklung einer symptomatischen Dranginkontinenz (Overactive bladder [OAB]) zu.

14.1 Konservativ vor Operativ!

„Bevor man operativ an die Inkontinenzfälle herangeht, soll man es sich dreimal überlegen" sagte einer der Urväter der Urogynäkologie Prof. W. Stoeckel . Aus diesem Zitat von 1938 sprechen Erfahrung und Weisheit.

Auch wenn heute operativ ganz andere Optionen zur Verfügung stehen, sowohl für die Inkontinenz als auch für das Senkungsleiden, so müssen wir, ausgehend von den Ausführungen in der Einleitung, der konservativen Behandlung größeren Raum einräumen. Es gilt (auch den Leitlinien der AGUB/DGGG folgend:

- die konservative Therapie der Beckenbodenfunktionsstörung, soweit sie möglich ist, der operativen Behandlung voranzustellen bzw. vorzuziehen,
- die operative Behandlung nur dann anzubieten, wenn sie (aus der Erfahrung heraus/(empirisch-)statistisch untermauert) Aussicht auf Erfolg hat,
- dass eine (operative) Behandlung umso erfolgreicher ist, je geringer der BMI der Patientin ist, bzw. je näher er an den in der Literatur angegebenen Cut-off-Werten von um 27-30 kg/m² liegt.

Betont sei an dieser Stelle nochmals, dass sowohl in der Leitlinie der AGUB zur Inkontinenzbehandlung ausgeführt wird, dass *„die operative Therapie der Belastungsinkontinenz erst nach Ausschöpfen der konservativen Therapie in Betracht gezogen werden sollte"* als auch in der Leitlinie für den Deszensus, die zwar derzeit in Überarbeitung ist, bei der aber mit einer Änderung dieses Paradigmas nicht zu rechnen ist: *„..sollte eine operative Therapie nur bei Symptomen und Leidensdruck erfolgen."* und *„Eine ausführliche Aufklärung der Patientin über abwartendes, konservatives (und operatives) Management ist notwendig"*(.)

In die Betrachtung mit einfließen lassen muss man, dass eine Operation nicht zwingend von lebenslanger Haltbarkeit ist. Zu rechnen ist mitunter mit beträchtlichen Nebenwirkungen (Schmerzen, Dyspareunie, erosionsbedingte Probleme bei der Verwendung von nicht-resorbierbarem Nahtmaterial/ Netzen) und mit sekundären Affektionen wie z.B. einer Demaskierung einer larvierten Harninkontinenz mit konsekutiver weiterer operativer Therapie.

Und schließlich kann eine Operation nicht beliebig oft wiederholt werden. Postoperativ müssen die Patientinnen im Hinblick auf körperliche Belastung, Beckenbodenmuskeltraining, sportliche Aktivitäten entsprechend „compliant" sein, um das Ergebnis nicht unnötigen Belastungen auszusetzen und damit zu gefährden (i.S. eines „frühen" Rezidivs).

Die konservative (auch operationsvorbereitende) Behandlung ist in den meisten Fällen multimodal. Zu ihr gehören:
- Die Optimierung der lokalen Scheidenhautverhältnisse (keine Kolpitis, guter Östrogeneffekt),
- Die Abstützung des Descensus vaginae (et uteri) z.B. mit Contam®- oder Silikon-Pessaren,
- Die Optimierung der beckenbodenmuskulären Situation (Muskelaufbau, z.B. durch Elektrotherapie, z. B. unter Verwendung der sog. Elektrischen muskulären Aktivierung über modulierten mittelfrequenten Strom, Muskelfunktion und deren Einbeziehung in die körperliche Belastung/Aktivität, z.B. durch Biofeedback/konventionelle Physiotherapie),

- Die Verbesserung der Blasenfunktion durch Verhaltenstraining, niederfrequente Elektrotherapie oder Anticholinergica (bei Drangproblematik),
- Die Verbesserung der Stuhlregulation bei ODS oder insgesamt beklagter Darmträgheit.

Und letztendlich sollte in das Konzept der multimodalen (konservativen) Behandlung auch die Reduktion des Körpergewichtes gehören, bei all den Frauen, bei denen eine Behandlung indiziert ist und bei der der BMI in einem Bereich jenseits von 27-30 kg/m² liegt.
Generell scheint es so zu sein, dass die konservative Behandlung gegenüber dem Angebot operativer Alternativen häufig zu kurz kommt und dass das Angebot nicht in der von den Vätern und Müttern der Leitlinien aufgenommenen Grundidee „konservativ vor operativ" mit Konsequenz und Motivation an die Frauen weiter vermittelt wird. Ferner wird - im Eifer der Rekrutierung operativer Fälle in den Kliniken - der (langwierigen) Reduktion des BMI nicht der ihr gebührende Stellenwert eingeräumt (vgl. Ergebnisse Tabelle 16).

14.2 Direkte Übergewichtsfolgen in der Urogynäkologie

Durch das Übergewicht entstehen einerseits direkte Folgen für das Beckenbodensystem:
- Druckproblematik auf den Beckenboden:
    - Blasenreizung,
    - Zucker,
    - Blutsalze,
    - andere Ausscheidungsprodukte.
Auf der anderen Seite kommt es im Rahmen der übergewichtassoziierten Folgeerkrankungen
    - Diabetes,
    - Herzinsuffizienz,
    - Hypertonus,
zu Störungen, die rasch auch zu Behinderungen werden können.

Im Rahmen des begleitenden Diabetes führt die Zuckerbelastung der Blase zu deren Reizung und damit zu einer Dranginkontinenzproblematik, die durch die möglicherweise eintretende/bereits eingetretene Neuropathie (Nervenerkrankung) verschlimmert und leider auch sehr behandlungsresistent wird. Bei der Herzinsuffizienz stört die Wasserbelastung der Blase v.a. nachts, wenn durch die horizontale ruhende Lage die Pumpleistung des Herzens endlich ausreicht, das am Tag eingelagerte Wasser über die in dieser Position dann auch besser durchbluteten Nieren auszuscheiden. Die verabreichten Medikamente tragen hierzu bei. Im Zusammenhang mit dem Bluthochdruck (Hypertonie) kommt es längerfristig zu einer Schädigung der Blasenwandgefäße und damit zu der Reizung.

Nr	Alter	Abnahme [kg]	SHIK		UIK		Deszensus		Subjektive Beschwerden	
			Monat 0	Monat 6	Monat 0	Monat 6	Monat 0	Monat 6	Monat 0	Monat 6
1	53	17,1	-	-	-	-	post. III.°	idem	ODS, Descensus drückt massiv	deutlich weniger ODS (=obstipative Defäkationsstörung)
4	58	21,4	SHIK I.°	regelm. Tröpfchen bei ungünstigen Bewegungen oder Husten/Niesen ohne „Vorankündigung"	key-in-the-look stört besonders imperativer HD deutlich und störend	kaum noch Drangprobleme	Desc. vag. ant. gering klaffende Urethra	idem	key-in-the-look stört besonders imp. HD	kaum
5	58	21,9	I.°	vz. Tröpfchen bei ungünstigen Bewegungen oder Husten/Niesen ohne „Vorankündigung"	Leicht; manchmal Tröpfchen bei key-in-the-look-Problem Nykturie stört	kaum noch Nykturie	III.° post. I.° ant	idem	Senkung drückt Nykturie	Druck ? (WP 2-3 sitzt jetzt stabil). Nykturie kaum noch
6	60	14,5	I.°-II.°	I.° aber nur, wenn sie Contam® nicht trägt	Leicht	sporadisch, Drang weg	post. II.° ant. I.°	idem	Senkung drückt, SHIK I.-II.°	kaum noch, Contam® sitzt jetzt gut
9	62	21,5	Gering	Idem	stark unter Oxyb. 3x5mg weniger	deutlich besser. Verlust nur noch in best. Sit.	HE ant. I.°	idem	UIK Gelenke Bewegung Diabetes fast blind	deutlich besser, Verlust nur noch in best. Sit. Oxybutynin muss weiter genommen werden
10	62	14,8	II.°	I.°	deutlich wg. ODS kein Oxybutynin möglich	deutlich gebessert, nur noch in „stressigen" Situationen	ant. I.° post. II.	idem	ODS und Harndrang dominieren gen Lymphödem	deutlich gebessert
11	62	21,6	II.°	I.°	deszensus-assoziiert	kein Drang mehr, Trinkmenge normal	vag. ant. et post. I.° uteri I.°	idem	kurze Vorwarnzeit –Trinkmenge gering. Lichen sclerosus Uterus	deutlich gebessert
13	54	9,3	I.° (allenfalls IIb)	bemerkt sie kaum noch	Stark Nykturie 3-4	Drang gebessert. Nykturie nur noch 1(-2x)	ant. II.° uteri II.° post. I.°	idem	Uterus myomatosus Übergewicht belastet sie subjektiv	Mobilität durch Mortonneurom ?, dann Tumorerkrankung diagn. ? Abbruch ABC-Progr. nach 8 Monaten

Tabelle 16: Symptome und Ergebnisse bei unseren „urogynäkologischen" ABC-Teilnehmerinnen

Wie Sie von dort wissen ist eine Reizblase gekennzeichnet durch
- häufige Miktion trotz geringer Menge,
- starken Harndrang trotz geringer Menge,
- unkontrollierbaren Urinverlust.

Erschwerende Faktoren sind hier bereits bestehende oder neu hinzukommende „Abdichtungsprobleme", der Druck durch das Eingeweidepaket von oben auf die Blase und der Druck einer Rekto-/Enterozele von hinten-unten auf die Blase. Durch eine eventuelle Mobilitätsreduktion durch Übergewicht (vielleicht auch in Kombination mit Hüft- oder Knieoperationen oder – problemen) kann dann bei Drang die Toilette nicht ausreichend schnell erreicht werden.

14.2.1 Diabetes mellitus
Diabetes zu haben bedeutet, an einem Insulinmangel zu leiden. Die aus dem Insulinmangel resultierende Glukoseverwertungsstörung steigert die Glukoseausscheidung in den Urin (Harnzucker) und der Drang entsteht durch direkten Reiz des Harns auf die Blasenschleimhaut. Diabetiker haben aber auch bekanntermaßen Gefäßprobleme (allgemein, Auge, Blase). Die reduzierte Blasenwanddurchblutung ist ein weiterer Faktor, der dazu führt, dass der Harndrang durch chemische Interaktion der Urinsalze mit dem Blasenmuskel infolge der Zerstörung der den Muskel schützenden Blasenschleimschicht häufiger und schlimmer wird. Letztendlich kommen noch die neurogenen Probleme (sog. Diabetische Neuropathie) hinzu. Diese machen die Behandlung des diabetes-assoziierten Dranges besonders schwierig.

14.2.2 Herzinsuffizienz
Die Pumpleistung des Herzens ist bei der Herzinsuffizienz eingeschränkt. Daher kommt es anstatt zur Ausscheidung zur Einlagerung von Wasser im Gewebe. Dies geschieht tagsüber. Die Ausscheidung des eingelagerten Wassers passiert dann aber in der Nacht (Nykturie). Werden vom Hausarzt/ Internisten/ Kardiologen dann noch Diuretika („Wassertabletten") verordnet, ist eine Steigerung der Harnproduktion und dessen Ausscheidung die Folge. Je nachdem, wann diese Medikamente eingenommen werden, findet diese Volumenbelastung der Blase tagsüber und/oder nachts statt. Hinzu kommt die bereits oben geschilderte nächtliche Ausscheidung der Flüssigkeit. Von der „Reizblasenproblematik" unterscheidet sich die nächtliche gesteigerte Miktionsfrequenz hier dadurch, dass bei der Reizblase die ausgeschiedenen Harnmengen klein, bei der Herzinsuffizienz die Mengen in der Regel „normal" sind.

14.2.3 Hypertonus
Beim Bluthochdruck führen die verordneten Medikamente oftmals zu Harndrang (z.B. ß-Blocker). Die hinzu kommenden Gefäßschäden führen zu Durchblutungsproblemen in der Blasenwand und zur Reizblasenentstehung (s.o.). Die Herzinsuffizienz ist hier oftmals Kombinationspartner.

14.3 Der Einfluss von Klimakterium und Postmenopause

In dieser Lebensphase werden weniger Eierstockhormone gebildet (Östrogen/ Gestagen). Die Steigerung des Blutspiegels für die „releasing Hormone" (die die Östrogen- und Gestagenproduktion des Eierstocks steigernden Hormone, verantwortlich für das typische „klimakterisches Syndrom") und ein verminderter Effekt der Eierstockhormone auf die Erfolgsorgane charakterisieren diesen Abschnitt. Aber es beginnt die hormonale Umstellung bereits vor den Wechseljahren mit der Abnahme des Progesterons (Gelbkörperhormon) und des Nebennierenhormons DHEA. Erst später sinkt auch das Östrogen, womit die Regelblutungen sistieren und die eigentliche Menopause eingeleitet wird. Mit den Jahren nehmen dann auch das männliche Hormon (Testosteron) und das Wachstumshormon ab. Diese Umstellungen führen zu einem veränderten Stoffwechsel mit **verminderter Fettverbrennung** und damit letztlich zu einem geringeren Kalorienbedarf.
Wenn die Essgewohnheiten und die körperliche Aktivität nicht an den verminderten Energieverbrauch angepasst werden, kommt es folglich zu einer Gewichtszunahme.
Ein Östrogenmangel kann zu Befindlichkeitsveränderungen und nicht selten zu Stimmungsschwankungen, Depressionen oder Partnerschaftsproblemen führen. Weil Kohlenhydrate (Süßigkeiten, Schokolade usw.) das Wohlbefinden verbessern können, reagieren betroffene Frauen oft mit einem gesteigerten Kohlenhydratkonsum. Die unliebsame Gewichtsveränderung und die damit verbundenen Frustrationen können zu einem regelrechten Teufelskreis führen.

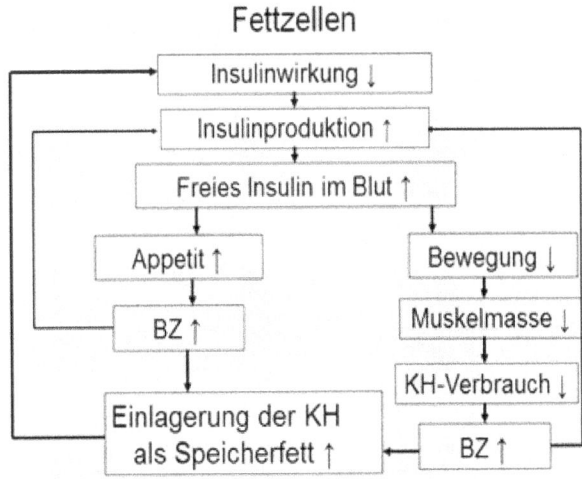

Fettzellen

Die Reduktion der Muskelmasse trägt wiederum dazu bei, dass die Verwertung von zugeführten Nahrungskalorien und der Grundumsatz ungünstiger werden:

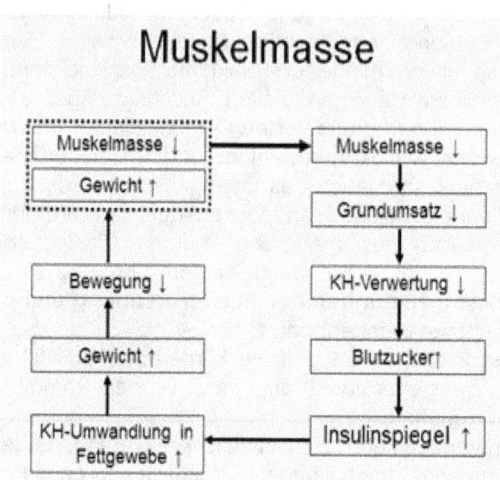

Die Gewichtsreduktion ist sinnvoll und notwendig, um über eine Normalisierung der Glukosestoffwechsellage und eine Reduktion des Hyperinsulinismus schließlich eine Reduktion der mechanischen Probleme durch Druck auf den Beckenboden zu erreichen. Die Steigerung der Mobilität lässt das Durchbrechen des Teufelskreises

Immobilität ⇨ Muskelmassenreduktion ⇨ Gewichtszunahme

dann letztlich erst zu.

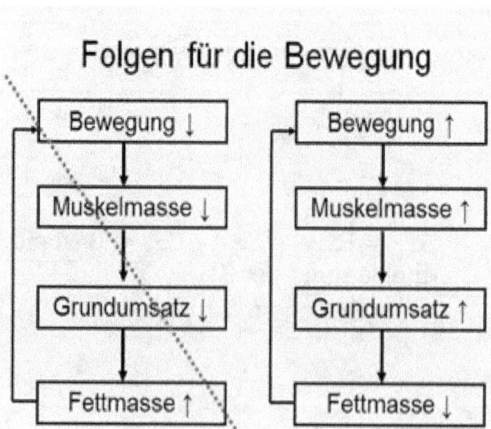

Im Zusammenhang mit der empfohlenen Reduktion der Kohlehydratzufuhr pro Tag (auf 60-80 g KH/24 Stunden) und möglichst keiner Zufuhr von Kohlehydraten nach 18 Uhr (um dem Körper möglichst lange Zeit zu geben, in einer „insulinfreien" Phase den Abbau von Fett in den Körperzellen voranzutreiben, wird dieses im Speiseplan durch Eiweiß (und Fette) ersetzt. Damit sind nur bei bestimmten Nahrungsmitteln besondere „Zubereitungsformen" erforderlich, z. B. bei der Auswahl von Brot, der Zubereitung von low carb-Gebäck und Kuchen, dem Andicken von Soßen oder der Verwendung von Getreidemehlen bei der Speisenbereitung.

Im Zusammenhang mit der Auswahl der Kohlehydrate ist auf den sog. „Glykämischen Index (GI)" zu achten, einer Maßzahl, die für die Menge an Insulin steht, die freigesetzt werden muss, um das kohlenhydrathaltige Nahrungsmittel zu verstoffwechseln. Bei den im Rahmen des Ernährungsplans ausgewählten Lebensmitteln sollte der GI-Wert unter 30-35 liegen.

Die Bewegungssteigerung sollte langsam begonnen werden - gerade Strecken, ca. 4 km tgl. = ca. 1-1,5 Stunden, evtl. auch, je nach Möglichkeiten, 2 x tgl. mit kontinuierlicher Steigerung:

- Steigerung der Steigungen in der Wegführung,
- Steigerung der Strecke 6km – 8 km – 10km -12 km,
- Steigerung der Geschwindigkeit von 3-4 km/h auf 6(-8) km/h je nach Steigung.

Damit gelingt schließlich eine Steigerung der Laufzeit von 1 auf 2-3 h/Tag, wenn das im Rahmen der Möglichkeiten ist.

Initial sollten in jedem Fall „gelenkschonende" Sportarten gewählt werden: EEMA-Stromtraining, Aquajogging/Aquafitness oder Aktivitäten in einem konventionellen Fitness-Studio (mit professioneller Anleitung), nach Möglichkeiten auch Radfahren oder Laufband.

Im Rahmen eines Beckenbodentrainings ist zu achten auf:

- eine Haltungsschulung,
- das Gefühl für die Beckenbodenmuskulatur erlernen,
- die Betätigung der Beckenbodenmuskulatur,
- die Integration der Beckenbodenmuskelarbeit in das Alltagsgeschehen,
- das Erlernen eines beckenbodenfreundlichen Alltagsverhaltens.

Hervorragende Ergebnisse erzielen wir in der Kombination von gewichtsreduzierender Anwendung von EEMA-Strom mit einem stromunterstützten Beckenbodentraining.

Das Ziel ist letztlich eine

- Steigerung der Mobilität,
- Steigerung der Kontinenz,
- Steigerung der Lebensqualität.

14.4 ABC-Programm

Im Zusammenhang mit eigenen Erfahrungen in der dauerhaften Gewichtsreduktion sind wir auf die Publikationen der Magdeburger Arbeitsgruppe um Prof. Luley gestoßen und haben das von ihm entwickelte ABC-Programm aufgrund der hohen Effektivität im Hinblick auf Reduktion und Erhalt des erreichten Ergebnisses in unser Therapiekonzept integriert

Das ABC-Programm wurde an der Universitätsklinik in Magdeburg entwickelt, evaluiert und publiziert. Das Programm nutzt das Internet und verbindet Telemonitoring von Bewegung und Ernährung mit Telecoaching durch wöchentliche Informations- und Motivationsbriefe. Technischer Kern des Programms ist ein ganztägig am Gürtel getragener Minicomputer, der die Bewegung misst und die täglicher Ernährung in vereinfachter Form erfragt. Dem 6-monatigen Programm geht eine einmalige, 2-stündige Patientenschulung voraus, bei der die Teilnehmer die Prinzipien der Magdeburger dualen Diät erlernen. Diese besteht aus einer Einkaufsschulung, um die tägliche Kalorienzufuhr um 500 kcal senken zu können. Zusätzlich lernen die Teilnehmer, Kohlenhydrate mit niedrigem glykämischen Index zu bevorzugen, um die Fettspeicherung zu verlangsamen und um Heißhungerattacken zu vermeiden. Bezüglich der Bewegung wird ein täglicher Mehrfachverbrauch um 500 kcal angestrebt, bevorzugt durch Ausdauerbewegung.

Das innovative, telemedizinische ABC-Programm erwies sich in unserer Praxis als ausgesprochen effizient. Der jüngsten Leitlinie der Deutschen Fachgesellschaften für Adipositas und Diabetes mellitus liefert einen gut recherchierten Vergleich der derzeit in Deutschland verfügbaren Abnehmprogramme. Unter den konventionellen (nicht-bariatrischen) Programmen erzielte das multimodale M.O.B.I.L.I.S-Programm das bislang beste Ergebnis mit minus 5,5 kg nach 12 Monaten. Die mittlere Abnahme durch das ABC-Programm war allerdings mit 12 kg nach 12 Monaten beträchtlich ausgeprägter. In unserer Praxis erzielten wir sogar 19,2 kg nach 6 Monaten. Ein erheblicher Vorteil des ABC-Programms entsteht durch die Nutzung des Internets. Dadurch bleibt der Zeitbedarf für die Patienten und auch für die Betreuer sehr niedrig. Schulung und Betreuungsbriefe erfordern einen Zeitaufwand von insgesamt 4,5 Stunden in 6 Monaten, was etwa ein Zehntels des Zeitbedarfs im M.O.B.I.L.I.S-Programm ausmacht. Somit bestätigt unsere Überprüfung, dass für die Behandlung der Adipositas ein neues, wirksames und praktikables Verfahren zur Verfügung steht.

Wir sahen neben der eindrücklichen Gewichtsabnahme unter Verwendung des ABC-Programmes bei den das Programm anwendenden urogynäkologischen Patientinnen auch sehr schön, wie positiv die Gewichtsreduktion sich auf die hauptsächlich geklagten (funktionellen) Symptome auswirkt:

- Belastungsinkontinenz,
- Drangprobleme,
- Obstipative Defäkationsstörung (ODS),
- Druckgefühl durch den Deszensus.

Erwartungsgemäß zeigte sich bezüglich der anatomischen Veränderungen, d.h. des Ausmaßes des Deszensus keine deutliche Reduktion, auch wenn sich in einzelnen Fällen der inspektorische/palpatorische Aspekt etwas günstiger präsentierte.
Die Implementierung dieses sehr wirksamen Programms zur Gewichtsreduktion in das Therapiespektrum einer urogynäkologischen Betreuung erwies sich als gut praktikabel und sehr wirksam. Mit der relevanten Gewichtsreduktion unserer Patientinnen gingen erhebliche Verbesserungen der Inkontinenzsymptomatik einher. Wir können die Nutzung des ABC-Programms in ähnlichen klinischen Institutionen daher uneingeschränkt empfehlen.

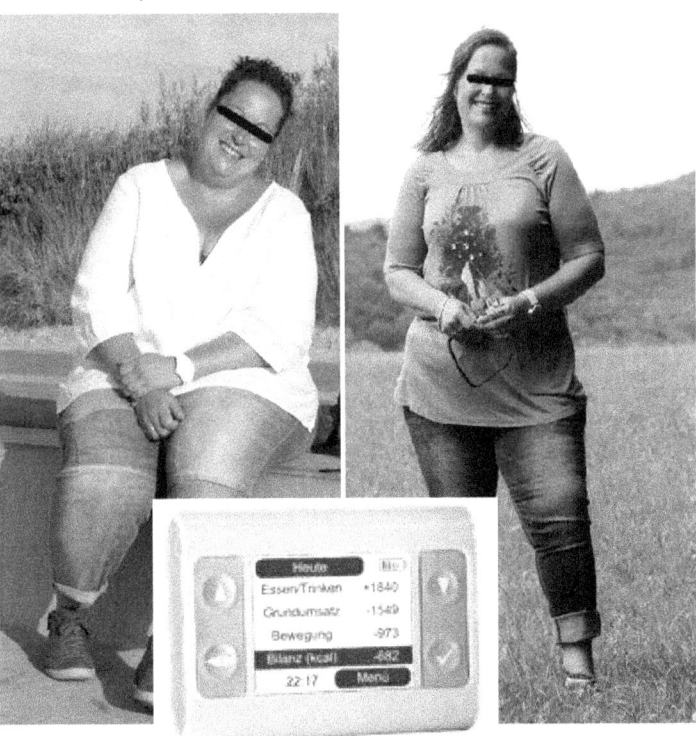

Patientin vor und 6 Monate nach ABC-Programm mit Aipermotion-Sensor

Teil II
Elektrotherapie

Kapitel 15 Historie von EMS und Elektrotherapie in der Gynäkologie

15. 1 Elektrotherapie in der Medizin

Schon in der Antike wurde elektrotherapiert. So nutzen die römischen Ärzte im ersten Jahrhundert n. Chr. von Zitterrochen, Zitteraalen und Zitterwelsen erzeugten Stromstöße (Spannung von 300 bis 800 Volt) zur Behandlung. Scribonius Largus (14 - 54 n. Chr.) beschreibt in seiner berühmten Rezeptsammlung „Compositiones Medicae" die Behandlung von Kopfneuralgien oder Gicht mit Hilfe der durch Zitterrochen erzeugten elektrischen Impulse. Der Fisch wurde hierzu im lebenden Zustand so lange auf die schmerzende Stelle gelegt oder über diese gehalten, bis der Schmerz aufhörte. Anschließend wurde die Behandlung mit verschiedenen Exemplaren mehrfach wiederholt – die erste Form der Reizstrombehandlung.

Ab dem 17. Jahrhundert wurden sogenannte Reibungselektrisiermaschinen gefertigt (rotierende Schwefelkugeln dienten als Reibungskörper, welche durch den Reibungskontakt mit einem Tuch elektrisch aufgeladen wurden - Otto von Guericke (1660)). Der Arzt Christian Gottlieb Kratzenstein gilt mit seiner Monographie „Nutzen der Electricität in der Arzneiwissenschaft" als Initiator der physikalischen Therapie.

Die therapeutische Anwendung der Reibungselektrizität wurde später unter dem Namen Franklinisation bekannt, benannt nach Benjamin Franklin (1706-1790). Die Elektrisiermaschinen konnten jedoch nur kurzzeitige Stromstöße erzeugen, welche zur spontanen Muskelstimulation oder Schmerzlinderung eingesetzt wurden.

1745 entdeckten der Leydener Professor Muschenbroek und der Dekan Kleist unabhängig voneinander eine Möglichkeit zur kurzzeitigen Energiespeicherung (Leydener bzw. Kleist'sche Flaschen: zwei elektrisch leitende Platten stehen sich gegenüber (Prinzip des heutigen Kondensators)). Nun konnte die durch Elektrisiermaschinen erzeugte Energie gespeichert werden.

1792 stellte Galvani fest, dass Froschschenkel zucken, nachdem sie Stromstöße über ein mit Kupferhaken verbundenes Eisengitter erhielten. Galvani vermutete die Quelle der Spannung jedoch in den Schenkeln selbst. Erst sein italienischer Arztkollege Alessandro Volta erkannte den Froschschenkelmuskel richtigerweise als „Spannungsdetektor". Mithilfe eines mit verdünnter Salzsäure gefüllten Gefäßes mit mehreren hintereinandergeschalteten Kupfer- und Zinkplatten, welche als elektrische Elemente Spannung erzeugten, bewies Volta, dass die Ursache der Elektrizität in dem Kontakt der Froschschenkel mit zwei verschiedenen Metallen lag. Seine Anordnung wurde 1799 als „Voltasche-Säule" bekannt und löste quasi als erste Batterie die Leydener Flaschen ab.

Die „Voltasche-Säule" entwickelte sich zur wichtigsten Spannungsquelle während der ersten Hälfte des 19.Jahrhunderts. Ebenfalls im Jahr 1792 gelang auch Schmuck der Nachweis der elektrischen Erregbarkeit von Muskeln am Herzen.

Aber erst nach der Beschreibung der Induktionselektrizität (Faraday 1831) und der Konstruktion magneto-elektrischer Rotationsmaschinen (1832) bzw. selbsttätiger galvanoelektrischer Induktionsapparate (1846) hielt die Elektrotherapie breiten Einzug in die Medizin. Die Elektrotherapie entwickelte sich schnell, fast wuchernd und unkontrolliert. 1847 wurde durch den französischen Arzt G. Duchenne die lokale Faradisation als kräftiges Erregungsmittel von Haut und Muskel beschrieben, in der Wieterentwicklung dann wurden Lähmungen, Atrophien und Sensibilitätsstörungen nach Duchenne (und der Weiterentwicklung der Methode) behandelt. R. Remak (Pathologe) publizierte 1856-1858 die physiologischen Hintergründe der Therapie mit faradayschen und konstanten galvanischen Strömen (Galvanotherapie der Nerven- und Muskelkrankheiten (1858)).

Die ersten Studien zur elektrischen Muskelstimulation wurden 1892 durch den Physiker J.L. Hoorweg durchgeführt. 1899 erkannte der Physiker Walther Nernst eine Ionenverschiebung an semi-permeablen Membranen in Folge einer elektrischen Reizung und formulierte daraufhin das Reizschwellengesetz. Gildemeister untersuchte 1904 die elektrische Reizfähigkeit des Nerv-Muskel-Systems, was später zur Formulierung des sog. Gildemeister-Effekts führte. Zur ungefähr gleichen Zeit wurden die Begriffe Rheobase und Chronaxie von Bourgignon und Lapique geprägt und das Aktionspotenzial von Eccles, Huxley und Hodgkin beschrieben. Der Weg in die moderne Elektrophysiologie und die sinn- und verantwortungsvolle therapeutische Anwendung des Stromes war geebnet.

15.2 Elektrotherapie in der Gynäkologie

Auch die Gynäkologen waren, was die Anwendung von Strom in der Frauenheilkunde anging, sehr umtriebig. So beschrieb zum Beispiel W. Nagel aus der Geburtshilflich-gynäkologischen Poliklinik der königlichen Charité in Berlin im „Archiv für Gynäkologie" im Februar 1890 (Volume 38, Ausgabe 1, S. 81-145) seine „Einige[n] Beobachtungen über die Elektrotherapie in der Gynäkologie nebst Bemerkung über die Behandlung der behinderten Menstruation und Conception mittels Sondierung. In der Einleitung des Artikels stellt er fest, dass die Frage nach dem Wert der elektrischen Behandlung zum damaligen Zeitpunkt in aller Munde war. Die Fortführung lässt aber schließen, dass das letzte Wort über Indikationsspektrum, Durchführung und Ergebnisse noch lange nicht gesprochen war. Er spricht hier von einem von Hirschmann gefertigten Apparat, den schon Orthmann in seinem Kollektiv benutzte.

(Beitrag zur Elektrotherapie in der Gynäkologie in der Berliner klinische Wochenschrift 21/1889) zur Behandlung gynäkologischer Leiden wie offenbar Zyklusstörungen bzw. den oft auch praktizierten intrakavitären Stromanwendungen. Von Hirschmann stammt auch das sog. „Hydroelektrische Bad" (1890) (Abb. 144).

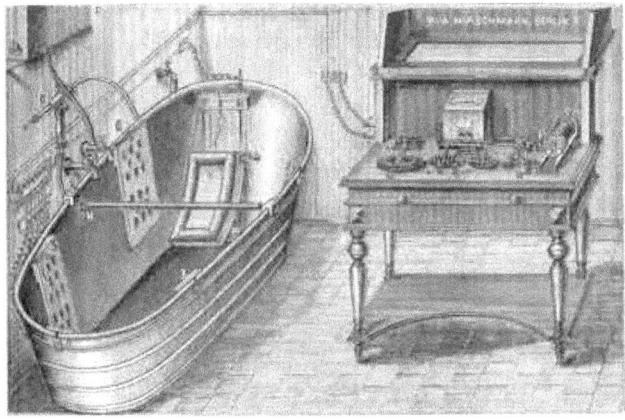

Abb. 144

Im Lehrbuch der Gynäkologie von Otto Küstner (4. Auflage 1910) wird im VIII. ABSCHNITT - Allgemeine Therapie in Kapitel XXIX - Allgemeine gynäkologisch-therapeutische Methodik die „III. Gynäkologische Elektrotherapie" näher beleuchtet: „Die Anwendung der Elektrizität in der Gynäkologie erfordert einige Spezialkenntnisse, welche in der allgemeinen Elektrotherapie nicht gelehrt werden. Wie auf anderen Gebieten, so kommt auch hier der konstante wie der induzierte Strom in Anwendung. Der letztere, welcher im wesentlichen Kontraktion der Muskelelemente in den faradisierten Organen erzeugt, wirkt mehr mechanisch. Sein Anwendungsgebiet in der Gynäkologie ist relativ beschränkt. Der konstante Strom kommt in der Gynäkologie in einer Stärke zur Anwendung wie sonst nirgends. Stromstärken von 200 mA und mehr sind nicht selten erforderlich. Will man von der Elektrotherapie in der Gynäkologie in ihrem ganzen Umfange Gebrauch machen, so erfordert das schon einen sehr guten Apparat, der außer der notwendigen großen Anzahl von Elementen, außer den verschiedensten Elektroden einen Stromwähler, einen Rheostaten* und ein zuverlässiges Galvanometer besitzt.

(Anm.: Ein Rheostat ist ein stufenlos einstellbarer elektrischer Widerstand (heutzutage angewendet für hohe elektrische Leistung und/oder hohe Präzision und Stabilität). Das Prinzip des Rheostaten wurde 1840 von Charles Wheatstone erfunden. Er besteht aus einem zylindrischen Ring aus nichtleitendem Material, meist Keramik, um den ein Widerstandsdraht, z. B. aus Konstantan, gewickelt ist.

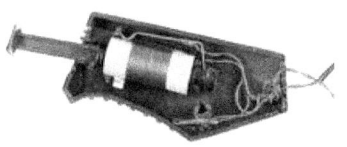

Rheostat in einem Autobahnregler

Der Widerstandsdraht muss mit einer Isolationsschicht umgeben sein, damit die nebeneinanderliegenden Windungen keinen Kurzschluss verursachen. Die Schleifbahn des Gleitkontaktes muss von der Isolation befreit werden. Über einen Metallkontakt, der über den Widerstandsdraht gefahren wird, kann der gewünschte Widerstand eingestellt werden, ohne den Stromkreis zu unterbrechen.)

Für den konstanten Strom kommt bei der gynäkologischen Elektrotherapie ebenso wie woanders die polare, die interpolare und die extrapolare Wirkung in Betracht; die letztere meist nur störend, insofern sie unliebsame Nebeneffekte, Kopfschmerzen, Gastralgien, Dysenterien erzeugt. ... der negative Pol, die Kathode, entfalte die intensivere Wirkung, wirke mehr irritierend, rufe Hyperämie, eventuell Blutungen hervor. Er besitze zugleich eine resorbierende Kraft (Rückbildung von Exsudaten, Eiteransammlung, Tumoren). Der positive Pol wirke vorwiegend hämostatisch, beseitige Kongestionen, wirke schmerzstillend.

Prochownik, Späth und Bröse stellten fest, dass bei starken Strömen beide Elektroden eine Ätzwirkung entfalten, die Anode (der positive Pol) eine stärkere als die Kathode, da sich durch die Elektrolyse in dem dem Pole benachbarten Gewebe chlorige (aus dem Salz der Gewebe) und schwefelige (aus dem Schwefel des Eiweißes) bildeten. Der Aetzschorf gleicht völlig dem durch Mineralsäuren erzeugten, es sei ein Hämostatikum ersten Ranges'" (Bröse). Bei der Kathode sind es dagegen die Alkalien, welche die Ätzung bedingen. Der Aetzschorf gleicht dem durch Kali causticum erzeugten Schorf, zugleich tritt starke Quellung des umliegenden Gewebes und Gasbildung in demselben auf. ...

Meist setzen wir den aktiven Pol möglichst nahe an oder mitunter in den Krankheitsherd selbst hinein. Also entweder in die Vagina oder in den Uterus. Der indifferente Pol kommt dann auf den Bauch zu liegen (vagino- oder utero-abdominalen Galvanisierung).

Zur vaginalen Galvanisation benutzte man eine kugelige Kohlenelektrode, zur uterinen, Sonden aus Aluminium von Uterussondengestalt und 3—6 mm Dicke; Bröse empfahl resistentere Platinsonden; zur Galvanopunktur eine stilett- oder nadelförmige Elektrode.

Der indifferente Pol wird, falls er auf das Abdomen appliziert wird, um seine Wirkung denkbarst abzuschwächen, möglichst umfänglich gestaltet. Er besteht aus einer Bleiplatte; zwischen diese und die Haut wird ein feuchtes Kissen, oder ein feuchtes Stück Filz, oder ein mit Modellierton gefüllter Sack gelegt. Die Stromstärken, welche zur Verwendung kommen, sind sehr verschieden. Während zur Beseitigung perimetritischer Schmerzen Ströme von 10—20 mA die besten sind, verwendete man zur galvanischen Behandlung eines Myoms oder einer tubaren Retentionszyste, zur Beseitigung intrauteriner Blutungen Ströme bis 250 mA.

Diese wurden ohne Narkose häufig nicht vertragen. Die Empfindlichkeit gegen starke Ströme war individuell verschieden; manche Frauen vertrugen noch Ströme von etwa 150 mA, für andere war bei einer Stromstärke von 100 mA bereits Narkose nötig.

Die Anzahl, Dauer und Häufigkeit der Sitzungen hängt vom Leiden und der Empfindlichkeit der Kranken ab. Die Dauer beträgt im Mittel 5—10 Minuten; schwache Ströme kann man täglich, stärkere je nachdem nur seltener anwenden. Bei Anwendung von sehr starken Strömen und bei der Galvanopunktur ist es nötig, dass die Kranken das Bett hüten.

Im Laufe der Jahre hat die gynäkologische Elektrotherapie sehr viel von ihrem einstigen Anwendungsgebiet verloren, die operationsbedürftigen Affektionen, Adnexentzündungen, "Uterusblutungen", besonders aber die Myome in den Händen leistungsfähiger Operateure an die Chirurgie, nicht operationsbedürftige chronische Prozesse an harmlosere aber wirkungsvollere Methoden.

Doch muss man letzteren gegenüber gelegentlich mit den Behandlungsmethoden wechseln, und so mag die von Kalabin ausgehende warme Empfehlung der Vagina-abdominalen Anwendung der Elektrizität gegen chronische Oophoritis, resp. Adnexitis (kugelförmige Kohlenelektrode in die Vagina, mit feuchter Watte umwickelt, alle 2 - 3 Tage eine Sitzung) Erwähnung finden.

Man erkennt deutlich, dass zu diesem Zeitpunkt ein Einsatz zur Muskelaktivierung in der Frauenheilkunde nicht im Fokus stand. 1930 brachten A. Laqueur, W. Rump und H. Wintz im J.F.Bergmann-Verlag München ein Lehrbuch zur „Physikalischen Therapie in der Gynäkologie" heraus. In diesem wurden ebenfalls im Zusammenhang mit der Elektrotherapie Galvanisation und Faradisation im Zusammenhang mit der vaginalen und uterinen Applikation auf den S. 148-155 beschrieben. Eigentlich scheint KP Caldwell mit seiner Publikation „The electrical control of sphincter incompetence" im Lancet 2(1963):174-175 der Vater der funktionellen Elektrotherapie in der (Uro-)Gynäkologie zu sein. 1968 beschrieb er dann in den Proc R Soc Med (61:703-707) über die Anwendung der Elektrostimulation bei Harnretention und Inkontinenz und im J Obstet Gynaecol Br Commonw (75:777-780) berichtet er über 31 Fälle stressinkontinenter Frauen, die mit einer Elektrotherapie behandelt wurden. Geräte, Konzepte und Indikationen wurden weiterentwickelt bis hin zur heutigen modernen Elektrotherapie, zu deren aktuellem Spektrum nun die EMA-Therapie hinzukommt. Der Fokus hier liegt auf der Behandlung der Muskulatur.

15.3 Elektrische Muskelstimulation (EMS)

Die elektrische Muskelstimulation mit einsetzbaren Geräten blickt auch auf eine über einhundertjährige Geschichte zurück. In Paris wurde 1901 von Leduc das erste Stimulationsgerät entwickelt und erfolgreich zur Behandlung von Muskellähmungen und Neuralgien eingesetzt. 1908 kam das Stimulationsgerät „Multostat" der deutschen Firma Sanitas auf den Markt. Das Gerät wurde vorrangig für medizinische Zwecke, wie Iontophorese, Galvanisation u. ä. eingesetzt. Der Mediziner John B. Ziegler entwickelte 1956 das Stimulationsgerät „Isotron" zur Behandlung von Poliopatienten. Später wurde es auch im Leistungssport eingesetzt. Zwei Jahre später wurde in Stockholm von Åke Senning der erste Herzschrittmacher implantiert. Liberson, Holmquest, Scot und Dow begannen 1961 mit der Entwicklung der funktionellen Elektrostimulation (FES), welche der Erzeugung von funktionellen Bewegungen bei denervierter Muskulatur dienen sollte (z.B. Gehen, Fahrradfahren und Herzschrittmacher).

Bereits in den 60er Jahren wurde die Elektrische Muskelstimulation intensiv zur Leistungssteigerung, bzw. Leistungserhaltung/Verhinderung von Muskelmassenabbau infolge von Bewegungsmangel im Leistungssport, der Raumfahrt und dem Militär (U-Boot Mannschaften) unter anderem in den U.S.A. und der UdSSR eingesetzt. Die Ergebnisse wurden in der Regel nicht öffentlich publiziert (strikte Geheimhaltung). Die häufig als Beginn der Elektromyostimulation angesehenen Publikationen von Kots und Chwilon dürften bis 1970 der Geheimhaltung unterstellt gewesen sein (UdSSR 1971). Die "Russische Stimulation" wurde in den 70er Jahren von Dr. Yakov Kots (Hochschullehrer für Sportmedizin an der Staatsakademie von Moskau) eingeführt und angewendet. Sie ist eine Elektrostimulation mit einer Frequenz von 2500 Hz und kann sowohl auf einen Muskel als auch auf eine Muskelgruppe angewendet werden. Sie berichteten von 10 - 30% höherer Maximalkraft und um bis zu 40% höhere(n) Zugewinne(n) durch EMS-Training in nur wenigen Wochen im Rahmen der Olympiade in Montreal 1976. Der „Kots-Strom" verbreitete sich danach auch in anderen Ländern. Er charakterisierte seine Stromtherapie folgendermaßen:

Stromform: sinusförmig (geht in wechselnden Richtungen durch das Muskelgewebe)
Frequenz: 2500 Hz für Muskelanwendungen, 1000 Hz bei Anwendung am Nerven
Impulslänge: 10 ms
Dauer: zur Vermeidung früher Ermüdung des Muskels (die nach 12-15 Sekunden kontinuierlicher Stimulation eintritt) definiert Kots die ideale Arbeitsphase mit 10 Sekunden, dabei wechseln sich Impuls und Pause alle 10 Millisekunden ab, gefolgt von 50 Sekunden Pause.

Verglichen mit andern niederfrequenten Muskelstimulationsströmen/-strommustern schien diese Form neben einer besseren Toleranz größere Muskelpartien anzusprechen und besser in die Tiefe des Muskels eindringen zu können.

Die ersten belastbaren wissenschaftlichen Studien zur Anwendung der EMS dürften erst ab dem Ende der 70er publiziert worden sein. Trotz des Umstandes, dass die von Kots und Chwilon erreichten Trainingszuwächse nicht reproduziert werden konnten, besteht bis heute ein reges Interesse der Sportwissenschaft an der EMS zur Leistungssteigerung.

Kapitel 16   Elektrophysiologie

16.1 Einführung

Selbstverständlich haben wir es in der Stromtherapie mit Reiz, Erregung, Reizleitung und Reizantwort zu tun. Nicht jeder hat die elektrophysiologischen Grundlagen immer so ohne weiteres parat. Aus diesem Grund beginnen wir das Kapitel mit einem kleinen Exkurs in die Elektrophysiologischen Grundlagen.

Erregbarkeit – die Fähigkeit des Lebewesens auf Veränderungen in seiner Umwelt zu reagieren – setzt voraus, dass

*   es ein Sinnesorgan zur Wahrnehmung derselben gibt,
*   eine Struktur die Wahrnehmung überträgt,
*   eine Verarbeitungsstelle existiert, die den Reiz verarbeitet und eine Antwortreaktion induziert,
*   ein Ausführungsorgan existiert, das eine (adäquate) Reaktion hervorbringen kann,
*   Verbindungswege zwischen den Strukturen existieren.

In diesem Zusammenhang sind Nerven- und Muskelzellen die Schlüsselstrukturen. Informationsträger sind elektrische Signale, vergleichbar den modernen Telekommunikationsmedien.

Dabei ist die Übertragungsrichtung der Signale bedeutsam:

*   sensorisch ⇨ nach zentral hin (afferent)
*   motorisch ⇨ nach peripher hin (efferent).

Wir wenden uns also nun den internen „Telekommunikationsstrukturen" des Menschen zu. Dazu erinnern wir uns daran, dass die positiv geladenen Ionen (Kationen) von der Kathode (negative Elektrode) angezogen werden, die negativ geladenen Anionen fließen auf die Anode (positive Elektrode) zu. Körpereintritt ist bei zwei differenten Elektroden immer die Anode, die Kathode der Austritt. Der Stromfluss in der Nähe der Elektroden ist dicht, die Stromwirkung damit groß, im Körper dazwischen sind Stromdichte und Stromwirkung niedriger. Der menschliche Körper ist ein Volumenleiter, in dem die Ionen Ladungsträger sind (im Metall(leiter) sind es die Elektronen).

Wir unterscheiden bioelektrische (EKG, EMG, EEG) und technische Ströme (Stimulationsströme (Defibrillator, Muskelstimulation, Stangerbad,..). Reizströme sind für den Körper adäquate Reize. Sie können eine lokale oder sich fortpflanzende Erregung (infolge der Ausbildung von Aktions- oder Spitzenpotentialen, wenn sie eine bestimmte Stärke haben und den jeweiligen Schwellenwert für die Ausbildung eines Aktionspotentials erreichen (überschwellig sind)) hervorrufen. Bei der lokalen Erregung kommt es nicht zu einer vollständigen Depolarisierung der Membran, dem Alles-oder-Nichts-Gesetz folgend (und damit zum Aktionspotential), sondern die lokalen Depolarisationen führen zu einer unterschwelligen Membranreaktion, die aber aufsummiert werden kann, wenn die Repetionsfrequenz der Reize groß genug ist. Die Maximalhöhe nicht fortgeleiteter Erregungszustände liegt bei ca. 50% des Ruhemembranpotentialwertes. Dieser halbstabile (labile) Membranzustand nennt sich Plateaupolarisation. Diese verhindert das Auftreten weiterer Spitzenpotentiale und blockiert reversibel neue, sich fortpflanzende Erregungen. Langanhaltende lokale Depolarisationszustände, aus der in der gewebeabhängigen Frequenz dann Aktionspotentiale hervorgehen, bezeichnet man als Generatorpotentiale (z.B. Nervenzellkörper, Rezeptoren). Gewebe, die in der Lage sind, sich fortpflanzende Erregungen zu bilden, nennt man konduktil (Nervenfasern, Skelettmuskelfasern), die anderen, nur lokale Erregung erzeugenden, nicht-konduktil (z. B. Nervenzellkörper).

16.2 Ruhepotential

16.2.1 Definition
Das Ruhepotential ist eine Spannungsdifferenz, die durch eine ungleiche Verteilung von Kalium- und Natriumionen zwischen Intra- und Extrazellulärraum entsteht. Die Aufrechterhaltung des Ruhepotentials ist ein aktiver physiologischer Prozess.

16.2.2 Physiologie
16.2.2.1 Grundlagen
Für die Aufrechterhaltung des Ruhepotentials sind zwei Strukturelemente der Zellmembran verantwortlich:
• die Natrium-Kalium-Pumpen (Na+/K+-Pumpen),
• die Ionenkanäle (Natrium- und Kaliumkanäle).

An der Zellmembran laufen nun folgende Schritte ab:
1. Die Na+/K+-Pumpen transportieren unter ATP-Verbrauch Kaliumionen in die Zelle und im Gegenzug Natriumionen aus der Zelle heraus. Innerhalb der Zellen herrscht daher eine höhere Kaliumkonzentration.
2. Die Zellmembran ist für Ionen unterschiedlich durchlässig (permeabel), was auf die Ionenkanäle - auch Tunnelproteine genannt - zurückzuführen ist. Die Natriumkanäle sind normalerweise geschlossen, während die Kaliumkanäle offen stehen, was die Diffusion von Kaliumionen ermöglicht.

3. Die Kaliumionen diffundieren so lange nach außen, bis sich ein Gleichgewicht zwischen den osmotischen und den elektrischen Kräften einstellt. Das heißt: Die Kaliumionen folgen dem osmotischen Gradienten zwischen hoher intrazellulärer und geringer extrazellulärer Kaliumkonzentration so lange, bis sie die in der Zelle verbliebene negative Ladung zurückhält.

Durch den Ladungsunterschied zwischen der Innen- und Außenseite der Zellmembran, entsteht das Ruhepotential, das beim Menschen zwischen -70 und -80 mV beträgt. Dabei ist die Innenseite der Zellmembran negativ, während die Außenseite positiv geladen ist.

16.3 Aktionspotential

Überschreitet der an einer Nervenfaser eintreffende Reiz eine gewisse Schwelle, kommt es durch Öffnung der spannungsabhängigen Kalium- und Natriumkanäle zu einer Depolarisation und zur Auslösung eines Aktionspotentials, welches das elektrische Signal entlang des Verlaufs der Nervenfaser fortleitet, und zwar bei sensorischen Fasern zentripetal (afferent = hin zum ZNS) und bei motorischen Fasern zentrifugal (efferent = hin zum Muskel, weg vom ZNS). Die Vorräte an Natrium und Kalium reichen für mehrere Hunderttausend Impulse aus. Das Auffüllen besorgt die Natrium-Kalium-Pumpe. Diese Pumpe arbeitet energieabhängig mit Adenosintriphosphat (ATP) aus den Mitochondrien. Der Konzentrationsgradient von Natrium, das aus der Zelle geschleust werden muss, und die Potentialdifferenz von 70 mV sind hier die „Energieräuber". Kalium strömt zwar gegen den Konzentrationsgradienten ein, aber mit der Potentialdifferenz (Zelle ist innen per definitionem negativ geladen).

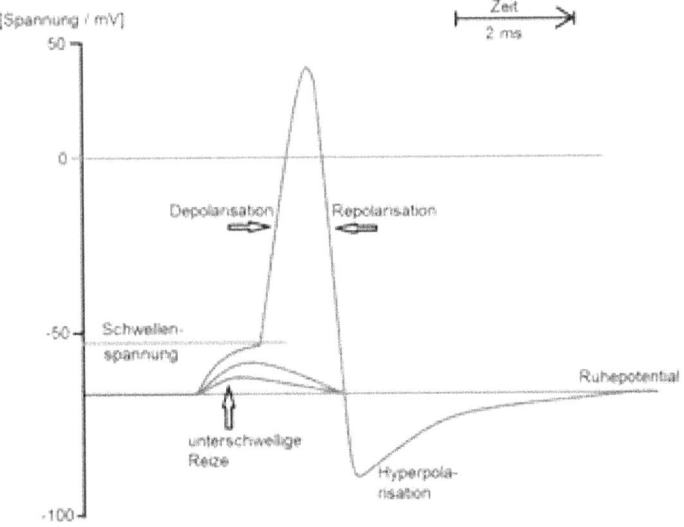

Abb. 145: Aktionspotential

16.3.1 Physiologie

Wenn ein Reiz das Neuron erreicht, wird am Axonhügel ein Aktionspotential ausgelöst. Aktionspotentiale erfolgen durch die Öffnung von Natriumkanälen; aufgrund der hohen Konzentrationsdifferenz von Natriumionen strömen positive Teilchen in die Zelle ein, das Potential ändert sich von etwa -75 mV auf +30 mV (Depolarisation). Die Natriumkanäle werden im Anschluss inaktiviert.

Im weiteren Verlauf kommt es zur Repolarisation. Dabei strömen positiv geladene Kaliumionen mittels zeitlich verzögert öffnender Kaliumkanäle aus der Zelle aus. Der Repolarisation folgt bei manchen Zellarten eine kleine Hyperpolarisation, bevor das Ruhepotential von etwa -70 bis -80 mV wieder erreicht ist.

Aktionspotentiale folgen dem "Alles-oder-nichts-Gesetz". Das bedeutet, dass bei Erreichen eines bestimmten Schwellenwertes (kritisches Membranpotential) immer ein Aktionspotential entsteht.

Das Aktionspotential wird über das Axon weitergeleitet. Aktionspotentiale, die bei weiteren Neuronen ankommen, bilden sich durch zeitliche und räumliche Summation postsynaptischer Potentiale. Sie werden dann wiederum über deren Axon fortgeleitet. Die Amplitude des Summenpotentials am Axonhügel entscheidet darüber, in welcher Frequenz die gleichförmigen Aktionspotentiale generiert werden.

16.4 Refraktärzeit

16.4.1 Definition

Die Refraktärzeit ist die Zeitspanne, in der man bei einem Nerv bzw. Neuron nach der Depolarisation kein neues Aktionspotential auslösen kann.

16.4.2 Absolute Refraktärzeit

In der absoluten Refraktärzeit kann auch bei sehr starker Reizung kein Aktionspotential ausgelöst werden. Sie dauert nach dem Beginn eines Aktionspotentials etwa 2 ms. Ein Neuron kann demnach rechnerisch nicht mehr als 500 Aktionspotentiale in einer Sekunde erzeugen.

16.4.3 Relative Refraktärzeit

Das Kennzeichen der relativen Refraktärzeit ist die Erhöhung des Schwellenwerts für die Auslösung neuer Aktionspotentiale. Sie beginnt nach der absoluten Refraktärzeit und dauert ca. 3 ms an. In dieser Zeit gesetzte Reize müssen stärker sein als bei einem Neuron außerhalb der Refraktärzeit. Die bei starker Reizung entstehenden Aktionspotentiale haben eine kleinere Amplitude als bei vorher unerregtem Neuron.

16.5 Fortleitung in Nervenfasern

16.5.1 Fortleitung ohne Myelinscheide

Diese ist langsam, denn sie breitet sich dadurch aus, dass die jeweils vor der aktuellen Position der Erregung gelegenen Membranabschnitte noch refraktär sind. Damit besteht eine Ladungs- (Potential-) differenz, zu deren (dessen) Ausgleich Strom fließen muss. Das führt zu einem Aktionspotential, das die Ladung umkehrt usw.. Dadurch sind Ausbreitung und Richtung gewährleistet. Diese Form der Nervenfaser findet sich beim Menschen z. b: in Form autonom-somatischer Schmerzfasern.

16.5.2 Fortleitung mit Myelinscheide

Die meisten Nerven des Menschen sind myelinisiert (Motoneurone, afferent-sensorische Fasern auf der Haut (Berührung, Temperatur, Schmerz)). Die Unterbrechung an den sog. Ranvier'schen Schnürringen führt zu einer springenden (saltatorischen) Erregungsleitung. Durch diese im Millimeterabstand befindlichen freiliegenden Nervenfasern wird die Erregungsleitung enorm beschleunigt (Faktor 50). Da es weniger Aktionspotentiale braucht, spart der Körper Natrium, Kalium und ATP für die Regeneration (Natrium-Kalium-Pumpe). Die Markscheidendicke der Nervenfasern spielt bei der Erregbarkeit und Leitungsgeschwindigkeit eine entscheidende Rolle. Die Aβ-Fasern leiten das Tast- und Vibrationsempfinden über den Hinterstrang zentralwärts. Diese haben die dicksten Markscheiden und damit auch die schnellste Leitungsgeschwindigkeit. Ihre Reizschwelle liegt niedriger als die dünnerer Fasern. Sie sind daher mit geringerer Reizintensität (Kribbelparästhesien, Vibration) bei höherer Frequenz (50-100 Hz) besonders gut stimulierbar. Die Aδ-Fasern sind für den hellen Schmerz, Temperatur und Druck, die C-Fasern für die Leitung des dumpfen Schmerzes, Temperatur, grobe Berührung sowie der vegetativen Nerven verantwortlich. Diese Fasern lassen sich besonders günstig mit niedrigen Frequenzen stimulieren.

16.6 Elektrotonus

Der Elektrotonus oder das elektrotonische Potential ist ein Potenzialverlauf, der durch den Stromfluss bei der intrazellulären Reizung einer Zelle mit einem gleichbleibenden Strom ausgelöst wird. Die dadurch hervorgerufene Depolarisation der Zellmembran bewirkt eine Abnahme des Ruhemembranpotentials der Zelle. Diese anfänglich starke Abnahme geschieht mit zunehmender Zeit langsamer, bis ein Wert erreicht wird, an dem keine Entladung der Membran mehr erfolgt.
Der Verlauf und die Größe des Elektrotonus sind von der Ionenkonzentration und Gestalt der Zelle abhängig.

Man unterscheidet den Anelektrotonus vom Katelektrotonus.

16.6.1 Anelektrotonus

Als Anelektrotonus bezeichnet man die verminderte Erregbarkeit eines von konstantem Gleichstrom durchflossenen Nervs in der Nähe der Anode. Er beruht auf einer Verschiebung (Erhöhung) des Membran-potentials (Hyperpolarisation) durch Permeabilitätsreduktion für Natrium und Kalium.

16.6.2. Katelektrotonus

Als Katelektrotonus bezeichnet man die vermehrte Erregbarkeit eines von konstantem Gleichstrom durchflossenen Nervs in der Nähe der Kathode. Er beruht auf einer Verschiebung (Reduktion) des Membranpotentials (Hyperpolarisation) durch Permeabilitätssteigerung für Natrium und Kalium.

16.7 Gesetz der polaren Erregung und seine (diagnostische) Anwendung

Es bestehen vier Möglichkeiten, einen Nerven mit Gleichstromstößen zu reizen, abhängig von Potentialverhältnissen bzw. An- und Ausschalteffekten. Die Schließung des Stromkreises senkt die Erregbarkeit an der Anode und fördert sie an der Kathode. Bei der Öffnung des Stromkreises tritt eine umgekehrte Wirkung auf.

16.7.1 Kathodenschließungszuckung (KSZ)

Liegt eine Punktelektrode an und ist diese als Kathode (die Elektrode, die dem System Elektronen zuführt und zu der die Kationen (pos. Ladung) hin wandern) gepolt, so kommt es beim Schließen des Stromkreises zu einer Membrandepolarisation, und zwar mit der niedrigsten möglichen Stromstärke.

16.7.2. Anodenschließungszuckung (ASZ)

Auch hier kommt es zur Depolarisation, wenn man den Stromkreis schließt. Allerdings treten unter der Anode Stromschleifen in den Nerven ein und verlassen ihn nahe der indifferenten Kathode. Die Nervenerregung aber geht von der Stromaustrittsstelle in der Nähe der großflächigen Kathode aus, wo die Stromdichte geringer ist. Daher braucht es höhere Stromstärken.

16.7.3 Anodenöffnungszuckung (AÖZ)

Die während des Stromflusses auftretende Membranhyperpolarisierung bei der Anlage der Punktelektrode als Anode geht mit einer Störung der Inaktivierung des Natriumüberträgersystems einher. Beim Stromabschalten sinkt das Potential plötzlich unter den Ruhepotentialwert (Rebound). Ist dieses Zurückschwingen stark genug, kommt es zur Aktionspotentialauslösung.

16.7.4 Kathodenöffnungszuckung (KÖZ)

Die Öffnungszuckung entsteht dort, wo die Stromschleifen den Nerv in Richtung Anode wieder verlassen. Damit handelt es sich in Wirklichkeit um eine AÖZ. Wegen der geringen Stromdichte sind auch hier große Stromstärken erforderlich. Beim Menschen führt das zu hoher Schmerzbelastung und ist daher nicht auszulösen.

16.7.5 Pflüger-Zuckungsgesetz

Das Pflüger-Zuckungsgesetz, das die galvanische Erregbarkeit von Muskeln beschreibt, ist nach seinem Entdecker, dem Physiologen Eduard Pflüger (1829–1910) benannt. Durch angelegten Gleichstrom wird die Erregbarkeit von Membranen verändert.

Pflüger beschrieb 1859, dass sich bei bipolarer Reizung eines motorischen Nervens mit galvanischem Strom sowohl bei einem Nerv-Muskel-Präparat als auch durch die menschliche Haut hindurch Muskelzuckungen auslösen lassen. Bei muskelnaher Platzierung der Kathode kommt es beim Schließen des Stromkreises zu einer Muskelzuckung. Liegt jedoch die Anode näher am Muskel, tritt diese Zuckung nur bei schwachen bis mittleren Stromstärken auf. Bei starken Strömen blockiert die Anode die von der Kathode ausgehende Erregung: Es kommt zu keiner Muskelzuckung.

Listet man die vier Reizmöglichkeiten, geordnet nach der erforderlichen Stromstärke zur Auslösung einer Zuckung auf, ergibt sich folgende Reihenfolge (von niedrig nach hoch): KSZ > ASZ > AÖZ > KÖZ.

16.8 Reizstrom

Ein adäquater elektrischer Reiz löst eine Erregungsbildung (eine Leistung der lebenden Membran) aus. Die physikalische Depolarisation führt über die lokale zur sich fortpflanzenden Erregung. Dabei stellt die Intensitätsveränderung des elektrischen Reizes das reizwirksame Prinzip dar (und nicht primär die Stromintensität). Um reizwirksam zu sein, muss der Strom die richtige Richtung (Polarität), eine genügend hohe und schnelle Schwankung haben und ausreichend lange fließen. Soll ein Reiz wirken, muss er das Ruhepotential um > 10% seines Betrages senken. Er muss dabei vom Zellinneren quer durch die Membran ins Interstitium fließen. Am elektrischen Widerstand der Membran kommt es dann zum Potentialabfall. Der reizwirksame Strom ist daher der austretende Strom. Wir erinnern uns: *Körpereintritt ist bei zwei differenten Elektroden immer die Anode, die Kathode der Austritt.* Da also unter der Kathode die Ionenströme zum Austritt aus dem Zellinnern gezwungen werden, weil sie auf diese hin fließen müssen, ist *die Kathode die reizwirksame Elektrode.* Bei Gleichströmen, denen durch die Konstanz die Dynamik der Intensitätsschwankung fehlt, wenn sie fließen, ist das plötzliche Schließen des Reizkreises (das Schließen des Stromkreises unter der Kathode) die erforderliche auslösende Intensitätsschwankung – es entsteht eine Kathodenschließungserregung, die man als Kathodenschließungszuckung wahrnehmen kann (s.o.). Dabei muss, um wirksam zu werden, der Strom über einen bestimmten Zeitraum fließen, diese minimal erforderliche Fließdauer ist die Nutzzeit und ist begründet in der begrenzten Reaktionsgeschwindigkeit lebender biologischer Strukturen. Diese ist durch die Chronaxiezeit des jeweiligen Gewebes charakterisiert.

Benutzt man bei der Stimulation einen niederfrequenten Strom, so spricht man von „Reizung". Dem gegenüber steht die Verwendung eines mittelfrequenten Stromes mit dem zugeordneten Begriff der „Aktivierung" oder „Tonisierung". Im Hinblick auf die Polarität (s.o.) beruht die Reizwirkung der NF-Ströme u.a. auf der richtigen Stromrichtung (Polarität). Im MF-Bereich verliert die Stromrichtung jede Wirkung. Die Elektroden sind gleichwertig. Der Strom breitet sich in dem Volumen aus, das von den Elektroden erfasst wird. Dabei ist der Strom nahezu homogen verteilt (Volumenaktivierung). Echter Drehstrom* mit 3 aktiven Phasen anstelle des gewöhnlichen Einphasenstroms fördert diese Homogenität. Damit ist die Wahl und Anordnung der Elektroden entscheidend und indikationsabhängig. Man bezeichnet die Wirkung mittelfrequenter Ströme auch als *apolaritär*.

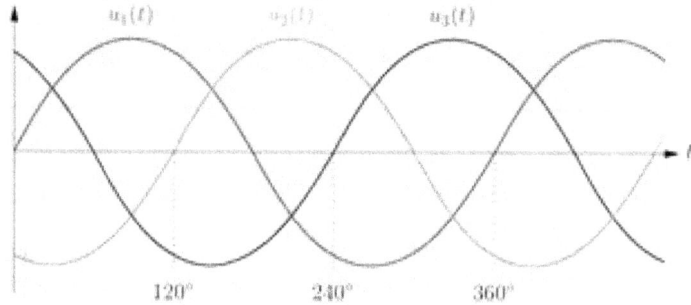

Drehstrom

Abb. 146

(*Anmerkung: Als Drehstrom bezeichnet wird eine Form von Mehrphasenwechselstrom, die aus drei einzelnen Wechselströmen oder Wechselspannungen gleicher Frequenz besteht, die zueinander in ihren Phasenwinkeln fest um 120° verschoben sind. Werden in einem Drehstromgenerator drei Spulen im Kreis um jeweils 120° versetzt angeordnet, entstehen bei einem dazu zentrisch rotierenden Drehfeld drei zeitlich ebenso versetzte Wechselspannungen. Im einfachsten Fall geschieht dies durch einen rotierenden Dauermagneten. Die Wechselspannungen erreichen ihre maximale Auslenkung zeitlich um je eine Drittelperiode versetzt nacheinander. Der zeitliche Versatz der Spannungen wird durch den Phasenverschiebungswinkel beschrieben.)

Bei der Reizung handelt sich um einen Oberbegriff für die Anwendung von Dreieck-, Rechteck- u. diadynamischen Strömen, die in speziellen Reizstrom-Generatoren erzeugt werden und Anwendung in der Reizstromdiagnostik (Elektrodiagnostik) und Reizstromtherapie finden. Man unterscheidet:

16.8.1 Faradischer Strom

Beim faradischen Strom handelt es sich um einen unregelmäßigen Wechselstrom mit spitzen positiven und flachen negativen Zakken. Er ist im physikalischen Sinn ein unsymmetrischer Wechsel-, im physiologischen Sinn ein unterbrochener Gleichstrom (Reizstrom). Die Nerven- und Muskelerregbarkeit durch faradischen Strom erlischt bei Schäden des peripheren motorischen Neurons früher als die galvanische Erregbarkeit (Entartungsreaktion). Auch er kann mono- oder bipolar angelegt werden. Hier muss präzise darauf geachtet werden, dass die Erregung nicht auf die Umgebung überspringt, was die diagnostische Aus-sage zunichte macht.

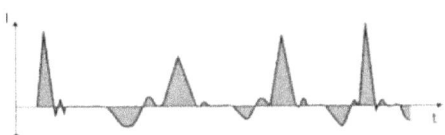

16.8.2 Neofaradischer Strom

Serienimpulse mit einer Frequenz um 50/s bei einer Impulsdauer von ca. 1 ms und einer Pausendauer von ca. 20 ms bezeichnet man als neofaradischen Strom. Seine Anwendung besteht v.a. zur diagnostischen und therapeutischen Auslösung tetanischer Zuckungen.

Neofaradischer Strom
Dreieckimpulse
$f = 50$ Hz, $t(i) = 1$ ms

16.8.3 Galvanischer Strom

Es handelt sich um einen konstanten Gleichstrom, der zur Analgesie und Hyperämisierung führt.

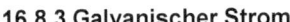

reiner Gleichstrom

Steigert man die Intensität in kleinen Schritten, so wird zwischen der punktförmigen Stimulationselektrode und der möglichst weit proximal davon angelegten Gegenelektrode (8x12 bzw. 12x18 cm) bei Stromflusszeiten von 500 ms, kommt es zu irgendeinem Zeitpunkt zur Muskelzuckung. Diese wird beurteilt, dann umgepolt und beobachtet, ob KSZ oder ASZ stärker sind. Bei kleinen Muskeln kann man monopolar vorgehen, bei großen Skelettmuskeln gelingt die Zuckungsauslösung nur bei bipolarer Anwendung.

16.8.4 Entartungsreaktion

Sie bezeichnet die Veränderungen der elektrischen Erregbarkeit der Muskulatur bei Schädigung der Nervenfaser. Diese kann auftreten in Form von einer Verlangsamung der Muskelkontraktion (träge, wurmförmige Zuckung) bzw. einer Erhöhung der Reizschwellen, evtl. auch Umkehr des Pflüger-Zuckungsgesetzes (Anodenschließungszuckung ist dann größer als Kathodenschließungszuckung). Bei der inkompletten Entartungsreaktion ist ein Teil der Muskulatur noch vom Nerv aus erregbar, während bei der kompletten Entartungsreaktion die Erregbarkeit für die indirekte galvanische u. die direkte faradische Reizung erloschen ist.

16.8.5 Indirekte Erregbarkeitsprüfung

Hier wird nicht über dem Muskel, sondern über dem den Muskel versorgenden Nerven stimuliert. Dieser muss relativ oberflächlich verlaufen. Auch hier ist es manchmal schwierig festzulegen, ob tatsächlich der zu untersuchende Muskel oder sein Nachbar reagiert.

16.9 Charakterisierung der Stromwirkung

16.9.1 Rheobase

Die **Rheobase (1)** ist die geringste Stromstärke bei Langzeitreizen (mit Gleich- oder Wechselstrom), bei der ein Nerv oder ein Muskel ein Aktionspotential auslöst. Zu ihrer Bestimmung benutzt man einen langen Reizimpuls (zum Beispiel 1000 ms), der gegenüber der Dauer eines Aktionspotentials als Gleichstrom gelten kann.

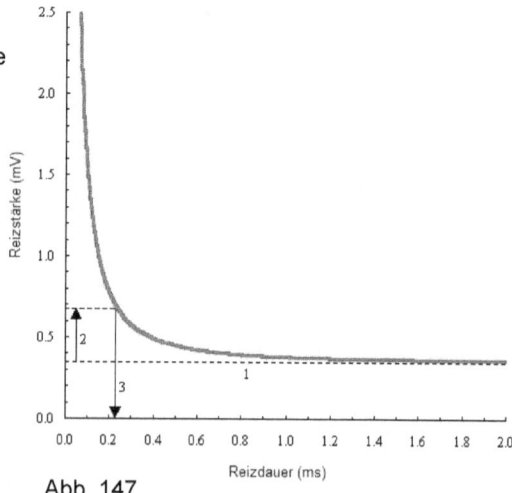

Abb. 147

Die Stromstärke I wird schrittweise um ca. 1 mA erhöht und jeweils ein Einzelimpuls ausgelöst; solange bis eine Minimalzuckung auftritt. Dieser erste ermittelte Wert (Stromstärke I in mA, bei 1000 ms Impulsdauer) ist der motorische Grundschwellenwert, die Rheobase (Rh). Beim Wechselstrom sind die Rheobasenwerte frequenzabhängig.

16.9.2 Chronaxie

Die Chronaxie ist der erste diagnostische Wert der I/t-Kurve (s.u.). Sie ermöglicht eine erste Aussage über die Schädigung des Muskel-Nerv Systems. Als Chronaxie (3) bezeichnet man die minimale Zeit, über die ein Reiz mit doppelter Rheobasenstärke (2) (in der Abb. 10mA) fließen muss, um gerade noch erregend zu wirken. In der Abb. 148 liegt der Wert bei 0,9 ms. Klinisch gilt: wird die doppelte Rheobasenstärke nicht erreicht, liegt ein Spasmus vor.

Die Bewertung der Chronaxie:

Chronaxie	Interpretation
0,05 – 1,5 ms	Muskel gesund
1,5 – 4,0 ms	leichte Parese
4,0 – 10 ms	mittelstark ausgeprägte
10 – 20 ms	starke Parese
über 20 ms	Paralyse

16.9.3 Hauptnutzzeit (HNZ)

Im Gegensatz dazu bezeichnet die Hauptnutzzeit die Mindestzeit, die ein Strom bei (einfacher) Rheobasenstärke fließen muss, um ein Aktionspotential auszulösen. Ein Fließenlassen des Stromes über die Nutzzeit hinaus bringt keinen weiteren Reizeffekt. Bei Wechselstrom ist eine größere Zahl von Perioden abgelaufen. Eine gleich intensive Impulsgruppe niedrigerer Periodenzahl löst keinen Aktionsstrom aus.

Die Hauptnutzzeit beim Menschen liegt zwischen 0 und 100 ms. Im Präparat nimmt die Zahl der in der HNZ abgelaufenen Wechselstromperioden mit steigender Frequenzzahl zu, ehe ein Aktionsstrom ausgelöst wird (Beispiel: in der HNZ laufen bei 2 kHz 10 Perioden ab = 5 ms, bei 40 kHz 80 = 2 ms). Also: bei steigender Frequenz wird die HNZ kürzer. Je schmaler die Impulse, desto geringer ist ihr Reizeffekt. D.h. bei steigender Frequenz müssen mehr Perioden ablaufen, ehe es zur Reizantwort kommt, bei steigender Frequenz pendelt sich die Stromflusszeit auf einen unteren Grenzwert um 5-10 Perioden ein. Die HNZ hat ein frequenzabhängiges Maximum. Die Stromflusszeiten sind bei 2000 Hz am längsten. Die Stromflusszeit ist als Summationszeit im Sinne des Gildemeister-Effekts anzusehen: die unterschwelligen lokalen Membranveränderungen, die durch die einzelnen Wechselstromperioden hervorgerufen werden, summieren sich, schließlich klinkt der Aktionsstrom aus und signalisiert damit das Ende der HNZ. Die HNZ als Mindeststromflusszeit wird bei höherer Frequenz kürzer, bei Frequenzen zwischen 1 und 10 kHz liegt der untere Grenzwert bei 5-10 zur Summation notwendigen Perioden.

Sowohl Chronaxie als auch die Hauptnutzzeit sind Nutzzeiten. Es wird also die Länge der bei doppelter Stärke für eine Kontraktion benötigte Zeit gemessen. Der Begriff findet Verwendung in der Physiotherapie bei der niederfrequenten Impulsstrom-Therapie.

Eine Erregung kann an einer erregbaren Struktur (beispielsweise peripherer Nerv oder Muskel) durch elektrisches Reizen erzeugt werden. Ist die Stärke des Stromes ausreichend hoch, wird ein Aktionspotential ausgelöst. Reizt man jedoch zu niedrig, erfolgt keine Reaktion der Struktur (der Reiz ist „unterschwellig").

Um die Ansprechbarkeit eines solchen Gewebes präzise zu beschreiben, nutzt man die Begriffe Rheobase und Chronaxie, welche die Beziehung von erforderlicher Reizstärke und Reizzeit vermitteln.

16.9.4   I/t-Kurve

Zum Erstellen einer I/t-Kurve wird die Stromstärke [I] bei einem 1000 ms dauernden Rechteckimpuls schrittweise um ca. 1 mA erhöht und jeweils ein Einzelimpuls ausgelöst; solange bis eine Minimalzuckung auftritt. Der erste ermittelte Wert (Stromstärke I in mA, bei 1000 ms) ist die Rheobase. Nun ist die Stromflusszeit zu verkürzen (z.B. Halbierung der Zeit (1000, 500, 200, 100, 50, 20 ms usw.). Zu jedem Wert wird die Stromstärke I für die gleiche Minimalzuckung in eine IT-Kurven eingetragen. Die Punkte werden zu einer Linie verbunden. Es handelt sich um eine logarithmische Kurve.

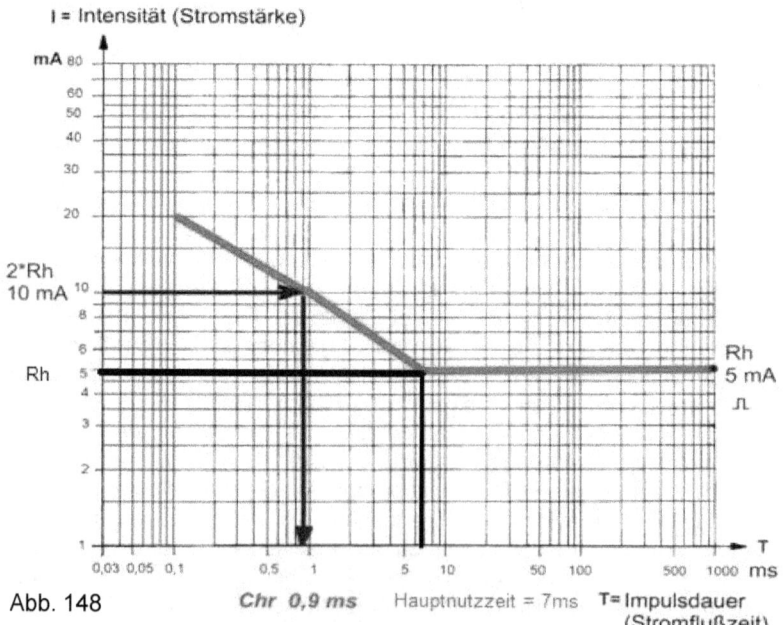

Abb. 148   *Chr 0,9 ms*   Hauptnutzzeit = 7ms   T= Impulsdauer
                                                    (Stromflußzeit)

264

Beim Wechselstrom besteht auch eine proportionale Abhängigkeit der Schwellenamplitude von der Frequenz: mit steigender Frequenz nehmen die Schwellenamplituden proportional zu. Stimuliert man mit HNZ-langen MF-Impulsen gering überschwelliger Intensität und moduliert die Trägerfrequenz zwischen 5 und 100 KHz, dann steigt die Stromstärke bis 20 kHz linear, danach progredient an. Diese am Nervenpräparat gemachten Beobachtungen lassen sich im Hinblick auf die Induktion der Minimalzuckung am Menschen ebenfalls nachweisen: von 1-8 kHz steigt mit zunehmender Frequenz die Schellenstromstärke der Minimalzuckung linear an, zumindest bei den relativ langen Stromflusszeiten der MF-Rheobase. Bei kürzeren Impulsgruppen (unterhalb der Rheobase) ergeben sich höhere Schwellenwerte, die aber nie den doppelten Rheobasenwert erreichen. Damit gibt es keine nachweisbare Chronaxie (bei 20 kHz Trägerfrequenz beträgt die Schwellenstromstärke ca. 1,7Rh, beim kathodischen Rechteckimpuls der Niederfrequenz ca. 10 Mal höher). Das bedeutet, dass man mit dem Summationsprinzip im Bereich kurzer Impulszeiten die Membran mit niedrigeren Intensitäten früher zur Depolarisation bringen kann, verglichen mit einem kathodischen Rechteckimpuls gleicher Dauer: die Summation eines kurzen MF-Reizes von Chronaxielänge (ca. 1 ms) führt bereits bei niedrigen Stromstärken zur Depolarisation. Die Membran des Nervs zeigt gegenüber langdauernden MF-Dreieckimpulsen keine Akkommodation, wie das bei der Niederfrequenz der Fall ist. D. h. die Sinushalbwellen werden hüllkurvenunabhängig aufsummiert und der charakteristische Reizmechanismus läuft in jedem Fall ab (egal ob die Hüllkurve recht-, dreieckig oder sinusförmig ist).

Die I/t-Kurven von kathodischen Einzelimpulsen und MF-Strom unterscheiden sich damit deutlich in ihrem Verlauf (Abb. 149). Der bekannte hyperbelförmige Verlauf der kathodischen Einzelimpulskurve steht dem nur flachen Anstieg über die Rheobase ohne bestimmbare Chronaxie gegenüber. Das bedeutet: bei Reizung nach dem Summationsprinzip mit MF-Strom kommt man mit niedrigeren Stromstärken aus. Auf diese Weise kann man auch rückwärts auf die Art des angewendeten Stromes schließen. Die Grenze zwischen Niederfrequenz- und Mittelfrequenzreizung liegt bei ca.2,5 kHz. Dabei müssen 5-10 Perioden abgelaufen sein, bevor die Summation ausreicht eine Aktion auszulösen, das sind ca. 1-2 ms (5 Perioden bei 2,5 kHz = 2,0 ms; 5 Perioden bei 5 kHz = 1,0 ms). Dies scheint der zur Auslösung von Muskelkontraktionen offenbar geeignete Frequenzbereich zu sein.

Abb. 149: Herkömmliche I/t-Kurve und MF-I/t-Kurve

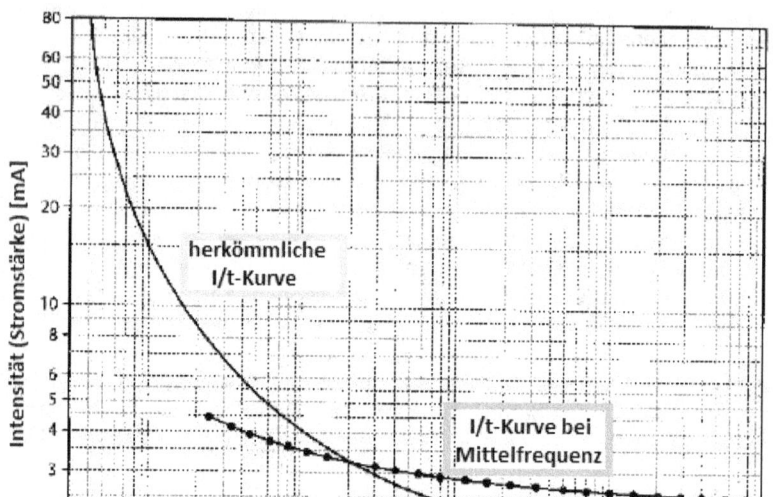

Kapitel 17 Die Anwendung elektrischer Ströme in
der Gynäkologie

17.1 Transkutane Elektrische NervenStimulation (TENS)

Bevor wir uns dem hier im Fokus stehenden Mittelfrequenzstrom und der
Behandlung von Beckenbodenfunktionsstörungen zuwenden, sei auch
der zweiten wichtigen Stromtherapieform, der Transkutanen Elektrischen Nervenstimulation (TENS) ein kurzer Abschnitt gewidmet.
In der Schmerztherapie spielt vor allem die TENS eine wichtige Rolle.
Sie stellt aufgrund ihrer guten Wirksamkeit und praktisch nahezu fehlen-
der Nebenwirkungen ein schmerztherapeutisches Verfahren der ersten
Wahl dar. Die Langzeitwirksamkeit und die Akzeptanz könnten durch
eine intensive Unterweisung und Mitbetreuung, vor allem der älteren Patienten optimiert werden. Weitere Vorteile bestehen in der Tatsache,
dass die Anwendung relativ kostengünstig ist, sowie darin, dass mit der
Eigenbehandlung seitens des Patienten einerseits die Behandlungsko-
sten gesenkt werden, andererseits der Patient eine aktive Methode zur
Schmerztherapie erhält.

In der Urogynäkologie bestehen für die TENS als Anwendungsmöglichkeiten:

- Schmerzbedingte Beckenbodenspasmen mit daraus resultierenden Funktionsstörungen der Kontinenzorgane,
- Schmerzzustände im Bereich der Beckenbodenorgane,
- Postoperativer (narbeninduzierter (?)) Schmerz,
- Beckenendometriose,
- Pudendusneuralgien (postpartal, postoperativ).

Neurophysiologische Erklärungsansätze für die Wirkung der TENS stellten Melzack und Wall erstmals 1965 in ihrer Publikation **der Gate-Control-Theorie** auf. Die Gate-Control-Theorie beschreibt ein kybernetisches Modell der Schmerzleitung und Schmerzwahrnehmung, bei dem komplexe Feed-back-Mechanismen auf fünf verschiedenen Organisationsebenen des Nervensystems ablaufen:

1. **Peripherer Schmerzapparat:** Aufnahme der nozizeptiven Reize (Rezeptoren in Haut, Muskeln, Knochen, Gelenken, innere Organe) und Weiterleitung zum Rückenmark über
   - hochschwellige Mechanorezeptoren (Impulse über Aδ-Fasern),
   - hochschwellige Thermorezeptoren (Impuls über marklose-C-Fasern),
   - polymodale Rezeptoren (Impulse über marklose C-Fasern) zum Rückenmark weitergeleitet.

2. **Hinterhorn des Rückenmarkes**: Zusammenlaufen sämtlicher afferenten Fasern (Substantia gelatinosa). Zwei Kontrollsysteme wirken hier auf sie ein (und bestimmen die Öffnung des Tores (engl. Gate):
   1) Afferenzen nicht-nozizeptiver Rezeptoren (Aα-, Aβ-Fasern) aus der Peripherie bewirken eine präsynaptische Hemmung (sie sind die „Konkurrenz" der Schmerzimpulse beim „Einlass in das Tor" zur Weiterleitung und damit Wahrnehmung. Akupunktur und transkutane Nervenstimulation wirken über Beeinflussung dieses Mechanismus schmerzlindernd.
   2) Postsynaptische Hemmung der Schmerzübertragung in der Substantia gelatinosa durch absteigende Bahnen aus Hirnstamm, Mittelhirn und Kortex.

3. Durch das sensorisch-diskrimininative System erfolgt eine Weiterleitung zum **Thalamus** (Lokalisation der Schmerzreize nach Raum und Zeit).

4. **Hypothalamus und limbisches System** werden durch Verbindung mit dem motorisch-affektiven System in das Bewusstwerden des "Weh-Charakters" des Schmerzes eingebunden, das bestimmt, ob eine Zu- oder Abwendung zum schmerzerzeugenden Stimulus erfolgt.

5. Erst in den **zentralen Kontrollsystemen der sensomotorischen Hirnrinde** wird der Schmerz erstmals bewusst wahrgenommen. Hier erfolgt eine Wertung des eintreffenden Schmerzes und über schnell-leitende Faserverbindungen zum Motorkortex werden dann die gebo-tenen Abwehr- und Schutzreaktionen koordiniert.

Die Gate-Control-Theorie bildet die theoretische Basis des multifaktoriel-len Schmerzgeschehens. Die TENS zählt zu den afferenten Stimulati-onsmethoden. Ihre Wirkung kann nur bei einem intakten Nervensystem überhaupt bzw. vollumfänglich vermittelt werden.

Wie wir aus Kapitel 16.5.2 wissen, ist die Leitungsgeschwindigkeit der Nervenfasern, hier der Afferenzen, abhängig von deren Durchmesser bzw. der Dicke der Markscheide:

Aß-Fasern	Tast- und Vibrationsempfinden
Aδ-Fasern	Heller Schmerz, Temperatur und Druck
C-Fasern	Dumpfe Schmerzen, Temperatur, grobe Berührung vegetative Nerven

Bei der TENS werden nicht die schmerzleitenden Aδ- und C-Fasern im Sinne der Elektrostimulation der Muskulatur stimuliert, sondern über den Weg der Aß-Faserstimulation (daher auch TEN-Stimulation) gehemmt. Diese Aß-Stimulation führt zur Aktivierung absteigender Hirnstamm-bahnen und zur Ausschüttung schmerzhemmender Substanzen (endo-gene Opioide, Enzephaline). Damit ist die TENS v. a. am Nozirezeptor wirksam.

Die schmerzlindernde Wirkung von TENS basiert somit auf:

* der spinalen Gate-Control,
* der Aktivierung endogener Opioidpeptide
* der Aktivierung plurisegmentaler Hemmsysteme
* Veränderungen der Erregbarkeit peripherer Nerven durch repetitive Stimulation mit Änderung der Schmerzschwelle.

Je nach der Wahl der Stimulationsparameter werden unterschiedliche Nervenfasern stimuliert. Myelinisierte Nervenfasern werden mit der kon-ventionellen TENS, Muskelfasern mit der akupunkturähnlichen TENS sti-muliert. Die Kathode (negative Elektrode) bewirkt eine Erniedrigung des Ruhepotentials und somit eine Erregung des Neurons.

Unter der Anode (positive Elektrode) kommt es zu einer Hyperpolarisation mit nachfolgender Rückkehr auf das Niveau des Ruhepotentials. Die Patienten beschreiben oft die Empfindung unter der Kathode stärker als unter der Anode.

Der Schwellenwert entspricht der **Stromstärke**, bei der gerade Parästhesien unter den Elektroden auftreten (bei normaler Hautsensibilität ca. 3-7 mA bei ca. 200 µs).

- Bei der konventionellen TENS beträgt die benötigte Stromstärke das Zwei- bis Dreifache der sensorischen Schwelle, d.h. 12-30 mA.
- Bei der akupunkturähnlichen TENS wird für das Auslösen von Muskelkontraktionen das Drei- bis Fünffache benötigt, d.h. 15-50mA.

Häufig wird auch mit hochfrequenter TENS begonnen (das segmentale System im Rückenmark sowie das Serotoninsystem im Hirnstamm wird so aktiviert): rascher Wirkungseintritt, rasches Abklingen nach der Sitzung, Möglichkeit einer Toleranzentwicklung.

Die akupunkturähnlich wirkenden TENS haben einen längeren Überdauerungseffekt und eine stärkere Analgesiewirkung (f = 1-4 Hz), auch die BURST-Stimulation (keine Toleranzentwicklung).

Es gibt weitere spezifische TENS-Anwendungen, die darzustellen aber hier den Rahmen sprengen würden.

Die Indikationsliste umspannt also folgende Krankheits-/ Beschwerdebilder:

- Somatische Schmerzen
  - Kopfschmerzen, Migräne, Neuralgien, kraniomandibulären oder myofazialen Dysfunktionen (früher Costen-Syndrom),
  - vertebragene Schmerzen: HWS, BWS, LWS,
  - Tendinomyopathien,
  - Arthralgien,
  - Radikulär-,Pseudoradikulärsyndrome,
  - Rheumatischer Formenkreis,
  - degenerative Erkrankungen des Bewegungsapparates.
- Funktionelle Störungen viszeraler Organe
  - chronische Ober- und Unterbauchschmerzen,
- Periphere Kreislaufstörungen
  - Durchblutungsstörungen (Morbus Raynaud, Ulcera cruris),
  - Sympathische Reflexdystrophien (Morbus Sudeck),
- intra- und postoperative Schmerzzustände,
- Medikamentenentzug,
- Muskelstimulation: Prävention von Muskelatrophien nach Traumen.

Unter TENS werden keine gravierenden Nebenwirkungen beschrieben. Beobachtet werden allergische Reaktionen auf Elektroden bzw. Elektrodengels, Hautirritationen, Verätzungen Patienten mit Hypersensibilität). Eine reaktive Schmerzzunahme entsteht häufig durch ein sog. Hyperstimulationssyndrom. Durch die Muskelentspannung der TENS-Therapie kann es zu einer Vasodilatation der gesamten Muskulatur kommen.

Absolute Kontraindikationen für eine TENS-Therapie sind:

- Schmerzen, die durch kausale Maßnahmen therapiert werden müssen,
- ungeklärte Schmerzätiologie,
- fehlende Patientenkooperation (organisches Psychosyndrom, Koma, laufendes Rentenverfahren, Säuglinge, Kleinkinder),
- Herzschrittmacher,
- direkte Stimulation über den Carotissinus.

17.2 Mittelfrequenztherapie

Die Mittelfrequenztherapie benutzt einen Strom, der aus dem Frequenzspektrum zwischen 1000 Hz und 100.000 Hz (1-100 kHz) stammt (Gildemeister 1944). Praktisch bedeutsam in diesem Bereich sind die Frequenzen zwischen 3-20 kHz. In der Regel kommen nullliniensymmetrische sinusförmige Wechselströme zur Anwendung, die sich hauptsächlich dadurch unterscheiden, dass sie durch eine Amplitudenmodulation diversifiziert werden.

Nur bis etwa 1000 Hz bewirkt jede Stromperiode eine Erregung von Nerven- und Muskelzellen (=periodensynchrone Erregung). Das bedeutet, dass im Niederfrequenzbereich jeder Impuls, dessen Phasendauer und Amplitude ausreichen, ein Aktionspotential auslöst, und zwar im gleichen Rhythmus wie die Stromfrequenz. Da jede Nervenfaser eine maximale Depolarisationsfrequenz besitzt (für schnellleitende Aα-Fasern liegt sie bei 800-1000 Hz – bei einer Frequenz von 4000 Hz löst bei einer Aα-Faser nur ca. jeder 4.-5. Impuls eine Reaktion (Reizantwort) aus), die durch die Refraktärzeit bestimmt wird, ist das Verhalten der stimulierten Gewebe bei Frequenzen über 1000 Hz anders. Allerdings ist die biologische Grenze zwischen Nieder- und Mittelfrequenz nicht starr, sondern gewebeabhängig.

Über 100 kHz (Hochfrequenzbereich) dominiert die Wärmewirkung, es lassen sich hier keine motorischen Reizeffekte im neuromuskulären Gewebe mehr erreichen.

17.2.1 Physiologie und Wirkungsweise

Anders als beim niederfrequenten Gleichstrom kommt es beim Wechselstrom erst nach einer gewissen Anzahl abgelaufener Perioden zur Erregung (Gildemeister-Effekt). Nach dem Gesetz der polaren Erregung kommt der positiven Halbwelle der Sinusschwingung eine erregende Bedeutung zu, der negativen eine hemmende. Die erregbare und die erregte Membran verhalten sich diesen Halbwellen gegenüber aber unterschiedlich:

Nach jeder Sinusperiode bleibt eine geringere Membrandepolarisierung als lokale Negativierung übrig. Unterschwellige Erregungen summieren sich. Unter den Elektroden bleibt eine Form der partiellen Depolarisierung übrig (hervorgerufen durch eine auf den Reiz folgende Veränderung in der Membranleitfähigkeit für Na-Ionen), was als lokale Antwort bezeichnet wird. Durch deren Aufaddierung wird dann das Aktionspotential ausgelöst. Der Summationsvorgang nach Gildemeister beruht also darauf, dass ein Wechselstrom kurzer Periodendauer (für die schnell reagierenden Nerven und Muskeln des Menschen > 2kHz) seine Reizwirkung dadurch entfaltet, dass unterschwellige und polaritäre Einzelimpulse an der Membran aufsummiert werden.

Die Entwicklung der lokalen Negativierung hängt von der Stromstärke ab: nimmt diese zu, entwickelt sie sich schneller. Das Aktionspotential schießt bei überschwelliger Reizung dann direkt aus der zunehmenden Negativierung hervor. Wird der Stromstoß allmählich verlängert, so entsteht ein Plateau an der abklingenden Flanke des Aktionspotentials, das etwa dessen halbe Höhe hat und so lange hinausgezögert werden kann, solange der Strom fließt (das auf halber Höhe fixierte Membranpotential ist gewissermaßen eingefroren). Die lokale Negativierung wird also während der gesamten Dauer des Stromstoßes aufrecht erhalten und tritt schon bei unterschwelliger Reizung auf.

17.2.1.1 Sensible Reizwirkung

Beim Einschalten des MF-Stromes kommt es zu einem Prickeln der Haut, dieses besteht aber nicht während der gesamten Stromflusszeit (wie bei der Niederfrequenz), sondern klingt nach einer gewissen Zeit (Sekunden bis Minuten) ab, abhängig von der Stromstärke (stark = länger) und der Frequenz (höher = kürzer). Superponiert man anodischen Gleichstrom, wird die Prickeldauer kürzer und vermindert, bei kathdischem länger und intensiver. Bei der kathodischen Superposition allerdings ist dies stromstärkenabhängig: stärker = länger.

Die beschriebene periphere Hemmung unterscheidet sich aber von der bei niederfrequentem Strom auftretenden Wedensky-Hemmung (andauernde, refraktär bleibende Nervenmembran infolge anhaltender, vollkommener Depolarisierung). Sie nimmt bei Verstärkung des Stromes ab. Auch wird nur der gerade fließende Strom nicht gespürt. Verstärkt man den Strom, spürt man ihn wieder eine Weile, dann müsste man erneut steigern, um ihn erneut spüren zu können.

Auch erstreckt sich die Mittelfrequenzhemmung nicht auf einen simultan zugeführten niederfrequenten Reiz. Die Leitungsfähigkeit für diesen bleibt erhalten, die Schwelle für den MF-Strom steigt an. Misst man die Schwelle für einen niederfrequenten Wechselstrom und durchströmt dann mit MF-Wechselstrom im Sekundenbereich, so ist danach die gemessene Schwelle praktisch identisch.

17.2.1.2 Motorische Reizung

Zwar gibt es im Mittelfrequenzbereich keine reizimpulssynchrone Reaktion mehr, dennoch kommt es aber zu einer neuromuskulären Aktivierung. Die Stromwirkung findet an der Membran statt (Wyss 1976). Durch Verschmelzung der Perioden an der erregbaren Membran kommt es zunächst zu einem Absinken des Membranpotentials durch Auslösen einer reversiblen Änderung der Na^+-Ionendurchlässigkeit der Membran (reaktive Depolarisierung). Wird die Durchlässigkeit weiter erhöht, wird eine Erregung ausgelöst. Die auf diese Weise zu Stande kommende Reizsummation wird als Gildemeister-Effekt bezeichnet. Dabei sind es die negativen Halbperioden der Sinusschwingung, die für die schrittweise progressive Depolarisierung verantwortlich sind, die folgenden positiven Halbperioden kehren diesen Effekt aber offenbar nicht wieder um.

Ihr Wirksamkeitsoptimum haben Mittelfrequenzströme an der Muskelzelle (Nervenzellen benötigen höhere Intensitäten; niederfrequente Ströme hingegen haben primär eine deutlichere Wirkung auf Nervenzellen).

Mittelfrequente Ströme erfassen alle Muskelfasern im Ausbreitungsgebiet des Stromes zwischen den beiden Elektroden direkt (Volumenwirkung). Die Wirksamkeit hängt von der lokalen Stromdichte ab. Damit ist die Elektrodengröße für die Behandlung bedeutsam. Unter den Elektroden selbst ist sinusoidaler nulliniensymmetrischer MF-Strom aufgrund seiner apolaren Wirksamkeit ohne ein Risiko für eine Elektrolyseproduktentstehung (keine Galvanisierung, dazu sind die Impulsfolgen zu kurz). Der Hautwiderstand nimmt mit Steigerung der Frequenz ab, was bedeutet, dass keine unangenehmen sensiblen Sensationen entstehen (Gummielektroden können direkt auf die Haut).

Strom-frequenz	Hautwider-stand
50 Hz	3184 Ω
150 Hz	1115 Ω
200 Hz	795 Ω
2500 Hz	65Ω
4000 Hz	40 Ω

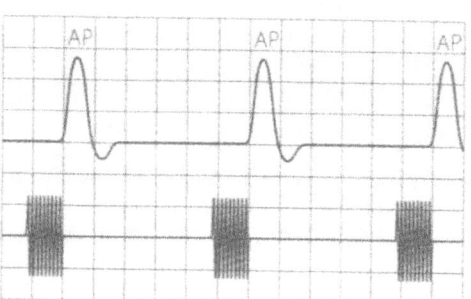

Abb. 150

Gildemeister-Effekt

Die durch den Gildemeister-Effekt ausgelösten Aktionspotentiale führen zu einer asynchronen Aktivität der motorischen Einheiten, ähnlich der Willkürinnervation. Es liegen physiologisch immer kontrahierte und relaxierte Zellverbände im Muskel vor, so dass man von einer „quasiphysiologischen" Aktivierung durch MF-Strom spricht.

Ist dieser applizierte MF-Strom allerding unmoduliert, kommt es rasch zur Adaptation und zur Wirkungsminderung bis hin zum Wirkverlust (**Wedensky-Hemmung**, 1903). Die Wedensky-Hemmung tritt erst nach einer Latenzzeit von einigen Sekunden auf. Durch Modulation (entspricht kontinuierlichem Ein- und Ausschalten des Stromes) bleibt die Adaptation aus. Ein anderer frequenzabhängiger Effekt dieses unmodulierten MF-Stromes ist, dass es durch die in die Refraktärphase fallenden Impulse zur einer erschwerten oder unterbundenen Repolarisierung der Membran führten. Das Ruhepotential wird nicht mehr erreicht, Aktionspotentiale können nicht fortgeleitet werden – es entsteht ein Leitungsblock, der bei Spastizität therapeutisch genutzt werden kann. Bei der Detonisierung spielt ferner die Tatsache eine Rolle, dass sich die Neurotransmittervorräte an der motorischen Endplatte durch die hohe Impulsfrequenz erschöpfen, was ebenfalls inhibitorisch wirkt.

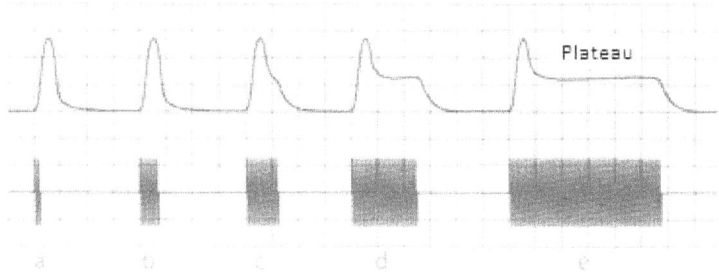

Abb. 151 : Plateauphänomen infolge der Wedensky-Hemmung

Daher eignet sich MF-Strom nicht gut zur Behandlung von Schmerzen, wirkt aber bei Schmerzen durch gestörte Muskelfunktion (durch Detonisierung) gut. Eine Durchblutungssteigerung ist nicht nachweisbar.
Wegen der Adaptation sind Amplitudenmodulationen eine notwendige Voraussetzung, um die Reizwirkung zu erhalten, indem man dem Gewebe die Möglichkeit zur Repolarisation gibt. Man bildet aus dem MF-Strom einen Strom der die Impulseigenschaften des Niederfrequenzstromes mit den Vorteilen des MF-Stromes kombiniert. Hier bestehen 3 Optionen:

1. Unterbrechung des Stromes (an/aus)
Ist der Strom ausgeschaltet, besteht die Möglichkeit zur Repolarisierung. Die Frequenz der Abschaltung (Burst) entspricht der Frequenz des MF-Stromes (40 Hz Reizstromfrequenz = 40 Unterbrechungen/Sekunde): frequenzmodulierter Mittelfrequenzstrom. Diese Form der Frequenzmodulation intensiviert die biologische Wirkung.
(Rechenbeispiel: Burstdauer 10 ms, Frequenz der „Bursts" z.B. 50 Hz, Frequenz der Trägerwelle sei 4000 Hz, das stimulierte Aα-Motorneuron habe eine Refraktärzeit von 1ms. Dann leitet die Faser 1000 Impulse pro Sekunde, damit ¼ soviel Impulse, wie die Trägerwelle hat. Damit löst sie also nur bei jedem 4. Impuls ein Aktionspotential aus.

Das sind 1000 Aktionspotentiale pro Sekunde oder 1 Aktionspotential pro Millisekunde (dabei hat ein 10 ms dauernder Burst bei 4000 Hz Schwingung 40 Wechselstromimpulse (4000 [1/s]:1000 [1/s] = 4/ms – bei 10 ms Dauer also 40 Impulse)). Bei einer Dauer von 10 ms also 10 Aktionspotentiale/Impuls, bei einer Burstfrequenz von 50 Hz somit 10x50 Aktionspotentiale, also 500 pro Sekunde = 500   Hz. Die Bursts führen in diesem Rechenbeispiel zu einer Stimulation mit 500 Hz anstatt der eingesetzten Burstfrequenz von 50 Hz.

2. Durch mittelfrequenten Schwellstrom (Amplitudenmodulation)
Moduliert man den MF-Strom so, dass statt der Sinusschwingung gleicher Amplitude der Strom bei seiner Sinusschwingung über Sekunden langsam ansteigt und wieder abfällt (anschwillt/abschwillt), entwickelt sich parallel zum flach verlaufenden Anstieg der Stromstärke ein Kontraktionszustand, der sich während der Abschwellphase über Sekunden wieder zurückbildet (sog. Tonisierung).

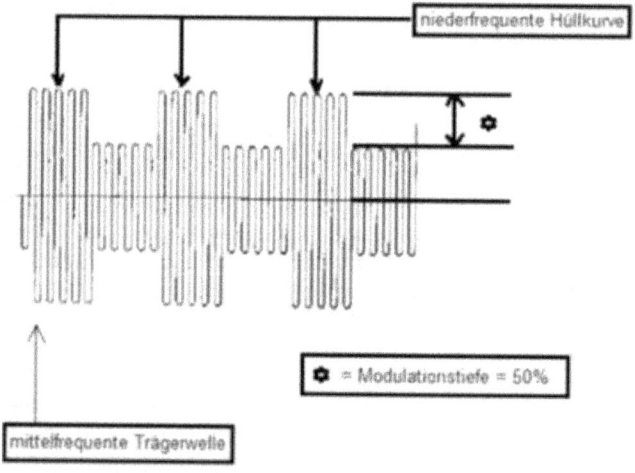

Abb. 152: Amplitudenmodulation mit 50% Modulationstiefe

Hier liegt die Trägerfrequenz im Kilohertzbereich, die Frequenz der Schwellung im Hertzbereich. Dabei kann, entsprechend der gewählten Parameter, eine niederfrequente Hüllkurve hergestellt werden, die ebenfalls sinusförmig ist, sie kann aber auch drei- oder rechteckig sein, die Hüllkurvenfrequenz schwankt aber dann im Bereich der Grenzen, die für niederfrequente Einzelimpulsauslösung üblich sind (10-150 Hz).

Auch die Amplitudenmodulationstiefe ist variabel von 0-100%. Dabei entspricht 0% der nichtmodulierten bandförmigen Trägerwellenfrequenz und 100% der Modulation bis zur Nulllinie. Die Rolle, die die Frequenz der Trägerwelle spielt, liegt hierbei in der allgemeinen Reizwirksamkeit: bei 1-2 KHz ist die motorische und sensible Reizwirkung größer als in den höheren Bereichen, in denen die sensible Reizwirkung fällt (ab 4-5 kHz). Hier kann man dann die Stromstärke erhöhen. Dies hat besonders in der Therapie bei und von Schmerzen Relevanz. Therapeutisch umgesetzt ist diese Modulationsform im sog. Wymoton-Verfahren.

3. durch Addition von Mittelfrequenzimpulsen
Zwei Wellen gleicher Frequenz und gleicher oder unterschiedlicher Amplitude, die phasensynchron schwingen (jeder positive Wendepunkt der einen trifft auf den positiven Wendepunkt der anderen Sinuskurve) addieren sich an jedem Punkt (eine „Schwebung" resultiert dann, wenn sich die beiden Wellen nicht 100% phasensynchron sind).

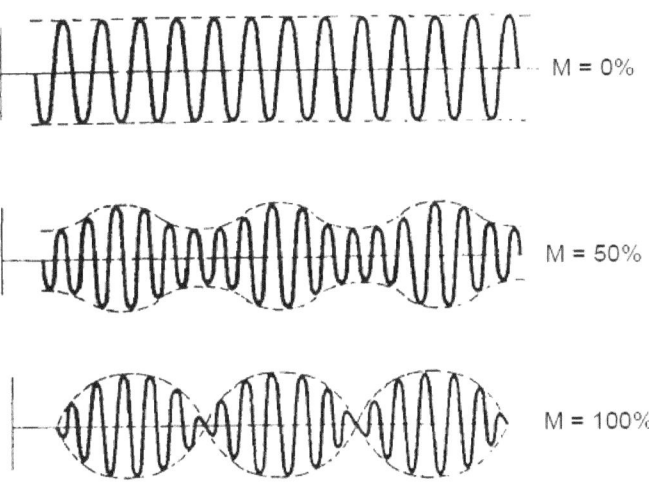

Abb. 153: Unterschiedliche Modulationstiefen von 0 bis 100 %

Sind sie gegenläufig (d.h. der positive Wendepunkt der ersten Sinusschwingung trifft bei der Addition auf den negativen Wendepunkt der anderen Schwingung) führt das zur Extinktion (Auslöschung).
Beim Interferenzstromverfahren werden dem Körper gleichzeitig zwei mittelfrequente Wechselströme konstanter Intensität zugeführt, die aber nur einen sehr geringen Frequenzunterschied aufweisen und im Körper dann interferieren (sog. Interferenzstrom).

Die Frequenz dieser Summationskurve errechnet sich aus der Differenz der beiden zugrunde liegenden Einzelfrequenzen an jedem Punkt der Schwingung. Zeichnet man eine Hüllkurve um die Summationskurve, so hat diese, abhängig von Frequenz- und Phasenverschiebung eine niederfrequente „Schwebung". Beim Interferenzstrom nennt man diese Schwebung „Ampliduden-Modulations-Frequenz [AMF]. Wichtig ist, dass eine Schwebung nur dann entsteht, wenn die zweite überlagerte Frequenz (bei gleicher Amplitude) in einem gewissen Ausmaß in ihrer Frequenz an- und absteigt (Beispiel: Trägerfrequenz f1 = 5000 Hz, Interferenzfrequenz f2 durchläuft ein Band von 5000-5300 Hz: dann steigen die Amplituden an und schwellen ab, es kommt zur Schwebung, die wiederum in ihrer Hüllkurve eine eigene Frequenz hat, die wesentlich unter der der beiden eingesetzten Frequenzen liegt = rhythmische Interferenz). Eine konstante Interferenzfrequenz erhält man dagegen, wenn die Differenz zwischen den beiden Mittelfrequenzen konstant ist. [Beispiel: f1=4000 Hz minus f2=3900 Hz: es resultiert eine Interferenzfrequenz IF von 100 Hz – schwebungsfrei!]

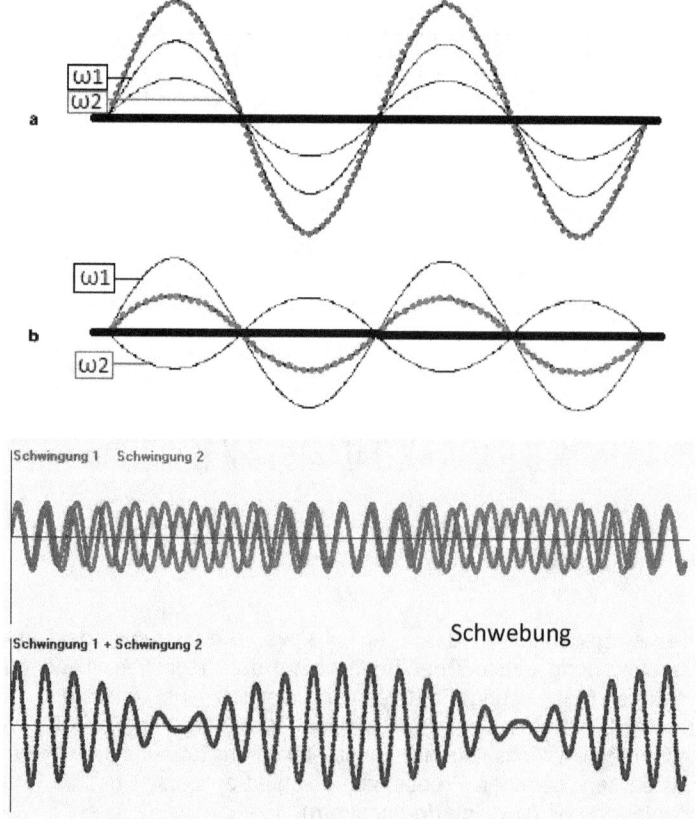

Abb. 154: Überlagerung (oben) und Schwebung (unten)

276

Therapeutische Anwendung findet das Prinzip des Interferenzstromes in dem von Nemec (1960) eingeführten Interferenzstromverfahren. Setzt man beispielsweise Frequenzen von 4000 Hz und 4050 Hz ein, so resultiert eine AMF von 50 Hz. Das Durchlaufen der Nulllinie kommt einem Ausschalten im Niederfrequenzbereich gleich, was der Zellmembran die Möglichkeit der Repolarisation gibt.

(Anm.: Überlagerung und Schwebung sind physikalisch gleichartige Phänomene, man spricht von Überlagerung, wenn die Frequenzen der beiden Schwingungen deutlich auseinanderliegen, von Schwebung, wenn sie ungefähr gleich sind.)
Je nachdem, welche Frequenzmuster eingesetzt und welche Phasenverschiebungen gewählt werden, kann man sinusförmige, aber auch recht- oder dreieckige Hüllkurven entstehen lassen. Wichtig ist hierbei immer, dass durch den ständigen Intensitätswechsel die Membranadaptation an den Mittelfrequenzreiz verhindert wird.

Eine Frequenzerhöhung des Stromes führt zur Anhebung der muskulären Reizschwelle (Djourno 1949). Mit zunehmender Frequenzerhöhung gleichen sich auch sensible und motorische Schwellen immer weiter an: bis 6 KHz wird der Strom erst wahrgenommen, bevor es zu einer motorischen Antwort kommt, erhöht man den Strom weiter. Oberhalb von 6 kHz wird erst die Muskelkontraktion hervorgerufen, bevor es bei weiterer Stromfrequenzerhöhung zu sensiblen Sensationen kommt. Diese sog. **Dissoziation der Schwellenwerte** (gemeint ist die Wahrnehmungsschwelle) im Bereich von 6-8 kHz gestattet die **Erzeugung von Muskelkontraktionen ohne sensible Wahrnehmung oder Schmerz** aufgrund der bei zunehmender Frequenz rascher eintretenden sensiblen Adaptation vor der motorischen.

Abb. 155:

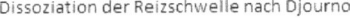

Dissoziation der Reizschwelle nach Djourno

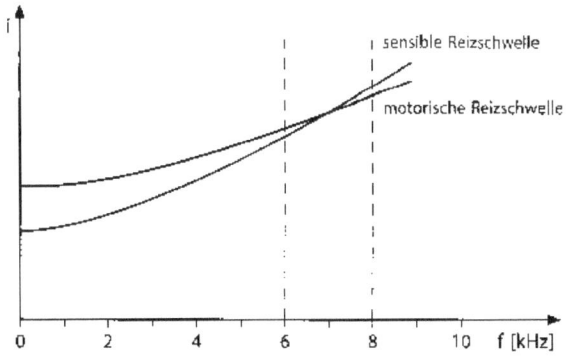

Zur Stimulation gesunder (nicht denervierter) Muskeln benötigt man eine Frequenz von 10-30 Hz für slow-twitch-Fasern und von 50-70 Hz für die fast-twitch-Fasern (=niederfrequent). Daher muss der mittelfrequente Strom amplitudenmoduliert werden, so dass die resultierenden Hüllkurven in diesem Frequenzbereich liegen. Wegen des mit steigender Frequenz abnehmenden Hautwiderstandes (s.o.) besteht der Unterschied u.a. darin, dass der niederfrequente Impuls unangenehm, der amplitudenmodulierte MF-Strom nicht (unangenehm) empfunden wird.
Bei Muskelatrophie (z.B. am Beckenboden) benötigt man zu einer effektiven Stimulation kräftige Kontraktionen mit genügend langen Pausen dazwischen:
phasische Muskeln (fast-twitch-Fasern): 50-70 kHz
tonische Muskeln (slow-twitch-Fasern): 10-30 kHz.

17.2.1.3 Vorzüge der Mittelfrequenz
Nieder- und Mittelfrequenz dienen letztlich dem gleichen Behandlungsziel, erreichen dies aber auf verschiedene Weise. Ihre Wirkungen können sich ergänzen. Daher sollen die für die Therapie besonderen Eigenschaften und Vorteilen betrachtet werden.

17.2.1.3.1 Physikalischer Vorteil
Die kapazitiven (speichernden) Eigenschaften der Gewebe für den Strom (ähnlich Kondensatoren) garantieren eine besonders gute Ausbreitung der abwechselnden Auf- und Entladungen durch den Wechselstrom. Dieser positive Effekt ist frequenzabhängig – er wird mit steigender Frequenz besser. Aus Abschnitt 17.2.1 wissen wir, dass dabei der Hautwiderstand sinkt, diese schmerzfrei überbrückt und die Muskulatur besser durchströmt wird, bis hin zu ganzen Körperteilen.

17.2.1.3.2 Physiologischer Vorteil
Der Kontraktionsprozess wird bei der Mittelfrequenzstimulation über den gesamten Muskel **direkt** aktiviert. Das Umgehen des Nervenfasernetzes und der quasi-physiologische Kontraktionszustand unterscheiden ihn daher deutlich von der Niederfrequenzstimulation.

17.2.1.3.3 Technische Vorteile
Die apolaritäre Ausbreitung lässt direkten Hautkontakt mit den Elektroden zu. Gleichzeitig kann man aber auch über die gleichen Elektroden mittel- und niederfrequenten Strom überlagern und einen Dreiphasenstrom (vgl. Abschnitt 16.8 und 17.2.1.4.3.3) herstellen und anwenden, der aus 3 gleichwertigen und aktiven Stromspeisungen besteht (s.u.).

17.2.1.4 Praktische Anwendung der Mittelfrequenz in der Elektrotherapie

Bei der MF-Therapie sind die Elektroden gleichwertig. Der Strom kann über 2 (einphasig) oder 3 (dreiphasig (Drehstrom)) Elektroden zugeführt werden. Das durchströmte Gebiet wird homogen und bis in die Tiefe durchströmt. Die Wirkungsintensität ist abhängig von der lokalen Stromdichte.

17.2.1.4.1 Thema „Elektroden"

Große Elektroden sind von Vorteil, sollen aber der Indikation angepasst sein. Die Positionierung der Elektroden setzt geometrisch-räumliches Denken voraus.

Aufgrund der direkten Muskelwirkung sollten die Elektroden den zu behandelnden Muskel gleichmäßig und möglichst in seiner ganzen Ausdehnung bedecken. Ein Abstand von 1 cm zwischen den einzelnen Elektroden muss aus technischen Gründen eingehalten werden (Brandwunden bei Berührung der Elektroden). Da die trockene Epidermis eine Widerstandserhöhung darstellt, ist in feuchtem Milieu (Wasser, Gel) zu arbeiten.

17.2.1.4.2 Die Tonisierung

Der amplitudenmodulierte MF-Strom bzw. seine Intensität sollen langsam über wenige Sekunden stufenlos und kontinuierlich zu- und abnehmen. Die Intensität ist langsam hochzuregeln, bis im Intensitätsmaximum (Plateau) ein Druckgefühl entsteht. Nach Gewöhnung an diese Intensität kann weiter hochgeregelt werden. Eine Erschlaffung in der Plateauphase ist zu gewährleisten, um die adäquate Durchblutung sicherzustellen.

D. von Ow beschreibt 3 Aktivierungsstufen:

1. regellose Aktivierung einzelner Muskelfasern (erstes Druckgefühl),
2. eine Vielzahl motorischer Einheiten zeigt eine vollständig asynchrone willkürähnliche Aktivität (reflektorisch? direkt-nerval bedingt?) (kräftige, angenehme Muskelkontraktion).
3. Der lokale Charakter des direkt aktivierten Kontraktionszustandes beherrscht das Bild von Stärke und Empfindung (fast krampfartige, starke Muskelkontraktion (anhaltende Plateaudepolarisation der Muskelfasern).

17.2.1.4.3 Geräteeinstellungen

Die vielfachen Möglichkeiten der unterschiedlichen Einstellung an den modernen Therapiegeräten macht es erforderlich, die Unterschiede der Mittelfrequenzstromformen zu kennen und zu differenzieren:

*   Mittelfrequenzimpuls oder geschwellter Mittelfrequenzdauerstrom,
*   Reiner mittelfrequenter Wechselstrom oder zusätzlicher Gleichstromanteil,
*   Ein- oder Dreiphasenmittelfrequenzstrom.

Sie unterscheiden sich qualitativ und grundsätzlich in ihrer elektrophysiologischen Wirkungsweise.

17.2.1.4.3.1 Impulse/geschwellter Dauerstrom

Die pulsierende Form der Mittelfrequenz wirkt über die niederfrequente Impulsfolge. Während die Trägerfrequenz mittelfrequent ist liegen die Impulsfolgen im Bereich bis gegen 100 Hz. Je nach Impulsdauer sind diese wiederum aus einer kleineren oder größeren Anzahl von mittelfrequenten Stromperioden zusammengesetzt, deren Amplituden verzögert ansteigen und wieder abfallen. Sie folgen je nach Dauer und Frequenz in unterschiedlichen zeitlichen Abfolgen (unmittelbar aufeinander/zeitlich getrennt). Die Impulslänge liegt dabei im Bereich von einigen Zehnteln bis einigen wenigen Millisekunden! Die Antwort der Erregung auf den Reiz entspricht der Impulsfrequenz, muskelphysiologisch handelt es sich um eine Tetanisierung. Die an einem bestimmten Ort entstehenden Erregungen pflanzen sich sekundär zu ihrem definitiven Wirkort fort. Damit kann man mit entsprechend kleinflächigen Elektroden versuchen, einen für die Erregungsauslösung günstigen anatomischen Nerven- oder Muskelpunkt zu finden.

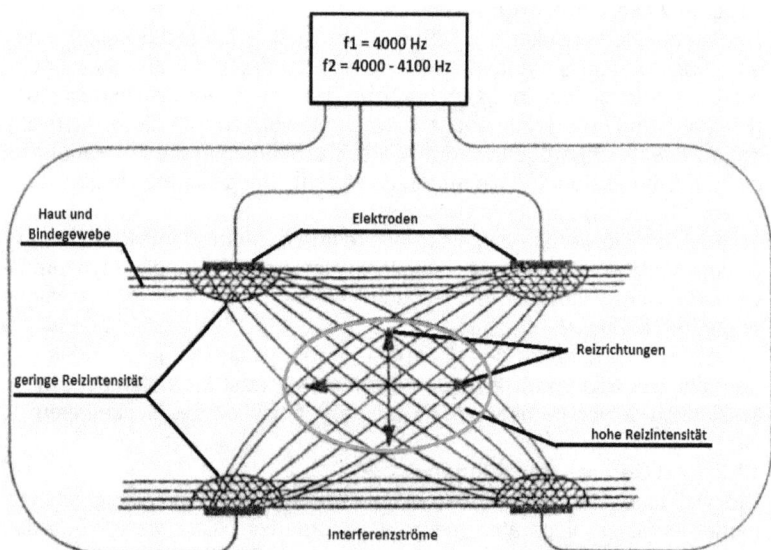

Abb. 156: Elektrodenanordnung und Stromstärken bei Interferenztherapie nach Nemec

Der Begriff der Intensitätsschwellung kann sich auf die Intensität oder einen Mittelfrequenzdauerstrom beziehen. Die Schwellung des Mittelfrequenzdauerstromes stellt die Besonderheit dieser Therapieform dar:

280

statt einer Tetanisierung kommt es zu einer Tonisierung – die primär lokal bleibende Erregung entwickelt sich langsam und kontinuierlich und damit ebenso der Kontraktionszustand. Das homogene Durchströmen des Muskelgewebes erreicht man mit großen, flächenhaften Elektroden (unter Verwendung von Drehstrom (s.u.)) am besten.

Damit wird auch klar, dass ein MF-Strom konstanter Intensität, die entweder zu unterschwellig ist (und damit keinen (Trainings-)Effekt auslöst) oder zu einer Durchblutungsminderung führt (die es zu vermeiden gilt), keine Anwendung finden sollte. *Ein wirksamer MF-Strom muss geschwellt werden*.

Beim Nemec'schen Interferenzstrom-verfahren mit seinen 4 stromzuführenden Elektroden überlagern sich (grüne Ellipse in Abb. 156) zwei einphasige MF-Ströme mit einer geringen Frequenzdifferenz mit ihren frequenztypischen Amplitudenschwankungen und führen an der Kreuzungsstelle zu einer MF-Impulsreizung mit einer Frequenz, die der Differenz der beiden eingesetzten Frequenzen entspricht (1-100 Hz).

Stärke und Entstehungsort bleiben beim Originalverfahren gleich. Moderne Geräte gestatten aber auch ein Schwellen und Wandern des Entstehungsortes.

17.2.1.4.3.2 Reiner Wechselstrom oder zusätzlicher Gleichstromanteil?

Die Verwendung gleichstromfreier Wechselströme (wobei der Wechselstromanteil ja apolarität ist) bietet weitere Vorteile: direkter Hautkontrakt der Elektroden möglich (keine Galvanisierung), Möglichkeit der Anwendung von Drehstrom (s.u.) mit 3 Elektroden und das problemlose gegenseitige Überlagern von mittel- und niederfrequentem Wechselströmen. Gleichstrom wirkt, über die Zeit appliziert, zusätzlich erregbarkeitsdämpfend. Sind die vom Gerät hergestellten einzelnen mittelfrequenten Stromperioden nicht symmetrisch ausgewogen und fließt daher in einer Periode mehr Strom in die eine als in die andere Richtung, resultiert ein sich aufsummierender Gleichstrom, der die Elektroden polarisiert. Der an der Kathode austretende Strom kann die MF-Wirkung verstärken, der an der Anode dämpft. In manchen Geräten kann dieser Effekt auch bewusst durch Gleichstromunterlagerung erzeugt werden.

17.2.1.4.3.3 Ein- oder Dreiphasenstrom?

Beim Einphasenstrom konzentriert sich die MF-Wirkung auf die Elektrodengebiete. Mit 4-6 Elektroden am Körper kann man die Wirkungsintensität an einem gewünschten Ort im Körperinnern durch Überlagerung intensivieren. Das führt zu einer Verschiedenartigkeit der Wirkungen und ist unter Umständen störend. Daher ist die Verwendung von Drehstrom, der mit seiner 1/3-Perioden-Phasenverschiebung der 3 aktiven zuführenden Stromspeisungen eine gleichmäßige Stromverteilung innerhalb des Volumens zwischen den 3 Elektroden ermöglicht, vorzuziehen.

Abb. 157: Prinzip des Drehstroms

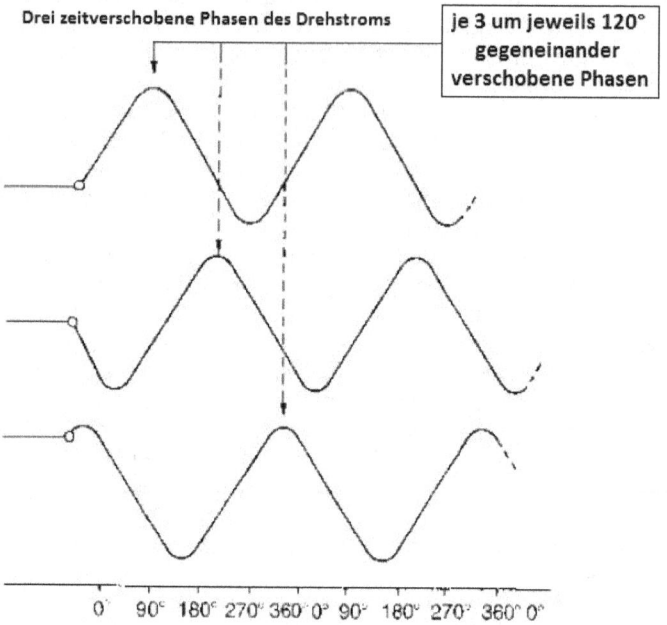

Drei zeitverschobene Phasen des Drehstroms

je 3 um jeweils 120°
gegeneinander
verschobene Phasen

0° 90° 180° 270° 360° 0° 90° 180° 270° 360° 0°

17.2.1.5 Indikationen

Ursprünglich war die MF-Anwendung eine reine Muskelbehandlung. Muskelschmerzen schränkten die Anwendung ein. Kombiniert man MF- und NF-Strom, dann können Schmerzzustände allein oder im Zusammengang mit der Muskelbehandlung günstig beeinflusst werden.
Auf muskulärer Ebene zählen daher Willkürinnervationsschwäche (*Beckenboden!*), fehlendes Muskelgefühl (*Beckenboden!*), Muskelschwäche (*Beckenboden!*) und reflektorische Muskelverspannung (*Beckenboden!*) zu den Indikationen und ergänzt eine bzw. geht einer physiotherapeutischen Behandlung voran. Es gilt, die Muskulatur wieder funktionstüchtig zu machen und deren willkürliche Aktivierung zu erarbeiten. Dabei ist die Mitarbeit des Patienten unerlässlich, auch im Hinblick auf den Erhalt des erzielten Ergebnisses. Es geht nicht darum, die MF-Therapie über sich ergehen zu lassen oder zu erdulden, ganz besonders nicht am *Beckenboden!*

- Muskelinnervationsschwäche
    - o Monotonie der Alltagsbewegung,
    - o Blockierende Wirkung von Gelenkbeschwerden,
    - o Inaktivitätshypotrophie/-atrophie,
    - o Geburtstrauma.
- Fehlendes Muskelgefühl,
- Bewusstmachung der (Beckenboden-) Muskelstrukturen
    - o zur Kontraktionsförderung,
    - o zur Relaxation.
- Muskelschwäche
    - o Steigerung der Muskelkraft,
    - o Steigerung der Ausdauerleistung.
- Reflektorische Muskelverspannung (nicht zentralnervös bedingt),
- Aktivierung denervierter Muskulatur.

Der Muskelnerv garantiert normalerweise die trophische Erhaltung der Muskulatur. Wird die Verbindung Nerv / Muskel zerstört (am Beckenboden z.B. durch Geburt oder Operation), so kann die MF-Therapie, ausreichend früh begonnen, die Dystrophieentwicklung verzögern und scheint offenbar einen positiven Beitrag zur in begrenztem Umfang möglichen Reinnervierung leisten. Die MF-Therapie fördert dann im weitern Verlauf den funktionellen Anschluss der reinnervieren Muskelanteile an die aktiven Anteile der Skelettmuskulatur. Auf diesem Prinzip würde ein frühzeitig postpartaler Behandlungsbeginn Sinn machen.

Im Zusammenhang mit folgenden Krankheitsbildern resultieren häufig Funktionsstörungen der Muskulatur, die ebenfalls eine MF-Therapie sinnvoll machen (können):
- Periarthropathien
    - Muskelschwäche,
    - reflektorische (schmerzbedingt) Muskelverspannung,
    - Gelenkschmerz (NF-Anteil).
- Z. n. Verletzungen (Geburt) oder Operationen (am Beckenboden)
    - Innervationsschwäche,
    - Muskelschwäche (durch Verletzung).
- Lumbago
    - Fehlendes Muskelgefühl,
    - Innervationsschwäche,
    - reflektorische (schmerzbedingt) Muskelverspannung.
- Periphere Neuropathien
    - Innervationsschwäche,
    - Muskelschwäche,
    - Schmerzen.
- Isolierte schlaffe Lähmungen bei spastischen Syndromen (Hirn-/ Rückenmarkserkrankungen)
    - Innervationsschwäche,
    - Muskelschwäche.

- Weitere Indikationen
  - Denervierung,
  - Primäre Myopathien (hier ist v. a. Ausdauertraining gefragt),
  - M. Sudeck zur schmerzfreien und physiologischen Aktivierung afferenter Systeme in Haut und Bewegungsapparat zur Überdeckung des Schmerzes und zur Anregung der Motorik.

Im Zusammenhang mit der Muskelarbeit sei an dieser Stelle darauf hingewiesen, dass die Kombination von MF-Therapie und Biofeedback in Kombination oder sequentiell (erst MF-Therapie, dann Biofeedback) in all den Fällen – hier natürlich mit Fokus auf den Beckenboden – sinnvoll ist, wo die Patientin noch an ihrem „Zugang" zur Beckenbodenmuskulatur intensiver arbeiten muss und es darum geht, das durch die induzierte Myohypertrophie erreichte Muskelvolumen dann durch Eigenarbeit zu erhalten. Auch kann eine Kombination oder sequentiell die Verordnung von klassischem Beckenbodentraining sinnvoll und wichtig sein, wobei im Hinblick auf den Inhalt und die Durchführung des Beckenbodentrainings auf Kapitel 10 verwiesen wird.

17.2.1.5.1 Analgesierende Wirkung
Neben der Muskelaktivierung besitzt der modulierte MF-Strom eine analgetische Wirkung, wie man sie von der transkutanen elektrischen Nervenstimulation (TENS) kennt (s. Kapitel 17.1). Während hier nullliniensymmetrische, bidirektionale Rechteckimpulse einer Frequenz unter 100 Hz angewendet werden, die über die Erregung schnell leitender Aß-Fasern sog. Wide-dynamic-range (WDR)-Neurone auf spinaler Ebene hemmen und damit die Schmerzleitung blockieren (Gate-Control-Theory) und/ oder auf Spinalebene deszendierende Hemmsysteme (Transmitter hier sind Noradrenalin und Serotonin) aktivieren, wählt man bei der MF-Reizung eine variable Modulationsfrequenz. Die Elektroden werden dann je nach zu behandelndem Gewebe/Störung platziert. Es wird diskutiert, dass diese Stromform nicht direkt analgetisch wirkt, sondern mittelbar über die durch die Muskelkontraktion beeinflusste Vasomotorik. Neben der gesteigerten Exsudation kommt es somit zu Resorptionsförderung und beschleunigtem Abtransport der Entzündungsmediatoren.

Bei der Mittelfrequenzreizung werden beide Wirkungen kombiniert. Man kann nämlich der niederfrequenten Hüllkurve noch eine muskelstimulierende Schwellfrequenz aufmodulieren. Direkte Analgesie und muskelkontraktionsinduzierte schmerzstillende Effekte addieren sich, indem 3 Frequenzen wirksam werden:

1. mittelfrequente Trägerfrequenz: 2-8 kHz (das sind 2-8 Sinusschwingungen (Impulse) pro Millisekunde, die an der Nervenmembran aufsummiert werden),
2. niederfrequente Hüllkurve: 10-150 Hz (d.h. 10-150 Impulse pro Sekunde),
3. an- und abschwellende Muskelstimulation (5-100 Schwingungen pro Minute = Häufigkeit der Muskelkontraktionen.

Anwendbar ist diese Behandlungsform bei diffusen Schmerzzuständen am Bewegungsapparat und Folgen von Trauma oder Mikrotrauma, z. B. beim Weichteilrheumatismus.

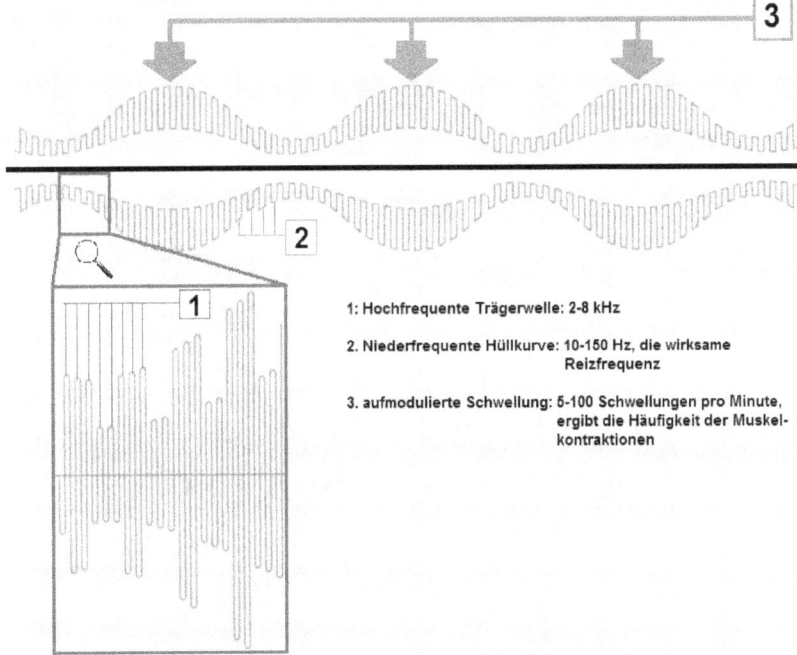

1: Hochfrequente Trägerwelle: 2-8 kHz

2. Niederfrequente Hüllkurve: 10-150 Hz, die wirksame Reizfrequenz

3. aufmodulierte Schwellung: 5-100 Schwellungen pro Minute, ergibt die Häufigkeit der Muskelkontraktionen

Abb.158: Mittelfrequente Trägerfrequenz (MF), niederfrequente Hüllkurve und Schwellung bei der MET. Man beachte, dass die Hüllkurven nie die Mittellinie erreichen.

Die Mittelfrequenz-Elektrotherapie empfiehlt sich bei TENS-Versagern, wenn bei myogenen Schmerzen zusätzlich Muskeltonussenkung durch vorangegangene Kontraktionen und Verbesserung der Vasomotorik mit indirekter Schmerzstillung erwünscht sind oder wenn die bei der TENS eingesetzten Frequenzen oberhalb der Kontraktionsschwelle liegen und schmerzhafte Muskelkontraktionen auslösen.

17.2.1.5.2 Weiteres Anwendungsspektrum der Mittelfrequenztherapie

Daraus ergibt sich für die Anwendung der modulierten Mittelfrequenz folgendes klinisches Indikationsspektrum:

- Beeinflussung der Vasomotorik (Stimulation der distal der Stenose gelegenen Muskelgruppen, z.B. bei peripherer AVK Fontaine IIB und III, ggf. auch bei anderen neurodystrophe Störungen),
- Weichteilrheumatische Läsionen,
- Verletzungsfolgen (nicht nur die Ruhigstellung mit Myohypotrophie stellt eine Indikation dar, sondern auch das traumatische Ödem, die Gelenkversteifung, Kontrakturen, Gelenkerguss, gelenkmobilitätsstörungsbedingte Myohypotrophie, Kraftsteigerung zur besseren Gelenkstabilisierung mit simultaner Resorptionsförderung und Durchblutungssteigerung periartikulär),
- direkte Schmerzstillung bei Stimulation der Nervenreizpunkte durch die eintretende Wedensky-Hemmung,
- TENS-Versager, wenn neurogene und myogene Schmerzen kombiniert sind.

17.2.1.6 Risiken und Nebenwirkungen/Kontraindikationen

Zu beachten:

- Prothesenlockerungen wurden bislang bei der Anwendung amplitudenmodulierter Mittelfrequenzströme nicht beobachtet. Möglichst sollte der Gelenkersatz oder die am Gelenk ansetzende Muskulatur (wegen der resultierenden Kontraktionen) nicht einbezogen werden (was bei der Behandlung von Beckenbodenpatientinnen nicht möglich ist. Daher ist die Patientin vor der Behandlung darüber aufzuklären, dass ein theoretisches Risiko besteht, in der Praxis aber noch nie aufgefallen ist). Es kommt aber zu keiner Erwärmung oder elektrolytisch bedingten Schädigung der Implantatoberfläche.
- Herzschrittmacher werden theoretisch vom Mittelfrequenzstrom als Störsignal nicht tangiert, man sollte aber Thorax und Arme aus der Stimulation herauslassen. Elektrodenanlage von der Hüfte abwärts ist erlaubt, ggf. kann die Therapie EKG-überwacht stattfinden.
- Bei peripher-neurogener Parese mit kompletter Denervierung ist die MF-Therapie ohne Wirkung, da die Regeneration des Achsenzylinders durch die Behandlung nicht gefördert wird und die schmalen MF-Impulse für den Zeitbedarf des denervierten Muskels zu kurz sind.
- Keine Auflage der Elektroden auf Wunden oder nässende/ entzündliche Effloreszenzen,
- Keine Therapie bei akuten, schwer fieberhaften Infekten,
- Kontraindikationen auch bei lokalen Entzündungen (Erysipel), Lymphangitis, Thrombophlebitis,
- Kontraindikation der Muskelstimulation bei Myopathien, MS, M. Parkinson.

18 Modulierte Mittelfrequenz-Elektro-Therapie (MET)

Die von U. Knop und dem Arbeitskreis für Modulations-Elektro-Medizin (M.E.M. e.V.) entwickelte mittelfrequente Stromform MET (modulierte Mittelfrequenz-Elektro-Therapie) soll die Vorteile klassischer nieder- und mittelfrequenter Elektrotherapieverfahren ohne die jeweiligen spezifischen Nachteile vereinen, indem sie drei verschiedene Stromformen zusammenführt. Diese Stromform wird bisher in nur sehr wenigen Lehrbüchern und wissenschaftlichen Arbeiten erwähnt, erscheint jedoch eine interessante Kombinationsmöglichkeit zu sein.

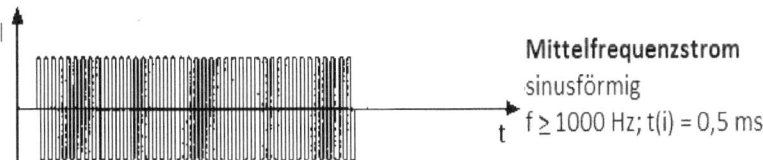

Mittelfrequenzstrom
sinusförmig
$f \geq 1000$ Hz; $t(i) = 0,5$ ms

Abb. 159: Sinusförmiger Mittelfrequenzstrom (MF-Strom)

Bei diesem Verfahren liegt zunächst ein rechteckig geformter Mittelfrequenzstrom von 2 - 6 kHz vor, welcher aufgrund des Gildemeister-Effekts (s.17.2.1.2) und der Wedensky-Hemmung (s. 17.2.1.2) als volumenaktivierende, bzw. volumendurchströmende Trägerwelle fungiert.
Die Haupteffekte sind:
* „kontinuierliche Aktivierung" ,
* Schmerzlinderung bei chronischen posttraumatischen Syndromen durch Bildung einer dauerhaften Depolarisation, welche eine Hemmung der Nerven ermöglicht,
* Direkteinwirkung auf den Muskel mit einer daraus resultierenden gesteigerten Eigenaktivität.

Auf die Trägerwelle können nun verschiedene Hüllkurven aufmoduliert werden, welche diese in der Gesamtheit zwischen den beiden Elektroden in ihrer Form und Wirkung auf den Körper verändern.
Dieses geschieht mit der Schwell-Amplitudenmodulation, die dem Mittelfrequenzschwellstrom [Wymoton®]-Verfahren entspricht.

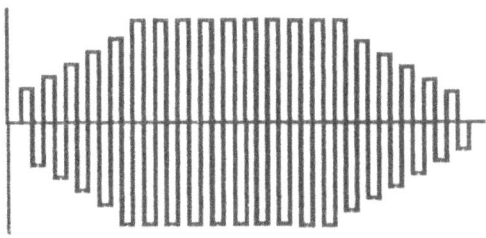

Abb.160: Schwell-Amplitudenmodulation

Die Hauptwirkungen je nach Modulationsgrad (Anzahl der Schwellungen pro Minute) sind:

Impulse/ Minute	Effekt
4-6	direkte Muskeltonisierung, bzw. „quasiphysiologische" Muskelkontraktion/-aktivierung nach Senn
15	Mikromassage und Lymphstimulation bzw. positive Beeinflussung des Lymphrückflusses aus dem Gewebe (z.B. zur Rückbildung von Ödemen)
30	Kräftige Muskelfasertonisierung
60	Reaktive Tonisierungs- und Detonisierungseffekte (über den „Schütteleffekt")
100	Spasmolyse, Lockerung verspannter Muskeln

Die Schwell-Amplitudenmodulation kann mit 2 -100 Schwellungen/min trapez- und rechteckförmig moduliert werden. Die Modulationstiefe ist zwischen 0- und 75% einstellbar, wobei immer ein mittelfrequentes Grundsignal bleibt (mind. 25%).

Als weitere Hüllkurve wird die Rechteck-Amplitudenmodulation, die dem Ampliltudenmodulationsverfahren oder "russische Stimulation" entspricht, auf die Trägerwelle aufmoduliert.
Diese ist in ihrer Amplitude niederfrequent rechteckmoduliert mit einer Frequenz von 1-100 Hz (also 1–100 Impulsen pro Sekunde) und ergibt die wirksame Reizfrequenz zur Muskelstimulation. Die Modulationstiefe kann wie bei der Schwell-Amplitudenmodulation bis 75% eingestellt werden.

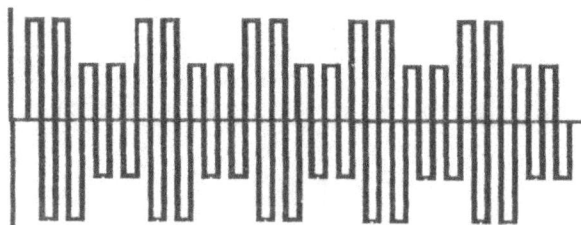

Abb. 161: Rechteckamplitudenmodulation

Die Wirkungen sind vielfältig und je nach Frequenz der niederfrequenten Hüllkurve spezifisch:

Frequenz [Hz]	Therapeutischer Effekt
100	Schmerzlinderung, TENS-ähnliche Wirkung, Hemmung des sympathischen Nervensystems, Erweiterung der Blutgefäße und Schwächung der Muskelkontraktion
50-70	Kräftigere Muskelkontraktionen der fast-twitch-Fasern, beginnende Schmerzlinderung
50	Kräftigere Muskelkontraktionen beider Fasertypen (Superposition) und beginnende Tetanisierung
20-40	Inkomplette kräftigere Muskelkontraktionen (Schütteleffekt/ Muskelpumpe), Ansprache der tonischen Fasern (slow-twitch) und Erregung des Vagus, Erweiterung der Blutgefäße
5-10	Tonisierung der Blutgefäße und Erregung des sympathischen Nervensystems

Der Haupteffekt der Rechteck-Amplitudenmodulation ist je nach Frequenzwahl eine anhaltende Schmerzstillung durch Aktivierung endogener schmerzstillender Substanzen und/oder die MF-Muskelstimulation.
Die beiden genannten Hüllkurven, die Schwell-Amplitudenmodulation und die Rechteck-Amplitudenmodulation, werden nun auf die Trägerwelle aufmoduliert, so dass der MET-Modulationsstrom entsteht, der auf der folgenden Abbildung zu sehen ist. Der MET-Modulationsstrom vereinigt so die niederfrequente MF-Therapie (Amplitudenmodulationsverfahren oder "russische Stimulation"), welche ähnlich wie NF-Reizstrom wirkt und die direkte Mittelfrequenz-Therapie (Mittelfrequenz-schwellstrom/Wymoton®-Verfahren) in einem Signal. Bemerkenswert ist, dass das Signal hierbei nie bis zur Nulllinie abfällt, was bei NF Reizstrom immer der Fall ist.
Grafisch veranschaulicht ist das MET-Modell auf folgender Abbildung zu sehen:

Abb. 162: Das MET-Modell

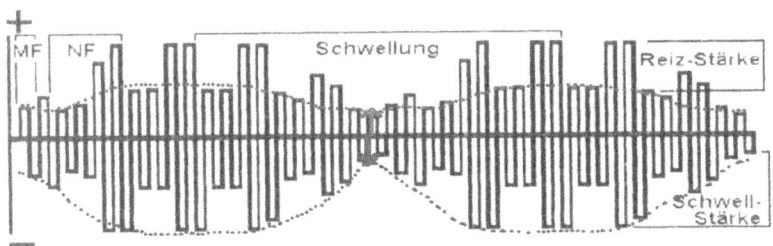

MET-Modulationsstrom -
beachte: keine der Hüllkurven erreicht die Nulllinie

Folgende Eigenschaften werden der MET zugeschrieben:

- Die MET eignet sich aufgrund der implizierten verschiedenen Stromformen zur **intensiven Muskelstimulation** mit folgender Detonisierung, zum gezielten Muskeltraining, zur Behandlung schmerzhafter Muskelverspannungen und zur posttraumatischen Schmerztherapie (vgl. Frenkel et al., 2004, S. 108). Zusammen mit der direkten Analgesie wird also gleichzeitig eine Muskelstimulation (zum Muskellaufbau und zur indirekten Schmerzstillung) wirksam. Diese Kombinationsmöglichkeit erreicht kein bisher bekanntes Stimulationsverfahren und wird möglich, da Nerven und Muskeln im Grunde bei derselben Frequenz von ca. 50 Hz stimuliert werden. Eine herkömmliche NF-Reiz-/Impulsstrombehandlung erzwingt über die Stimulation der Nerven eine Muskelzuckung. Die Rechteck-Amplitudenmodulation, die im Rahmen der MET als NF-Reizstrom fungiert, ermöglicht die Ansprache der Nerven als Eigenreaktion und nicht zwanghaft wie bei reinem NF Reizstrom.
- **Schmerzreduktion:** nach Anwendung der MET bei akut auftretender Lumbalgie kam zu einer Schmerzreduktion von 63,09% im Vergleich zu ca. 18% bei herkömmlichen Methoden. Begründet wird dieses Ergebnis mit der Frequenzwahl der aufmodulierten Rechteck-Amplitudenmodulation. Die Therapie läuft dabei in zwei Stufen ab: in der ersten Stufe werden 70 Hz aufmoduliert (Schmerzlinderung durch direkte Stimulation der Nerven), in der zweiten Therapiestufe werden 10 Hz aufmoduliert, wodurch Muskelfasern angesprochen und Muskelverspannungen gelöst werden. In einer Studie mit 15 Probanden wurde ebenfalls eine akute Lumbalgie mittels MET behandelt, wobei sich hier eine 42% Tonusabnahme des M. erector spinae im Segment L5 paravertebral, sowie eine Reduktion der Schmerzbewertung von 49% in dem Muskel zeigte. In einer weiteren Studie konnte bei Patienten mit HWS-Syndrom die Muskelspannung des M. trapezius nach der ersten Sitzung um 65% gesenkt werden und es kam zu einer Schmerzreduktion von 46%.
- **Muskelbehandlung bei zentraler Plegie:** Nach Schlaganfall kann zweimal pro Woche durchgeführter MET an der betroffenen Extremität behandelt werden, dazu wie üblich Krankengymnastik. Nach sechs Wochen zeigt sich im Vergleich zu ausschließlicher Krankengymnastik eine deutliche Verbesserung des Muskeltonus.
- Die durch die Mittelfrequenzwirkung erreichte intensive Gewebeaktivierung kann genutzt werden, um **Schlacken, Laktat und Abfallprodukte des Zellstoffwechsels aus den Geweben verstärkt auszuleiten** und durch leichte Belastungen in den für die Sportart nicht benötigten Muskeln zur gleichen Zeit abzubauen. Dadurch können die Regenerationszeiten verkürzt werden und es ist zu überlegen, ob es Sinn macht, die MET zusätzlich zu dem Einsatz nach intensiven Trainingseinheiten und zwischen Wettkämpfen auch in der Halbzeitpause von z.B. Fußball einzusetzen.

Die MET vermag Muskeln zu entspannen, den Abtransport von Abbau-produkten zu optimieren und gleichzeitig die Versorgung mit Sauerstoff und Nährstoffen maximieren. Demzufolge kann mit der MET Muskel-(faser)-verletzungen vorgebeugt werden. Ferner bietet die MET die Möglichkeit, die Muskulatur in Verletzungssituationen voll leistungsfähig zu halten und zur gleichen Zeit das verletzte Gewebe bei der Regenera-tion zu unterstützen.

Die MET ermöglicht das Betreiben von hochintensivem Muskeltraining ohne zusätzliche Belastungen für die Gelenke oder Strukturen, und durch das gleichzeitige Trainieren aller Skelettmuskeln (Ganzkörper-EMA) lässt sich der zeitliche Aufwand für das Krafttraining reduzieren. Diese Eigenschaft trifft jedoch auch auf das klassische niederfrequente Ganzkörper-EMS-Training zu, welches die Muskeln aber ausschließlich über die Stimulation der Nervenfasern zur Kontraktion zwingt. Bei der MET wirkt sowohl diese Art der niederfrequenten Muskelstimulation, als auch die „quasi physiologische" Muskelaktivierung (direkt über die Mus-kelfasern) mittels des Mittelfrequenzschwellstroms. Es besteht nachweis-bar eine signifikant höhere Wirksamkeit der MET gegenüber anderen MF-Stromformen in Bezug auf die Stimulation der Willkürmotorik (die MET erreicht hier zwei- bis dreimal so hohe Werte wie das reine Interferenz- oder das Amplitudenmodulationsverfahren).

Vergleicht man die Schmerzschwellenanhebung durch MET, nieder-frequenten Reiz-/Impulsstrom (in diesem Fall TENS) und Placebo mit-einander, dann zeigt sich (hoch signifikant), dass die MET auf 92% Schmerzschwellenanhebung im durchströmten Volumen, also in tiefen Gewebsregionen, gegenüber nur 28 % bei niederfrequenten Reiz-/Impulsstrom kommt (Krölling 1996). Bei der Wirkung innerhalb von 5 Minuten erreicht die MET mit 67% gegenüber dem niederfrequentem Reiz-/Impulsstroms mit 16% den gut vierfachen Wert (tiefe Gewebsaktivierung durch die MET). Diese Tiefenwirkung der MET wurde 1999 in einem laborexperimentellen Versuch an lebenden, betäubten Schweinen von Knop, Winter, Albert und Bock mit der Tiefenwirkung von niederfrequenten Reiz-/Impulsströmen und dem MF-Amplituden-modulationsverfahren verglichen. Die Takt- bzw. Modulationsfrequenz war jeweils dieselbe und die Abtastelektrode war tief in die Muskulatur nahe dem Oberschenkelknochen eingeführt (mit ca. 40 cm Abstand zwi-schen Messkopf und kutanem Einschubschnitt). Auf folgenden Abbil-dungen sind die unterschiedlichen Reiz-/Impulsströmen gemessen an den Ausgangselektroden und gemessen an der Tiefenelektrode zu sehen.
Der beschriebene laborexperimentelle Versuch wurde auch am isolierten Muskel- und Gewebsmodell in einer Computersimulation in vitro nach-gemessen, wobei es zu dem gleichen Ergebnis kam.

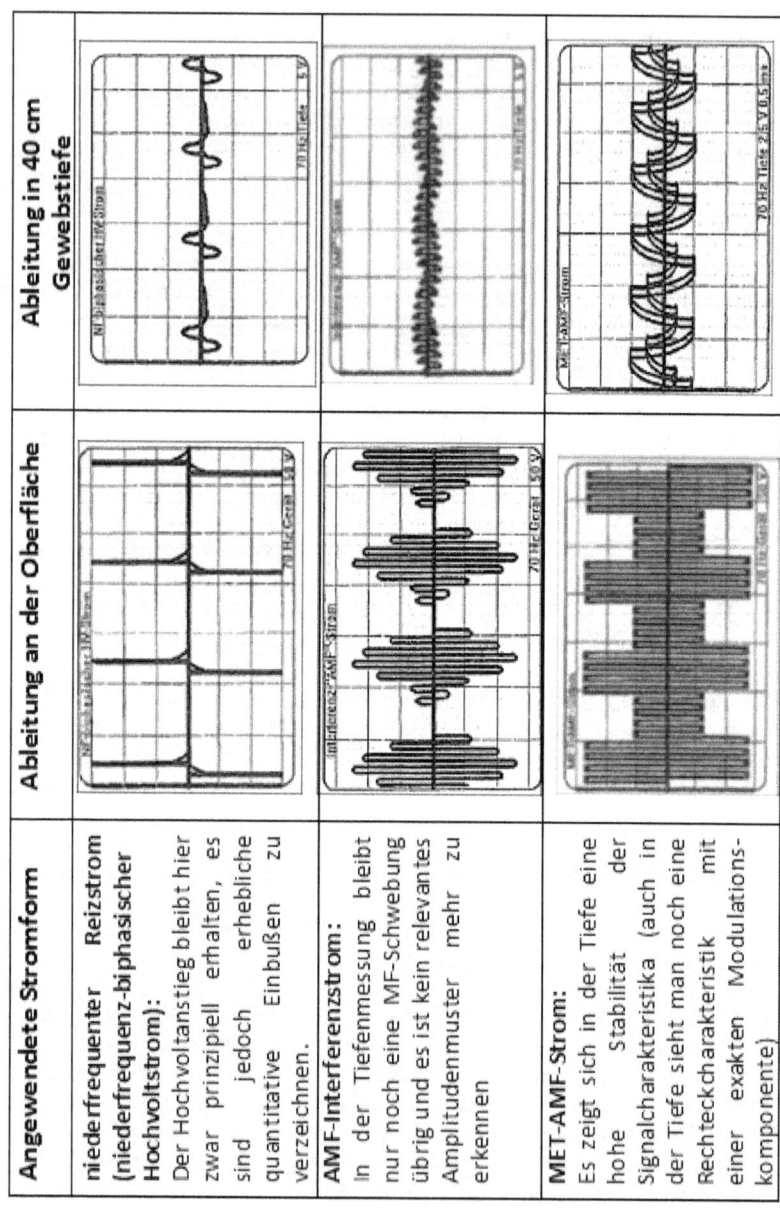

Angewendete Stromform	Ableitung an der Oberfläche	Ableitung in 40 cm Gewebstiefe
niederfrequenter Reizstrom (niederfrequenz-biphasischer Hochvoltstrom): Der Hochvoltanstieg bleibt hier zwar prinzipiell erhalten, es sind jedoch erhebliche quantitative Einbußen zu verzeichnen.		
AMF-Interferenzstrom: In der Tiefenmessung bleibt nur noch eine MF-Schwebung übrig und es ist kein relevantes Amplitudenmuster mehr zu erkennen		
MET-AMF-Strom: Es zeigt sich in der Tiefe eine hohe Stabilität der Signalcharakteristika (auch in der Tiefe sieht man noch eine Rechteckcharakteristik mit einer exakten Modulationskomponente)		

Abb. 163: Verschiedene Tiefenwirkung von 3 verschiedenen Strömen

Die Mittelfrequenz hat also spezifische Eigenschaften:
- Gildemeister-Effekt,
- Wedensky-Hemmung,
- Senn-Tonisierung.

Bei der **Senn-Tonisierung** handelt es sich um die Folge de beiden anderen Phänomene. Durch die langsame und kontinuierliche Entwicklung der Mittelstromintensität entsteht zunächst lokal ein Kontraktionszustand. Dieser entwickelt sich ebenfalls langsam in einen kontinuierlichen Kontraktionszustand fort. Dieses allmähliche Entstehen und den langsamen Rückgang des Kontraktionszustandes bezeichnet man als (Senn-)Tonisierung. Das grenzt die MET von der tetanisierenden Wirkung niederfrequenter und mittelfrequenter Reizströme ab. Da dies der physiologischen Aktivität der Muskulatur wesentlich näher kommt, bezeichnet man die Wirkung des MET-Stromes auch als „quasi-physiologisch". Dies scheint deshalb so zu sein, weil die nebeneinander-gelegenen Muskelfasern sich in unterschiedlichen Membrandepolarisationsphasen befinden, bedingt dadurch, dass lokal wirkende, länger dauernde reaktive Depolarisationen durch den Strom entstehen.

Abb. 164

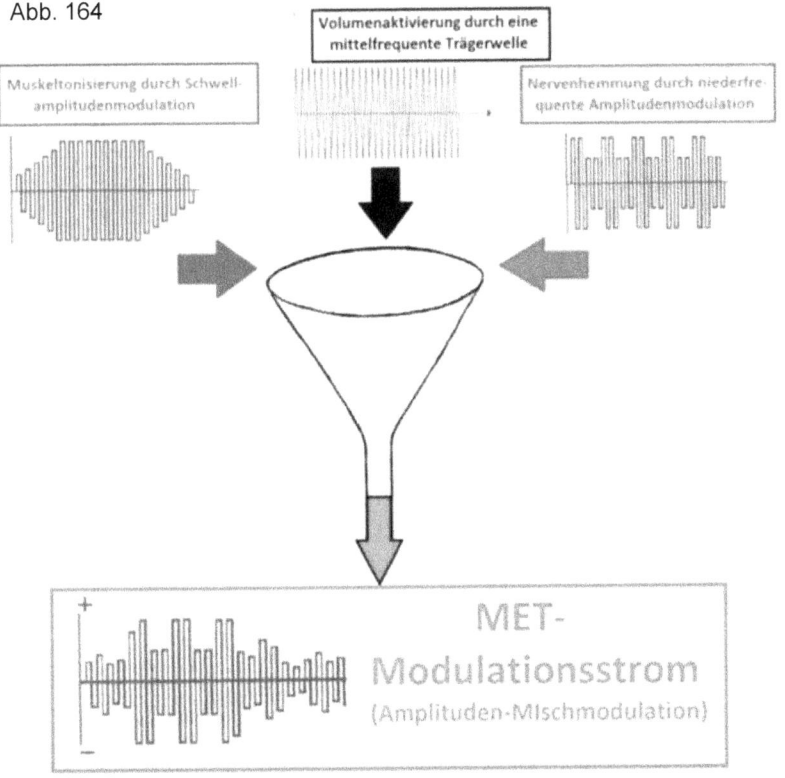

293

Dadurch kontrahieren die Muskelfasern nicht synchron, sondern es besteht ein rhythmisches Nebeneinander unterschiedlicher Kontraktionszustände. So ist es bei der spontanen Muskelaktivität auch.

Diese grenzen sie deutlich von der Niederfrequenz ab. Im medizinisch-therapeutischen bzw. rehabilitativen Bereich hat die Mittelfrequenz einen gefestigten Stand und ist medizinisch zugelassen (was nicht bedeutet, dass sie in allen Fällen von den gesetzlichen und privaten Krankenkassen auch finanziert wird, zumal sich diese Behandlungsform nicht zwingend in den physiotherapeutischen Praxen etabliert hat, sondern häufig in Fitnessstudios angesiedelt ist. Im Leistungs- und Breitensport fand die Mittelfrequenz noch vor nicht allzu langer Zeit nahezu keine Verwendung, außer in wenigen National-, Olympia- und Kadermannschaften. Dieses hing auch mit dem Umstand zusammen, dass bis Ende 2010 kein Ganzkörper-EMA-Gerät auf dem Markt war (welches mit der Mittelfrequenz arbeitet (im Gegensatz zum niederfrequenten EMS). Diese Situation hat sich geändert.

18.1 Elektrische Eigenschaften des menschlichen Körpers

Elektrophysikalisch stellt der menschliche Körper einen aus unterschiedlichen Leitern (den im Raum des Körpers verteilten unterschiedlichen Geweben) zusammengesetzten Verbund dar. Im Körper, anders als bei Metallen, leiten im elektrischen Feld im wässrigen Milieu des biologischen Mediums die Ionenbewegungen den Strom. Daher ist die Leitfähigkeit (σ) abhängig von Ionengehalt und –mobilität im jeweiligen Gewebe. Letztere ist temperaturabhängig.

Gebundene Ladungen im Gewebe führen daher zu sehr komplexen Dielektrizitätseigenschaften. Der Verschiebungsstrom trägt zum zeitabhängigen bioelektrischen Verhalten des Gewebes bei. Solche gebundenen Ladungen finden sich in den elektrischen Doppellagen der Membranoberflächen und in polaren Molekülen, wie wir sie bei Eiweißen finden.

Als „dielektrisch" bezeichnet man dabei ein Material, das elektrische Ladung nicht leitet, sondern, das in einem elektrischen Feld Ladungen verschiebt, anstatt sie zum Fließen zu bringen. Die dielektrischen Eigenschaften eines jeden Gewebes sind dabei unterschiedlich und werden mit den Begriffen

- Konduktivität (Leitfähigkeit) und
- Permittivität (Dielektrizitätskonstante) (Durchlässigkeit für elektrische Felder)

beschrieben.

Die **Konduktivität** setzt die Stromdichte im Gewebe mit einem extern angelegten elektrischen Feld in Beziehung und ist ein Maß für die Leichtigkeit freier Ladungsträger im elektrischen Feld, durch das Material/ Gewebe zu wandern. Sie steigt mit der Frequenz angelegten Stroms. Die **Permittivität** hingegen bezieht sich auf die Eigenschaft gebundener Ladungen im elektrischen Feld und stellt ein Maß dar für das Ausmaß der Verschiebung von Ladung bzw. in permanent dipolaren Molekülen für deren Neuausrichtung im Feld.

Wir betrachten dabei folgendes bildhafte Beispiel:

Ein äußerlich angelegtes elektrisches Feld übt eine Kraft aus auf die (freien oder gebundenen) Ladungen im Gewebe. Die Kraftrichtung ist abhängig von der Orientierung des Feldes und der Ladung der Ladungsträger. Oszilliert das Feld, dann ändert die Kraft ihre Wirkrichtung periodisch und damit wirkt sich dies auf die Orientierung der Ladungen im Gewebe aus.

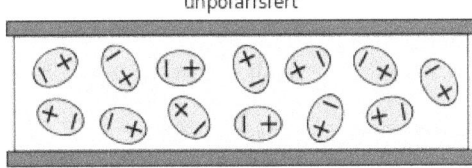

unpolarisiert

polarisiert durch ein angelegtes elektisches Feld

Allerdings sind die Veränderungen dort nicht synchron, da sie von weiteren Variablen abhängen. Gebundene unterschiedliche Ladungen werden sich etwas voneinander entfernen, sie werden funktionell zu Dipolen, und polarisierte Moleküle (in denen die Ladungen bereits getrennt sind) werden sich in der momentanen Feldorientierung ausrichten. Dadurch entsteht ein zusätzliches internes elektrisches Feld. Das setzt die freien Ladungen in Bewegung. Diese kollidieren mit anderen Partikeln auf ihrem Weg. Dabei verlieren sie Energie, nehmen aber von der elektrischen Feldenergie im Gewebe auf. Das trifft in bestimmtem Umfang sogar auf gebundene Ladungen zu, die ebenfalls kollidieren können. Die unterschiedlichen Ereignisse finden mit einer zeitlichen Verzögerung statt. Variablen sind hier also

- Ladung,
- Größe,
- frei beweglich oder gebunden,
- Beziehung der Teilchen zu ihrer Umgebung.

Daher rufen externe elektrische Felder unterschiedlicher Oszillationsfrequenz auch unterschiedliche Gewebereaktionen hervor. Die Gesamtreaktion ist also eine Addition einzelner einfacher Reaktionen auf das Feld und charakterisiert das Gewebe, dessen Eigenschaften letztlich die Reaktion auf das Feld bestimmen und mit den Begriffen der Konduktivität und Permittivität beschrieben werden können. Das resultierende elektrische Feld im Gewebe (man nennt es Verschiebungsfeld D) ist also eine Reaktion auf das außen anliegende Feld (E) und die Reaktion der geladenen Teilchen, Dies lässt sich sogar in einer Gleichung beschreiben, bei der ε die sog. Dielektrizitätskonstante des jeweiligen Gewebes darstellt (die wiederum frequenz [ω] - (und temperatur-) abhängig ist:

$$D(\omega) = \varepsilon(\omega) * E(\omega)$$

Diese Eigenschaften variieren von Gewebe zu Gewebe und sind abhängig von der Frequenz des angelegten elektrischen Feldes. Das bedeutet, dass es für jede Frequenz eine eigene Gleichung gibt. Die Permittivität ist abhängig vom Vermögen der gebundenen Ladungen, in einem elektrischen Feld verschoben oder polarisiert werden zu können. Damit hat jede polarisierbare Geweebentität eine ihr eigene, charakteristische Antwort auf das einwirkende elektrische Feld in Abhängigkeit von dessen Frequenz

$$\varepsilon(\omega) = \varepsilon_\infty + (\varepsilon_s - \varepsilon_\infty) / (1+j\omega\tau) \quad \text{[Debye-Gleichung]}$$

ε: Permittivität
ε_∞: Permittivität bei hoher Frequenz (hier können polarisierbare Gewebe nicht reagieren)
ε_s: Permittivität bei niedriger Frequenz (Polarisierung ist hier maximal)
j: elektrische Stromdichte [$A*m^{-2}$)
ω: Kreisfrequenz*
τ: charakteristische Relaxations*zeit(konstante)t*** eines Gewebes unter Studienbedingungen

ε enthält somit als Funktion alle Informationen zur inneren Organisation des Gewebes, einschließlich Ladungsbewegung und Dipol-Ausrichtung. In einer allgemeinen Form sollte die Funktion ε daher auch den Einfluss von Amplitude und Phase des einwirkenden Feldes sowie Terme, die den Energieverlust im Gewebe beschreiben, beinhalten. Da ε eine komplexe Zahl darstellt, teilt man sie in einen realen und einen imaginären Teil auf. *Der reale Teil repräsentiert die dielektrische Permittivität, der imaginäre Teil spiegelt Energieverlust oder – absorption wieder und repräsentiert damit die dielektrische Relaxation* des polarisierten Gewebes. Dabei ist die dielektrische Reizantwort auf das Feld am größten in der Umgebung von Frequenzen ~ 1/ τ (die Frequenz, bei der der Dipol auf das oszillierende Feld reagieren kann = dipolare Anregungs- oder Exzitationsfrequenz). Dabei sollte der imaginäre Anteil auch den zum Teil erheblichen Energieverlust durch Kollision freier Ladungen im Gewebe berücksichtigen.
Man erhält so gewebetypische Kurven *der dielektrischen Antwort auf das Anlegen eines elektrischen Feldes*:

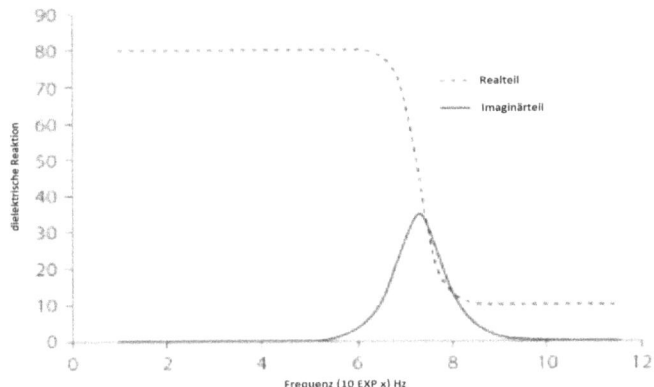

Nun ist biologisches Material natürlich noch komplexer. Jede polarisier-bare Einheit (Molekül) hat unterschiedliche Anregungsmomente. Die Interaktion der Moleküle verändert lokal ihre Polarisierbarkeit. Überge-ordnete Strukturen (z.B. Membranen) sind ihrerseits polarisierbar. Damit interagieren multiple Dipole mit unterschiedlichen und überlappenden Relaxationszeiten und dielektrischen Reizantworten und die freien La-dungen bestehen ja auch nicht aus einem, sondern aus mehreren Ionen unterschiedlicher Mobilität. Daher haben **Cole und Cole** die Debye Gleichung etwas modifiziert:

$$\varepsilon\ (\omega) = \varepsilon_\infty + (\varepsilon_s - \varepsilon_\infty) / [(1+j\omega\tau)]^{1-\alpha}$$

Ein typisches Cole-Cole-Diagramm beschreibt einen Halbkreis, dessen Mittelpunkt auf der reellen Achse liegt (siehe Bild). Auf der Abszisse des Cole-Cole-Diagramms wird der Realteil ε' der relativen Permittivität (Dielektrizitätszahl) und auf der Ordinate ihr negativer Imaginärteil ε'' (dielektrische Verluste) abgelesen. Die Frequenzabhängigkeit der Permittivität kann nach der folgenden Beziehung als Cole-Cole-Diagramm dargestellt werden, wobei ω die Kreisfrequenz und i die imaginäre Einheit ist.

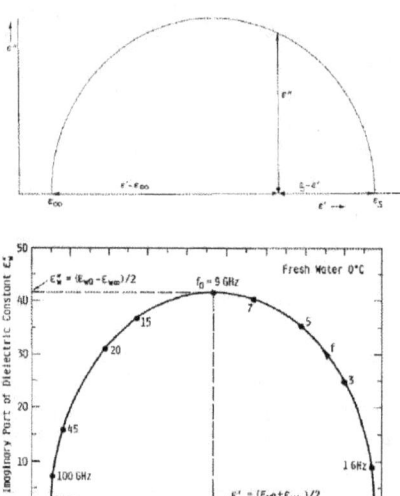

Als Ortskurve ergibt sich annähernd ein Halbkreis, dessen Lage und Größe von vier Parametern abhängt, die für das Beispiel von Wasser bei Raumtemperatur oder dem dielektrisch sehr ähnlichen Muskelgewebe etwa die folgenden Werte haben:

- die statische Dielektrizitätszahl ε_s, also die relative Permittivität des Dielektrikums bei der Frequenz 0 Hz $\varepsilon_s \approx 80$,
- die Dielektrizitätszahl bei sehr hohen Frequenzen $\varepsilon_\infty \approx 6$,
- die Relaxationszeitkonstante** $\tau \approx 10$ ps,
- der Cole-Exponent, er beträgt für Muskelgewebe $\alpha \approx 0{,}8$ und für Wasser $\alpha \approx 1$,
- Dem Cole-Cole-Diagramm lassen sich einige wichtige charakteristische Parameter des untersuchten Dielektrikums entnehmen. Hierzu dienen der Cole-Exponent α, die Relaxationszeit τ beziehungsweise ihr Kehrwert $\omega_c = 1/\tau$. Der Cole-Cole-Kreis weist zwei reelle Schnittpunkte mit der Abszisse auf. Bei der Resonanzfrequenz ω_c hat die Ortskurve ihr Maximum. Im Bild (oben) ist die Ortskurve der relativen Permittivität von Wasser für die Temperatur 0 °C dargestellt. Bei dieser Temperatur ist $\varepsilon_s \approx 80$ und $\varepsilon_\infty \approx 4$.

*Die **Kreisfrequenz** oder **Winkelfrequenz** ist eine physikalische Größe der Schwingungslehre. Als Formelzeichen wird der griechische Kleinbuchstabe Omega verwendet. Sie ist ein Maß dafür, wie schnell eine Schwingung abläuft.*

Im Gegensatz zur Frequenz **f** gibt sie aber nicht die Anzahl der Schwingungsperioden bezogen auf eine Zeitspanne an, sondern den überstrichenen Phasenwinkel der Schwingung pro Zeitspanne. Da eine Schwingungsperiode einem Phasenwinkel von 2π entspricht, unterscheidet sich die Kreisfrequenz von der Frequenz durch einen Faktor 2π:

$$\omega = 2\pi f = 2\pi * T^{-1}$$

wobei **T** die Periodendauer der Schwingung ist. Die Einheit der Kreisfrequenz ist 1/s. Anders als bei der Frequenz wird diese Einheit bei der Kreisfrequenz nicht als „Hertz" bezeichnet. Häufig wird der Begriff „Kreisfrequenz" durch eine mechanische Analogie eingeführt: Wenn man einen Punkt eines rotierenden Körpers (oder einen rotierenden Vektor) senkrecht zur Drehachse auf eine Ebene projiziert, erhält man die Abbildung einer harmonischen (sinusförmigen) Schwingung. Die Kreisfrequenz der Schwingung, die sich aus dieser Projektion ergibt, hat dabei denselben Zahlenwert wie die Winkelgeschwindigkeit des rotierenden Körpers. Diese Projektion ist jedoch lediglich die mechanische Veranschaulichung eines abstrakten Konzepts: Harmonische (d. h. sinusförmige) Schwingungen werden in der komplexen Ebene durch die Rotation eines komplexen Zeigers dargestellt. Durch diese Abstraktion ist der Begriff Kreisfrequenz auf Schwingungen jeder Art (elektrisch, mechanisch etc.) anwendbar und hat keinen direkten Bezug zu rotierenden Körpern. Die Kreisfrequenz beschreibt die abstrakte Änderungsrate des Phasenwinkels in der komplexen Ebene, während die Winkelgeschwindigkeit die Änderung eines physikalischen Winkels an einem physikalischen Körper pro Änderung der Zeit beschreibt.

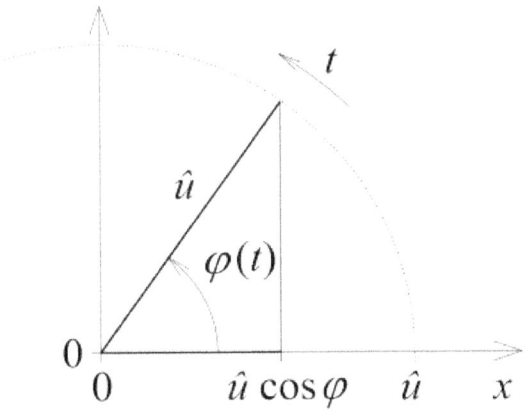

Mit konstanter Kreisfrequenz ω rotierender Zeiger der Länge û . Der Phasenwinkel φ(t) nimmt linear mit der Zeit zu. [Die Projektion des Zeigers auf die x-Achse ist û cos φ.]

*** **Relaxation** bezeichnet im naturwissenschaftlichen Bereich den Übergang eines Systems über **Relaxationsprozesse** in seinen Grundzustand oder in einen Gleichgewichtszustand (häufig nach einer Anregung oder einer äußeren Störung). Die **dielektrische Relaxation** (=verzögerte Reaktion eines Systems auf eine äußere Einwirkung, die nach Ende der Einwirkung abläuft). Während der **Relaxationszeit** läuft die Wiederherstellung des ursprünglichen Gleichgewichtszustandes ab, der Wert ist nach einmaliger Störung charakteristisch für das System. Die **Relaxationszeit** (genauer **Relaxationszeitkonstante**) beschreibt somit eine materialtypische charakteristische Zeit, in welcher sich ein System (meist exponentiell) dem stationären Zustand annähert. Anschaulich hat sich das System nach der Dauer einer Relaxationszeitkonstante merklich auf seinen Gleichgewichtszustand zubewegt; nach der Dauer von drei bis sechs Relaxationszeitkonstanten kann man gewöhnlich von einer weitgehend abgeschlossenen Relaxation ausgehen. Der Kehrwert der Relaxationszeitkonstante wird als **Relaxationsrate** bezeichnet. Die Unterscheidung von „Relaxationszeit" und „Relaxationszeitkonstante" ist sinnvoll, da in Experimenten zur Beobachtung oder Quantifizierung der Relaxation auch die frei wählbare Dauer, während der man ein System relaxieren lässt, als „Relaxationszeit" bezeichnet wird.*

Bei wiederholten periodischen Störungen ergibt sich eine Phasenverschiebung zwischen Störung und Systemantwort. Sind die Relaxationszeiten größer als die für die Zustandsänderung typischen Zeiten, ist das System quasistatisch) ist der zeitverzögere Aufbau der elektrischen Polarisation (P) eines dielektrischen Mediums nach Anlegen eines äußeren elektrischen Feldes (F). Die dielektrische Relaxationszeit ist eng verknüpft mit der Leitfähigkeit der Struktur. In Metallen ist sie klein, in Halbleitern und Isolatoren sehr groß. Als β-Relaxation bezeichnet man die frühe Relaxation der Teilchen. Sie korrespondiert mit der Vibration der Teilchen um ihre Gleichgewichtsposition herum. Da diese Teilchen im Verbund durch ihre Nachbarn behindert werden, kommt die Relaxation zu einem Plateau. Die β-Relaxation liegt zeitlich vor dem Erreichen des Plateaus. Die späte Relaxation bezeichnet man als alpha-Relaxation. Die Frequenz der Relaxation liegt in der Größenordnung $100 - 10^{10}$ Hz. Sie sind damit recht langsam, vergleicht man sie mit Molekülschwingungen oder elektrischer Ladungsverschiebung. Hier liegt die Frequenz bei über 10^{12} Hz.

Im Frequenzbereich zwischen (10-)100 Hz bis 1000 MHz nehmen der Widerstand und der Blindwiderstand der Gewebe kontinuierlich ab. Das ist dadurch bedingt, dass die Passage des Feldes über kapazitive Widerstände mit steigender Frequenz einfacher von statten geht und dass bei steigender Frequenz dann zelluläre und biochemische Mechanismen einzuwirken beginnen, die ebenfalls vereinfachend wirken. Dabei ist die Kapazität biologischer Verbände (Gewebe) um ein Vielfaches höher als die anorganischer Materialien (wie Kunststoff, wie er in Kondensatoren verwendet wird). Begründet ist das in der Vielzahl der eng benachbarten Membranen, die – jede für sich – als Kondensator wirkt. Innerhalb bestimmter Frequenzbereiche **vergrößert sich der Phasenwinkel (frequenzabhängig)**, da bestimmte ablaufende Prozesse die Kapazität erhöhen.

Diese Frequenzbereiche sind damit Regionen eines **gesteigerten Widerstandabfalls** in einem Koordinatensystem, in dem Widerstand (bzw. Permittivität) und Frequenz gegeneinander abgetragen sind. Man bezeichnet diese Frequenzbereiche als „Dispersionen".

Im Niederfrequenzbereich (um 100 Hz) kann sich die Zellmembran vollständig auf- und entladen (wird sie vollständig polarisiert und depolarisiert). Das ist der Bereich der sog. α-Dispersion.

Im Bereich von 10 kHz bis 10 MHz lädt sich die Zellmembran nur partiell auf und der Strom lädt auch die Organellen und intrazellulären Strukturen auf, er polarisiert sie. Diese Organellen wirken dabei wie kleine Kondensatoren. Der durch die lipiden Zellmembranen fließende Strom lässt kapazitive Komponenten im System entstehen. Die mit Polarisierung und Relaxation verbundenen intrazellulären Widerstandsveränderungen (Permittivitätsveränderungen) sind bei den Frequenzen um 100 kHz am deutlichsten erkennbar – das ist der Bereich der ß-Dispersion. (Die γ-Dispersion bei 10 GHz basiert dann auf Protein- und Organellen-Dipol-Reorientierungsvorgängen, die die Impedanzmessung des intra- und extrazellulären Raumes beeinflussen, hervorgerufen durch die Relaxation von Wassermolekülen.)

DISPERSION ist die frequenzabhängige Permittivitätsveränderung des Gewebes/ der Zelle, im niederfrequenten Bereich mit einer stärkeren Auswirkungen auf die *Polarisation geladener Teile*, seien es nun Proteine, ortsgebundene Dipole oder primär dipolare Moleküle wie Proteine. Damit steht der Bereich der α-Dispersion für die Ursache einer „Verfestigung" und größeren Undurchlässigkeit der Zellmembran (für elektrische Felder) sowie die *Einstellung des Ruhepotentials* der Zelle auf Werte um 60-90 mV.

Der Bereich der ß-Dispersion steigert die *Durchlässigkeit der Zellmembran für elektrische Felder* und ermöglicht einen *höheren Stoffaustausch; eine bessere Durchflutbarkeit des Zellinneren mit Wechselströmen* führt offenbar zu einer *erhöhten Regenerations- und Mitosefähigkeit*. Das Ruhepotential wird ebenfalls beeinflusst und liegt in diesem Bereich bei (nur) 30 mV, die Erregbarkeit steigt somit.

Die dielektrische Streuung ist daher also verknüpft mit Geweben, in denen die relative Permittivität mit steigender Frequenz absinkt.

Die Verschiebungsstromstärke ihrerseits ist zu der angelegten Feldstärke proportional.

Damit führen diese beiden Faktoren in einem Gewebe zu diesem komplexen frequenz-abhängigen Verhalten, das man als Dispersion bezeichnet. Üblicherweise kann man frequenzabhängig 3 Streuungsbereiche unterscheiden:

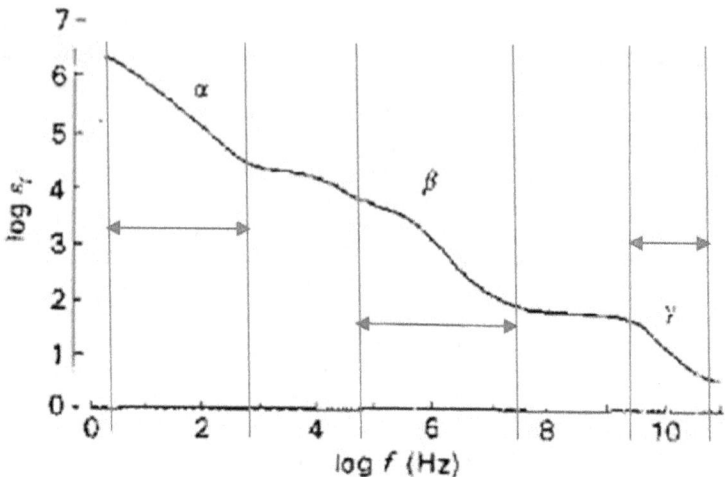

- α-Dispersion: 10 Hz – 10 kHz, bedeutsam an Membranen (Gewebsverbindungen) – im Niederfrequenzbereich angesiedelt,
- ß-Dispersion: 1 - 10 kHz bis mehrere MHz: einhergehend mit der Polarisation zellulärer Membranen, Proteine und andere organischer Makromoleküle – im Mittelfrequenzbereich angesiedelt,
- γ-Dispersion: > 10 GHz: Polarisation von Wassermolekülen.

Die Durchlässigkeit von Geweben für elektrische Felder im 50Hz-Bereich (ELF = extreme low frequency) ist extrem hoch, typischerweise um 10^6 (10^5-10^7), die sich in der α-**Dispersion** begründet, kann vor allem einem Gegenionendiffusionseffekt* zugeschrieben werden. Zum Phänomen der α-Dispersion tragen aber noch weitere Kofaktoren bei: aktive Membranleitfähigkeitsphänomene, Aufladung intrazellulärer membrangebundener Organellen, die mit der äußeren Zellmembran in Verbindung stehen und ggf. eine Frequenzabhängigkeit der Impedanz** der Membran selbst. Auf die Leitfähigkeit hat die α-Dispersion keinen Einfluss. Bei einer Zunahme der Dielektrizität um den Faktor 10^6 und einer Relaxationsfrequenz von 100 Hz steigt die α-dispersions-assoziierte Leitfähigkeit nur um 0,005 S/m, während die ionische Leitfähigkeit um 200 Mal stärker steigt. Damit haben Gewebe bei niedrigen Frequenzen einen vergleichsweise hohen Widerstand trotz ihrer hohen Durchlässigkeit für elektrische Felder. Sie wird beeinflusst durch die ionische Umgebung der Zelle.

Die **ß-Dispersion** tritt bei Frequenzen zwischen 1-10 kHz bis mehrere MHz auf und entspringt hauptsächlich aus der kapazitiven Ladung der Gewebezellmembranen. Ein kleiner Teil wird von der dipolaren Orientierung von Gewebeproteinen bei mittelfrequenten Strömen beigetragen. In der ß-Dispersion liegt die ß-dispersions-assoziierte Leitfähigkeit von Blut (Dielektrizitätskonstante 2000) bspw. um 0,4 S/m, während die ß-Relaxationsfrequenz bei 3MHz liegt.

In Geweben sind diese Parameter noch höher angesiedelt. Die Reaktion der Zellmembran auf das angelegte elektrische Feld ist es, die die ß-Dispersion im Wesentlichen beeinflusst (Maxwell-Wagner-Effekt***).

Ein Gegenion ist ein Ion, das in der Chemie ein elektrisch geladenes Teilchen begleitet, um die elektrische Neutralität des Systems zu gewährleisten. Gegenionen sind also Ionen mit entgegengesetztem Ladungsvorzeichen, die die elektrische Ladung eines Kations oder eines Anions ausgleichen. Oft verbindet man den Begriff Gegenion mit Ionenwolken – frei bewegliche Ionen – in einer Elektrolytlösung, die sich in der Umgebung eines Ions (z. B. einer Micelle oder einer anderen Grenzfläche) entgegengesetzter Ladung ansammeln. Wenn dabei eine Ionenart an der Grenzfläche selektiv adsorbiert wird, entsteht eine entsprechend elektrisch aufgeladene Schicht. Die Ladung dieser Schicht führt dann zu einer Anreicherung von Gegenionen in der unmittelbar angrenzenden Lösungsschicht.

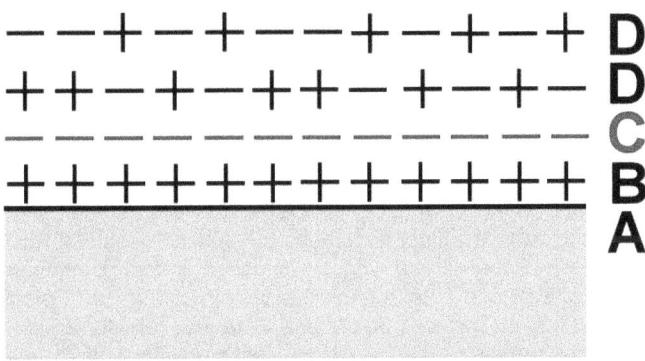

An der Adsorptionsfläche A werden hier Kationen B (positiv geladene Ionen) adsorbiert. Darüber lagert sich eine Schicht an Gegenionen C (hier Anionen) an. Die gewöhnlichen Ionen D (Kationen und Anionen) bewegen sich in der Elektrolytlösung darüber.

**Die Impedanz, auch Wechselstromwiderstand, gibt das Verhältnis von elektrischer Spannung an einem Verbraucher zur aufgenommenen Stromstärke an. Diese physikalische Größe wird im Allgemeinen vorteilhaft als komplexwertige Funktion der Frequenz angegeben. Die Impedanz beschreibt die Eigenschaft eines Mediums bei der elektromagnetischen Wellenausbreitung.*

*** Die sog. Maxwell–Wagner–Sillars-Polarisation (oft nur Maxwell-Wagner-Effekt genannt), findet sich an inneren dielektrischen Grenzflächen. Der Effekt beschreibt die Ladungstrennung (wie durch eine unsichtbare Trennschicht), die sich – in Relation zu Atom- und Molekülgrößen – über relativ große Distanzen manifestieren kann. Damit kann der Beitrag zum dielektrischen Verlust um ein Vielfaches größer sein als die dielektrische Antwort, hervorgerufen durch die Molekülbewegungen.*

Gewebe bestehen zum größten Teil aus Proteinen (und Wasser). Proteine haben eine dipole Exzitationsfrequenz im Bereich zwischen 1 und 10 MHz, abhängig von der Molekülgröße und damit seiner Möglichkeit, mit Bewegung/Schwingung/Rotation zu reagieren. Der Realteil von ε ist kleiner als der von Wasser. Die induzierte Polarisierung der DNS-Moleküle, von der elektrischen Doppelmembran um die DNS-Struktur herrührend, liegt im Bereich von 1 kHz, die Exzitationsfrequenz von DNS-Lösungen liegt bei 10-50 MHz. Ist das Wasser biologisch in den Molekülen gebunden, verändert es seine Relaxationszeit(konstante) τ (ungebundenes Wasser um 20 GHz, gebunden 100-1000 MHz).

Der Hauptmechanismus des dielektrischen Verhaltens der Zelle liegt in der Zellmembran begründet, die im Bereich von 100 kHz-10 MHz Ladungen aus den intra- und extrazellulären Flüssigkeiten akkumuliert. Einflussfaktoren sind hier

- Zellgröße,
- Membrankapazität,
- Leitfähigkeit der Membran,
- Leitfähigkeit der inneren und zellumgebenden äußeren Medien.

Sie alle bestimmen die Stärke des induzieren Dipols und die Relaxationsfrequenz. Die Elektrolyte tragen zu den frequenzunabhängigen dielektrischen Verlusten in Abhängigkeit von deren Konzentration und Beweglichkeit im Medium bei.

Muskelgewebe weist eine große α-Dispersion auf, stärker in seiner Längsrichtung als im Querdurchmesser. Schwan schreibt diese α-Dispersion der Polarisierung von Gegenionen in der Umgebung der Membran zu. Fatt und Falk sehen dieses Verhalten in der Polarisation des sarkotubulären Systems begründet. Eine Muskelfaser ist eine lang gestreckte vielkernige Zelle, wobei die Zellkerne meist dicht unter der Zellmembran der Muskelzelle, dem Sarkolemm, liegen. Ausläufer des Sarkolemms stülpen sich an vielen Stellen mit schlauchartigen Falten ein und bilden damit senkrecht zur Oberfläche und quer zur Längsachse der Muskelzelle das **sarkotubuläre System** von transversalen Tubuli (*T-Tubuli*, Quer-Tubuli; T-System), über das auch tief in der Muskelzelle gelegene Bereiche rasch von einer Erregung erreicht werden können, wenn ein Aktionspotential über das Sarkolemm geleitet wird. Die Einstülpungen des T-Systems haben Verbindung zur Oberfläche (und damit zum Extrazellulärraum) und ziehen hinab bis in die unmittelbare Nähe der Hohlräume eines anderen Röhrensystems, von Ausläufern des (glatten) endoplasmatischen Retikulums (*sarkoplasmatisches Retikulum* SR). Diese Kammerungen sind nun parallel zur Längsachse der Muskelzelle orientiert – also längs zwischen den Myofibrillen gelegen beziehungsweise sie umgebend – und bilden so ein abgeschlossenes System von longitudinalen Tubuli (*L-Tubuli*, Längs-Tubuli), das als Reservoir für Kalziumionen dient. Zu beiden Seiten stoßen die Ca^{2+}-speichernden Kammern des L-Systems auf die querenden Einfaltungen des T-Systems, sodass der eingefalteten Membran des Sarkolemms beidseits SR-Membranen anliegen (Triade) und Rezeptoren auf den je einander gegenüberliegenden Membranregionen direkt miteinander in Kontakt treten können.

Bei niedrigen Frequenzen dringt der Strom über das T-System in die Zelle, bei größeren Frequenzen wird der Strom durch die Membran in die Zelle abgeleitet. Die Frequenzgrenze ist bestimmt durch die Kapazität des T-Systems und den elektrischen Widerstand der in den Tubuli befindlichen Flüssigkeit. Daraus leitet sich ab, dass die Gesamtkapazität zwischen T-System und Extrazellulärraum frequenzabhängig ist und sie sich in einem Bereich zwischen der Addition der Kapazitäten von T-System und Zellmembran bis hin zu der Gesamtkapazität ausschließlich der Zellmembran bewegt. Da die Kapazität des T-Systems um ein Zehnfaches (oder mehr) höher ist als die der Zellmembran, steigert das T-System die Permittivität der Muskelzelle um ein Zehnfaches (und damit die des Muskelgewebes als solches, wenn lotrecht zur Achse gemessen wird). In vivo gehen wir davon aus, dass der der α-Dispersion zugrunde liegende Mechanismus auf einer Kombination der beiden Effekte

• Polarisierung des T-Systems und
• Polarisierung der Gegenionen der Zellmembranumgebung

beruht.

Elektrische Felder üben eine mechanische Kraft auf Zelle und Zellmembran aus. Die Kompressionskraft auf die Zellmembran ist das Produkt aus Membranpermittivität ε_m und dem Quadrat der Feldstärke an der Membran

$$(E_m): 0,5[\varepsilon_m \, E_m{}^2].$$

Das Feld an der Innenseite ist zu dem außen unterschiedlich, es resultiert eine nach außen gerichtete Kraft. Die Zelle wird durch die wirkende Kraft in Längsrichtung des Feldes elongiert. Auch tangential wirkende Feldkomponenten müssen zur exakten Beschreibung in die Betrachtung einbezogen werden!

Im Niederfrequenzbereich ist der Zellkern durch die Kernmembran geschützt. Das Potenzial hier liegt unter dem der äußeren Zellmembran. Damit kann man das Potenzial des Zellkerns nicht ändern, ohne gleichzeitig erhebliche Potenziale über die äußere Membran zu induzieren. Die beschriebenen Phänomene gelten nur, wenn man davon ausgeht, dass sowohl in der Zelle als auch im Zellkern ein flüssiges Medium vorliegt und dass der Zellkern deutlich kleiner ist als die Zelle selbst. Dadurch sind die Verschiebungsströme im Verhältnis zu den Leitungsströmen vernachlässigbar.

Bei einwirkenden Frequenzen unterhalb der ß-Relaxationsfrequenz von Zelle und Zellkern schützt die Zellmembran das Zellinnere und verhindert die Polarisierung der Kernmembran. Bei darüber gelegenen Frequenzen wird der Blindwiderstand von Zell- und Kernmembran sehr klein (Der **Blindwiderstand** (auch Reaktanz) ist eine Größe der Elektrotechnik, die einen Wechselstrom durch Aufbau einer Wechselspannung begrenzt und eine zeitliche Phasenverschiebung zwischen Spannung und Stromstärke verursacht. Der Wert des Blindwiderstandes ist frequenzabhängig. Der Zusatz „blind" rührt daher, dass elektrische Energie zu den Blindwiderständen zwar transportiert, aber dort nicht in thermische, mechanische oder chemische Energie umgewandelt wird).

Der Spannungsabfall an den Membranen nimmt dabei umgekehrt proportional zum Frequenzanstieg ab. Das an der Kernmembran induzierte Potenzial ist zwischen den ß-Dispersionsfrequenzen von Zell- und Kernmembran am größten und entspricht hier in etwa dem Produkt aus der Feldstärke des extern angelegten Feldes und dem Radius des Zellkerns (Beispiel: Leberzelle mit einer ß-Dispersionsfrequenz von etwa 0,7 MHz für die Zellmembran und 1,4 MHz für die Kernmembran). Komplizierter ist das Ganze für zellmembrangebundene Organellen wie das T-System der Muskelzelle. Hier spielt deren Verbindung zum extrazellulären Raum eine wichtige Rolle. Es ergeben sich also folgende Folgerungen:

1. Bei konstanter Feldstärke in der extrazellulären Elektrolytlösung sind die maximalen induzierten Potenziale proportional zum Durchmesser der Zelle oder der inneren Organelle. Der Spannungsabfall an den Membranen nimmt dabei umgekehrt proportional zum Frequenzanstieg oberhalb der ß-Dispersionsfrequenz ab. Für äußere Zellmembranen liegen die wirksamen Frequenzen im Radiofrequenzbereich (ab 30 kHz aufwärts), für Organellen im Audiobereich (20 Hz – 20 kHz), wenn diese mit der Zellmembran verbunden sind (wie beim muskulären T-System), sonst wie oben. Das maximale Potenzial wird dabei zwischen den ß-Dispersionsfrequenzen von Zell- und Kernmembran erreicht.

2. Zellinneres und die subzellulären Komponenten sind im niederen Frequenzbereich (bis 20 kHz – also bei den Frequenzen, mit denen wir in der Elektrotherapie arbeiten) gut geschützt.

3. Die Breite der Spitzenpotentiale ist in Zellverbänden (in vivo) bedingt durch deren strukturelle Heterogenität wesentlich breiter als in Zellsuspensionen (in vitro).

Im Zusammenhang mit der Stromwirkung am Skelettmuskel spielt die Anisotropie der Muskulatur (aller Muskelsorten) eine wichtige Rolle (**Anisotropie** bezeichnet die Richtungsabhängigkeit einer Eigenschaft oder eines Vorgangs. Anisotropie ist das Gegenteil von Isotropie). Konduktivität und Permittivität erfahren im Niederfrequenzbereich eine Veränderung um den Faktor 7-10. Fließt der Strom parallel zur Muskelfaserakte, verteilt er sich im intra- und extrazellulären Raum vergleichbar mit der Längenkonstante der Muskelfaser (die **Längenkonstante** der erregten Zellmembran ist als der Abstand definiert, nach dem die Amplitude der ausgelösten Depolarisation auf 37 % reduziert ist). Muskelgewebe weist eine große α-Dispersion auf. Im Bereich der α-Dispersion haben wir es also mit Zellmembraneffekten zu tun. Die ß-Dispersion ist im Bereich der im Zusammenhang mit EEMA-Behandlungen auftretenden Spannungen nicht relevant. Will man hier einen Effekt erzielen, ist die Frequenz zu steigern. Setzt man den Körper höherfrequenten Strömen aus (bis 10 kHz), dann bekommt auch das Zellverhalten durch die auftretende ß-Dispersion im gesamten Körper eine größere Bedeutung. Diese erzielen dann eine Wirkung auf die Zelle selbst und werden verantwortlich gemacht für die Verbesserung von Heilungsverhalten und Zellregeneration nach Belastung.

Nach den Unterlagen der Arbeitsgruppe MET um Herrn Ulrich Knop sind die Wirkungen auf zellulärer Ebene im Bereich der ß-Dispersion (Glaser, Weinstein):
• erhöhte Mitosebereitschaft,
• Steigerung des transmembranösen Proteinflusses,
• Phasenübergänge von Membranlipiden,
• Veränderung der Cluster- und Mosaikstruktur der Zellmembran
    o   Spike-Bildung,
    o   Vesikulationen,
    o   pH-Wert-Veränderungen.
Damit werden Transport- und Reaktionsgeschehen im Membranraum (Keynes) und bestimmte Reaktionen des Zellkerns (der ja bei niederen Frequenzen abgeschirmt ist) (Popp) induziert.
Hieraus leiten Senn und Lange das verbesserte Zellregenerations-geschehen und die Heilungsbeschleunigung unter MET ab.

18.1.1 Widerstandsverhalten der Zelle

• Bis 1 kHz – galvanischer (Ohm'scher*) Widerstand
• 1 kHz bis 5,5 kHz – induktiver Widerstand**
• > 5,5 kHz – kapazitiver Widerstand***
• > 10 kHz – Diathermiebereich

Durch den Übergang vom induktiven zum kapazitivem Widerstandsverhalten der Gewebe kommt es zu einer Veränderung in der Ansprache der Gewebe auf den Stromreiz und zu unterschiedlich schnellen Reaktionen der motorischen und der nervalen Einheiten:
• unter 5,5 kHz: sensible Nerven werden stärker angesprochen als die motorischen Einheiten,
• über 5,5 kHz: Umkehrung (Djourno-Effekt).

Bis 5 KHz ist die Dielektrophorese****-Eigenschaft im Intrazellularraum größer als die Elektrorotation der Dipole (und deren Kraft). Über 5 kHz ist dies umgekehrt. Auch in dieser Umkehr scheint die Veränderung der unterschiedlichen sensiblen Wahrnehmung und motorischen Wirkung begründet.

Ohm'scher Widerstand
Ein elektrischer Widerstand ist dann ein Ohm'scher Widerstand, wenn sein Wert unabhängig von der Spannung, der Stärke des fließenden Stroms und dessen Frequenz ist. An einem solchen Widerstand gilt das Ohmsche Gesetz.

**Induktiver Widerstand*
Untersucht man den elektrischen Widerstand eines Gewebes im Gleichstromkreis und im Wechselstromkreis, dann zeigt sich: Der elektrische Widerstand des Gewebes ist im Wechselstromkreis wesentlich größer als im Gleichstromkreis. Ursache dafür ist die Selbstinduktion.

Die im Wechselstromkreis im Gewebe entstehende Selbstinduktionsspannung und der mit ihr verbundene Selbstinduktionsstrom ist nach dem Lenzschen Gesetz so gerichtet, dass er der ursprünglichen Stromstärke entgegenwirkt und sie somit schwächt. Damit wirkt das Gewebe aufgrund der Selbstinduktion wie ein Widerstand. Dieser Widerstand wird als induktiver Widerstand bezeichnet. Da dem Stromkreis durch diesen Widerstand keine Energie entzogen wird, bezeichnet man einen induktiven Widerstand auch als Blindwiderstand.

***Kapazitiver Widerstand

Schaltet man einen Kondensator in einen Gleichstromkreis, so lädt er sich zwar auf, bildet aber dann einen unendlich großen Widerstand. Im Wechselstromkreis kommt es dagegen zu einem ständigen Auf- und Entladen. Ein Kondensator verhindert den Stromfluss nicht mehr. Er wirkt vielmehr wie ein elektrischer Widerstand. Dieser Widerstand wird maßgeblich durch die Kapazität des Kondensators bestimmt. Daher ist die Bezeichnung kapazitiver Widerstand üblich. Da dem Stromkreis durch diesen Widerstand keine Energie entzogen wird, bezeichnet man einen kapazitiven Widerstand ebenso wie einen induktiven Widerstand auch als Blindwiderstand.

****Dielektrophorese

Bei der Dielektrophorese wird ein inhomogenes elektrisches Feld – aus Gleichstrom (DC) und Wechselstrom (AC) – zur Manipulation von Partikeln/Teilchen benutzt. Durch das inhomogene Feld wird in den Partikeln ein Dipolmoment induziert, das sodann in Wechselwirkung mit dem angelegten Feld tritt: die Partikel erfahren eine Kraft und bewegen sich - je nach Feld und Dipolmoment - in Bereiche hoher (positive DEP) oder niedriger (negative DEP) Feldstärke. Die Kraftwirkung ist proportional zum Volumen der Partikel.

Kapitel 19 Training mit modulierter Mittelfrequenz
im Bereich des Beckenbodens

19.1 Einführung

Das mit moduliertem mittelfrequentem Strom im Bereich des Beckenbodens durchgeführte Training zum Aufbau der Muskulatur und deren
Bewusstmachung unterscheidet sich vom allgemeinen „Stromtraining"
durch eine Reihe von Faktoren:

- Die Elektrotherapeuten verfügen über ein entsprechendes Grund-
  wissen und sind im Vorgehen beim Training der Beckenbodenpatientinnen qualifiziert geschult.

- Das korrekte Anlegen der Elektroden ist bedeutsam.

- Die Einstellungen am Trainingsgerät und die Programm-Auswahl ist
  auf die Erfordernis der Beckenbodenmuskelstimulation abgestimmt
  und in einem gewissen Umfang standardisiert.

- Es gibt eine Grundhaltung für das Beckenboden-Training und weiter-
  führenden Übungen unter bestimmten Aspekten im Hinblick auf
  spezielle Behandlungsziele.

- Die Wahrnehmung der Beckenbodenmuskulatur über eine Bewusst-
  seinsschaffung für die entsprechenden Muskelstrukturen und deren
  Anspannung und Relaxation ist ein Behandlungsinhalt.

- Ein weiteres Behandlungsziel wird durch Kräftigungsübungen der
  kontraktilen Elemente in der inneren und äußeren Schicht erreicht.

- Eine umfassende Information, das Erteilen von „Hausaufgaben" und
  die Weitergabe von sachdienlichen Informationen und Hilfen für die
  Beckenbodenpatientinnen runden das Trainingsprogramm ab.

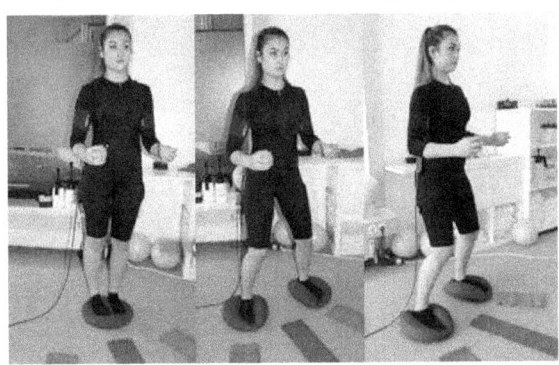

19.2 Das aktuelle Gerät (AmpliTrain-Pro®)

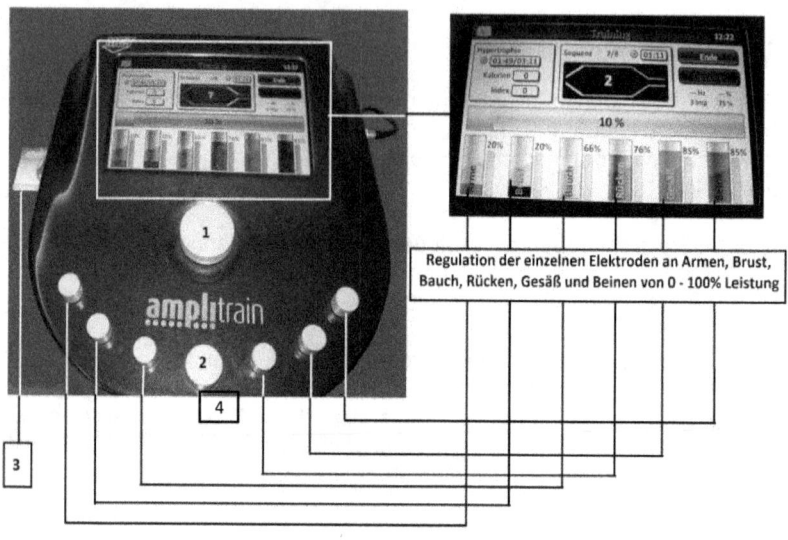

Regulation der einzelnen Elektroden an Armen, Brust, Bauch, Rücken, Gesäß und Beinen von 0 - 100% Leistung

	Bedienungs-/Anzeigeelement
1	Programmauswahl
2	Grundintensitätssteuerung
3	Personalisierte Chipkarte
4	Regulation der einzelnen Elektrodenpaare

AmpliTrain-Pro®

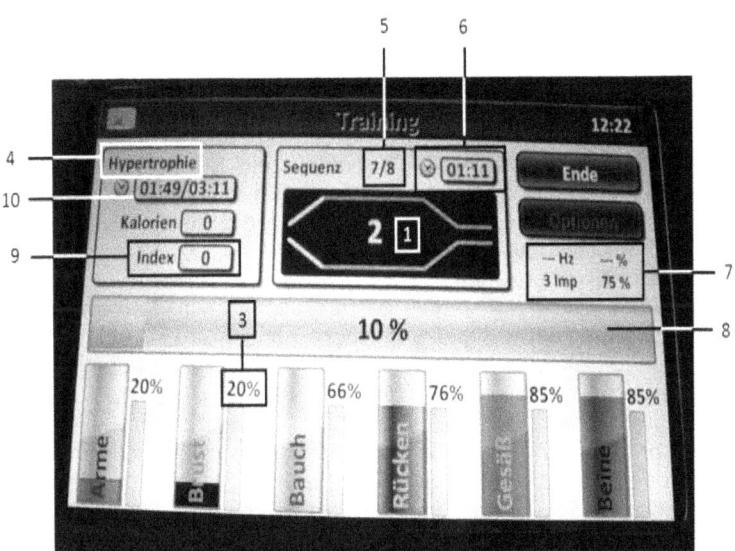

	Bedienungs-/Anzeigeelement
1	Optische Darstellung der Impulsgebung und Darstellung der Modulationsform
2	Verbleibende Zeit des aktuellen Impulsphase (an-/absteigend, gleichbleibend) in sec
3	Intensität der einzelnen Kanäle in Prozent
4	Aktuelles Behandlungsprogramm/-Trainingsprogramm
5	Hier wird angezeigt in welcher (hier in der Abbildung der siebten) von wie vielen (hier in der Darstellung insgesamt 8) Sequenzen man sich befindet
6	Zeitdauer der gerade laufenden Sequenz, die aktuell herunter gezählt wird
7	Aktuelle Stromparameter = oberen Zeile die Neuromodulation dargestellt in Hertz und aktueller Modulationstiefe, in der unteren Zeile wird die Myomodulation mit Impulsen je Minute und ebenfalls der Modulationstiefe dargestellt.
8	Hauptintensitätsregler (HI)
9	Index = ist ein Größe, die ein Richtwert darstellt, um die Intensität eines Trainings zu definieren
10	In Anspruch genommene und verbleibende Behandlungszeit

19.3 Glossar

• **Mittelfrequente Trägerfrequenz**
Sie ist ein einkreisiger, Nulllinien-symmetrischer Mittelfrequenzstrom (MF) mit steilem Flanken-Anstieg, der hier mit einer Frequenz von 2 kHz als tiefenwirksames Trägersignal fungiert. Diesem Strom wird bei der modulierten Mittelfrequenz (= der Verwendung der MET), wahlweise ein niederfrequenter Reizstrom (NF) und/oder ein MF-Schwellstrom aufmoduliert. Auch das MF-Trägersignal selbst ist therapeutisch tiefenwirksam. Wenn alle drei Komponenten zum Einsatz kommen, wird auch von einer MET-Mischmodulation gesprochen.

• **Niederfrequenter Anteil**
Der niederfrequente (NF) Anteil der modulierten Mittelfrequenz ist ein *nervenfaser*wirksames Signal von einer niedrigen Anzahl von Impulsen pro Sekunde [1 Impuls/Sekunde = 1 Hz]. Dieser niederfrequente Anteil liegt in einem Bereich von 0 - 1000 Hz und wirkt so *über die Nervenfasern* auf die motorischen Einheiten des durchströmten Gebietes im Körper. Er veranlasst je Impuls eine Reaktion an den motorischen Endplatten des durchströmten Muskels und bewirkt damit eine Kontraktion. Die Impulsgebung und Reaktion läuft rein neuronal ab. Die NF-Stimulation läuft also sensibel-nerval bzw. motorisch-nerval ab und hat einen Einfluss auf das Na^+/K^+-Austausch-System.

• **Modulationstiefe**
Modulations- und Schwelltiefen sind die sogenannten „Fenstertiefen" (Gewebeaktivierung). Die Fenstertiefe besagt, wie tief die Hüllkurve des mittelfrequenten Trägersignals (MF-Trägersignal) bei einer Modulation eingeschnitten ist/wird. Je tiefer der Einschnitt in der Hüllkurve des MF-Trägersignals, desto höher der Spannungsunterschied und somit auch die Wirkung auf die Zellmembran und dadurch auch auf das Zellgewebe. Es ist zu beachten, dass eine größere Modulation der Tiefeneinstellung einen Verlust an MF-Trägerwellenwirkung bedeutet. Der Spannungsunterschied bewirkt eine Verringerung der Mittelfrequenzwirkung an der Zellmembran. Myo-Modulation= Wirkung direkt am Sarkolemm ohne Beteiligung von motorischen Nerven. Neuro-Modulation (oder NF-Modulation)= Abgabe von Stimulationsreizen auf die motorischen Nerven.

• **Eindringtiefe in das Gewebe**
MET-Ströme wirken homogen im gesamten durchströmten Gewebevolumen und erfassen alle erregbaren Strukturen (Volumenwirkung).

• **Umschaltung**
Strom fließt von einer Elektrode (=Pol) zur anderen, dadurch ist die Stromflussrichtung vorgegeben.
Bei dem Gerät „AmpliTrain-Pro®" gibt es die Möglichkeit, eine Umschaltung der Stromflussrichtung vorzunehmen. Dies erlaubt eine Variation der Stromflussrichtung durch andere Kombinationen von Elektrodenpaaren.

Hinweis:

Bei den Anzügen der Serie Integra von „Amplitrain®" können die Umschaltungen nicht beliebig variiert werden, da nur die in den Optionen angebotenen Umschaltungen genutzt werden können und diese nicht den wesentlichen Umfang der Umschaltung darstellen. Auch sind die Rückenelektroden umgedreht miteinander verbunden was bedeutet, dass der Stromkreis gegenläufig zu allen anderen Elektrodenpaaren voreingestellt ist. Deshalb sind Aktivierungen der Umschaltung am Gerät nur sinnvoll bei subjektiver Missempfindung („Strombelästigung") des Patienten und von Fall zu Fall auszutesten.

• **Speicherkarte**
Die individuelle Konfiguration der Umschaltungen des Patienten kann durch Speichern auf einer Chipkarte analog zu den persönlichen Eckdaten für das nächste EMA-Training vorgehalten werden.

• **Dokumentationsprogramm**
Es wird die initiale Befunderhebung des jeweiligen behandelnden Arztes oder Therapeuten in ein Dokumentationssystem eingepflegt und jede Trainingseinheit wird unter Berücksichtigung von Ausgangsbefund, Tagesform (körperlich & psychisch) und Ablauf (was – wie - wann wurde im jeweiligen aktuellen Training durchgeführt) eingetragen.

• **Index** (Gesamtstrommenge, die im Körper ankommt und fließt)
Der Index dient als eine Größe, die einen Richtwert darstellt. Er soll als Orientierungshilfe dienen und ist eine relative Maßeinheit. Die Berechnung des Index wird vom „AmpliTrain-Pro®"-Gerät mit Hilfe der auf der Chipkarte festgehaltenen Eckdaten des Patienten (Geschlecht, Körpergröße, Alter und Gewicht) berechnet. Es gilt zu berücksichtigen, dass durch die Unterziehkleidung, die während der Behandlung getragen wird, der Index rund 20% höher liegt.

• **Patientenkontakt**

  • *Erste Kontaktaufnahme – Informationsgespräch*
Dem ersten Training geht immer ein ausführliches Beratungs- und Aufklärungsgespräch voraus. Dazu gehört das Studium des ärztlichen Befundberichts, damit daraus ein Trainingskonzept/-plan entwickelt werden kann. Diese Handlung unterliegt der Schweigepflicht, wie dies bei allen medizinischen Behandlungen, z. B. auch bei konventionellen Physiotherapeuten der Fall ist. Ein Informationsaustausch zwischen dem Trainingsbetrieb und dem ärztlichen Beckenbodentherapeuten ist erforderlich und wird von der Patientin (stillschweigend) autorisiert.
In diesem persönlichen Erstgespräch werden einerseits einige Fragen zur medizinischen Vorgeschichte gestellt und andererseits die Kontraindikationen erläutert, die dazu führen können, dass ein EMA-Training nicht durchgeführt werden kann.

Die Patientin muss etwaige akute Störungen der Gesundheit oder des Befindens vor dem jeweiligen Training mitteilen, weil es zum Beispiel nicht angeraten ist, in einem akuten Infekt zu trainieren.

Des weiteren werden die Grundwirkungsprinzipien des Trainings mit MET erläutert, um die Patientin vorab gedanklich auf dieses einzustimmen.

- **Kontraindikationen**

Relative und absolute Kontraindikationen für das EMS/EMA-Training sind:

- **Elektronische Implantate** (Herzschrittmacher, Blasen- oder Enddarmschrittmacher, Insulin- oder Schmerzpumpen, nicht gemeint: z. B. ein Remeex®-Implantat) ,
- **Herzrhythmusstörungen**, bekannte Probleme mit den **Herzkranzgefäßen**, andere Erkrankungen an **Herzmuskel** und oder **Gefäßsystem** (nicht nur des Herzens) - hier muss in bestimmten Fällen mit dem Kardiologen/Angiologen Rücksprache gehalten werden (mechanische Herzklappen sind nicht gemeint),
- **Schwangerschaft** (ab Kenntnis),
- **Epilepsie/Krampfleiden** jeglicher Art,
- **Hauterkrankungen** (Dermatosen) im Bereich der Elektroden (ggf. Hautarzt konsultieren),
- Erkrankungen des **Gefäßsystems** im Sinne der Thrombose oder Venenentzündung (Phlebitis) oder einer akuten Thrombophlebitis (durch Thrombose ausgelöste Venenentzündung), fortgeschrittene **arterielle Verschlusskrankheit** (AVK),
- **Nicht-behandelte bösartige Erkrankungen im Anwendungsbereich** (keine Kontraindikation besteht bei behandelten Tumorerkrankungen-Ausnahme: **Implantataufbau der Brust**- hier müssen die Brustelektroden ausgeschaltet sein (wegen der Gefahr des Verrutschens des Implantates unter dem Brustmuskel),
- **Erkrankungen im Akutstadium** (z.B. Infekt der Atemwege (Terminverschiebung), entzündliche Darmerkrankungen (M. Crohn, Colitis) im Schub, Gallenblasenentzündung, (unbehandelte oder akute) Magenschleimhautentzündung, ...),
- **bestehende Sportuntauglichkeit** (ggf. ärztliche Bescheinigung sinnvoll).

- **Aufklärung über Risiken und Nebenwirkungen, Dokumentation und Unterschrift**

Ein Aufklärungsbogen ist entsprechend den bestehenden Kontraindikationen zu gestalten und von der Patientin vor dem Ersttraining zur Kenntnis zu nehmen und zustimmend zu unterschreiben. Die Verwendung eines standardisierten Bogens (s. 20.3) wird empfohlen.

- **Kommunikation mit behandelnden Ärzten zur Freigabe der Patientin zur Behandlung**

Eventuell ist es sinnvoll, seitens des Trainingszentrums mit behandelnden Ärzten Kontakt aufzunehmen, um bestimmte gesundheitliche Situationen des Patienten vor dem Hintergrund der geplanten Behandlung zu besprechen.

Aktuell ist nicht zwingend davon auszugehen, dass die betreuenden Ärzte eine ausreichende Kenntnis über die hier vorgestellte Behandlungsmethode besitzen, so dass ggf. der Kontakt zu dem die Indikation zur Behandlung stellenden Beckenbodentherapeuten hergestellt werden sollte.

Die Kommunikation mit dem Arzt ist hinsichtlich Inhalt und Datum/Uhrzeit zu dokumentieren.

- **Probe- oder Testtraining**

Beim Neueinstieg in das Feld der MET bzw. des EMA-Trainings ist es wichtig, zunächst ohne Bewegungsmuster bzw. Gerätehilfsmittel zu arbeiten, um ein klares Wahrnehmungsbild der Stromwirkung im Bewusstsein der Patientin zu schaffen, wie mit dem Strom gearbeitet und gleichzeitig die subjektive Kontrolle behalten wird (um Vorurteile und Ängste abzubauen).

- **Ausgabe eines Evaluationsbogens (fakultativ)**

Unseren Patientinnen wird zu Beginn und am Ende der Behandlung im Zentrum ein (evaluierter) urogynäkologischer Fragebogen ausgehändigt, mit der Bitte, diesen auszufüllen und bei der Befundevaluation im Beckenbodenzentrum dann abzugeben.

Entsprechend der Indikation sind das entweder:

a. Inkontinenz-Fragebogen (für Patienten mit Leitsymptom Harninkontinenz). Es wird im Fragebogen Bezug genommen auf die angegebenen Symptome der vergangenen vier Wochen vor und nach der Behandlungsserie.

b. Fragebogen bei Descensus genitalis (wenn nicht die Inkontinenz Leitsymptom ist),

c. ein allgemeiner Fragebogen zum Thema Patientenzufriedenheit im allgemeinen mit der Behandlungsausführung, Fortsetzung der Behandlung, Therapieabbruch in der laufenden Behandlungsserie, Frage der Einschätzung der Effektivität, Preis-Leistungsverhältnis,.... (Evaluation im Rahmen der Qualitätssicherung/des Qualitätsmanagements des entsprechenden Trainingszentrums).

19.4 Einleitung der Therapiesequenz

19.4.1 Allgemeines Grundwissen und Vorgehen

Die Trainings-/-Behandlungsdauer sollte je nach Indikation und Zielsetzung in der jeweiligen Trainingseinheit unter Berücksichtigung der physischen und psychischen Belastbarkeit der Patientin 20 bis 30 Minuten betragen.

In Abhängigkeit von Indikation und Zielsetzung, physischen und psychischen Fähigkeiten sowie der allgemeinen körperlichen Belastbarkeit (und der des Beckenbodens) sollten

*   allgemeine muskuläre Stabilisation und Stabilisation im Bereich des Beckenbodens,
*   Wahrnehmung der Beckenbodenstrukturen,
*   reflektorischen Entspannung sowie
*   Kräftigungsübungen für das Beckenbodensystem

Inhalte der Behandlung sein und in spezifischer Reihenfolge angewendet/ vermittelt werden. Dabei sind auch die Wiederholungen einer Übung und die Zusammenstellung der Übungsreihenfolge individuell und behandlungszielorientiert anzupassen.

Grundsätzlich wird mit einer Grundübung begonnen und mit Variationen aus dieser Grundübung heraus weitergearbeitet. Dann wird dieser Komplex (Grundübung und Variation) mindestens zweimal wiederholt. Die Wiederholung schafft Verstärkung einer Handlung und deren Effekt. Erst darauf aufbauend werden weitere neue Übungen und deren Variationen eingeführt. Wenn es als für das Trainingsziel sinnvoll erachtet wird, können schließlich unterschiedliche Übungen kombiniert werden. Für den Trainingsablauf bringt die Variation von Übungen zwar für die Patientin Abwechslung, allerdings scheint dies einherzugehen mit einem *Verlust von Effizienz der Wirksamkeit, das heißt ein langsameres Erzielen eines guten Resultats beim Muskelaufbau (Hypertrophie.* Integriert werden können auch bestimmte Atemtechniken, die abgestimmt auf die jeweiligen an– und abschwellenden Impulsformen eingesetzt werden.

Der Einstieg in das MET-Training erfolgt zunächst ohne Bewegungsmuster und Gerätehilfsmittel. Ziel ist es hier, ein klares Wahrnehmungsbild für die Stromwirkung („wie fühlt sich das an") im Bewusstsein des Patienten entstehen zu lassen. Dann werden die unterschiedlichen Atemtechniken vermittelt und mit den jeweiligen Impulsformen gekoppelt („synchronisiert"). Dadurch wird ein Bezug hergestellt zwischen dem Impuls und seiner Wirkung an der Muskulatur, in unserem Fall am Beckenboden. Es soll beim Patienten ein Gefühl dafür geschaffen werden, wie man mit dem Strom am Beckenboden arbeiten kann, um möglichst rasch ein subjektives Empfinden für die muskuläre Struktur des Beckenbodens zu etablieren. Der Patient hat somit das Gefühl für die „Kontrolle" der Muskulatur.

19.4.2 Behandlungsziele

- Stabilisierung aller kontraktilen Elemente des Beckenbodens im endogenen muskulären System,
- Einbeziehen der Synergisten (äußere Beckenbodenmuskelschicht, außerhalb des Beckenbodens gelegene quergestreifte Skelettmuskulatur,
- Einbeziehung des Zwerchfells über die Atmung in die Aktivierung und Relaxation des Beckenbodens als synergistische Muskulatur (ausatmen – anspannen/einatmen – entspannen),
- Synchronisierung zur Regulierung bzw. Verbesserung der Speicher- und Entleerungsfähigkeit der Blase bei den unterschiedlichen Funktionsstörungen,
- Aktivierung des vegetativen Nervensystems,
- Bewusstmachung der Komplexität des Systems und seiner Synergisten.

19.4.3 Das korrekte Anlegen der Elektroden

Für eine optimale Feld- und Volumenwirkung im Beckenbodenbereich werden die Beinelektroden direkt unterhalb der Schenkelbeuge angebracht. Da die Oberschenkel in diesem Abschnitt den größten Umfang haben, müssen größere Elektroden verwendet werden, als an allen anderen Stellen des Oberschenkels. Die Elektroden sollten dabei so angelegt werden, dass der Patient spürt, wie die von den Elektroden stammende Flüssigkeit von dem darunterliegenden Textilgewebe aufgenommen wird. Die Elektroden sollen fest anliegen, ohne das Gefühl eines „Abschnürens" zu erzeugen (der Zeigefinger des Therapeuten sollte unter der Elektrode noch einlegbar und verschiebbar sein).

19.4.4 Die Einstellung am Trainingsgerät und die Auswahl der Programme

Die Einstellungen am Trainingsgerät orientieren sich am Fokus „Beckenboden", was sich in der Einstellung der Kanäle widerspiegelt:

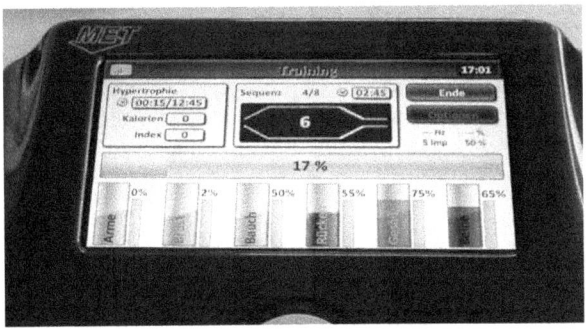

Die Feldwirkung im Bereich des Beckenbodens wird hierbei erzeugt durch die Bauch-, Gesäß- und Beinelektroden. Einen geringen Anteil an der Feldwirkung hat auch der untere Rückenbereich (LWS-/Kreuzbein–Bereich).

Jedoch sollten auch die Rumpfelektroden nicht vernachlässigt werden, da in eine anatomisch–physiologische Grundhaltung hinein trainiert bzw. diese (sollte sie bereits existieren, was selten ist) stabilisiert werden soll. Dies kommt funktionell bei geeigneten Haltungs- und Bewegungsmustern der Beckenbodenfunktion zu Gute bzw. stellt für deren Funktion eine Voraussetzung dar.

Bei der Auswahl der Elektrodenkanäle soll dabei darauf Wert gelegt werden, dass zunächst zwei Haupt-Stabilisatoren in der Elektroden-Auswahl aktiviert werden und dann ein dritter Kanal dazu genommen wird.

Beispiel:
a) Beinelektrodenintensität bei 80 % einstellen,
b) Bauchelektrodenintensität bei 60% positionieren,
c) Gesäßelektrodenintensität von 0 % auf maximal 80 % hoch regulieren.

Es sollte, wenn es die körperliche Konstitution der Patientin zulässt, primär über die Gesäßelektrodenintensität der Stromfluss in den Beckenboden „hinein reguliert" werden, um mit dem „Ankommen" des Stromes im Beckenbodenbereich ein subjektives Bewusstsein für die muskulären Strukturen zu schaffen und das An- und Abfluten der Impulse wahrzunehmen.

19.4.4.1 Programm-Auswahl
Es werden je nach Anamnese und Befund unterschiedliche Modulationen oder (vom Hersteller bereits erstellte) Modulationsprogramme (Abfolgen) verwendet.

Bei dem Gerät AmpliTrain-Pro® haben sich in der Zeit von Dezember 2014 bis einschließlich Februar 2016 bei über 5000 Trainings-/-Behandlungseinheiten **4 Programme** besonders bewährt: die 3 unten genannten sowie die Anwendung des „Muskelauflockerungsprogrammes" in der Kombination.

1. Hypertrophieprogramm
Dieses Programm arbeitet mit 8 Sequenzen, davon beinhalten 4 Sequenzen reine Mittelfrequenzimpulse aufmoduliert auf eine 2-kHz-(Mittelfrequenz)-Trägerwelle.

2. Programm „Basis 4"
Es arbeitet auf reiner sog. Schwellmodulation (auch „Myomodulation" genannt) in allen seinen vier Sequenzen. Bei diesem Programm steigert sich die Schwellmodulation je Sequenz um 10 Impulse/Minute. Jeder Impuls dauert insgesamt 6 Sekunden. Der Impuls teilt sich auf in 1 sec Flanken-Anstieg, 3 sec Arbeitszeit, 1 sec Flankenabstieg und 1 sec Pausenzeit.

Bei diesem Trainingsprogramm werden ausschließlich die Muskelzellen über die Myomodulation angesprochen und die motorischen Nerven bei dieser Aktivierungsform nicht gereizt/stimuliert.

Durch die Schwelltiefen von 50% bis 75% und die schnellen, eher kurzen Impulse von 20 bis 50 Impulse/Minute, die gleichmäßigen und relativ langen Sequenzen von je 5 Minuten und die fehlende Stimulation des motorischen Nervenanteils, ist diese Schwellmodulationen sehr gut verträglich (das subjektive „Stromempfinden" ist gering), auch im Hinblick auf die Verträglichkeit seitens des Herz-Kreislauf-Systems und des Vegetativums.

Dieses Programm eignet sich für den Auf- und Ausbau der Kontraktionskraft und Kontraktions**ausdauer** im Beckenbodenbereich.

3. Programm „Basis 6"

Programm 6 arbeitet im Wesentlichen mit den gleichen Parametern und Bedingungen wie das „Basis 4"–Programm, die beiden Programme unterscheiden sich aber etwas in ihrer Schwellfolge und Schwelltiefe. Sie sind jedoch in ihrer Zielrichtung gleich ausgerichtet, nämlich der Kräftigung und Tonisierung der quergestreiften Muskulatur bei möglichst hoher Intensität mit relativ geringer sensibler (als belästigend, unangenehm oder bisweilen schmerzhaft empfundener) Stromwirkung mit dem Ziel, der Steigerung der Ausdauer der Kraftwirkung im Beckenbodensystem, vor allem in der mittleren bis tiefen Muskelschicht.

19.4.5 Stromempfinden

Schon mehrfach wurde das Phänomen unangenehmen subjektiven Empfindens der Stromwirkung (im Bereich der Haut) erwähnt. Die Überwindung dieses „Hindernisses" gelingt bei der MET über die Intensität der Trägerwellenfrequenz. Der Hautwiderstand sinkt mit steigender Frequenz und damit auch die Missempfindung, die der Stromfluss im Hautniveau auslöst (bei 5 kHz liegt der Hautwiderstand nur noch bei 32 Ohm!).

Dadurch entsteht eine geringere sensible „Belästigung" des Patienten. Es ist so möglich, mit höheren Stromintensitäten zu arbeiten, was eine Steigerung der Wirkung und Effektivität zur Folge hat. Damit ist generell die Mittelfrequenz gut verträglich und vom „Stromgefühl" her eher angenehm. Sie wird auch von älteren Menschen meistens gut angenommen und toleriert. Es gilt in der Praxis grundsätzlich, dass der Strom bei der Anwendung als gut er- und damit auch verträglich wahrgenommen werden soll. Die Parameter der Anzeigen des Gerätes können hierbei im Training genutzt werden, um für den Patienten eine „objektivierbare" und nachvollziehbare Beziehung zwischen Empfinden, Stromintensität und Effekt für die Muskulatur herzustellen.

Die Praxis zeigt, wie „stolz" die Trainierenden immer sind, wenn es im Laufe der Behandlung zu einer Steigerung der Parameter (Intensität und Index) kommt, weil sie damit auch einen positiven Therapieeffekt an der Muskulatur assoziieren. Denn unser Ziel bei der Anwendung aller drei Programme ist die Stimulation von kontraktilem Gewebe und damit die Stimulation und der Aufbau hypo- bzw. atrophierter Muskulatur.

19.4.6 Muskeltonisierung

Bei Muskelatrophie ohne Schmerzen durch Verspannung (=unphysiologischer Kontraktionszustand/Dauerkontraktion) werden zum Aufbau der Muskulatur kräftigere und langsamere Muskelkontraktionen induziert, als man dies bei (bereits) schmerzhaft verspannter Muskulatur tun kann. Zur Muskeltonisierung verwendet man eine Schwellfrequenz von 5-10 Impulsen pro Minute bei einer Modulationstiefe von 40-50%, wie sie von Senn empfohlen wird   („...*eine Muskeltonisierung ist nur mit geringen Modulationsgraden realisierbar!*"). Die dabei zu wählenden Niederfrequenzen richten sich nach der Art der zu stimulierenden Muskelfasern. (*fast-twitch* oder *slow-twitch*).
Die Stimulation phasischer Muskelfasern benötigt eine Erregung im NF-Bereich (MF-Reizstrom) von 50-70 Hz. Diese Muskelfasern reagieren schnell, kräftig, ermüden aber auch rasch, sie sind die „Sprinter", während die slow-twitch-Fasern die Marathonläufer unter den Muskelfasern sind. Die Stimulation der tonischen Muskelfasern benötigen eine Erregung im NF-Bereich (MF-Reizstrom) von 10-30 Hz.

Da im Beckenboden-System die tonischen Muskelfasern mit 70-90% dominierend sind, sollte der niederfrequente Anteil der Stimulation bei 10-30 Hz liegen. Generell gilt, dass bei einem NF-Reizstrom ("**Rechteckamplitudenmodulation**") im Bereich von ca. 50 Hz eine simultane Stimulation von Nervenfaser und Muskelzelle bei derselben Frequenz stattfindet.

Die drei Programme für die Muskeltonisierung bis hin zur Hypertrophie der Beckenbodenmuskulatur haben bei den Patienten vor allem in der Anfangszeit der Behandlungsserie Auswirkungen auf das Miktionsverhalten, da eine der biochemischen Eigenschaften des Stromes im Körper das „Entsäuern" ist. Bedingt ist dies durch die (günstige) Beeinflussung des pH-Wertes im Körper (von „sauer" hin zu „basisch"). Dem Homöostaseprinzip folgend schafft der Körper einen „Ausgleich" über ein verstärktes Durstgefühl sowie eine gesteigerte Urinproduktion.

19.4.7 Muskellockerung (Muskeldetonisierung)

Bei dem aktuell verwendeten Gerät „AmpliTrain-Pro®" werden über ein „Muskellockerungs-Programm" sieben Sequenzen durchlaufen, wobei diese mit einem Modulationsspektrum im Niederfrequenzbereich (MF-Reizstrom) von 1-100 Hz bei einer Modulationstiefe von 25 bis 75% und der bekannten Trägerwellenfrequenz von 2 kHz einwirken.
Außer in der 1. und 7. Sequenz, bei denen mit einem MF-Reizstrom mit niederfrequenter Hüllkurve gearbeitet wird, werden in den anderen Sequenzen zusätzlich sog. Schwellmodulationen (MF-Schwellstrom) im Niedrigstfrequenzbereich eingesetzt, um so eine MET-Gesamtmodulation mit muskeldetonisierendem Effekt zu erreichen.

Zur Detonisierung kann aber auch mit manuellen Modulationen gearbeitet werden. Zur Detonisierung sollten 100 Impulse pro Minute zur Lockerung bis hin zur Spasmolyse (verspannter) quergestreifter Muskulatur zur Anwendung kommen sollen.

19.4.8 Kombinationen
Es kann im Rahmen der Behandlung des Beckenbodens durchaus eine Kombination unterschiedlicher Programme und damit unterschiedlicher Ströme sinnvoll sein, abhängig vom Befund:

• durch die Anwendung einer Niederfrequenzmodulation von 20-40 Hz kommt es zu einem Ansprechen der tonischen Fasern (*slow twitch muscle fibers)* und zur Vasodilatation mit Aktivierung des N. vagus

• durch die Zumischung der Niederfrequenzmodulation wird die motorische Wirkung verstärkt und dies führt zu einer Muskellockerung [das Muskellockerungsprogramm von Amplitrain® nutzt unter anderem die Frequenz von 100 Hz mit einer Modulation von 75% zum Zwecke der Hemmung des sympathischen Nervensystems (Effekt: Schwächung der Muskelkontraktion und Tetanisierungsneigung)]

Kapitel 20 Das EEMA-Training

20.1 Grundhaltung für das Beckenboden-Training und dessen weiterführenden Übungen

20.1.1 Haltung

Bei allen Übungen wird eine „Zentrale Linie" [eine imaginäre senkrechte Linie von der Nase über den Nabel bis zum Schambein (NNS-Linie)] hergestellt. Je nach Schwerpunkt der Übungen und dem bildhaftem Vorstellungsvermögen des Trainierenden, konzentriert sich dieser auf einen der drei genannten Punkte (Fixationspunkt), um diese Linie (sein „Zentrum") zu halten.

20.1.2 Atmung

Während der Ausführung der Übungen sollte der Patient versuchen, eine gleichmäßige, fließende Ein- und Ausatmung aufrecht zu erhalten.

Es ist dabei wichtig, dass der Patient mit dem vom Programm oder der allgemeinen Einstellung am Gerät angebotenen Impuls arbeitet und nicht gegen diesen. Der Übungsleiter ist für diese Synchronisierung verantwortlich.

Der erste Kernpunkt bei Beginn des Trainings liegt in der Schulung der oft verloren gegangenen Beckenboden-Wahrnehmung. Über die Wahrnehmung des Stromimpulses rücken wir das Gefühl für die Lokalisation der Beckenbodenmuskulatur ins Bewusstsein. Dazu benutzen wir zunächst eine Grundübung und anschließend mindestens eine Variation (Ausführungsabwandlung), später (zur Wahrnehmungsfestigung) steigern wir dies hin zu ganz unterschiedlichen Übungen aus verschiedenen Positionen, mit oder ohne Einbeziehung von verschiedenen Geräten bzw. Hilfsmitteln.

Zweiter Kernpunkt: im Übungszusammenhang ist auch die Bewusstmachung der Zwerchfellatmung durchzuführen. Diese muss über unterschiedliche Atemtechniken bzw. Atemübungen oft auch erst speziell angeleitet, geübt und trainiert werden. Dies ist bedeutsam, weil nur der Synergismus mit der Aktivität am Beckenboden den Trainingseffekt effektiv werden lässt und später „im richtigen Leben" der Patientin den bewussten und dann auch adäquaten Einsatz der Beckenbodenmuskulatur gestattet.

Damit hat die Patientin ihre erste „Hausaufgabe", nämlich Zwerchfellwahrnehmung und –atmung zu üben, und zwar im Zusammenhang mit Kontraktionen des Beckenbodens (auch wenn diese am Anfang noch nicht unbedingt effektiv sein müssen, weil es an Masse fehlt).

20.1.3 Bewusstseinsschaffung für die Muskelstrukturen des Beckenbodens und Wahrnehmung der Anspannung

Der Inhalt dieser Übungsfolge ist es, die Wahrnehmung der Muskulatur zu vermitteln und die sensomotorische Stabilisation im Beckenboden-Rumpfbereich unter „Stromfluss" zu fördern bzw. zu verbessern.
Wir arbeiten hier mit der bekannten Trägerwelle von 2 kHz, auf die ein Mittelfrequenzstrom mit einer Schwellentiefe von 25% und relativ kurzen Impulsspektrum von 20 bis 50 Impulsen/Minute aufmoduliert wird. Dieses Training in der sog. **Myomodulation** ist für die Kräftigung der Muskulatur ein wesentlicher Bestandteil.
Es wird mit Hilfe eines Pezziballes, bei Bedarf mit einem stabilisierenden Schalenuntersatz, sowie mit Zugbändern (z.B. „Therabänder") in verschiedenen Stärken gearbeitet. Diese werden in unterschiedlichen Winkelstellungen und Gegenzugstärken durch den Therapeuten eingesetzt, um bei der Patientin eine kontrollierte Destabilisierung im Becken-Rumpfbereich hervorzurufen. Aufgabe der Patientin ist es, dagegen zu wirken, um die Destabilisierung zu vereiteln. Durch die Außenwirkung (Impuls von außen) und die Wirkung des nach innen gerichteten ansteigenden Schwellstrom einerseits und die aktive/ bewusste Gegensteuerung der Patientin über Aktivierung des Zentralnervensystem andererseits schaffen wir ein kognitives Bewusstsein für den Beckenboden und dessen Aktivitätsmuster. Dabei wird mit langsam aufbauenden Schwellmodulationen von 20 bis 60 Imp./min bei einer Schwellentiefe von 25 bis 75% gearbeitet, die pro Sequenz um je 10 Imp./min ansteigen. Diese Behandlung ist mit dem sogenannten „Basis 4"- Programm sowie einer 5 Minuten langen Zusatzsequenz von 60 Imp./min bei 75% Schwelltiefe realisierbar. Falls ein anderes Gerätesystem zur Verfügung steht, muss gegebenenfalls manuell in 5-Minuten-Sequenzen diese ansteigende Myo-Modulation eingestellt werden.

20.2 Übungsteil

Übungsziel: Kognitive Wahrnehmung der NNS-Linie und Stabilisierung des Beckenbodens über Aktvierung der Beckenbodenhilfsmuskeln:
a) Adduktoren
b) gerade Bauchmuskeln
c) seitliche Bauchmuskeln

Indikation:
Belastungsinkontinenz, Descensus genitalis (Senkungsleiden)

Übungsserie :
1.1.1 (Abb. 1.1.1-1 bis 1.1.1-20)

Einstellung am Gerät :
Reine Myomodulation, zwischen 20 und 50 Impulse/Minute mit Schwelltiefen von 75%, 50%, 25% und 50% sowie von 4 x 5 Minuten Dauer.
Aber: die Intensität wird nach dem subjektivem Belastungsempfinden der Patientin eingestellt.

Hilfsmittel :
Pezziball,
Beckenbodensoftball,
Zugband (z.B. Theraband),
Reflexkissen.

Hinweis:
Über zusätzlichen Fersendruck und das isometrische Zueinander-Hinziehen der Innenseiten beider Fersen aktiviert man die Adduktorenmuskeln und verstärkt so die Wirkung auf die Muskulatur des Beckenbodens.

Übungsserie 1.1.1
Übungsziel: Kognitive Wahrnehmung der NNS-Linie und Stabilisierung des Beckenbodens über Aktvierung der Beckenbodenhilfsmuskeln

Wir stehen hinter der Patientin. Diese sitzt mittig und gleichmäßig auf ihren Sitzbeinhöckern auf einem Pezziball. Der Blick ist gerade nach vorne gerichtet (horizontales Blickfeld). Der Kopf befindet sich zentriert in der Verlängerung der Wirbelsäule.	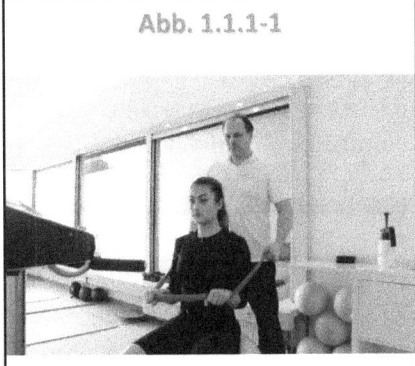 Abb. 1.1.1-1
Die Patientin greift im Schultertiefstand (Schultergürtel-Nackenbereich ist entspannt und wird mit leichtem minimalen Druck Richtung Boden gedrückt) mit der Handinnenfläche nach unten zeigend das Zugband (z.B. Theraband).	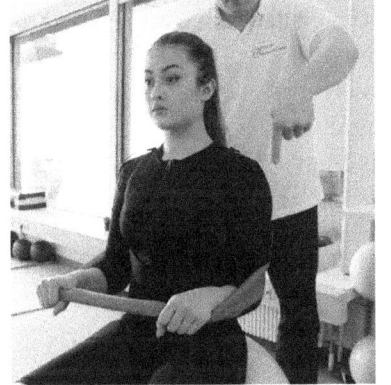
Die Hände liegen eine Handbreite von den Rippenbögen und bilden eine Linie mit den rechtwinklig zum Oberarm gehaltenen Unterarmen.	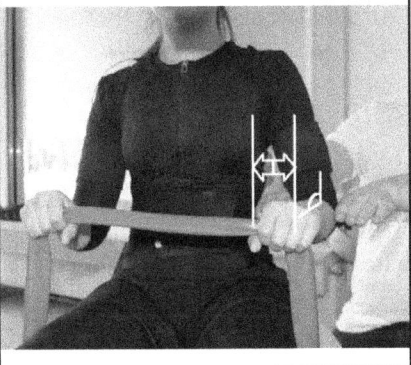

Die Beine sind aus der Sitzposition beckenbreit über die Hüfte geöffnet und beide Füße haben festen Kontakt mit dem Boden und sind leicht außenrotiert (am Beispiel einer Zeigeruhr: Mittellinie entspricht 6 Uhr, die Füße stehen zwischen 4 und 5 bzw. 7 und 8 Uhr).

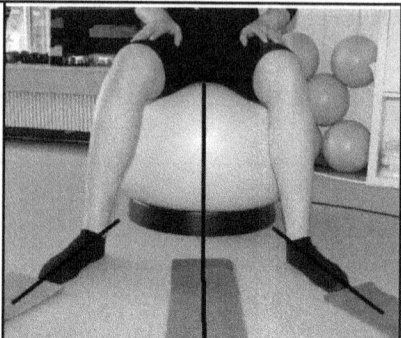

Wir bringen nun „Zug" auf das Zugband gleichmäßig auf beide Seiten des Bandes und wie bei einem Zügelsystem („Kutscher auf dem Kutschbock") versuchen wir, während der „Strom" läuft/fließt, in den ansteigenden Impulsphasen die Zugspannung zu erhöhen und in der höchsten Impulsspitze (Stärke) die Zugspannung kurzfristig und parallel auch zu erhöhen.

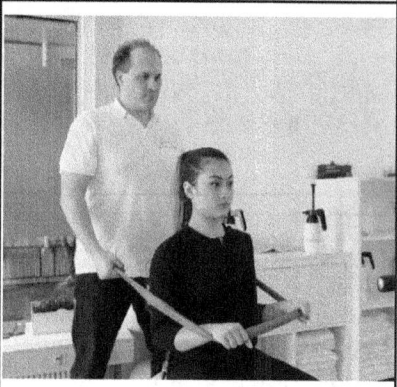

Nach einer Phase der Eingewöhnung bei dieser Übung (die individuell sehr unterschiedlich lang sein kann), wird nunmehr versucht, langsam die Zugspannung kurzfristig zu erhöhen, um dann von dem Zentrum (NNS) aus nach rechts und im Wechsel nach links eine Instabilität herbeizuführen, während die Patientin ihre Zentral-Linie (NNS) aufrecht zu erhalten versucht = „Position verteidigen".

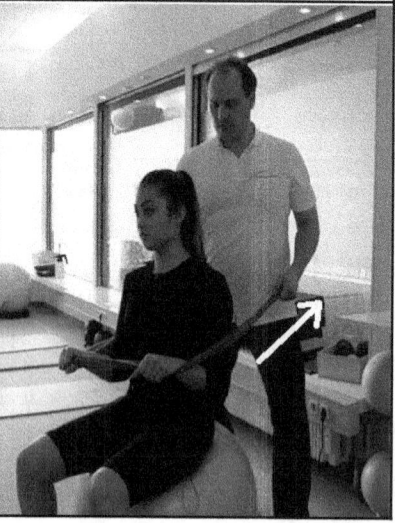

„Positionsverteidigung":
Aus unterschiedlichen Richtungen wird Zug ausgeübt und
dadurch versucht, die Patientin zu destabilisieren.

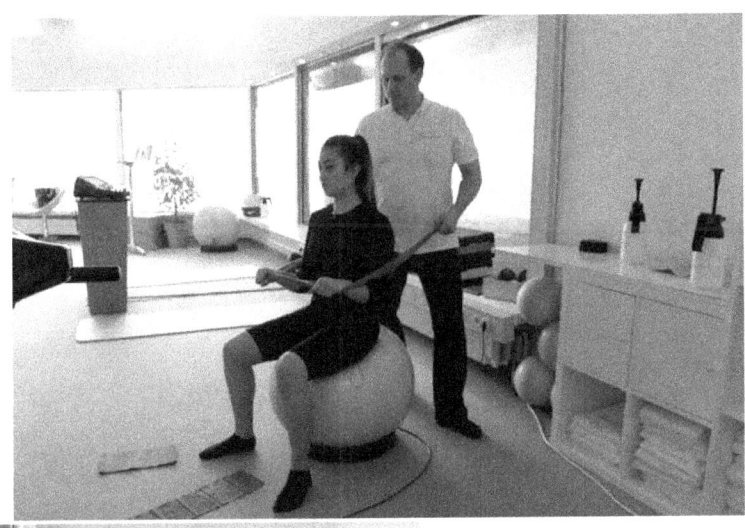

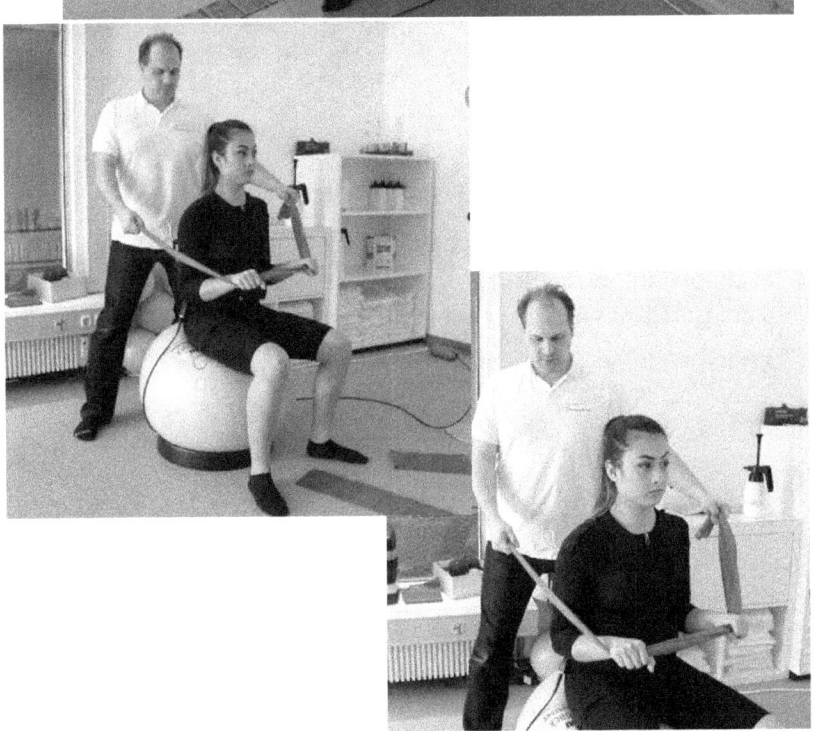

Bei der nächsten Übung stehen wir frontal der Patientin gegenüber und die Grund-position auf dem Pezziball bleibt dieselbe wie bei Übung 1 beschrieben.

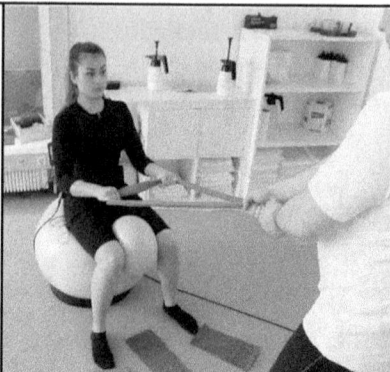

Wichtig ist, dass der Therapeut die beiden Enden des Bandes zu einem Endpunkt zusammenführt und mit beiden Armen den Zug ausführt, damit es zu keinen größeren Spannungsverlusten während der Wechsel von einer zu anderen Seite gibt.

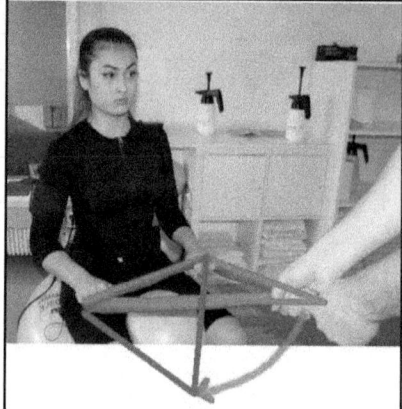

Als Zusatzgerät wird ein sog. Beckenboden-Softball von ca. 25 cm Durchmesser verwendet.

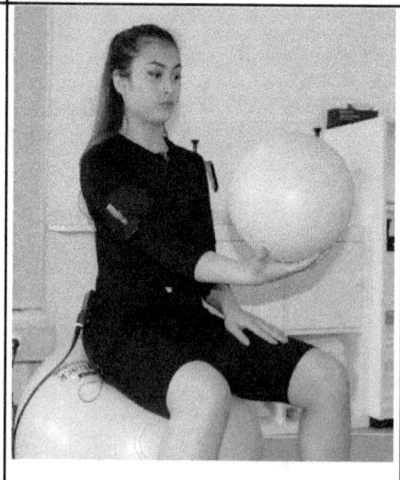

Dieser Softball von ca. 25 cm Durchmesser wird zwischen beiden Knie-Innenseiten bis zum Übergang zu den Oberschenkel-Innenseiten gehalten und dort fixiert.

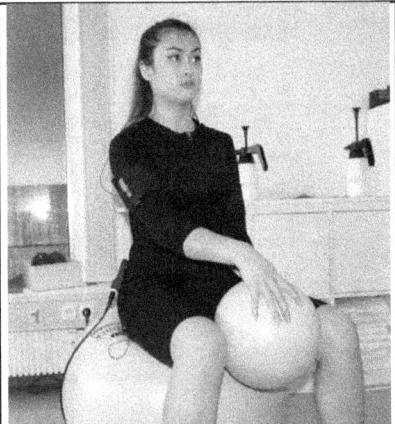

Die Patientin soll den Ball eigenständig fixieren bzw. positionieren - unter Einhaltung der richtigen Grundhaltung („Uhr-Positionierung" und korrekte vertikale Beckenbodenaufrichtung).

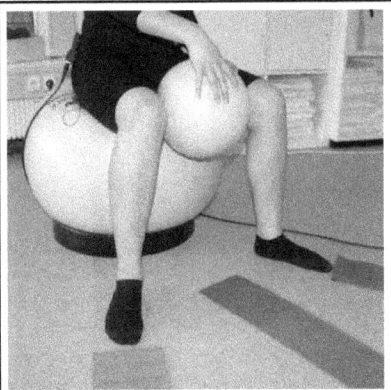

Nun wird über das Zugband gleichmäßig in drei verschiedenen Winkelpositionen (Mitte-vorne, linke und rechte Seite) unter ständigem, mehr oder minder kräftigen Zug eine Rumpfspannung erzeugt, die die Patientin auf dem Ball mit einer permanenten Vorspannung von ca. 50% ihrer eingeschätzten Krafthaltemöglichkeit (Kapazität) beantwortet, jedoch nur so viel, um nicht destabilisiert zu werden.

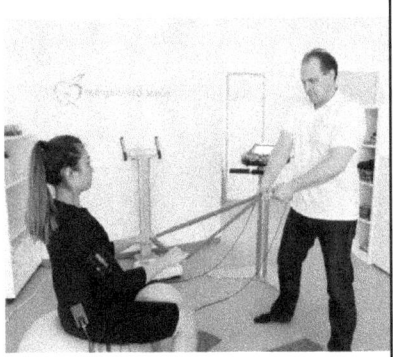

Destabilisierungsübung mit Softball und Therabandzug

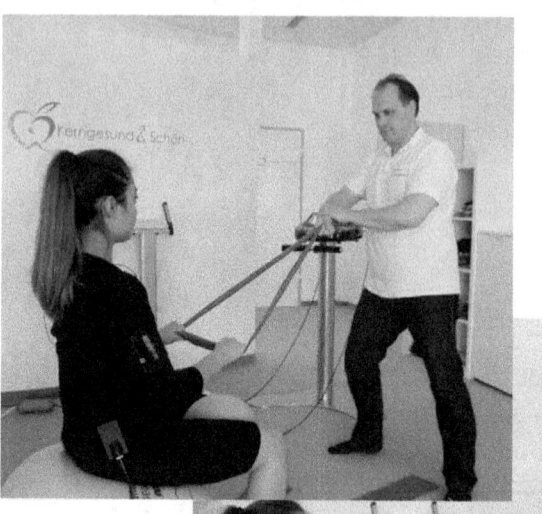

Traktion links

Traktion Mitte

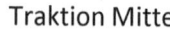

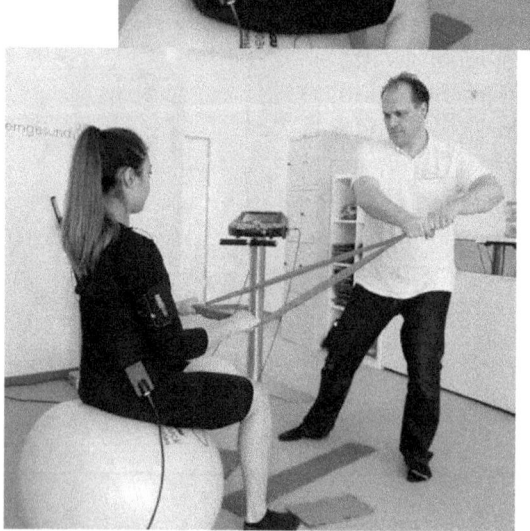

Traktion rechts

Die NNS-Linie: • Nase • Nabel • Symphyse	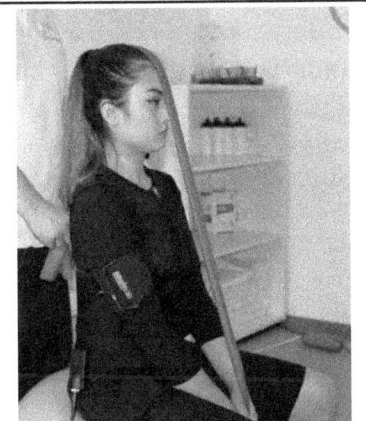
Wichtig im Zusammenhang mit der vorgestellten Übung ist es, als Therapeut auf die „NNS-Linie" zu achten und zu kontrollieren, dass die Sitzbeinhöcker symmetrisch belastet werden und die sie verbindende Achse in der Ausgangsposition einen rechten Winkel mit dem Brustbein bildet und in dieser auch verbleibt.	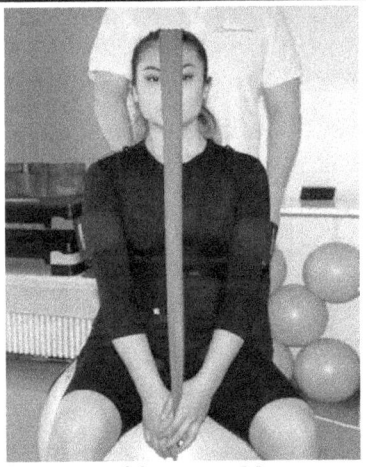 Abb. 1.1.1-20

Übungsziel: Kognitive Wahrnehmung der NNS-Linie und Stabilisierung des Beckenbodens über die Aktvierung der Beckenbodenhilfsmuskeln:
Reflexkissenvariationen und unterschiedliche Schwierigkeitsgrade

Indikation:
Drang- und/oder Belastungsinkontinenz, Descensus genitalis (Senkungsleiden)

Übungsserie :
1.1.2 (Abb. 1.1.2-1 bis 1.1.2-9)

Einstellung am Gerät :
Reine Myomodulation, zwischen 20 und 50 Impulse/Minute mit Schwelltiefen von 75%, 50%, 25% und 50% und 4 x 5 Minuten Dauer.
oder
Reine Myomodulation, zwischen 30 und 100 Imp./min mit Schwelltiefen von 70%, 60%, 50% und 40% und 4 x 5 Minuten Dauer.
Aber: die Intensität wird nach dem subjektivem Belastungsempfinden des Patientin eingestellt.

Hinweis:
Im Stand   (Abb. 1.1.2-3 bis 1.1.2-5) mit den Reflexkissen im   ein- oder beidseitigem Einsatz bei einer *Dranginkontinenz* haben sich Frequenzeinheiten im Bereich der Spasmolyse bzw. Lockerung verspannter Muskeln von 60 -100 Imp./min mit einer Schwelltiefe von 50 und 100% bewährt (Einzelfallindikation, ggf. Rücksprache mit dem Arzt).

Hilfsmittel:
Handsoftbälle,
Zugband (z.B. Theraband),
Reflexkissen
Beckenbodensoftball.

Hinweis:
Die Patientin soll einen Punkt im Raum auf Augenhöhe fixieren und versuchen, nicht gegen den Impuls zu arbeiten, sondern sich darauf konzentrieren, die NNS-Linie im "Lot" zu halten ohne sich dabei in eine verkrampfte Körperhaltung „hineinzuarbeiten".
Zusätzlich können 3 farbliche Bänder ausgelegt werden, um der Patientin eine zusätzliche Orientierung und damit eine bessere Wahrnehmung im Raum zu ermöglichen.

Übungsserie 1.1.2
Kognitive Wahrnehmung der NNS-Linie und Stabilisierung des Beckenbodens über Aktvierung der Beckenbodenhilfsmuskeln: Reflexkissenvariationen und unterschiedliche Schwierigkeitsgrade

Eine weitere Erweiterung ist die Hinzunahme eines Ball- und/oder Reflexkissens (Durchmesser ca. 33 cm). Diese werden unter die beiden Füße der Trainierenden gelegt. Diese Modifikation schafft eine „kleine Abwechslung" und hat durch die „Reflexnoppen" zusätzlich (evtl.) einen positiven reflektorischen Effekt auf den Urogenitaltrakt

Abb. 1.1.2-1

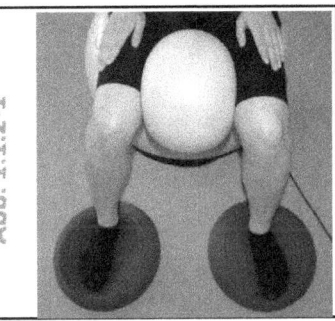

Bei den Variationen mit dem **Reflexkissen** in der Grundhaltung auf dem Pezziball bzw. beim Training des Patienten im Stand, ist eine geschickte Positionierung des Therapeuten in der Nähe der Patientin wichtig, um Sicherheit zu vermitteln (sollte die Patientin das Gefühl haben, den Halt zu verlieren) und bei Bedarf auch tatsächlich einschreiten zu können.

Das Reflexkissen trainiert über die Propriozeptoren (das sind Muskel-, Gelenk- und Sehnenrezeptoren, die Informationen über die Haltung und Bewegung des Körpers an das Zentrale Nervensystem weiterleiten), ähnlich der ganz auf die Wahrnehmung ausgelegten sog. Propriozeptiven Neuromuskulären Fazilitation (einem physiotherapeutischen Verfahren, dessen Ziel es ist, durch verstärkte Stimulation der Sensoren das neuromuskuläre Zusammenspiel (also das Zusammenspiel zwischen Nerven und Muskeln) zu fördern und damit physiologische Bewegungsmuster zu erleichtern (Fazilitation), die im Zentralnervensystem abgespeichert sind), unter Einbeziehung der Muskel(eigen)reflexaktivität die Stabilität der Körperstatik. Diese ist bei den Beckenbodenpatientinnen, unabhängig ob konservativ oder operativ behandelt, in der Regel im Ungleichgewicht (der Beckenboden als die „Goldene Mitte" des Körpers).

Bei diesen Übungen ist es enorm wichtig, dass die Patientin versucht, möglichst in der vom Therapeuten vorgegebenen (angesagten) aktiven Zeitspanne die NNS-Linie und die damit auch verbundene eingeübte Grundposition weiter beizubehalten, trotz des Stromflusses und trotz der Instabilität, die durch die nicht ganz aufgepumpten Reflexkissen (die leicht nachgeben) bewusst in die Übungen eingefügt sind und die Destabilisierung durch Traktion am Theraband potenzieren.

Aus der Erfahrung der Vergangenheit ist es in der Praxis sinnvoll, mit der Patientin im Bereich der *„Neuro-Modulation"* (oder NF-Modulation) zu arbeiten. Durch die Stimulationsreize auf die motorischen Nerven (bzw. motorische Einheiten), sowie über die Aktivierung der Reflexbögen (durch das Stehen auf dem Reflexkissen) wird versucht, einen positiven Einfluss auf das vegetative Nervensystem (VNS) und damit auf die Beckenbodenorgane (Blase, Rektum) zu nehmen.

Das Einbeziehen des Gleichgewichtsorgans trägt ebenfalls zu einer Stabilisierung der „Goldenen Mitte" bei.
Subjektiv werden diese Sequenzen bzw. Frequenzen als ein „Tackern" und / oder Herzklopfen vom Patienten wahrgenommen.

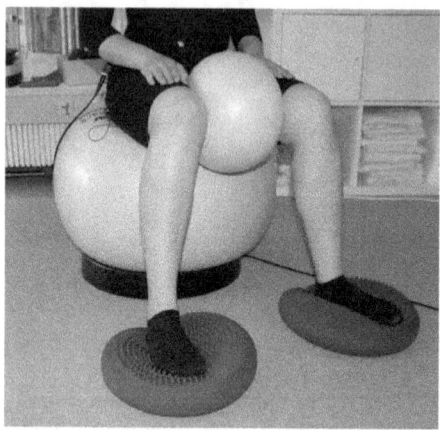

Die Reflexkissenvariation mit gleichzeitiger Hinzunahme des Beckenbodensoftballs führt zu einer reflektorischen Anspannung der Muskeln der Oberschenkel-Innenseiten (Adduktoren). Der Ball als eine Art Pufferhilfe führt zu einer aktiven und passiven Hüft-Becken-Stabilisation, wodurch es für den Patienten meist etwas einfacher wird, die „Mitte" zu halten.

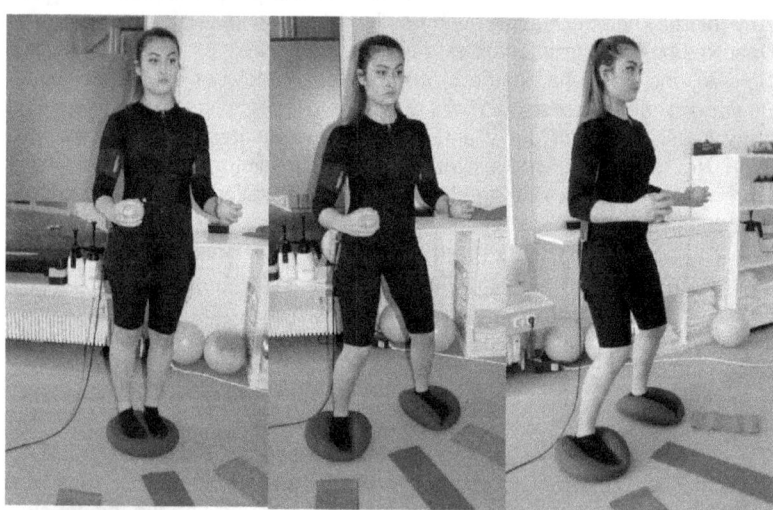

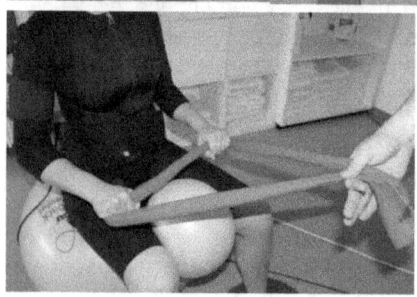

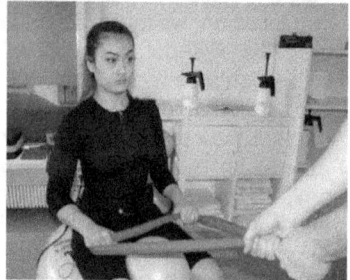

Eine weitere Übungsvariation ist die Hinzunahme eines **zusammengelegten Therabandes**:

Die Patientin hält das Theraband ausgehend von der oben besprochenen Grundhaltung /-Ausgangsposition mit den Handinnenflächen nach oben zeigend, so das auch das Band in Richtung der Raumdecke zeigt. Der Therapeut gibt Anweisung, einen beidseitigen Zug auszuführen, der die Außenrotatoren der oberen Extremität der Patientin unter Anspannung setzt. Diese Übung ist nur dann möglich, wenn keine Kontraindikation für das Beüben dieses Bereichs (Schultern, obere Extremitäten oder Halswirbelsäule) vorliegt.

Der Zug sollte eine von der Patientin selbst so einzuschätzende Kraft haben, dass sie damit über eine Zeitspanne von ca. 15 – 20 Sekunden diese Traktion aufrecht erhalten kann. Parallel dazu wird in einer Gegenbewegung der sich im mittleren Oberschenkel-Innenseitenbereich befindliche Beckenboden-Softball zusammengedrückt. Auch diese Kompression wird für ca. 15 – 20 Sekunden aufrecht erhalten.

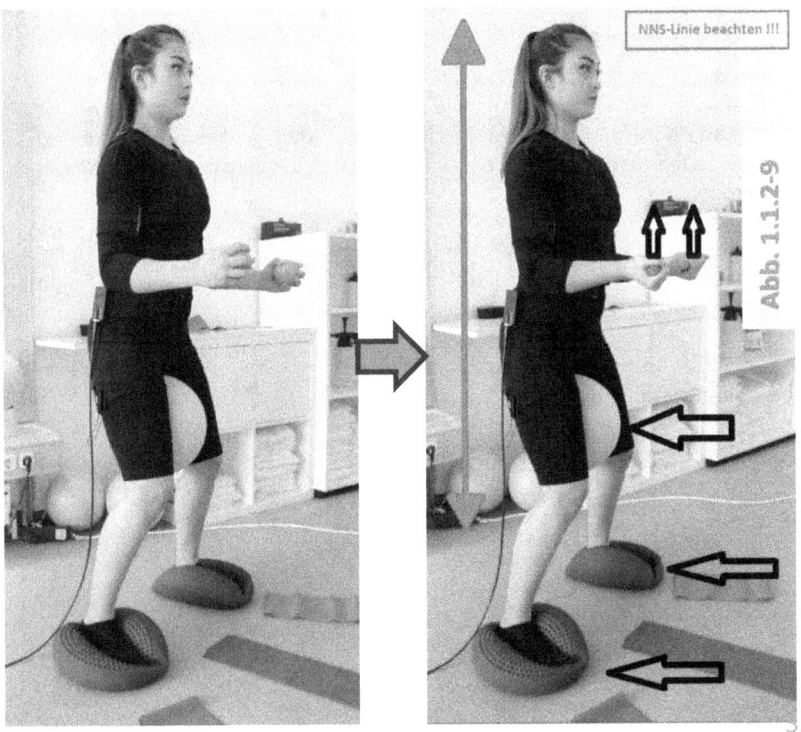

NNS-Linie beachten !!!

Abb. 1.1.2-9

335

Übungsziel: Isometrische und dynamische Rumpf - und Extremitätenstabilisation mit Hilfsmitteln

Indikation:
Deszensus (Senkungsleiden) ohne Inkontinenzsymptome

Übungsserie:
2.1.1 (Abb. 2.1.1-1 bis 2.1.1-6)

Einstellung am Gerät:
Hypertrophieprogramm-Bereich
Der Schwerpunkt liegt in der Beachtung bei der Intensitätsregulierung, die in einer der subjektiven Belastungsgrenze der Patientin angepassten Weise hochreguliert werden muss.

Bei diesem Programm handelt es sich um Myomodulationen von 2 Imp./min, 5 Imp./min, 4 Imp. /min und 3 Imp./min bei einer Schwelltiefe von 50%, 50%, 50% und 75%.

Hilfsmittel:
Zugband (z.B. Theraband),
Beckenbodensoftball.

Hinweis:
Es soll bei den Myomodulationen der Beckenbodensoftball parallel mit dem Zugband über starken Muskeleinsatz unter Spannung gebracht werden. Das gleichzeitige Betonen der Einatmung während der Belastung muss beachtet werden.

Der Ball soll während des induzierten Zuges nach außen durch die Außenrotatoren im gleichem Verhältnis über den Einsatz der Adduktoren komprimiert werden.

Die Fersen sind in Richtung Boden zu drücken und die Atmung sollte außerhalb der Kraftzyklen ruhig fließen.

Übungsserie 2.1.1
Isometrische und dynamische Rumpf - und Extremitäten-
stabilisation mit Hilfsmitteln

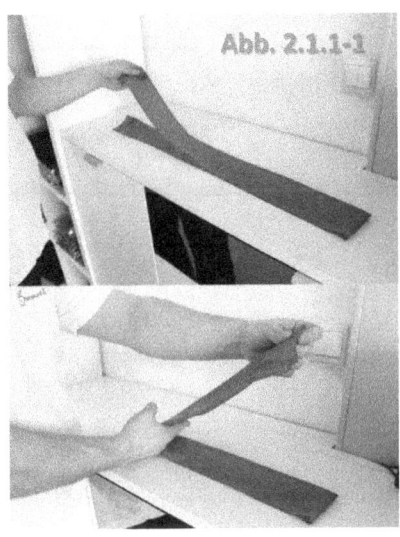
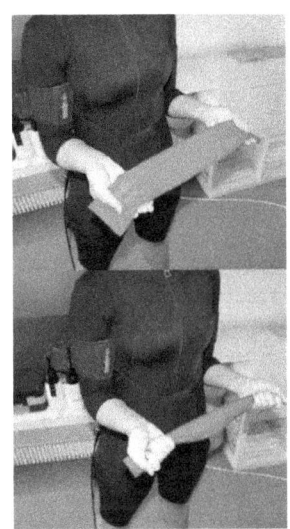

Es ist darauf zu achten, dass sich die Handgelenke mit den Unterarmen auf einer Linie befinden. Auch die Grundaußenrotation aus der Grundhaltung heraus sollte eingenommen und beibehalten werden. Das Band ist horizontal und etwa auf Höhe der unteren Thoraxapertur (Rippenbögen) platziert.

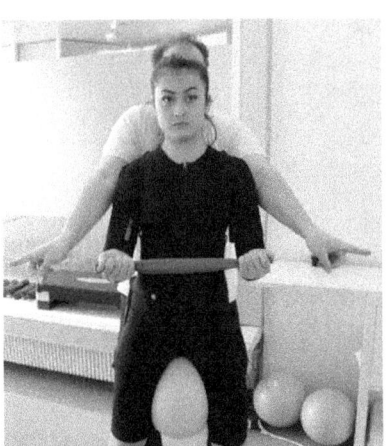
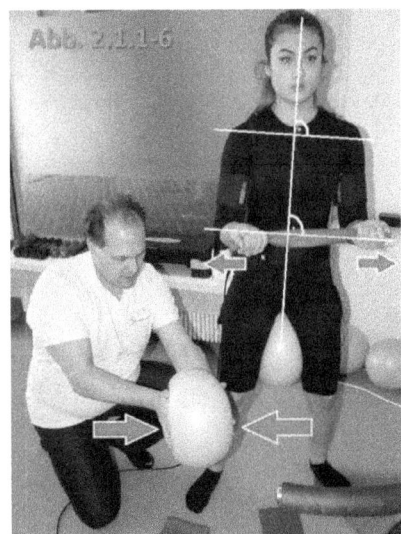

Übungsziel: Übungen mit dem Zugband und dem Beckenbodensoftball in Kombination zur Kräftigung der Rumpf- und Beckenbodenmuskulatur in Verbindung mit einer dynamischen Beckenboden-Rumpfaufrichtung und -stabilisierung

Indikation:
Belastungsinkontinenz, Dranginkontinenz sowie Mischinkontinenz ; Deszensus

Übungsserie:
2.1.2 (Abb. 2.1.2-1 bis 2.1.2-9)

Einstellung am Gerät:
Hypertrophieprogramm-Bereich
Der Schwerpunkt liegt in der Beachtung bei der Intensitätsregulierung, die in einer der subjektiven Belastungsgrenze des Patienten angepassten Weise hochreguliert werden muss.

Bei diesem Programm handelt es sich um Myomodulationen von 2 Imp./min, 5 Imp./min, 4 Imp. /min und 3 Imp./min bei einer Schwelltiefe von 50%, 50%, 50% und 75%.

Hilfsmittel:
Beckenbodensoftball in Kombination mit einem Zugband (z.B. Theraband)

Hinweis:
Die Fersen sollten während der Zugphase langsam bewusst in den Boden gedrückt und dabei die Beckenkämme nach vorne-oben aufgerichtet werden. Das Brustbein sollte über Brustwirbelsäule in Aufrichtung gebracht werden („stolze" Haltung).

Übungsserie 2.1.2
Übungen mit dem Zugband und dem Beckenbodensoftball in Kombination zur Kräftigung der Rumpf- und Beckenboden-muskulatur in Verbindung mit einer dynamischen Beckenboden-Rumpfaufrichtung und -stabilisierung

Die Patientin soll - das Theraband in der vorbeschriebenen Art haltend - in einer simulierten Ruderbewegung die Ellenbogen parallel hinter die Körper-mitte bewegen. Während dieser Traktion wird aktiv simultan über die Adduktoren der Beckenboden-Softball, der auf das Perineum aufgepresst ist (also ganz schambeinnah eingeklemmt wird), möglichst gleichmäßig mit der Zugbewegung und der damit verbundenen Zunahme der Muskelanspannung im Oberkörperbereich komprimiert. Dabei ist das Ziel, eine dynamische Span-nung mit gleichmäßiger Kompression des Balles aufzubauen.
Die Zugbewegung wird primär aus den Schultergelenken ausgeführt und die Ellenbogengelenke folgen der Bewegung (passiv) nach.
Die Handgelenke befinden sich mit den Unterarmen in einer Linie angeordnet, die Handinnenflächen zeigen zueinander, die Daumen weisen nach oben. Diese Position wird während der ganzen Übung beibehalten.

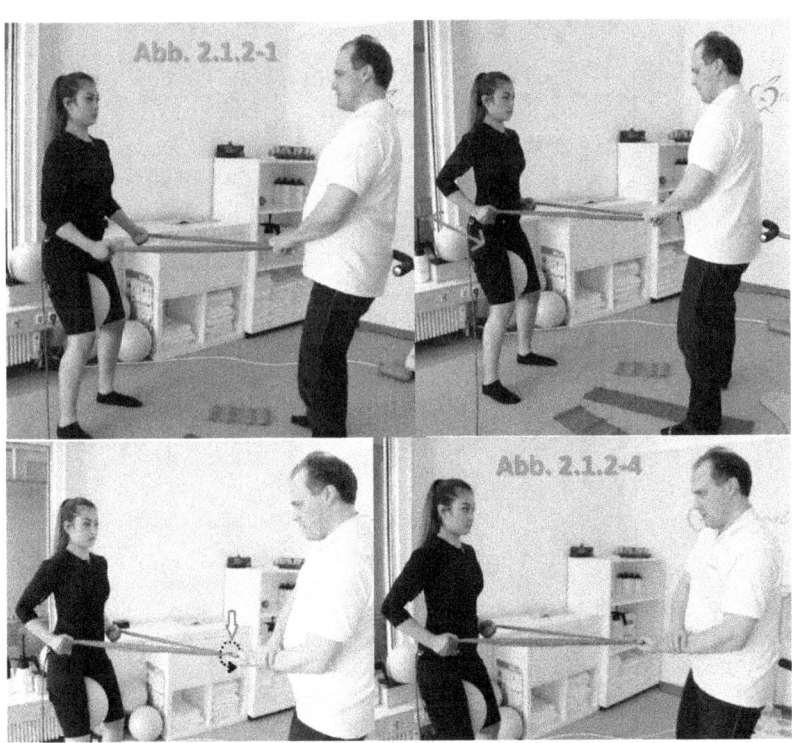

Abb. 2.1.2-1

Abb. 2.1.2-4

Wir verstärken damit die Schulterkopfaktivität während der Ausführung der Übung. Der Bauchnabel soll zusammen mit dem Brustbein in eine leichte frontale Position gebracht werden und dort bewusst während der gesamten Bewegungsserie gehalten werden („stolzes Aufrichten der Brust").

Der Therapeut kann bei Bedarf während der Übungsausführung und Serie das Theraband „zwirbeln" und damit die Zugintensität für die Patientin erhöhen. Es gilt, immer die „NNS-Linie" zu halten.

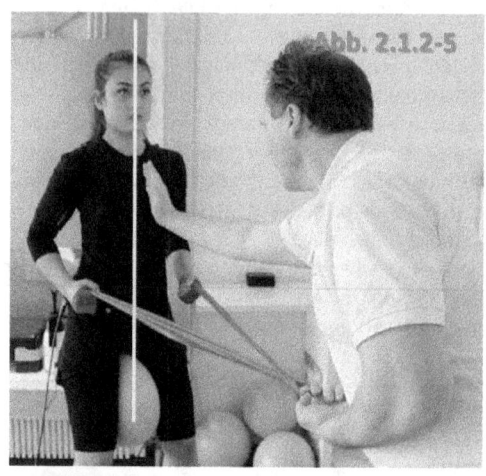

Abb. 2.1.2-5

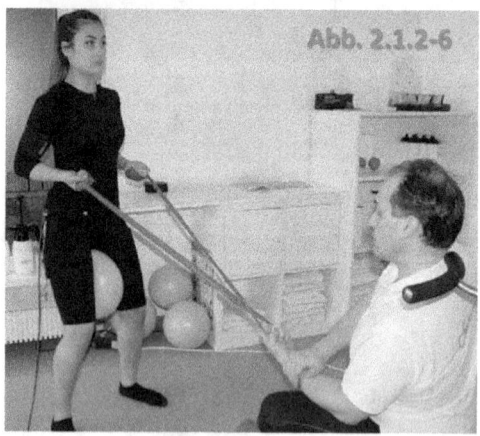

Abb. 2.1.2-6

Hier wird mit einem anderem Winkelverhältnis gearbeitet, und es wird von der Patientin über eine Außenrotation der Hände und Unterarme ein anderer Zug auf das Band und damit eine andere Muskelgrundspannung im Körper erreicht. Der Therapeut hält das Theraband „torquiert".

Falls es nicht möglich ist, die Grundposition bzw. Ellenbogenausgangslage zu halten, dann kann als erstes versucht werden, ohne Torsion zu arbeiten, um primär nicht die Intensität des Stroms reduzieren zu müssen.

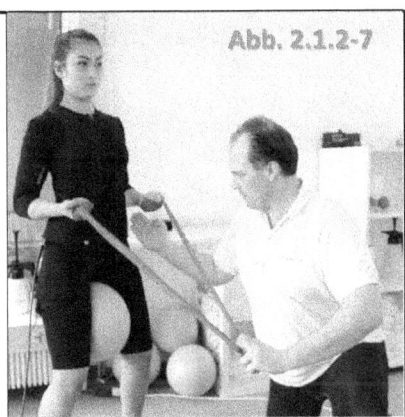
Abb. 2.1.2-7

Gleichmäßige Kompression auf den eingeklemmten Beckenbodensoftball, die NNS-Linie im Auge behalten.

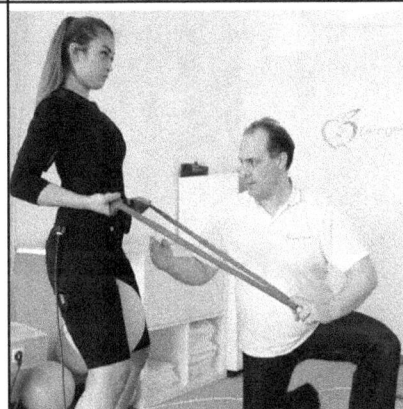

Der obere Schulter-Nackenbereich sollte immer entspannt bleiben, sowie bewusst, wie schon beschrieben, die beiden Schulterköpfe nach unten Richtung Boden gerichtet sein.

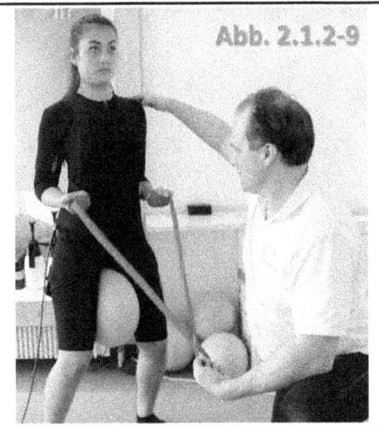
Abb. 2.1.2-9

Die korrekte Handhabung des Therabandes

Das Theraband wird zwischen Daumen und Zeigefinger fixiert, in die Handinnenfläche bis zur Kleinfingerinnenseitengrenze eingelegt, ...	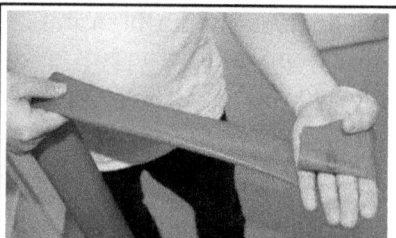
... komplett um den Handrücken gewickelt...	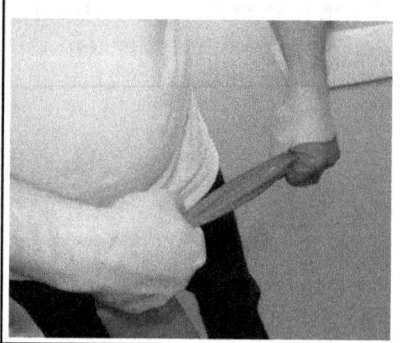
...und auf diese Weise zum Daumen zurückgeführt.	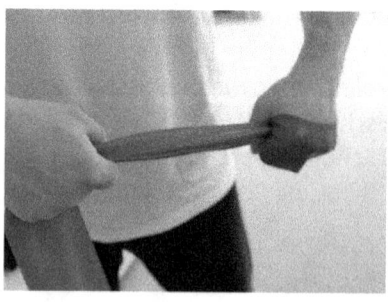

Die Erläuterung der korrekten Handhabung des Therabandes

Das Band in die Hand zwischen Daumen und Zeigefinger einlegen. Das Anfangsstück des Bandes schließt mit der ulnaren (Kleinfinger-) Seite der Handfläche ab.	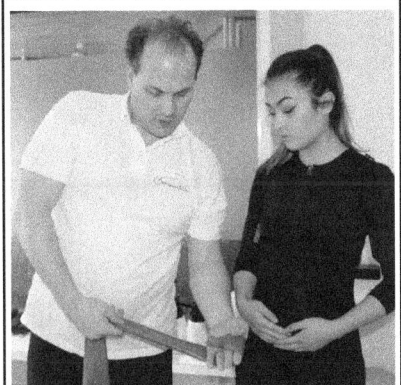
Die Zugrichtung ist nach vorne gerichtet und die Patientin hat bei einer Zugprobe eine festen Griff/Halt.	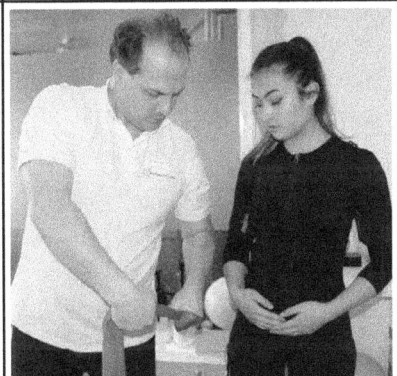
Achsengerades Handgelenk beachten!	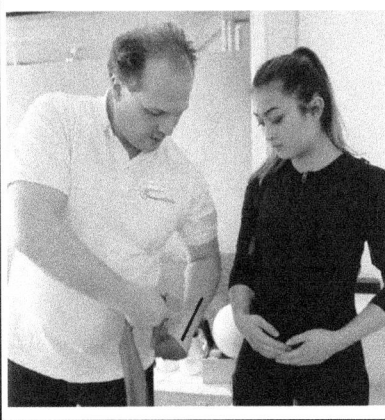

Während der Übung ist die Hand gegenüber dem Unterarm in Pronationsstellung.

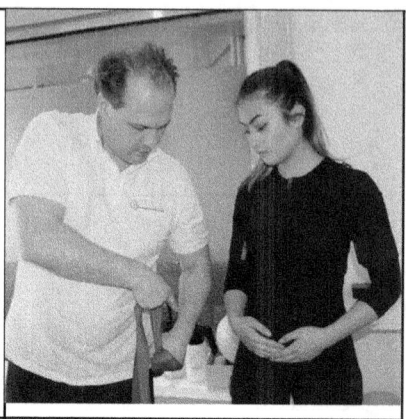

Der Schwierigkeitsgrad der Übungen kann über
• den Stärkegrad des Zugbandes
oder
• das Weglassen der Fixationsschale für den Pezziball
sowie
• den Krafteinsatz des Therapeuten
variiert werden.

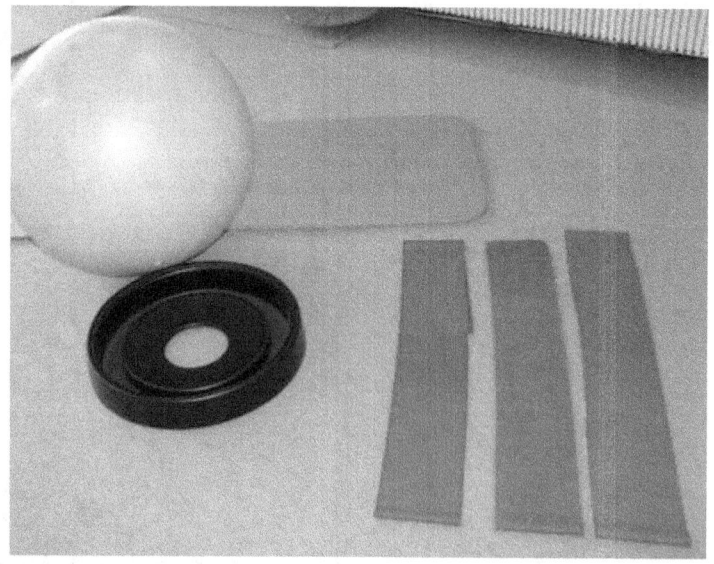

Übungsziel:
Kräftigung für den Beckenbodenbereich der kontraktilen
Elemente in der inneren und äußeren Muskelschicht.

Übungsserie:
3.1.1 (Abb. 3.1.1- 1 bis 3.1.1-19)

Indikation:
Belastungsinkontinenz, Dranginkontinenz sowie Mischinkontinenz ; Deszensus

Einstellung am Gerät:
Hypertrophieprogramm mit 8 Sequenzen. 4 Sequenzen bringen den hyper-
trophierenden Stromreiz (Hypertrophieprogramm-Bereich mit Schwerpunkt
Aufbau und Kräftigung von kontraktilen Strukturen).
Der Schwerpunkt liegt in der Beachtung bei der Intensitätsregulierung, die in
einer der subjektiven Belastungsgrenze der Patientin angepassten Weise
hochreguliert werden muss.

Bei diesem Programm handelt es sich um Myomodulationen von 2 Imp./min, 5
Imp./min, 4 Imp. /min und 3 Imp./min bei einer Schwelltiefe von 50%, 50%,
50% und 75%.

Über die Adduktorenanspannung und sekundäre Anspannung der geraden
Bauchmuskeln wird die Wirkung des Stromes auf die Muskulatur des
Beckenbodens verstärkt.

Hilfsmittel:
Beckenbodensoftball,
Handsoftbälle.

Hinweis:
Es sollen bewusst die Fersen in den Boden gedrückt werden, ohne jedoch eine
Verkrampfung im Bereich der Wirbelsäule oder Lenden-Becken-Hüft-Region
(LBH-Bereich) entstehen zu lassen.

Die Patientin soll gleichmäßig den Atem fließen lassen und keine forcierte
Atmung vornehmen.

Die Konzentration der Patientin soll auf das Öffnen und Schließen des "Kraftquadranten" gerichtet sein unter Einhaltung der NNS-Linie.

Die Patientin arbeitet mit dem Impulsan- und -abstieg in Form von Kontraktion
(Anspannung) und Relaxation (Nachgeben).

Übungsserie 3.1.1
Kräftigung für den Beckenbodenbereich der kontraktilen Elemente in der inneren und äußeren Muskelschicht.

Grundhaltung (Start- und Basishaltung): die Beine stehen beckenbreit über die Hüftstellung geöffnet und die Füße stehen, stellt man sich eine Uhr mit Zifferblatt auf dem Boden vor, zwischen 4 und 5 und 7 und 8 Uhr, wobei die Körpermittellinie (NNS-Linie) auf 6 Uhr ausgerichtet ist.	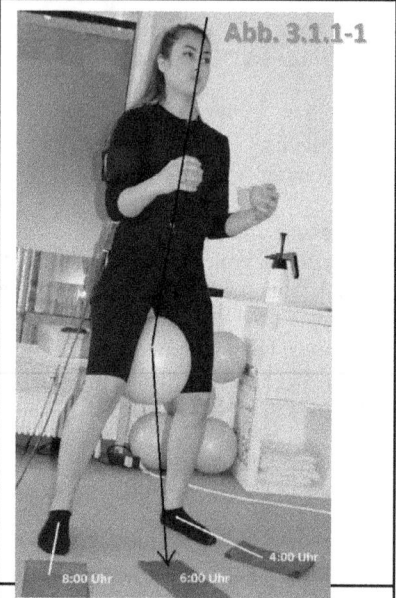
Die Knie sind leicht angebeugt (entriegelt) und die Fersen tragen ca. 2/3 des Körpergewichts, die Fußballen das restliche Drittel des Körpergewichts.	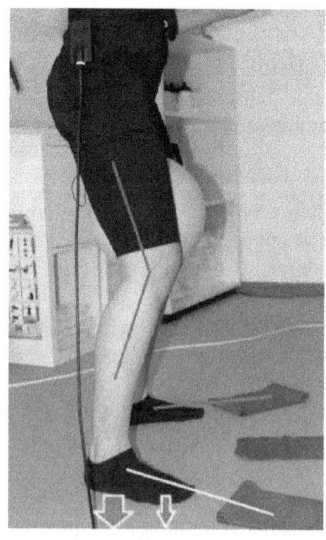

Das Gesäß ist in der Aufrichtung der Wirbelsäule und des Kopfes in einer Linie zur Längsachse.
Das Gesäß wird in der ganzen Übungsausführung <u>nicht</u> bewusst in Anspannung gebracht, sondern dies geschieht <u>passiv</u> über die Stromwirkung .

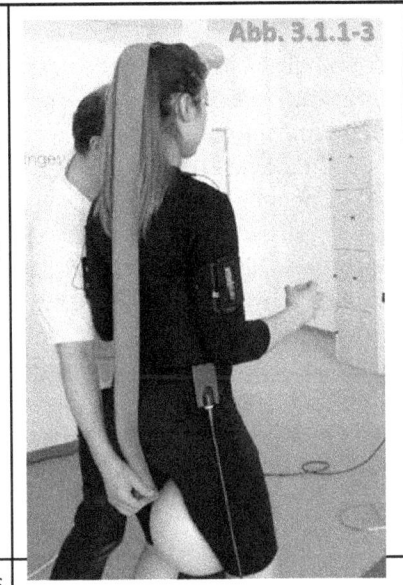

Abb. 3.1.1-3

Die Arme werden seitlich auf Höhe der vorderen unteren Rippenbögen mit 90° angebeugten Ellenbogen in Position gebracht.

Der Schultergürtelbereich bleibt soweit möglich locker entspannt.

Es werden Soft- oder Tennisbälle verwendet, die in den Händen gehalten werden. Die gehaltenen Bälle zeigen zueinander, um für den Oberkörper und dessen (Brustbein-) Aufrichtung („stolze Brust") eine „Fixation im Raum" zu schaffen.

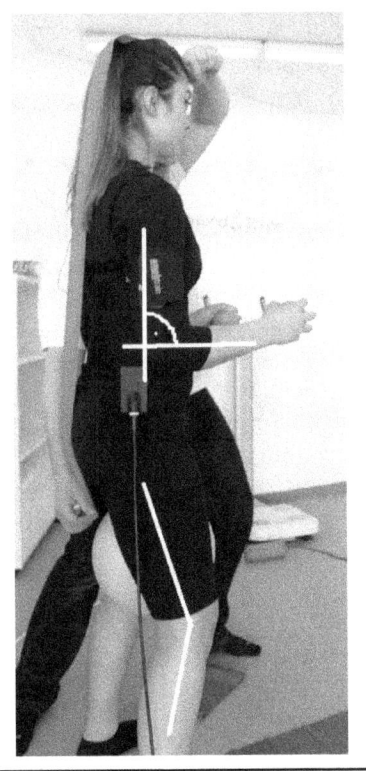

Das Brustbein ist aufgerichtet und zeigt leicht aktiv (= bewusst vom Patienten aufgestellt) nach oben und hinten.

Es soll so eine Hohlkreuzposition mit Spannungsgefühl im Lendenwirbelsäulen- und Hüftbereich vermieden werden und das Brustbein mehr aus der Brust- und Halswirbelsäule mit entspanntem Nacken- und Schultergürtelbereich in diese gewünschte Endposition gebracht werden.

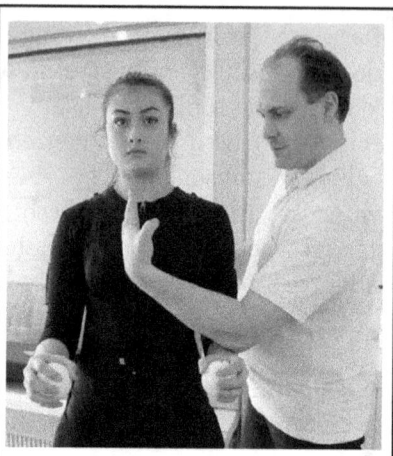

Abb. 3.1.1-5

Die Arme werden seitlich auf Höhe der vorderen unteren Rippenbögen mit 90° im Ellenbogengelenk angewinkelt (von außen betrachtet) in Position gebracht. Es werden Soft- oder Tennisbälle verwendet, die in den Händen gehalten werden. Diese zeigen zueinander, um für den Oberkörper und dessen Aufrichtung (Brustbein- Aufrichtung) eine Fixation im Raum zu schaffen.

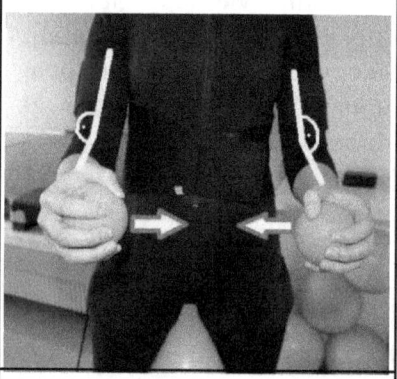

Der Schultergürtelbereich bleibt soweit möglich locker und entspannt und wird aktiv von der Patientin leicht in Richtung Boden gedrückt (senkrecht-abwärts, weg von den Ohren).

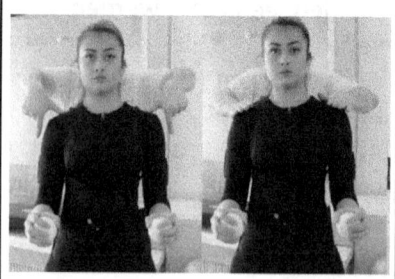

Nun wird ein Beckenboden-Softball (ca. 25 cm Durchmesser) zwischen den Oberschenkel-Innenseiten mit Kontakt zum Schambein platziert.
Dieser wird ansteigend-parallel mit dem Stromimpuls zusammengedrückt und in der Endphase kräftig, bis zum Kraftmaximum isometrisch gehalten (ca. 15 - 20 Sekunden). Die Kraftverteilung liegt mit ihrem Maximum im Bereich der oberen Innenseite der Beine sowie in Leistengegend.
A. Lehmann:
Ich nennen diesen Bereich den "Kraftquadranten".

„Aktive" Pausen zwischen den ab- und wieder ansteigenden Impulsen. Das bedeutet, den Strom wirken zu lassen; sobald der Stromimpuls erneut ansteigt, soll der Patient wieder in den „Kraftquadranten" hineinarbeiten und die Kraft erneut aufbauen.

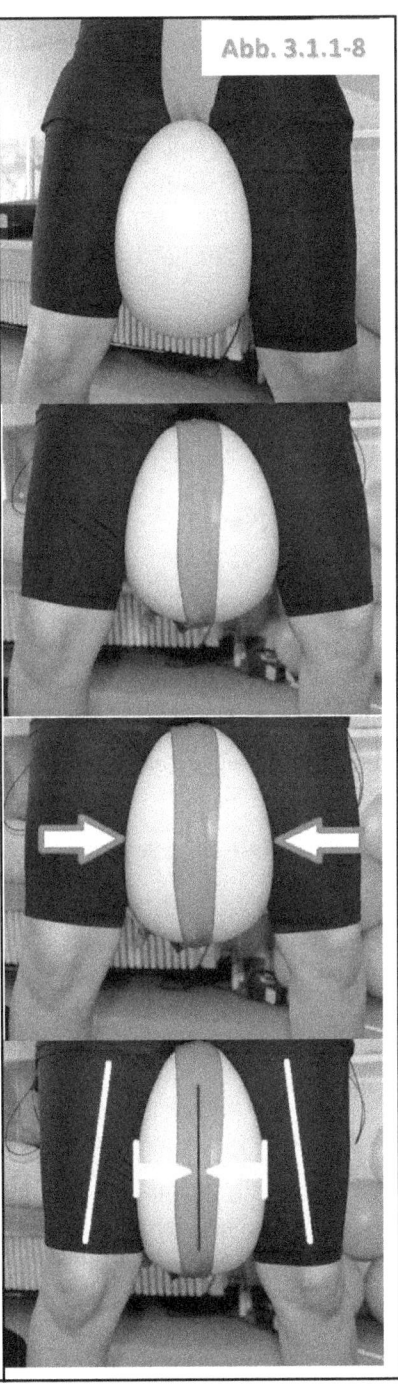

Abb. 3.1.1-8

Die Kraftverteilung liegt im Bereich der oberen Innenseite der Schenkel sowie der Leistengegend („Kraftquadrant").

Diese zieht wie eine imaginäre Linie von der Innenseite der Hüftköpfe aus in die Schenkelbeugen hinunter zu Innenseite der Oberschenkel (Adduktoren).

Es soll darauf geachtet werden, dass primär mit dem oberen Drittel der Adduktorengruppe gearbeitet d. h. die Muskelspannung aufgebaut wird:

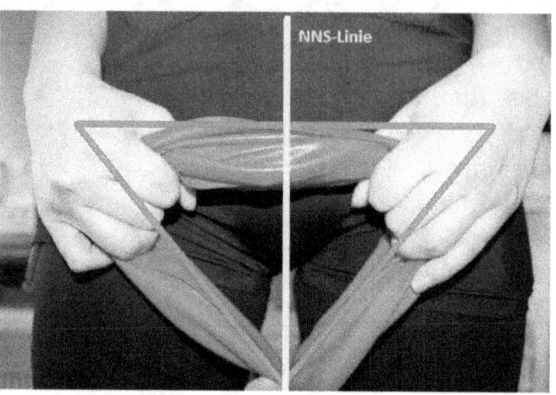

Abb. 3.1.1-12

Aktive Pausen zwischen den absteigenden Impulsen sollen den Strom wirken lassen. Das bedeutet, dass mit dem absteigendem Impuls langsam der Druck aus dem Beckenboden-Softball herausgenommen wird (ein kontrolliertes Nachgeben und kein plötzliches/schnelles Nachlassen oder Loslassen), möglichst punktgenau zum Übergang der neuen Stromimpulssequenz (der Therapeut ist hier gefordert, entsprechende Ansagen zu machen).

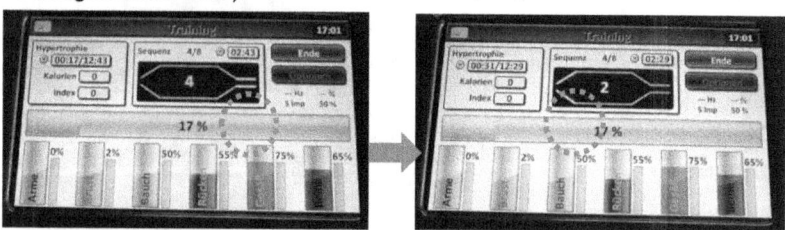

So wird der Patient langsam wieder an eine bewusste Wahrnehmung des Beckenbodens über die An-und Entspannung parallel zum Wechsel der Impulsfolgen herangeführt.

Dies benötigt jedoch auch eine gewisse Zeitspanne, die individuell (Wahrnehmungspotential und anatomische Ausgangslage) unterschiedlich lang sein kann. Es ist jedoch für viele Patientinnen ein Neubeginn des Erspürens und Wahrnehmens der Beckenbodenmuskulatur und deren Kraft, um wieder Vertrauen in die Möglichkeiten der willentlichen Aktivierung zu entwickeln, auch wenn de facto die Impulsserie von Programm und Gerät bestimmt wird.

Variation a.: Bei ansteigender Impulsphase (*) den Beckenbodensoftball wie einen „Blasebalg" im Kraftquadranten langsam bewusst zusammendrücken (komprimieren) und anschließend wieder in die Ausgangsstellung zurückkehren, jedoch mit ca. 15% verbleibender Restspannung.

* Bei einigen Geräteherstellern gibt es die Möglichkeit, das An-/ Absteigen von Impulsfolgen über eine Anzeige erkennen zu können. Bei den Geräten der Firma Amplitrain ist dies z. Z. über eine Farbkennung mit den Farben Grün-Gelb-Rot gelöst worden.

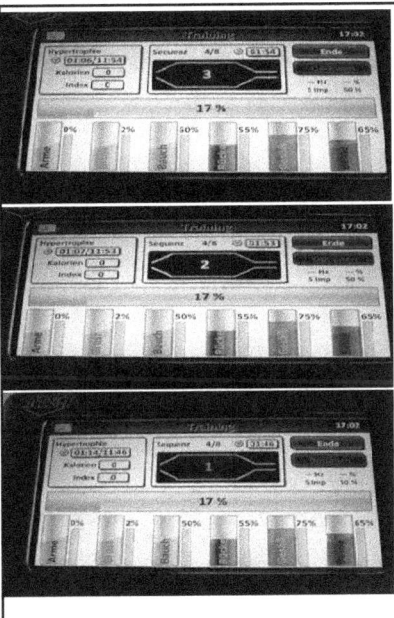

Abb. 3.1.1-13

In der Hauptimpulsphase (rot), den Beckenbodensoftball isometrisch halten - bis zum Kraftmaximum (15 - 20 Sek.)
In der absteigenden Impulsphase (gelb) verfahren wir wie in der ansteigenden Impulsphase („Pumpen") bis zu ca. 15% verbleibender Restspannung im Beckenbodensoftball.
In der Grünphase wird die Spannung kurz und komplett gelöst.
Dies wird über „Ausschütteln" der Extremitäten und nach Entfernung des Softballes durch den Therapeuten durch ein Marschieren auf der Stelle erreicht.

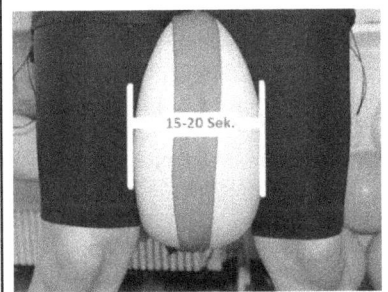

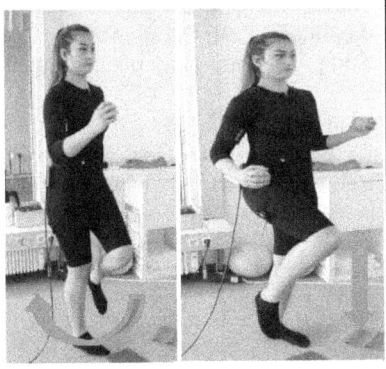

Abb. 3.1.1-16

Es kann zur Lockerung der Extremitäten und zwecks schneller Wiedereinnahme der Grundposition auch mit Beinwechsel vor und zurück frontal gearbeitet werden.

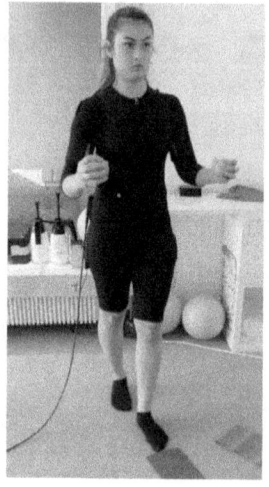 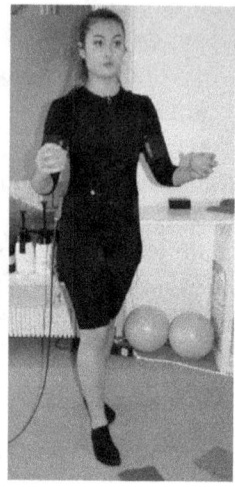 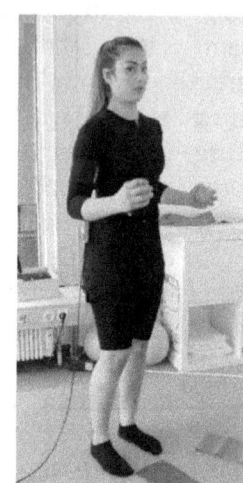

Abb. 3.1.1-17

Variation b:

Es wird sowohl in den ansteigenden (gelb) wie in den Haupt- (rot) und absteigenden Impulsphasen (gelb) mit „Pumpen" gearbeitet, jedoch in einer Art „Reißverschlussverfahren". Das bedeutet, dass während einer komplette Impulsserie mit „Pumpen" gearbeitet wird und bei der nächsten Impulsserie dann in den ansteigenden Impulsphasen (gelb) und den Hauptphasen (rot) mit isometrischer Kontraktion. In der jeweils darauffolgenden absteigenden (gelb) Phase sollte man den Strom *passiv* fließen lassen, d.h. ohne jegliche Anspannung. In den Grünphasen wird gleich verfahren, wie in Variante a.

Wichtig: es geht bei dieser Übung primär nicht um den Takt, sondern um die **Qualität der Anspannung**. Die Knie, das Gesäß und der Oberkörper sind **_nicht_** beteiligt an der bewussten Kontraktion im sog. Kraftquadranten.

Weitere Variationen:

Es besteht die Möglichkeiten in den einzelnen in sich abgeschlossenen Sequenzabschnitten bzw. Serien die Beckenboden-Softbälle mit unterschiedlichem Härtegrad und mit verschiedenen Durchmessern(Menge der Luft im Ball) auszutauschen und damit den Schwierigkeitsgrad zu erhöhen (je kräftiger der Ball aufgepumpt ist, desto größer der Widerstand und damit die zur Kompression erforderliche Kraftanstrengung).

Auch ist durch den größeren Abduktionswinkel der Hüfte durch den voluminöseren Ball eine andere (evtl. bessere) Wahrnehmung und Gewebestrukturbeeinflussung im Beckenbodenbereich vorhanden.

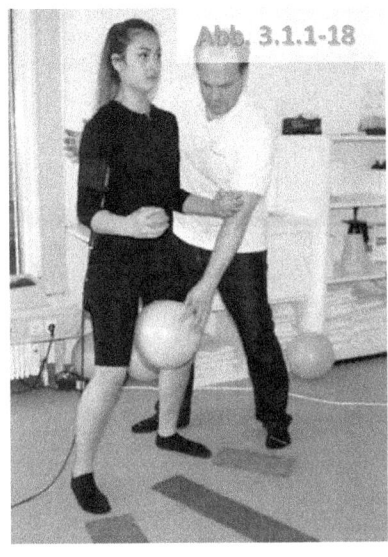

In diesem Zusammenhang ist es aber wichtig, dass die Grundhaltung und damit die aufrechte Position erhalten bleiben. Daher muss der maximale Softballdurchmesser so gewählt werden, dass es zu keiner zu starken oder unphysiologischen Hüft-Becken-Lendenwirbelsäulen-Belastung kommt. Auch für den Belastungsgrad der Knie ist dies bedeutsam. Die Größenbestimmung des Durchmessers ist somit je nach Anatomie und Mobilität (z. B. Einschränkungen in Hüftgelenken nach OP) ganz individuell auf die Patientin abzustimmen.

Der Therapeut sollte neben diesen Dingen bei der Durchführung der Übungen auch darauf achten, dass der „Beckenboden-Ball" bei den an- und absteigenden Sequenzen oder bei den Variationen mit Pumpsequenzen nie ganz die Spannung verliert.

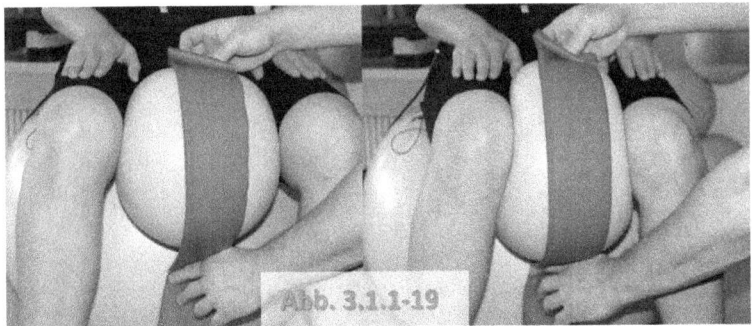

20.3 Musteraufklärungs- und Anamnesebogen für die Behandlung mit EEMA

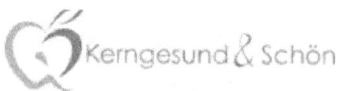

Kerngesund & Schön

Informations- und Aufklärungsbogen zu einem Training mit modulierter mittelfrequenter Elektrotherapie

Sehr verehrte, liebe Patientin,
bei Ihnen wurde ärztlicherseits die Empfehlung zu einem sog. Beckenbodenstromtraining" ausgesprochen. Wir führen diese letztlich ungefährliche Behandlung in Form eines speziell entwickelten Trainingsprogrammes, das über zunächst 24 Einheiten mit jeweils 2 Einheiten pro Woche ablaufen wird, mit Ihnen gemeinsam durch. Damit das Programm beginnen und ablaufen kann, möchten wir Ihnen hier noch einige Hinweise geben und Sie besser kennenlernen. Dazu wollen wir Ihnen einerseits einige Fragen zu Ihrer medizinischen Vorgeschichte stellen und andererseits die Kontraindikationen erläutern, die dazu führen könnten, dass wir mit Ihnen gemeinsam diese Form der Behandlung nicht durchführen können. Wir möchten Sie an dieser Stelle auch bitten, uns etwaige Störungen Ihrer Gesundheit oder Ihres Befindens vor dem jeweiligen Training mitzuteilen, weil es zum Beispiel nicht sinnvoll ist, in einem akuten Infekt zu trainieren.

Zur Methode und zum Training
Im EMA-Zentrum ziehen Sie zunächst einen EMA-Anzug (vergleichbar einem Triathlon-Anzug) über die spezielle Baumwollunterziehwäsche und werden mit dem Gerät verbunden. Es folgen dann **20 Minuten** intensiven Trainings, während denen fast alle Skelettmuskeln zur Anspannung gebracht werden (Muskelstimulation und Muskelaufbau) können. Je nach **Trainingsziel** in unterschiedlichen Rhythmen. Aber es können auch gezielt bestimmte Muskelgruppen effektiv trainiert werden, wie in Ihrem Fall zum Beispiel der Beckenboden, und zwar durch direkte Ansprechbarkeit der Muskelfasern auch dann, wenn die neuro-motorische Integrität (zum Beispiel nach Geburten) gestört ist. Während des Trainings sollte man sich nach den Vorgaben Ihres Trainers teilweise auch auf eine bestimmte Weise bewegen. Bereits nach ca. fünf Minuten spürt man den Trainingseffekt deutlich. Trainiert man dabei nicht nur den Beckenboden (Was in der Regel sinnvoll ist), dann fühlt sich der Körper nach der EMA-Sitzung gestrafft, leicht und "fit" an. Man fühlt sich nicht müde und kaputt oder überanstrengt, das Körpergefühl ist eher gut!
Ziel am Beckenboden ist der Aufbau der Muskulatur, was dort, verglichen mit den bisher verfügbaren transvaginalen Behandlungsoptionen, in einem viel umfänglicheren Ausmaß von statten geht. Auch trägt die Behandlung zur Bewusstmachung der Muskulatur bei, die dann, ist die EEMA-Behandlung beendet, klassisch-physiotherapeutisch oder mit einer Biofeedback-Methode weiter trainiert werden kann und muss.
Fundamental ist hierbei die Unterscheidung zwischen den beiden (vom Laien nicht ohne weiteres zu

unterscheidenden) Behandlungsformen „EEMA" und „EMS". EMS bedeutet ‚elektrische Muskelstimulation'. EEMA bedeutet „Externe Elektrische Muskel-Aktivierung".
Grundsätzlich geht es in beiden Fällen darum, mit Strom Muskelkontraktionen zu bewirken. Tut man dies mit sogenanntem Reizstrom (also niederfrequentem Strom) dann bezeichnet man das traditionell als EMS. Hier werden die motorischen Nerven gereizt, was schließlich zur Muskelkontraktion führt. Wir benutzen diese Therapieform zum Beispiel unter Verwendung von Vaginalsonden oder sog. Präsakralen Schmetterlingselektroden durch die Haut bei Drangblasenproblemen.

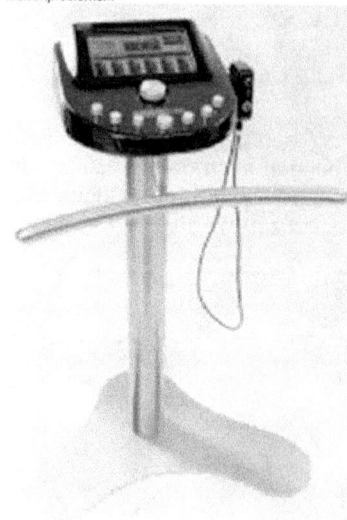

Nutzt man hochwertigen Mittelfrequenzstrom (was technisch aufwendiger (und teurer) ist und daher leider noch wenig verbreitet) spricht man bevorzugt von EMA. Die Modulation der Mittelfrequenz erlaubt es Muskelzellen quasiphysiologisch zu aktivieren (das bedeutet, dass nicht alle Fasern synchron wirksam sind, sondern zeitversetzt kontrahieren, wie bei „richtiger" Muskelaktivität) und so zur Kontraktion zu bringen, ohne die Nerven zu reizen (was schmerzhaft sein kann). EMA hat aber weitere Vorteile gegenüber den herkömmlichen

EMS Geräten. So zum Beispiel die Zellaktivierung (der Stoffwechsel wird aktiver, Nährstoffe und Sauerstoff werden besser aufgenommen und die Schlacken schneller abtransportiert, es gibt keinen Muskelkater) sowie eine Tiefen- und Volumenwirkung (ein großes Volumen bis in die Tiefe kann mit den Elektroden aktiviert werden).

Der mittelfrequente Strom des verwendeten AmpliTrain®-Gerätes besitzt auch in der Tiefe des Körpers eine Signalreinheit, die es erlaubt, sowohl tiefsitzende motorische Nerven zu erreichen als auch die Kontraktion direkt in den Muskeln auszulösen. Somit können mehr Muskelgruppen erreicht und trainiert werden als beim EMS-Training mit anderen Stromformen.

Wir als Ihre „Trainer" (Elektrotherapeuten) des Therapiezentrums haben neben der Ausbildung in der Anwendung des modulierten Mittelfrequenzstromes eine Ausbildung unter persönlicher Leitung von Dr. med. Armin Fischer in Theorie und Praxis der Beckenbodenfunktion und ihrer Störungen am AGUB-III-Zentrum in Rüdesheim am Rhein absolviert. Wir sind daher als EEMA-Elektrotherapeuten entsprechend geschult und überprüfen laufend mit Dr. Fischer gemeinsam die Behandlungsfortschritte und –konzepte.

Dem ersten Training geht immer ein ausführliches Beratungs- und Aufklärungsgespräch voraus. Dazu gehört der ärztliche Befundbericht, den Sie uns mitbringen, damit wir davon Kenntnis erhalten, welche muskulären Defizite bei Ihnen bestehen und daraus den Trainingsplan entwickeln können. Selbstverständlich unterliegen wir hier der Schweigepflicht, wie dies bei allen medizinischen Behandlungen, z. B. auch bei konventionellen Physiotherapeuten der Fall ist. Lediglich ein Informationsaustausch zwischen uns und Ihrem ärztlichen Beckenbodentherapeuten sind erforderlich und wir setzen dazu Ihre Zustimmung stillschweigend voraus.

Bevor wir aber mit dem Training beginnen können, benötigen wir Ihre medizinischen Informationen und werden mit Ihnen die Liste der Kontraindikationen zum EEMA-Training durchgehen. Viele der Kontraindikationen sind relativ und manche bedürfen nur einer Rücksprache mit dem behandelnden Facharzt, um dennoch mit dem Training beginnen zu können (so wäre zum Beispiel auch ein Training bei Herzschrittmacherpatientinnen grundsätzlich möglich, vor allem, wenn man den Strom nur unterhalb der Nabelebene anwendet – dies würden wir, da wir uns nicht in einer medizinischen Einrichtung befinden, allerdings ablehnen müssen). In solchen Fällen würden wir Sie bitten, mit dem Facharzt Rücksprache zu halten und sich dann wieder mit einer entsprechenden Bescheinigung zur Unbedenklichkeit vorzustellen.

(relative und absolute) Kontraindikationen für EEMA-Therapie sind:

- ☐ *Elektronische Implantate* (Herzschrittmacher, Insulin- oder Schmerzpumpen, nicht gemeint: Remeex°)
- ☐ *Herzrhythmusstörungen*, bekannte Probleme mit den *Herzkranzgefäßen*, andere Erkrankungen an *Herzmuskel* und oder *Gefäßsystem* (nicht nur des Herzens) – hier muss in bestimmten Fällen mit dem Kardiologen Rücksprache gehalten werden, mechanische Herzklappen sind nicht gemeint)
- ☐ *Schwangerschaft* (ab Kenntnis)
- ☐ *Epilepsie/Krampfleiden* jeglicher Art
- ☐ *Hauterkrankungen* (Dermatosen) im Bereich der Elektroden (ggf. Hautarzt konsultieren)
- ☐ Erkrankungen des *Gefäßsystems* im Sinne der Thrombose oder Venenentzündung (Phlebitis) oder einer akuten Thrombophlebitis (durch Thrombose ausgelöste Venenentz.), fortgeschrittene *arterielle Verschlusskrankheit* (AVK)
- ☐ *Nicht-behandelte* bösartige Erkrankungen im Anwendungsbereich (keine Kontraindikation besteht bei behandelten Tumorerkrankungen – Ausnahme: *Implantataufbau der Brust* – hier müssen die Brustelektroden ausgeschaltet ein [wegen der Gefahr des Verrutschens des Implantates unter dem Brustmuskel])
- ☐ *Erkrankungen im Akutstadium* (z. B. Infekt der Atemwege [Verschiebung], entzündliche Darmerkrankungen (M. Crohn, Colitis) im Schub, Gallenblasenentzündung, Magenschleimhaut,,...)
- ☐ *Nicht-bestehende Sporttauglichkeit* (ggf. ärztliche Bescheinigung sinnvoll)

Kerngesund und Schön haftet nicht für gesundheitliche Schäden, die im Zusammenhang mit Sporttauglichkeit und den aufgezählten (oder zukünftig festgestellten) Kontraindikationen stehen.

Ich habe diesen Informationsbogen aufmerksam gelesen und ausgefüllt. Ich konnte im Beratungsgespräch alle mich interessierenden Fragen stellen und habe alles verstanden. Ich bin ausreichend informiert, um meine Einwilligung in die Behandlung zu geben. Ich weiß auch, dass ich *vor jedem Training* eine Änderung in meinem gesundheitlichen Zustand *ungefragt* anzeigen muss.

Wiesbaden, den _____

_____   _____
Unterschrift Mitarbeiter   Unterschrift Patientin

BEANTWORTEN Sie uns doch bitte vor Therapiebeginn folgende Fragen:

Name, Vorname :

Geburtsdatum:

Beruf:

1. Werden regelmäßig oder derzeit Medikamente eingenommen (z.B. gerinnungshemmende Mittel [z.B. Marcumar®, Aspirin®, Plavix®, Xarelto®, Pradaxa®, Eliquis®, Heparin], Schmerzmittel, Herz-/Kreislauf-Medikamente, Hormonpräparate, Schlaf- oder Beruhigungsmittel, Antidiabetika? ☐ n ☐ j

   Wenn ja, welche?

2. Werden Abführ-/Entwässerungsmittel, Psychopharmaka oder pflanzliche/ rezeptfreie Mittel (z.B. Ginkgo) eingenommen? ☐ n ☐ j

   Wenn ja, welche?

3. Besteht eine Allergie wie Heuschnupfen oder allergisches Asthma oder eine Unverträglichkeit bestimmter Substanzen (z.B. Medikamente, Latex, Desinfektionsmittel, Betäubungsmittel, Röntgenkontrastmittel, Jod, Pflaster, Pollen)? ☐ n ☐ j

   Wenn ja, welche?

4. Besteht eine Unverträglichkeit/-allergie? ☐ n ☐ j

5. Besteht/Bestand eine Infektionskrankheit (z.B. Hepatitis, Tuberkulose, HIV/AIDS)? ☐ n ☐ j

   Wenn ja, welche?

6. Besteht/Bestand in den letzten 4 Wochen eine Infektion (z.B. Erkältung, Fieber, Magen-/Darmerkrankung)? ☐ n ☐ j

   Wenn ja, welche?

7. Besteht bei Ihnen oder in Ihrer Blutsverwandtschaft eine erhöhte Blutungsneigung (z.B. häufig Nasen-/Zahnfleischbluten, blaue Flecken, Nachbluten nach Operationen)? □ n □ j

   Wenn ja, welche?

8. Kam es schon einmal zu einem Gefäßverschluss durch Blutgerinnsel (Thrombose/Embolie)? □ n □ j

   Wenn ja, welche?

9. Besteht/Bestand eine Gefäßerkrankung (z.B. Durchblutungsstörung, Arteriosklerose, Aneurysma, Krampfadern)? □ n □ j

   Wenn ja, welche?

10. Besteht/Bestand eine Herz-Kreislauf-Erkrankung (z.B. Herzfehler, Herzklappenfehler, Angina pectoris, Herzinfarkt, Schlaganfall, Rhythmusstörungen, Herzmuskelentzündung, hoher Blutdruck)? □ n □ j

    Wenn ja, welche?

11. Besteht ein niedriger Blutdruck? □ n □ j

12. Tritt Atemnot bei Belastung (z.B. beim Treppensteigen) auf? □ n □ j

13. Besteht/Bestand eine Atemwegs-/Lungenerkrankung (z.B. Asthma bronchiale, chronische Bronchitis, Lungenentzündung, Lungenblähung)? □ n □ j

    Wenn ja, welche?

14. Besteht/Bestand eine Erkrankung des Verdauungssystems (z.B. Speiseröhre, Magen, Bauchspeicheldrüse, Darm)? □ n □ j

    Wenn ja, welche?

15. Tritt Sodbrennen auf oder besteht eine Refluxkrankheit? ☐ n ☐ j

    Wenn ja, welche?

16. Besteht/Bestand eine Erkrankung der Leber, Gallenblase/-wege (z.B. ☐ n ☐ j
    Entzündung, Fettleber, Zirrhose, Gallensteine)?

    Wenn ja, welche?

17. Besteht/Bestand eine Erkrankung oder Fehlbildung der Nieren bzw. ☐ n ☐ j
    Harnorgane (z.B. Nierenfunktionsstörung, Nierenentzündung,
    Nierensteine, Blasenentleerungsstörung)?

    Wenn ja, welche?

18. Besteht eine Stoffwechselerkrankung (z.B. Zuckerkrankheit, Gicht)? oder ☐ n ☐ j
    eine Schilddrüsenerkrankung (z.B. Überfunktion, Unterfunktion, Kropf)?

    Wenn ja, welche?

19. Besteht/Bestand eine Muskel- oder Skeletterkrankung (z.B. ☐ n ☐ j
    Muskelschwäche, Gelenkerkrankung, Osteoporose)?

    Wenn ja, welche?

20. Bestehen Wirbelsäulenschäden oder liegt ein Schulter-Arm-Syndrom ☐ n ☐ j
    vor?

    Wenn ja, welche?

21. Besteht/Bestand eine Erkrankung des Nervensystems (z.B. Lähmungen, ☐ n ☐ j
    Krampfleiden [Epilepsie], chronische Schmerzen)?

    Wenn ja, welche?

22. Bestehen weitere Erkrankungen/Beeinträchtigungen (z.B. Abwehrschwäche, Multiple Sklerose, Restless-legs-Syndrom, häufige Kopfschmerzen, Depressionen, Augenerkrankung, Hörschwäche)? ☐ n ☐ j

    Wenn ja, welche?

23. Befinden sich Implantate im Körper (z.B. Schrittmacher/Defibrillator, Gelenkendoprothese, Herzklappe, Stent, Metall, Kunststoffe, Silikon)? ☐ n ☐ j

    Wenn ja, welche?

24. Wurde in letzter Zeit eine Behandlung wegen anderer als der nun zu behandelnden Beschwerden durchgeführt? ☐ n ☐ j

    Wenn ja, welche?

25. Wurde schon einmal eine Operation durchgeführt? ☐ n ☐ j

    Wenn ja, welche?

26. Könnten Sie schwanger sein? Sind sie schwanger? ☐ n ☐ j

    Stillen Sie?

Handschriftliche Bemerkungen zum Aufklärungsgespräch bzw. Fragebogen:

_____

_____

_____

_____

_____

Hiermit erkläre ich, dass ich auf eigene Verantwortung mit der EEMA trainieren möchte, trotz oben genannter ärztlich diagnostizierter Erkrankungen und entsprechender Aufklärung. Es besteht hier keine Haftung seitens Kerngesund & Schön.

Datum und Unterschrift des Anwenders:_____

Weiterführende Literatur

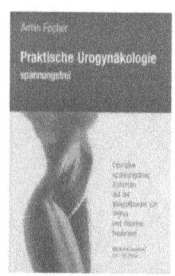

Armin Fischer
Praktische Urogynäkologie - spannungsfrei
Broschiert: 144 Seiten
Erste Auflage - Ausgabe – 2003
Serag-Wiessner KG, 95119 Naila

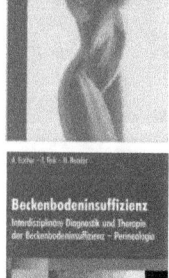

Armin Fischer
Praktische Urogynäkologie - spannungsfrei
Broschiert: 316 Seiten
Verlag: Haag + Herchen; Auflage: 2., neu bearb. u. erw.
Aufl. (1. September 2006)
ISBN-10: 3898463710
ISBN-13: 978-3898463713

Armin Fischer (Autor)
OP-Atlas Praktische Urogynäkologie: Implantatunterstützte
Deszensuschirurgie Gebundene Ausgabe – August 2007
Gebundene Ausgabe: 366 Seiten
Verlag: Lucas, Birgitt; Auflage: 1., Aufl. (August 2007)
ISBN-10: 3000221611
ISBN-13: 978-3000221613

Armin Fischer et al.
Beckenbodeninsuffizienz
Interdisziplinäre Diagnostik und Therapie der
Beckenbodeninsuffizienz – Perineologie
Gebundene Ausgabe – 2009
Serag-Wiessner KG, 95119 Naila

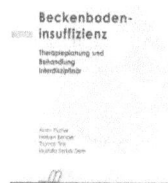
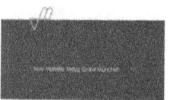

Armin Fischer et al.
Beckenbodeninsuffizienz
Therapieplanung und Behandlung interdisziplinär
Broschierte Ausgabe: 76 Seiten - 2010
Hans Marseille Verlag München

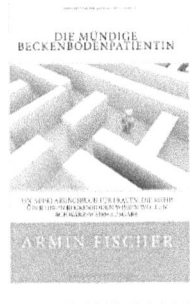

Die mündige Beckenbodenpatientin: Ein
Aufklärungsbuch für Frauen, die mehr
über Ihren Beckenboden wissen wollen
- schwarz-weiß-Ausgabe
Taschenbuch: 478 Seiten
Verlag: CreateSpace Independent
Publishing Platform
ISBN-10: 1519754914
ISBN-13: 978-1519754912

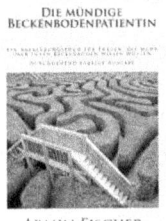

Die mündige Beckenbodenpatientin: Ein
Aufklärungsbuch für Frauen, die mehr
über Ihren Beckenboden wissen wollen
durchgehend farbige Ausgabe
Taschenbuch: 478 Seiten
Verlag: CreateSpace Independent
Publishing Platform
ISBN-10: 1519581793
ISBN-13: 978-1519581792

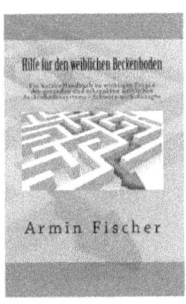

Hilfe für den weiblichen Beckenboden: Ein
kurzes Handbuch zu wichtigen Fragen des
gesunden und erkrankten weiblichen
Beckenbodensystems - Schwarz-weiß-
Taschenbuch: 206 Seiten
Verlag: CreateSpace Independent
Publishing Platform;
Erste Auflage (24. Januar 2016)
ISBN-10: 1523643196
ISBN-13: 978-1523643196

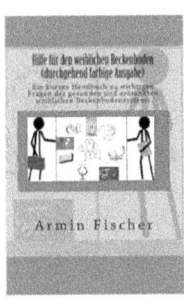

Hilfe für den weiblichen Beckenboden -
durchgehend farbige Ausgabe: Ein kurzes
Handbuch zu wichtigen Fragen des
gesunden und erkrankten weiblichen
Beckenbodensystems
Taschenbuch: 206 Seiten
Verlag: CreateSpace Independent
Publishing Platform;
1. Auflage (24. Januar 2016)
ISBN-10: 1523649100
ISBN-13: 978-1523649105

Anm.: Die Quellenliste zu den verwendeten Abbildungen, die praktisch
alle meinen vorangegangenen Publikationen entnommen wurden, finden Sie in diesen Büchern.

Anhang - der schnelle Überblick

Im Zusammenhang mit der Behandlung von Beckenbodenpatientinnen wird immer wieder eine Frau unter den zu Trainierenden sein, die sich im Laufe ihrer Krankheitsgeschichte einer operativen Behandlung unterziehen musste. Aufgrund der belastenden Alltagssituation, die die Grunderkrankung mit sich bringt und der individuellen Persönlichkeitsstrukturen, ist es besonders wichtig, dass der Therapeut im Gespräch als kompetentes Gegenüber erlebt wird.

Dazu ist es natürlich auch sinnvoll und wichtig, dass der Therapeut ein wenig Bescheid weiß über die Behandlungsoptionen. Das wurde im ersten Teil des Buches dargestellt. Nun spricht die Patientin aber auch über ihre Eingriffe (oder Sie erhalten im Befundbericht vom zuweisenden Arzt eine Liste der Vor-Operationen). An dieser Stelle spätestens ist nach einem Basiswissen zu den operativen Verfahren in diesem Fachgebiet gefragt. Dazu gibt es hier eine kurze Darstellung.

Wir unterscheiden die „Klassiker" von den modernen, netzunterstützten OP-Verfahren.

Zu den Klassikern in der Inkontinenzbehandlung zählen:
► *Kolposuspension (Burch/Cowan)*,
► Nadelsuspensionen (Stamey/Pereira/Raz),
► Faszienzügelplastik (Narik/Palmrich),
► die minimal–invasive Blasenhalssuspension nach Stamey/ Perreira/Raz,
► die Umspritzung der Urethra mit unterschiedlichen Substanzen (Silikon, Tegress, Bulkamid,....).

Die modernen Bandtechniken haben den Faszienzügel und die Stamey-OP abgelöst. Die Umspritzung wird praktiziert, stellt aber keine OP im eigentlichen Sinn dar.

Zu den Klassikern der Senkungschirurgie gehören:
► vordere und hintere Plastik (Kolporrhaphie),
► Vaginaefixatio nach Amreich/Richter,
► Faszienzügelplastik nach Williams-Richardson,
► die Lateralvaginopexie nach Richardson,
► die konventionelle Fadensakropexie,
► das Zödlerband (keine Sorge, das kennen viele junge Gynäkologen auch nicht mehr).

Oft wurde in diesem Zusammenhang die Gebärmutter vaginal oder abdominal entfernt.

Die Einführung von Kunststoffbändern und Netzen aus Polypropylen (und anderen Substanzen) hat die urogynäkologische Chirurgie revolutioniert.

Verfahren, die bekannt sein sollten, sind hier:

Inkontinenzchirurgie	Senkungsoperationen
Mitturethrales Band (Typ: TVT®)	Vorderes Netz [einfach oder als verankertes Netz (4-Punkt-ATOM simplex, Avaulta®, Elevate®, Prolift® u.a.]
Remeex-Implantation	Hinteres Netz [einfach oder kombiniert mit bilateraler Vaginaefixatio oder als verankertes Implantat (posteriores SerATOM®, Avaulta®, Elevate®, Prolift® u.a.]
Transobturatorisches Band (Typ: TOT)	Netzsakropexie mit einem einfachen Netz – ohne Verankerungen seitlich
	Komplexe Netzeingriffe (4-Punkt-ATOM-Sakropexie, Avaulta®, vorn/hinten oder auch mit Elevate®, TVM-Prolift® u.a. oder Kombi-OP mit Darmeingriff)
Anterior-kraniales TOT-Band	

Jedes Verfahren soll hier „kursorisch" kurz dargestellt werden. Für detaillierte Informationen darf ich auf die weiterführende Literatur in der Literaturliste verweisen.

A.1 Kolposuspension nach Burch/Cowan

Hier wird durch einen kleinen Bauchschnitt oberhalb des Schambeines Zugang zum Blasenhals verschafft. Dieser wird durch Fäden seitlich angeschlungen, an den Beckenknochen leicht herangezogen und dort befestigt. Dieses Verfahren ist besonders dann sinnvoll, wenn die Harnröhre ihre Spannung verloren hat und wie ein Trichter zur Blase hin geöffnet ist und die Beweglichkeit der Blasen-Harnröhren-Übergangsregion so ausgeprägt (hypermobil) ist, dass zu befürchten wäre, würde man ein mitturethrales Band implantieren, dass es an dessen Hinterkante zu Abknickungen kommen könnte (was dann zu Drang- und Miktionsproblemen führen würde).

363

Abb. A1: Kolposuspension nach Burch/Cowan

a) Darstellung des Cavum Retzii

b) paraurethrale Elevation

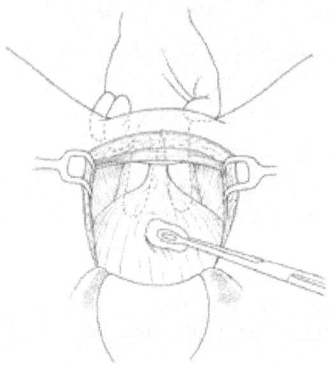

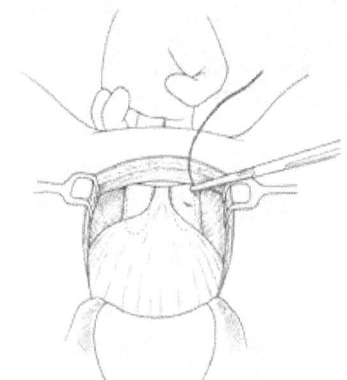

c) Vorlegen der beiden Fäden

d) Knüpfen unter digitaler Kontrolle

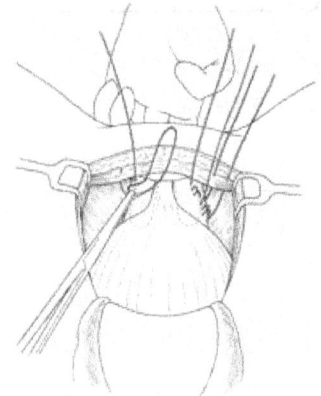

e) Unterschied zwischen der Burch-OP (links) und rechts der Cowan-
Modifikation mit „hängenden Schlingen"

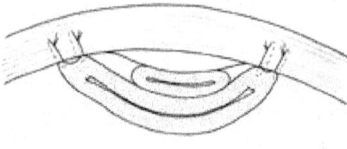

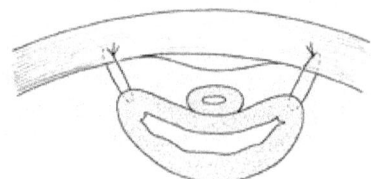

A.2 Retropubisches Band

A.2.1 Einfaches retropubisches Band (Abb. A2)

Hier geht der Weg hinter dem Schambein entlang. Unterhalb der Harn-röhre wird in die Scheide ein klein wenig eingeschnitten. Ein leicht gebogener Spieß wird eingebracht und vorbei an der Blase durch- und kurz oberhalb des Schambeins wieder herausgeführt ohne ihn heraus-zuziehen. In gleicher Weise wird auf der gegenüberliegenden Seite ver-fahren. Nun liegen beide Spieße im Stichkanal. Mit Hilfe einer Kamera, die mit einem dünnen Stab in die Harnblase eingeführt wird, kann der Operateur kontrollieren, ob er die Blase verletzt hat. Dies ist eine Kom-plikation, die nicht problematisch ist, solange man sie entdeckt. Ist alles in Ordnung so wird an beiden Enden der Spieße das Band befestigt. Nun werden die Spieße aus dem Stichkanal herausgezogen und das Band kommt unterhalb der Harnröhre zum Liegen. Nach Naht der Einstich-wunde ist die Operation beendet. Auch hier muss die Blase später auf der Station auf Restharn untersucht werden.

A.2.2 Paraurethrale Technik (Abb. A3a und b)

Die in einem bestimmten Umfang übermäßige Lockerung der unter der Harnröhre gelegenen Scheidenhaut kann in ausgewählten Fällen durch eine Modifikation der oben beschriebenen Technik kompensiert werden. Dazu benötigt man zwei parallel zur Harnröhre ausgeführte Schnitte im Bereich der Scheide. Von hier aus wird ein Tunnel unter der Harnröhre präpariert, in dem das Band läuft und dieses eingelegt, wie oben beschrieben. Abschließend werden die beiden Schnitte in einer beson-deren Technik so verschlossen, dass die Lockerung der „Hängematte" unter der Harnröhre aufgehoben wird bei gleichzeitiger neuer Verbindung zur seitlichen Beckenbodenmuskulatur (M. pubococcygeus).

A.2.3 Transobturatorisches Band (Abb. A4)

Hier geht der Weg durch die Schenkelbeuge, durch eine Öffnung des Beckenknochens dem so genannten Foramen obturatum. Ein korken-zieherartig gewundener Dorn wird durch diese Pforte eingebracht und unterhalb der Harnröhre aus der Scheide wieder herausgeführt. An der Spitze wird das Band befestigt und wie mit einer Häkelnadel durch den Stichkanal zurückgeführt. Spiegelbildlich wird auf der gegenüberliegen-den Seite in gleicher Weise vorgegangen. Nun liegt das Band unter der Harnröhre, die Ausstichstelle wird mit zwei Stichen genäht. Der Eingriff dauert etwa 10 Minuten in Kurznarkose. Anschließend während der stationären Phase wird die Blase wie beim retropubischen Band auch auf Restharnbildung durch Ultraschall überprüft. Denn hin und wieder kommt es zu Entleerungsstörungen, die bei operationsnaher Diagnose noch gut korrigiert werden können. Daher erklärt sich der stationäre Aufenthalt.

Abb. A2: Retropubisches Band/Schlinge

a) Inzision   b) Durchleiten des Bandes I

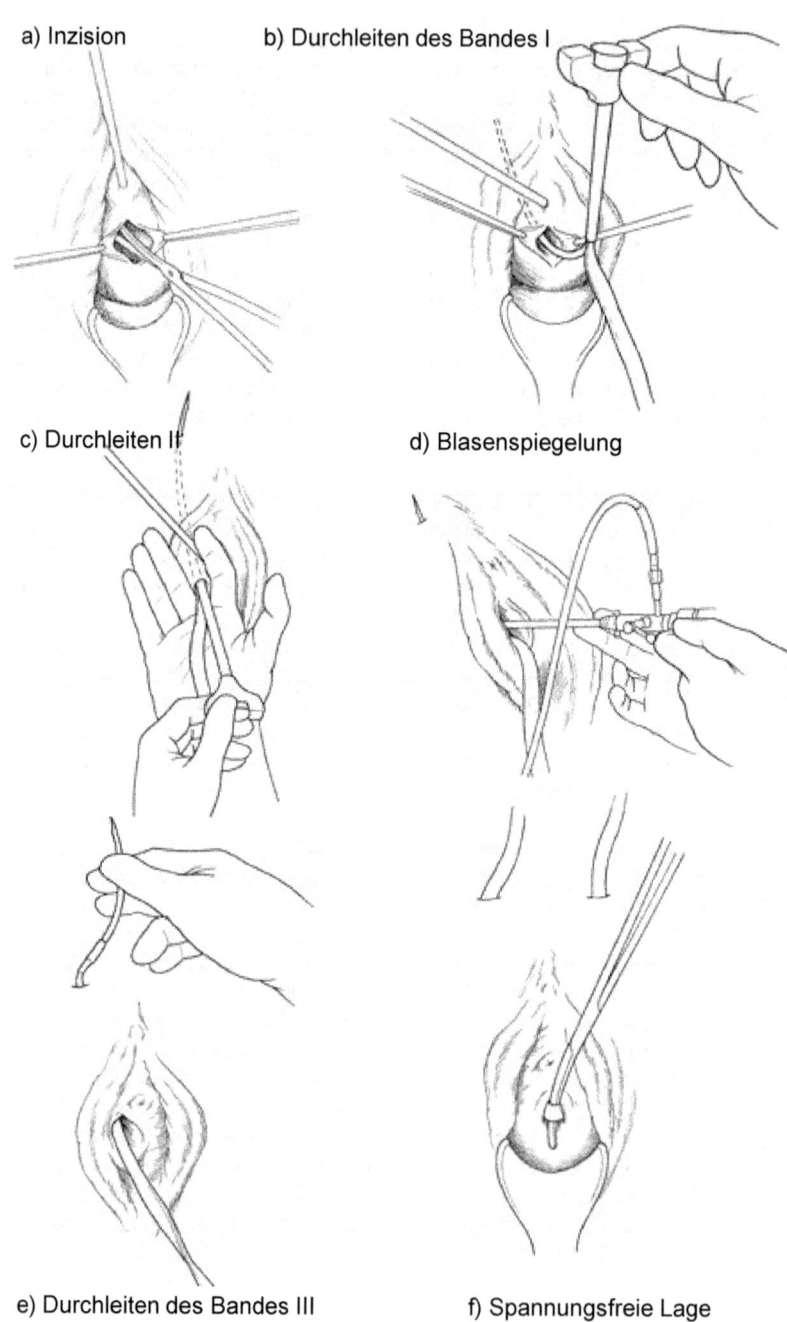

c) Durchleiten II   d) Blasenspiegelung

e) Durchleiten des Bandes III   f) Spannungsfreie Lage

Abb. A3a: paraurethrales retropubisches Band, sog. 2-Punkt-TVS

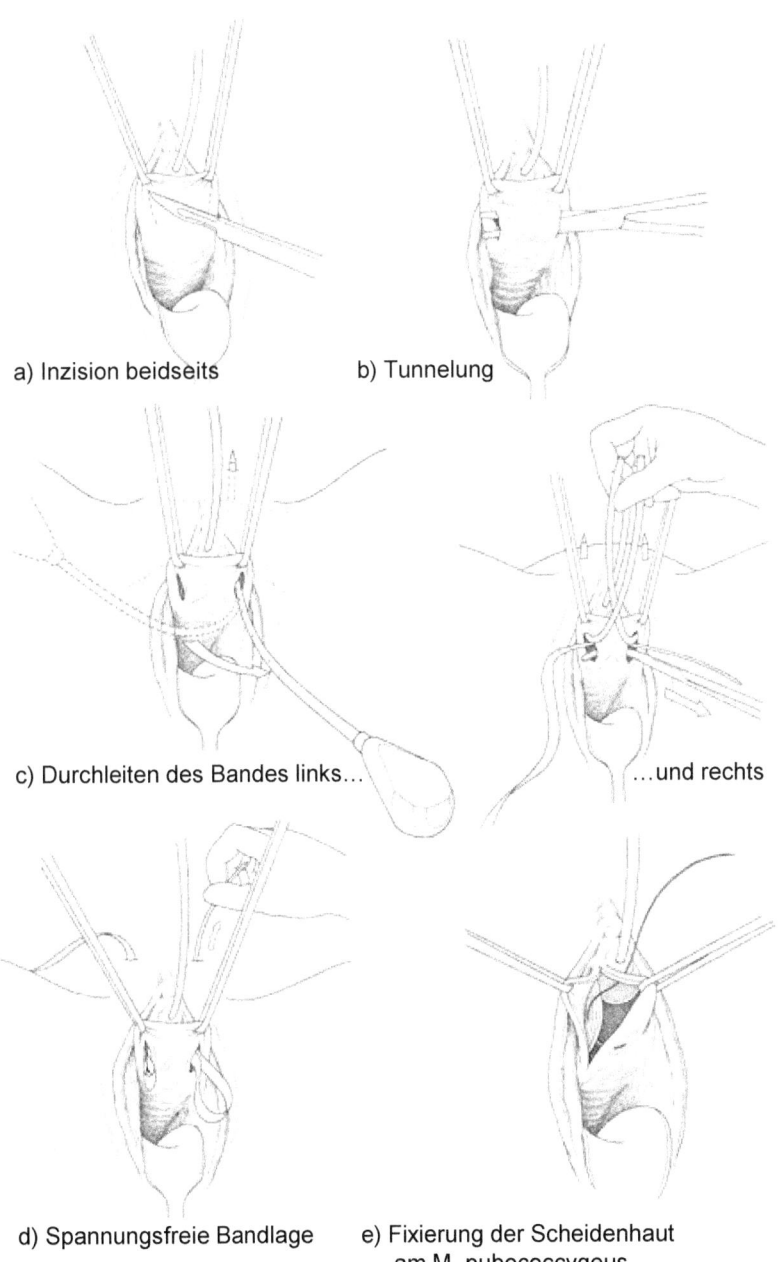

a) Inzision beidseits   b) Tunnelung

c) Durchleiten des Bandes links…   …und rechts

d) Spannungsfreie Bandlage   e) Fixierung der Scheidenhaut
am M. pubococcygeus

Abb. A3b: Abschlussbild: Justierung des Bandes (1) und Regulierung der Spannung der suburethralen Scheide (2)

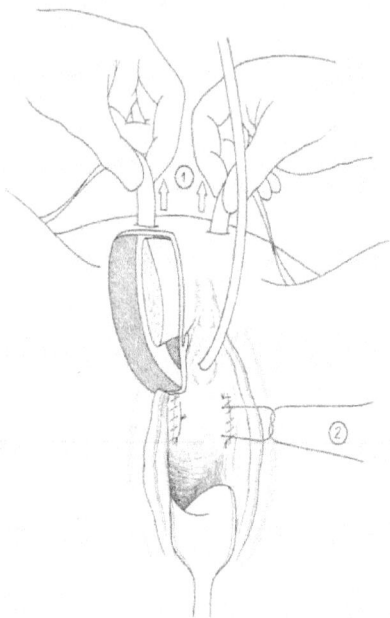

A.3 Adjustierbares retropubisches Band (Abb. A5a und A5b)

Bei der Harninkontinenz als chronischem Leiden tritt häufig nach einer erfolgreichen Ersttherapie ein Rezidiv auf. Jedes Rezidiv bedeutet eine verringerte Erfolgsaussicht im Vergleich zur vorherigen Operation (erstes Rezidiv etwa 50% Erfolg und bei der 3. Operation etwa 20%). Auch bei primär guten Erfolgsraten der operativen first-line-Behandlungen (Schlingen und Kolposuspensionen) gilt zu bedenken, dass diese im Schnitt unter 90% liegt. Ein für die operative Therapie der Rezidivinkontinenz geeignetes Verfahren muss folgende Charakteristika aufweisen: hohe Effektivität, geringe Komplikationsrate, gute Verträglichkeit der eingesetzten Materialien, Wirtschaftlichkeit, belegte Effektivität (evidenzbasierte Medizin) und jederzeit mögliche Nachstellbarkeit (Readjustierbarkeit).
Diese sollte im Falle einer postoperativen Obstruktion das eingesetzte System optimieren, ohne eine Entfernung des Systems zu erfordern. Adjustierbarkeit bedeutet aber auch, eine Anpassung des Systems postoperativ vornehmen zu können, am stehenden und sich belastenden Patienten. Der Aspekt der Readjustierbarkeit soll gleichfalls eine postoperative Rezidivinkontinenz durch Optimierung des Systems zum Sistieren bringen ohne das System zu entfernen oder einen anderen Eingriff durchzuführen.

Abb. A4: Transobturatorisches Band

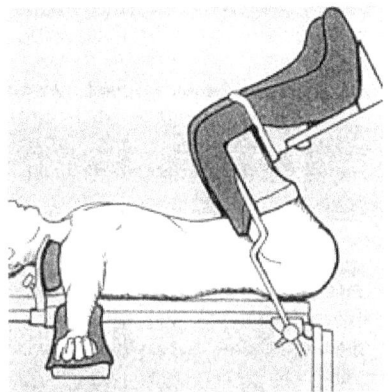

a) Lagerung beim Eingriff

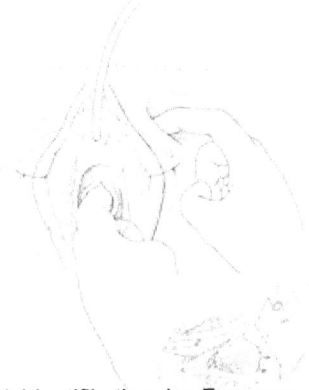

b) Identifikation des Foramen obturatum

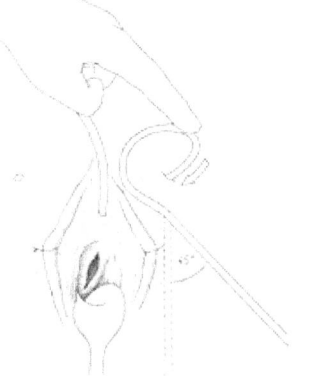

c) Einstechen der linken Helix

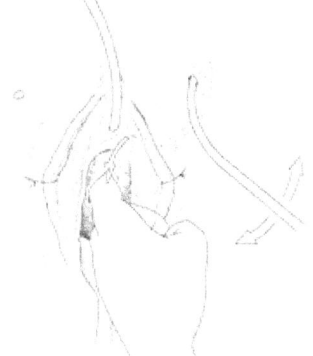

d) Durchstechen

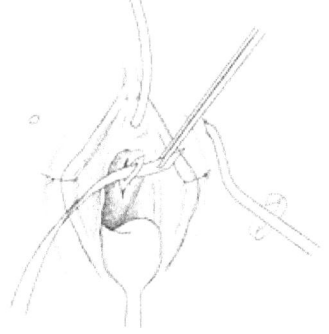

e) Durchleiten des Bandes

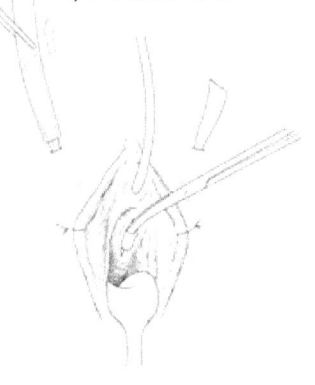

f) Spannungsfreiheit!

Das REMEEX®-System ist eine Prothese, welche als Prototyp erstmals 1996 erfolgreich eingesetzt wurde und bis heute mehr als 15.500 Mal in Spanien, Italien und der Schweiz in der first-line und Rezidivharn- inkontinenzsituation Anwendung fand. Das jederzeit mögliche Nachjus- tieren wird von den Inauguratoren als besonderer Vorzug dieses Verfah- rens beschrieben. Es wird bisher keine Zeitbegrenzung für eine nach- trägliche senkende oder elevierende Regulation durch Verkürzen oder Verlängern der fixierenden Fäden mit dem Varitensor angegeben. Nachjustierungen nach wesentlich mehr als 6 Jahren nach der Implan- tation sind erfolgreich erfolgt.

Das Remeex®-System besteht aus mehreren Systemelementen (vgl. Abb. A5a): nichtresorbierbares Netz (sog. Mitella) einer Größe von 1,25 x 3 cm aus monofilem Polypropylen, mit jeweils an jedem Längsende befindlichen monofilen Zugfäden ebenfalls aus Polypropylen, einer Olive (sog. Varitensor) aus biokompatiblem Polyäthylen mit hoher Dichte, das eine kleine Titanspule enthält, einer Hülse (sog. Manipulator) mit Schrauben und einem Schraubenzieher (Diskonnektor) sowie einem Ein- führinstrument (Nadel).

Die Mitella wird unter den zu unterstützenden Anteil der Urethra-/ Blasenhalsregion eingelegt. Die Polypropylenzugfäden binden die Mitella an die Titanspule des Varitensors an und ermöglichen über Drehen des Manipulators und Auf- und Abwickeln der Zugfäden die Elevation und das Absenken des über der Mitella befindlichen Gewebes. Um nach Erreichen einer erwünschten Position der Mitella den Manipulator vom Varitensor zu trennen, wird der Diskonnektor eingesetzt.

Die Kenntnis von diesem System ist für Trainings- zentren in der Nähe von Kliniken, die es implan- tieren insofern wichtig, als die Metallspule zu der Frau- ge führen könnte, ob man damit trainieren darf – hier ein klares JA.

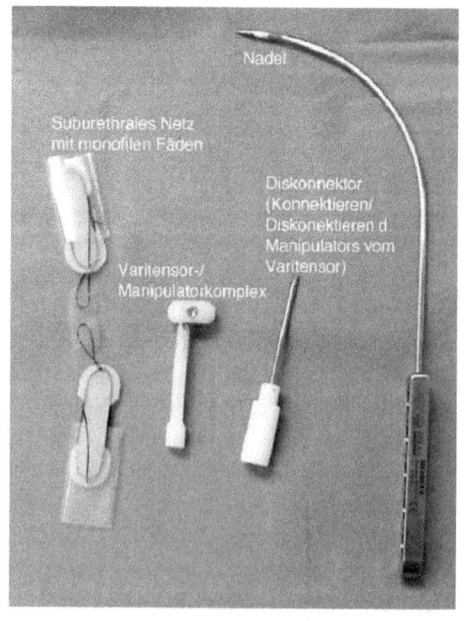

Abb. A5a: Remeex®-System

Abb. A5b: liegendes System in lockerem (rechts) und angezogenem
Zustand (links)

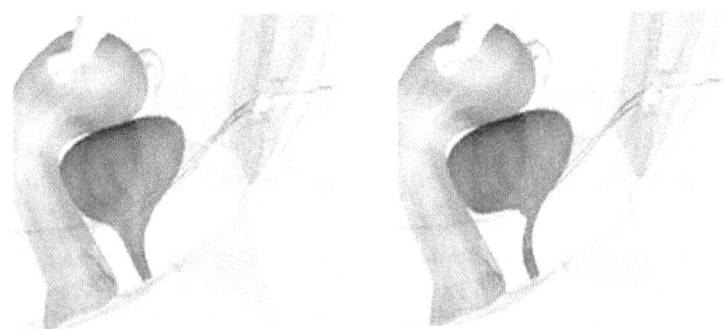

A.4 Vordere Plastik (Abb. A6)

Bei der „vorderen Plastik" oder „vorderen Kolporrhaphie" wird die
Pulsionszystozele unter einer Reihe quergestellter „Raffnähte", die die
subvesikale (unter der Blase gelegene) Faszie unter dem Blasenboden
doppeln, versenkt. Die überschüssige Scheidenhaut wird entfernt und die
Scheidenhautwunde (Kolpotomie) mit Naht verschlossen.

A.5 Hintere Plastik (Abb. A7)

Ziel dieser Technik ist die Raffung des Bindegewebes im Raum zwischen Enddarm und Scheide [Spatium rectovaginale], der sog. perirektalen Faszie, um darunter die Rektozele zu versenken. Da das Bindegewebspolster schwach ist (bei den Senkungspatientinnen in besonderem Maß), findet man hier nur selten ein rechtes Widerlager für die Rektozele. Daher rafft man üblicherweise Muskelgewebe des Levators in der
Mittellinie. Je nach Ausprägung der Levatoren und deren Mobilisierungsfähigkeit kann man beide Seiten bis in eine Höhe von 4-6 cm ab Scheideneingang (Hymenalsaum) in der Mittellinie vereinigen und die Rektozele darunter versenken. Diese Technik führt aber, je weiter nach innen
man diese Vereinigung durchführt, zu einer sanduhrförmigen Einengung
des Scheidenlumens und damit zur Problemen beim Verkehr. Man ist
daher, will man die Kohabitationsfähigkeit erhalten, gezwungen die Medianvereinigung in einer Höhe zu beenden, die einer hohen Rektozele
bzw. Enterozele weiter Raum zur Entwicklung lässt.

Abb. A6: vordere Plastik   Abb. A7: hintere Plastik

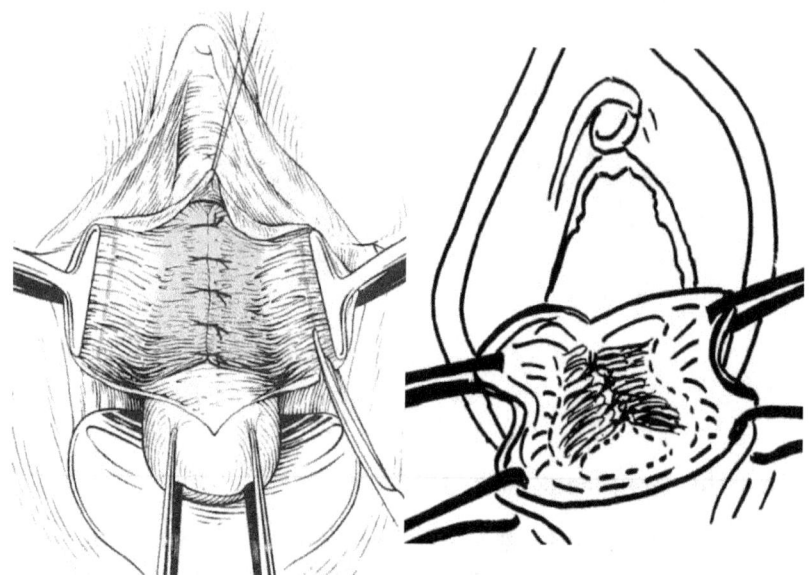

A.6 Vaginaefixatio sacrospinalis (Richter)/sacrotuberalis (Amreich) (Abb. A7 und A8)

Beide Operationsverfahren unterscheiden sich grundsätzlich nur in der Wahl des Fixationsortes des Scheidengrundes. Während bei der Technik nach Richter-Amreich das (rechte) Ligamentum sacrospinale, unter dem M. coccygeus gelegen, Fixationspunkt ist, wird bei der Technik nach Amreich das etwa 1-2 cm weiter kranial gelegene, stabilere Lig. Sacrotuberale gewählt. (Abb. A8).

Die Fixierung erfolgt zumeist mit langsam resorbierbarem Nahtmaterial, wenn es sich um eine unilaterale Fixierung handelt. Auch eine retro-vaginale („versteckte") Stichtechnik ist möglich. Gleichwie führt die Technik der Auflagerung der Scheide auf das Band zu einer Achsendeviation nach kaudal (bleibend) und nach rechts (die sich über die Zeit wieder ausgleicht, indem ein Rezessus nach rechts entsteht (Abb. A7). Bei der bilateralen Fixierung ist dies nicht möglich, weil das direkte Aufknüpfen der Scheide auf das Ligament zu einer Stenosierung des zwischen den Vaginaefixationspunkten hindurchlaufenden Rektums führen würde. Hier benutzt man geflochtene nicht-resorbierbare Fäden und bleibt in der Vaginalfaszie streng retroepithelial. (die Fäden kommen nicht an die Oberfläche). Mit einem in der Folge auftretenden Descensus vaginae anterior/einer Enterozele ist bei dieser Technik in allen Fällen durchaus zu rechnen.

Abb. A7: Rezessusbildung
bei unilateraler Vaginaefixatio

Abb. A8: Bindegewebsräume bei
Amreich/Richter-OP

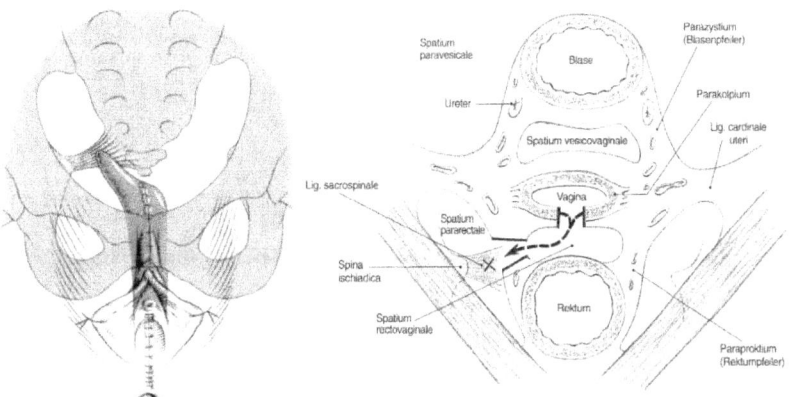

A.7 Richardson Lateralvaginopexie (lateral defect repair) (Abb. A9)

Die Reparatur eines paravaginalen Defekts bei Traktionszystozele (die infolge des lateralen Aufhängungsdefektes der Scheide am Arcus tendineus fasciae pelvis/levatoris ani entsteht) nimmt eine gewisse Zwitterstellung zwischen Deszensus– und Inkontinenzeingriffen ein, da die schambeinfugennahen Fäden nur unweit der klassischen Burch-Kolposuspensionspunkte gelegt werden. Nach Dissektion des Cavum Retzii werden mit nicht resorbierbaren Fäden der Arcus tendineus des Levators und der der endopelvinen Faszie angenähert und damit die Bruchlücke geschlossen. Eine Alternative, besonders infolge der Brüchigkeit des Gewebes bei Senkungspatientinnen ist das Anschlingen der Scheidenwand in Höhe des Arcus tendineus der endopelvinen Faszie und das Einnähen der Fäden in das Cooper'sche Band. Hier ist, weil die Nähte sehr weit nach seitlich und hinten gesetzt werden müssen, auf den Verlauf des Obturatorius-Bündels mit dem N. obturatorius und den Begleitgefäßen) und die das Cooper'sche Band im rechten Winkel kreuzende Vene, meist ein Abgang der V. obturatoria zu achten.

A.8 Klassische Fadensakropexie von Zervix, Zervixstumpf oder Scheidenstumpf (Abb. A10)

Nach einer Pfannenstiellaparotomie (klassischer gynäkologischer Bauchschnitt oberhalb des Schambeinknochens quer) und dem Abstopfen des Darmes nach kranial (ggf. auch nach (suprazervikaler = Gebärmutterhals erhaltender) Hysterektomie/ ggf. mit Adnexentfernung (Entfernung der Eileiter/Eierstöcke, falls erforderlich oder gewünscht)) (oder im Rahmen eines endoskopischen (laparoskopischen) Eingriffs) wird das Scheidenrohr mit einem Instrument entfaltet.

Abb. A9: Originaltechnik mit Nahtvereinigung des Arcus tendineus mit der endopelvinen Faszie vaginalseitig

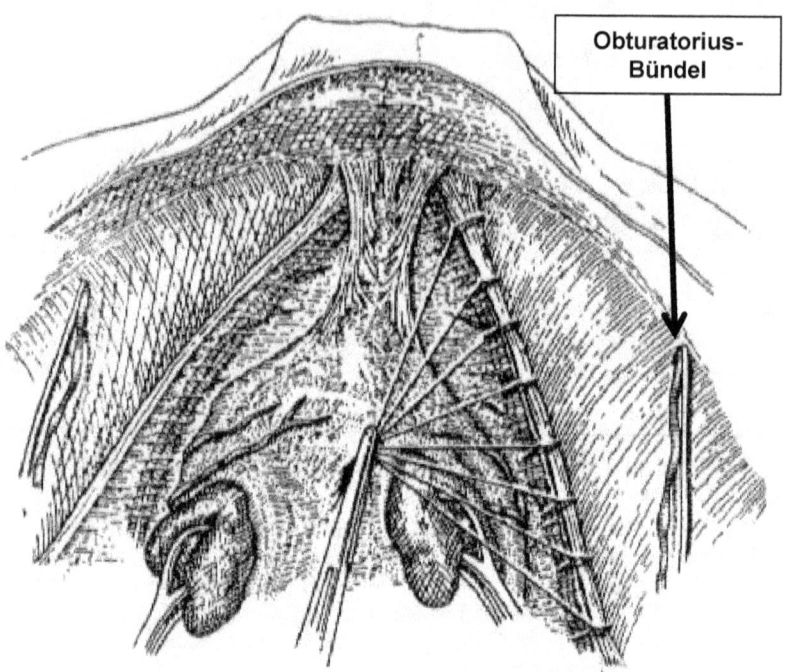

Obturatorius-Bündel

Anschließend wird rechts vom S-Darm ein Zugang zum sog. Retroperitonealen Raum (der Retroperitonealraum oder einfach das Retroperitoneum (Spatium retroperitoneale) beinhaltet jene anatomischen Strukturen, die hinter dem Bauchfell (Peritoneum) liegen und nicht vom Bauchfell umschlossen werden. „retroperitoneal" bedeutet „hinter dem Peritoneum") und der rechte Ureter dargestellt. Das Bauchfell wird neben dem Harnleiter (Ureter) gespalten, falls kein gynäkologischer Zusatzeingriff erfolgt ist, der ohnehin eine Öffnung des Bauchfells beinhaltet, ansonsten wird von diesem bereits existenten Peritonealschlitz ausgehend, der Ureter aus dem hinteren Peritonealblatt mobilisiert und nach seitlich hin abgedrängt. Nun wird das Rektosigmoid nach links beiseite gedrängt und so der Zugang zum Kreuzbein geschaffen. Die Auswahl der Höhe der Fixierung am Kreuzbein (Sakrum) entscheidet über die Verlaufsrichtung der Scheidenachse, die Fixierung am Übergang der Lendenwirbelsäule zum Kreuzbein (=Promontorium) (technisch leichter zu erreichen) führt zu einer zu steileren Achse. Günstiger ist das Legen der Nähte in Höhe S2/3. Hierbei ist bei der Präparation auf die Vermeidung von Blutungen aus der Knochenhaut des Kreuzbeines (sog. Waldeyer'sche Faszie) zu achten.

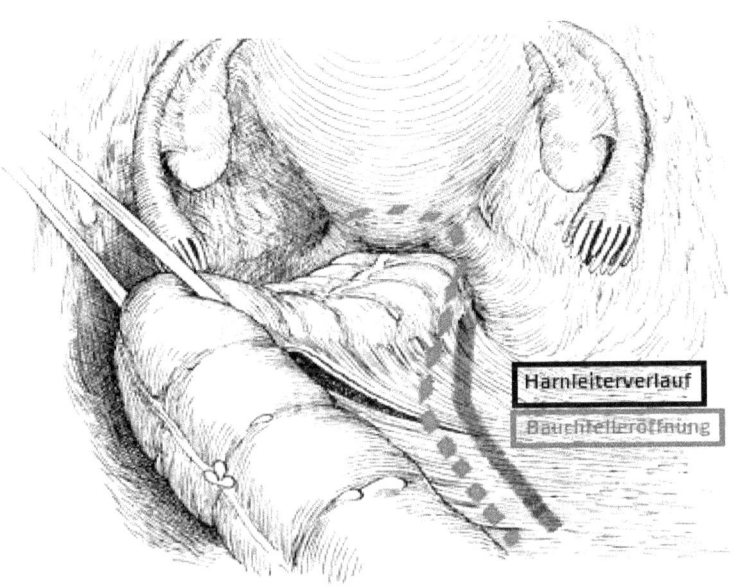

Abb. A10a: Anatomie des retroperitonealen Zuganges und Harnleiterlage

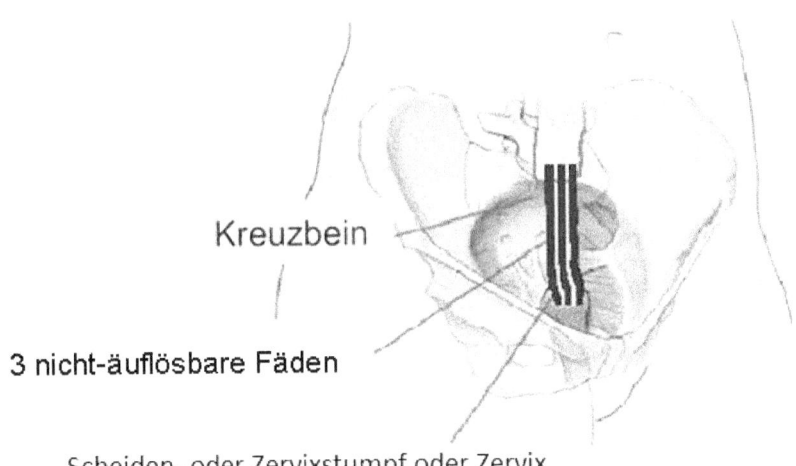

Kreuzbein

3 nicht-äuflösbare Fäden

Scheiden- oder Zervixstumpf oder Zervix

Abb. 10b: Fadenverlauf nach Kolpopexie

Nun legt man 3 nicht resorbierbare Fäden durch diese präsakrale Faszie. Die Verankerung der Fäden muss stabil sein. Das freie Ende der Fäden wird dann in den Scheidengrund oder den Zervixstumpf eingenäht und dieses so an das Os sacrum gebracht, dass die Scheidenachse möglichst physiologisch bleibt und spannungsfrei fixiert werden kann.

Abb. A11: Suprapubischer Katheter

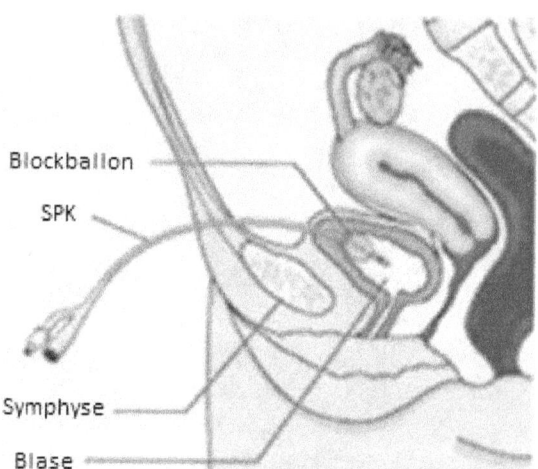

Auf Knotensicherheit ist zu achten. Nach Kontrolle auf Bluttrockenheit wird häufig subperitoneal eine sog. Robinson-Drainage eingelegt und das Bauchfell wieder verschlossen, so dass der Douglas-Raum (der tiefste Punkt des Bauchfells im Becken) (wenn auch nur passager) entlastet wird. Es folgt der Bauchdeckenverschluss einschließlich des Anlegens einer suprapubischen Zystostomie (SPK).

A.9 Anterior-kraniales transobturatorisches Band (engl. tape) (TOT) (Abb. A12)

Selten ist dieser minimalste der Senkungseingriffe einer, der isoliert ausgeführt wird. Meist kommt er in Kombination mit einer „abdichtenden" Maßnahme auf unser OP-Programm. Ziel ist die Stabilisierung der vorderen oberen Scheide und damit des Blasenbodens bei einer den positiven Effekt einer mitturethralen Schlinge gefährdenden zu starken Mobilität des Blasenbodens infolge Minderfixierung der oberen Scheidenvorderwandanteile. Hier geht der Weg wie beim Inkontinenz-TOT-Band auch durch die Schenkelbeuge, durch eine Öffnung des Beckenknochens dem so genannten Foramen obturatum. Ein korkenzieherartig gewundener Dorn wird durch diese Pforte eingebracht und in Höhe des Scheidengrundes (bei vorhandener Gebärmutter oberhalb der Zervix) aus der Scheide wieder herausgeführt. An der Spitze wird das Band befestigt und wie mit einer Häkelnadel durch den Stichkanal zurückgeführt. Spiegelbildlich wird auf der gegenüberliegenden Seite in gleicher Weise vorgegangen. Nun liegt das Band unter der Scheidenvorderwand nahe deren innerem Ende und wird dort an der Scheidenhaut oder bei vorhandenem Gebärmutterhals an diesem befestigt. Die Ausstichstelle wird mit zwei Stichen genäht. Der Eingriff dauert etwa 15-20 Minuten in Kurznarkose.

Abb. A.12: quer verspanntes transobturatorisches kraniales TOT zur Fixierung der oberen Scheide

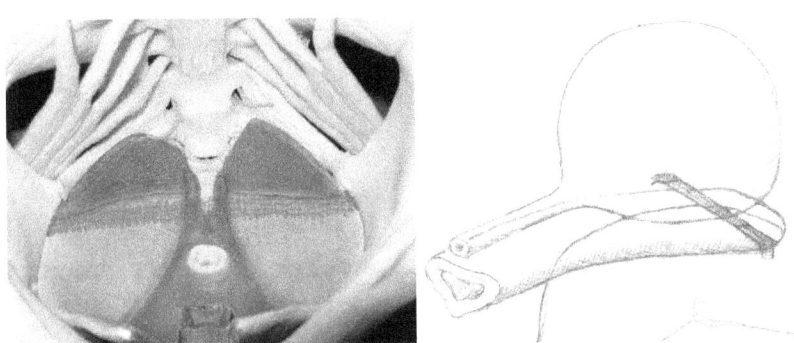

A.10 Anterior mesh repair (Abb. A13)

Nach Präparation der Pulsionszystozele (das ist die Indikation) über eine mediane (in der Mittellinie gelegene) vordere Scheideneröffnung (Kolpotomie), die nach unten nur bis an den Blasenhals reicht, wird ein entsprechend zugeschnittenes Implantat (der Patch wird vor dem Einnähen hinsichtlich der nötigen Größe und Form mit einer Schere zugeschnitten) am seitlichen Übergang zwischen Blasenfaszie und Vaginalhautlappen mit Einzelknopfnähten (oder fortlaufender Naht) fixiert (resorbierbarer Faden, Stärke 0 bis 1). Die Einstiche liegen etwa 4-5 mm vom Rand des Implantats entfernt. Das Implantat steht hierbei nicht unter Spannung, liegt eher locker in der Schicht zwischen endopelviner Faszie und Scheidenhautlappen. Die Scheide wird über dem Implantat mit Einzelknopfnähten oder fortlaufend spannungsfrei ein– oder, wenn möglich, zweischichtig verschlossen, nachdem sehr sparsam in der Mittellinie überflüssige Scheidenhaut reseziert wurde. Eine Tamponade für 24 Stunden, vergesellschaftet mit einem transurethralen Dauerkatheterismus für diesen Zeitraum ist empfehlenswert. Wichtig ist, bei diesem Eingriff

• die sichere Hämostase (Blutstillung),
• dass keine Spannung auf die Implantatkanten kommt und
• dass der Zug des Haltefadens bei Wahl einer fortlaufenden Nahttechnik gleichmäßig verteilt wird.

Wir führen unmittelbar vor dem Eingriff eine sog. Single-shot Antibiose (Einmalgabe) mit einem Cephalosporin (z. B. Cefuroxim) durch.

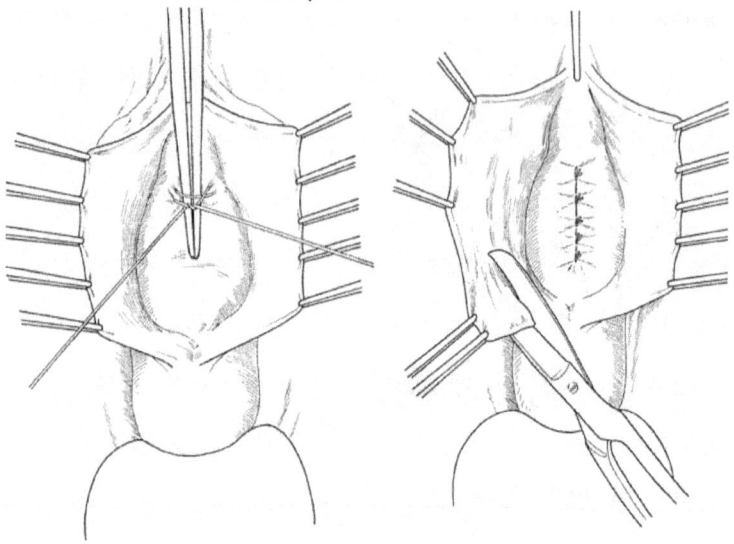

A.11 Posterior mesh repair (Abb. A14)

Über einen hinteren Scheidenwandschnitt wird die Rektozele nach beiden Seiten bis zum sog. Levatordach präpariert. Bei diesem Eingriff benötigt man einen Patch von etwa 5 cm Breite und ca. 10 cm Länge. Vor
dem Einsetzen wird das Material zurechtgeschnitten. Die Fixierung erfolgt mit durch das seitliche Bindegewebe unter der Scheidenhaut gestochenen Einzelknopfnähten (resorbierbar). Im Bereich des Scheideneinganges wird der Patch überwendlich quer auf dem Bindegewebe des
Perinealkeils in Höhe des Hymenalsaumes (Hymen = Jungfernhäutchen)
fixiert. Die Scheidenhaut wird wieder verschlossen. Rektale Tastkontrol-
le, vaginale Tamponade für 24 Stunden und Transurethralkatheter für
diesen Zeitraum beenden den Eingriff. Antibiose.

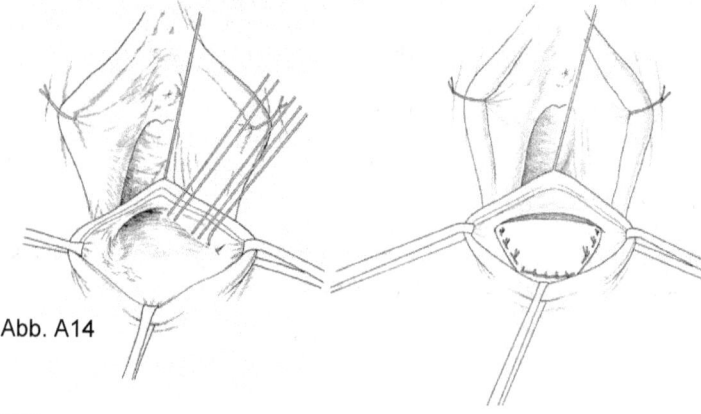

Abb. A14

378

A.12 Posterior SerATOM-Implantation (Abb. A15)

Im Prinzip handelt es sich um eine Kombination von einer sog. infra-coccygealen Sakropexie mit einem posterior mesh repair, wobei – je nach Situation – der vordere Anteil des Netzes mit Nähten (wie beim posterior mesh) oder mit den beiden Ärmchen durch das Muskelgewebe hindurch fixiert werden kann. Darunter kann man eine Raffung des um den Enddarm herum gelegenen überschüssigen Bindegewebes zur Verkleinerung der Rektozele vorschalten, wenn diese eine gewisse Ausdehnung hat. Um diesen Defekt zu reparieren, wird ein Kunststoffband in der Nähe der Steißbeinspitze von der Gesäßbacke her über die Fossa ischiorectalis (der Raum hinter dem Levatormuskel oberhalb der Gesäß-muskulatur) eingebracht und neben dem Enddarm zur Enterozele her-angeführt und an der Gegenseite wieder zurück nach außen gebracht. Das obere Band des SerATOM A-Implantates wird nicht, wie von Petros beschrieben, an den Überresten der im Becken verbliebenen Bänder fixiert, um allein auf die Bindegewebsreaktion des Körpers, die das Band verstärken soll, damit es die körpereigenen Bandstrukturen ersetzt, zu vertrauen. Wir bevorzugen es, die Technik über einen Scheidenhinter-wandlängsschnitt anzuwenden. Hier wird die kraniale Levatorkante ein-sehbar dargestellt und unter visueller Kontrolle wird das Instrument vor-geschoben und penetriert hier die endopelvine Faszie. Die Ärmchen ver-laufen dann hinter dem Levatormuskel bis zum Ausstich am Gesäß. Der so dargestellte Levator kann nun auch völlig unproblematisch für jegliche Form des weiteren posterioren repair weiterverwendet werden. Damit hat das hintere Band eine definierte konstante Struktur als Widerlager und kann für die Rekonstruktion des posterioren Kompartiments herangezo-gen werden. Problematisch wird dies bei Strukturdefekten des Levator-muskels, dann ist diese Technik ebenso wenig anwendbar wie bei zu langen Scheiden, deren Länge die Höhe der hinteren Levatorkante um mehr als gut einen Zentimeter überschreitet. Hier ist der posterior mesh repair in Kombination mit einer beidseitigen Vaginaefixatio sacrotuberalis überlegen.
Die vorderen Anteile des SerATOM A werden wie ein posteriorer Netzpatch verarbeitet. Man kann die unteren Ärmchen zwischen dem un-teren Ende des Levators und der oberflächlichen Beckenbodenmuskel-schicht auch seitlich vorbei am Enddarm zum schon vorhandenen Ein-stich der oberen Ärmchen hin ausführen oder die unteren Ecken vernä-hen.

Abb. A15: Posteriore SerATOM®-Implantation

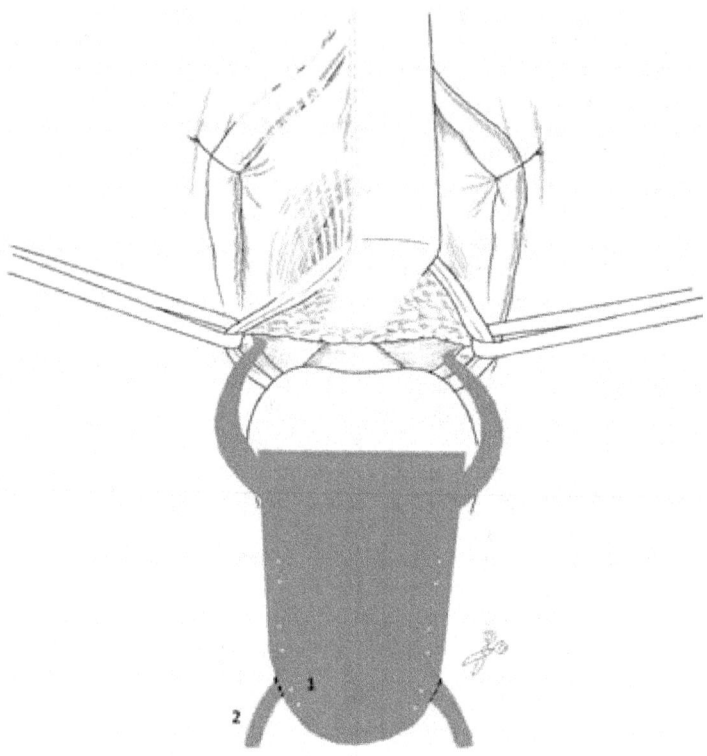

1: Fixierung der vorderen Kante mit 1 Naht pro Seite nach Abschneiden des Ärmchens

2: Fixierung mittels angebrachter Ärmchen durch Durchstich dieser

A.13 vordere SerATOM®-Implantation (4-Punkt-ATOM simplex-OP) (Abb. A16 und A17)

Sie stellt die „Basisversion" der transobturatorischen Senkungseingriffe dar.

Es wird die vordere Scheidenwand eröffnet. Die Ränder werden gefasst und anschließend die Zystozele von den beiden Scheidenhautlappen bis zum Erreichen des Arcus tendineus abpräpariert (vgl. vordere Plastik). Erst dann entscheidet sich, ob eine Überdehnung (häufig) oder eine Ruptur (seltener) des Arcus tendineus vorliegt.

Abb. A16: Möglichkeiten der Fixierung des vorderen SerATOM®

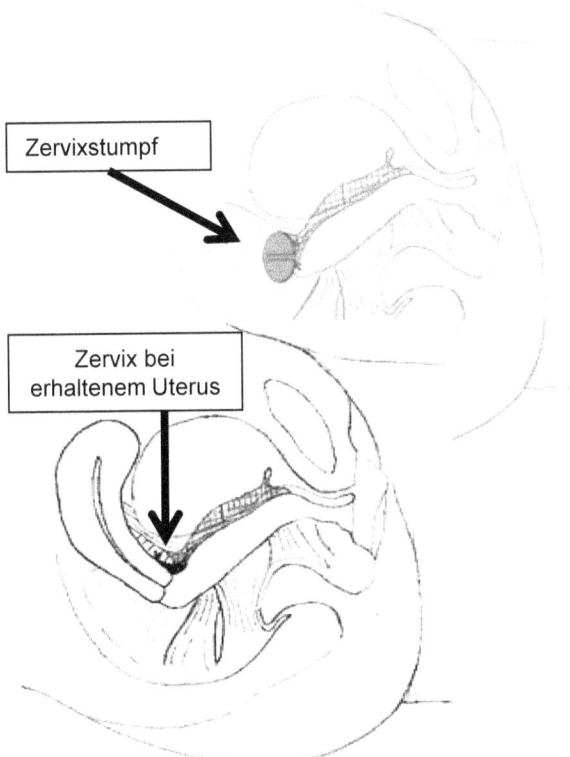

Zervixstumpf

Zervix bei
erhaltenem Uterus

Nach äußerlicher Palpation wird die Inzisionsstelle über dem Foramen
obturatum festgelegt. Über der Mitte des Foramens wird nun das
korkenzieherartig geformte Einführinstrument (Helix) eingehängt und
durch Faszie und Muskel in Richtung auf die endopelvine Faszie rotiert.
Die Faszie wird penetriert bzw. die Spitze der Helix durch den lateralen
Fasziendefekt geführt und zum Erscheinen in der Scheide gebracht.
Einfädeln des Netzes in das Öhr an der Spitze des Instrumentes und
Durchführen des Bandes (s. Abb. A17). Auf der gleichen Seite wird nun
mit einer größeren Helix die Membrana obturatoria am tiefsten Punkt des
Foramen obturatum (dorsal) penetriert. Das Instrument umläuft jetzt den
gesamten M. obturatorius internus an seiner beckenwandnahen, der
Membrana obturatoria zugewandten Seite, und tritt oberhalb des auf der
Spina ischiadica liegenden Fingers mit etwa 1-1,5 cm Distanz von der
Spina am kranialen Rand durch den Arcus tendineus bzw. dessen
Defekt. Nach erneutem Einfädeln des „Beinchens" des Implantats wird
der Vorgang auf der anderen Seite analog wiederholt.
Mit stumpfen Pinzetten wird das Implantat nun ausgebreitet und mit 3
Nähten unter dem Blasenhals in der Mittellinie und beidseits lateral fixiert
(Abb. A17F).

Bei reiner 4-Punkt-Fixierung (4-Punkt-ATOM simplex) (Abb. A16) erfolgt nun die Fixierung der Implantatmitte kranial auf der Zervix. Dann wird die Scheide über dem Implantat verschlossen.

Gibt es diese Fixierungsmöglichkeit an der stabilen Zervix nicht, dann muss das hintere Ende des SerATOM anderweitig fixiert werden, dann beginnt der Eingriff mit Schritt A17A, wenn es sich um eine vaginale 6-Punkt-Fixierung handelt (s.u.).

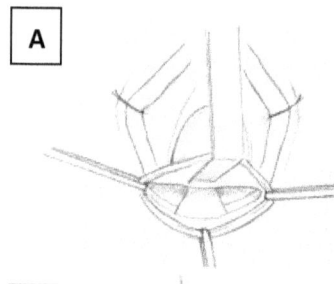

Abb. A17: Ablauf der vorderen SerATOM-Implantation:

A: Im Fall, dass die Hinterkante später fixiert werden muss, würde man mit der Präparation der Ligamente (sacrospinale oder -tuberale) hier beginnen (s. u.: 6-Punkt-ATOM-OP).

Im Fall des SerATOM simplex beginnt man mit Schritt:

B: Darstellen der Zystozele
C: Helixführung hinten
D: Durchleiten der Ärmchen
E: Implantat liegt lose im OP-Gebiet
F: Fixierung vorn und hinten(vgl. Abb. A16)

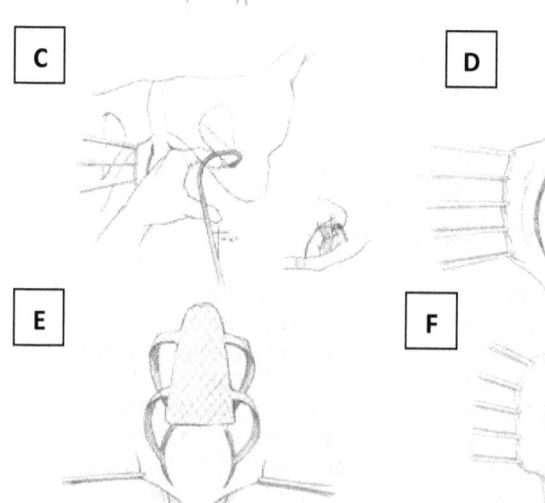

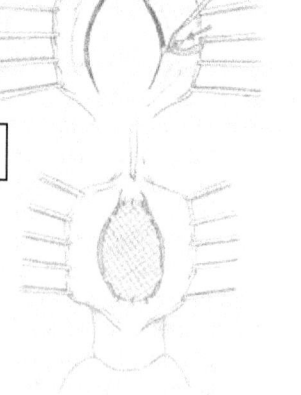

A.14 6-Punkt-ATOM-Implantation (Abb. A18 und A19)

Eine 6-Punkt-Fixierung ist dann vorzusehen, wenn es keinen Uterus mehr gibt, der vorhandene Uterus mit seinem Gebärmutterhals ebenfalls in das Senkungsgeschehen einbezogen ist (was meistens der Fall ist; Ausnahme bildet hier zum Beispiel ein nach (mehreren) Kaiserschnitten durch Vernarbung im Becken gut fixierter Uterus) und wenn die Kanten des M. obturatorius internus bei der Tastuntersuchung die notwendige Stabilität aufweisen. In manchen Fällen kann das erst beim Eingriff selbst festgestellt werden, daher erfolgt manchmal die Aufklärung sowohl für diese Form der Operation, als auch für die Beendigung über eine Fixierung am Kreuzbein. Es wird (ggf. nach in gleicher Sitzung vorangegangener oder bereits früherer Hysterektomie) zunächst durch posteriore Kolpotomie auf beiden Seiten ein Zugang zum Ligamentum sacrotuberale geschaffen (Abb. A17A).

Auf beiden Seiten wird nun durch Ligament sacrotuberale ein Faden gestochen (nicht resorbierbarer, geflochtener Polyesterfaden der Stärke 1 mit einer MO-6 Nadel). Die Nadelarmierung wird entfernt, der Faden auf beiden Seiten stillgelegt (Abb. A18). Nach Platzierung des Implantats wie bei der 4-Punkt-ATOM-OP (s.o.) wird nun der vorgelegte sacrotuberale Faden mit einer Spezialnadel durch die endopelvine Faszie nach oben gereicht, um hier in die Hinterkante des SerATOM A-Implantates eingenäht zu werden (Abb. A19). Weitere erforderliche Zusatzeingriffe werden dann zunächst ausgeführt (z. B. bilaterale Vaginaefixatio mit posterior (mesh) repair oder posteriore SerATOM-Implantation), bevor die Fäden als lockere Schlingen so geknüpft werden, dass das Implantat sich möglichst faltenfrei ausbreitet, die Fäden aber den zwischen ihnen hindurchlaufenden Enddarm nicht einengen. Dann werden die Scheidenschnitte vernäht, eine Tamponade für 48 Stunden eingelegt und meist ein SPK. Antibiose nach Standard.

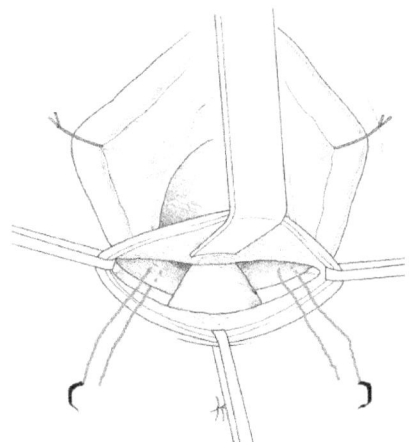

Abb. A18: bds. durch das
Ligamentum sacrotuberale
gestochener Fixierungsfaden

Abb. A19: links: die hinten am Ligament fixierten Fäden werden mit einer Spezialnadel nach vorne durchgeführt und dann wird...
rechts: ... der Faden als lockere Schlinge geknüpft, so dass sich das Implantat ausbreiten kann.

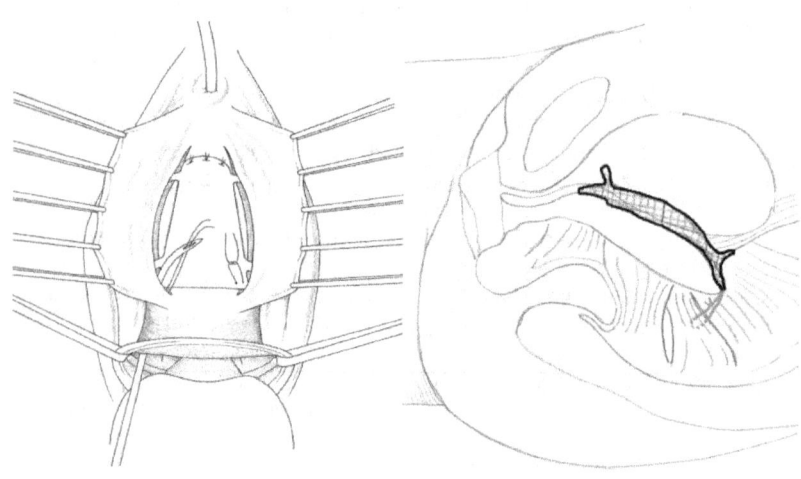

A.15 Netzunterstützte abdominale Sakrokolpopexie (Abb. A20 bis A22)

Nach dem Eröffnen des Bauchraumes und dem Abstopfen des Darmes (ggf. auch nach Hysterektomie/Adnexentfernung) wird die Harnblase über der Scheide vom Scheidenapex abpräpariert. Ein Metallstift (sog. Hegar-Stift 25-28 mm Durchmesser), in die Scheide eingeführt, ist hierbei sehr hilfreich und verbleibt bis zum Ende der Fixierung als Manipulationshilfe in der Scheide. Mit mehreren Fäden wird der Patch zungenförmig unter der Blasenbasis fixiert (Abb. A20). Hierbei ist darauf zu achten, dass einerseits die Ureteren nicht durch die Nähte kompromittiert werden. Andererseits sollte aber auch die Präparation seitlich der Scheide nicht zu ausgedehnt sein, um eine Innervationsalteration der Blase zu vermeiden, was sich z.B. in einer gestörten postoperativen Miktion bemerkbar machen kann.
Alternativ oder zusätzlich kann ein Patch in analoger Weise auf der Hinterwand fixiert werden. Hier bietet es sich allerdings bei posterioren Defekten an, vaginal mit der Präparation und interlevatoriellen Fixation zu beginnen, und den kranialen Überstand des Implantates dann nach Penetration der endopelvinen Faszie durch den peritonealen Defekt entgegenzunehmen und mit 2-3 Einzelknopfnähten dann noch seitlich beidseits auf die apikale Scheidenhinterwand aufzusteppen.

Abb. A20: links sieht man den Netzpatch, wie er unter die Blase gelegt und auf der Scheidenvorderwand fixiert wird, rechts die Fortführung mit der Fixierung an einer geeigneten Stelle am Kreuzbein

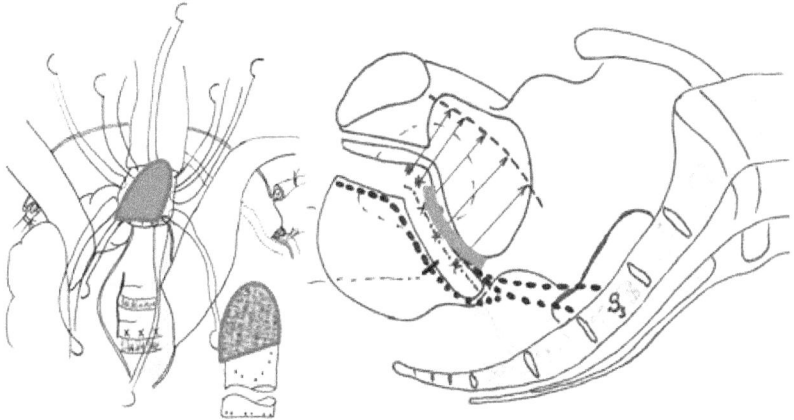

Anschließend wird (wie schon bei der Fadensakropexie geschildert, s. Abb. A10a) rechts vom S-Darm ein Zugang zum sog. retroperitonealen Raum (der Retroperitonealraum oder einfach das Retroperitoneum (*Spatium retroperitoneale*) beinhaltet jene anatomischen Strukturen, die hinter dem Bauchfell (Peritoneum) liegen und nicht vom Bauchfell umschlossen werden, „retroperitoneal" bedeutet „hinter dem Peritoneum") und der rechte Ureter dargestellt. Das Bauchfell wird neben dem Harnleiter (Ureter) gespalten, falls kein gynäkologischer Zusatzeingriff erfolgt ist, der ohnehin eine Öffnung des Bauchfells beinhaltet, ansonsten wird von diesem bereits existenten Peritonealschlitz ausgehend der Ureter aus dem hinteren Peritonealblatt mobilisiert und nach seitlich hin abgedrängt. Nun wird das Rektosigmoid nach links beiseite gedrängt und so der Zugang zum Kreuzbein geschaffen. Die Auswahl der Höhe der Fixierung am Kreuzbein (Sakrum) entscheidet über die Verlaufsrichtung der Scheidenachse, die Fixierung am Übergang der Lendenwirbelsäule zum Kreuzbein (=Promontorium) (technisch leichter zu erreichen) führt zu einer zu steilen Achse. Günstiger ist das Legen der Nähte in Höhe S2/3. Hierbei ist bei der Präparation auf die Vermeidung von Blutungen aus der Knochenhaut des Kreuzbeines (sog. Waldeyer'sche Faszie) zu achten.
Nun legt man 3 nicht resorbierbare Fäden durch diese präsakrale Faszie. Die Verankerung der Fäden muss stabil sein. Das freie Ende der Fäden wird dann nicht wie bei der nicht-netzunterstützten Technik in den Scheidengrund oder den Zervixstumpf eingenäht, sondern in die Netzkante, und zwar so, dass das Netz spannungsfrei das Kreuzbein erreicht und hier verwachsen kann.

Abb. A21: Abschlussbild bei Netzsakropexie im Bauchraum (links) und schematisch (rechts). Man beachte die „Sperre" für den Eintritt des Dünndarmes ins kleine Becken, die das gespannte Netz bildet.

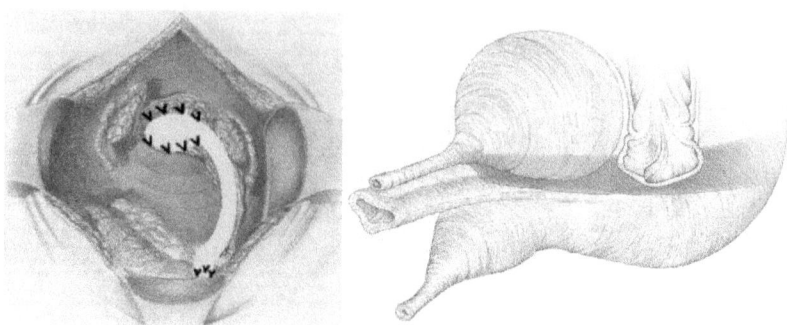

Es wird auch hier darauf geachtet, dass die Scheidenachse möglichst physiologisch bleibt, die spannungsfreie Fixierung ist in jedem Fall gewährleistet. Auf Knotensicherheit ist auch hier zu achten. Nach Kontrolle auf Bluttrockenheit wird häufig subperitoneal eine sog. Robinson-Drainage eingelegt und das Bauchfell wieder verschlossen, so dass der Douglas-Raum (der tiefste Punkt des Bauchfells im Becken) (wenn auch nur passager) entlastet wird. Es folgt der Bauchdeckenverschluss einschließlich des Anlegens einer suprapubischen Zystostomie (SPK).

Abb. A22: Bei bestehendem ausgedehntem lateralem Defekt wird nach Verschluss des parietalen Peritoneum ergänzend die laterale Vaginopexie nach Richardson (bei uns obligat) angeschlossen. Vom gleichen Zugang aus könnte grundsätzlich einzeitig auch die Kolposuspension nach Burch in Modifikation nach Cowan (hängende Fadenschlinge) angeschlossen werden – oder, wie meist, beide in Kombination (das ist in Abb. A20 rechts auch schon grafisch angedeutet).

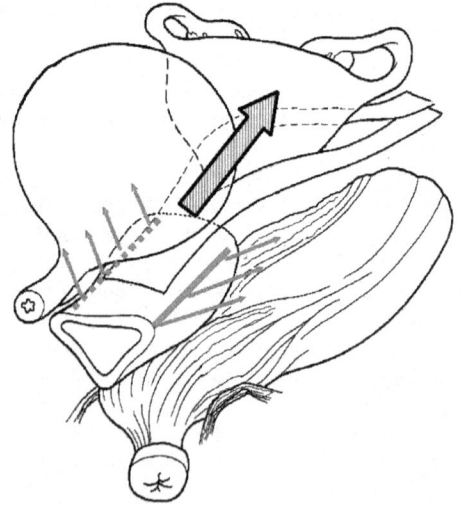

A.16 4-Punkt-ATOM-Implantat-unterstützte Sakropexie (Abb. A23)

Bei dieser Form des Eingriffs erfolgt die Platzierung des ATOM-Implantats, das aber länger ist als das SerATOM A, entsprechend dem zuvor beschriebenen OP-Ablauf der SerATOM-simplex-OP (s. 8.3.4). Der einzige Unterschied ist der, dass der Überstand dann unter der Scheidenvorderwand liegen bleibt, bis er vom Bauchraum her nach oben geholt und auf der Scheidenvorderwand fixiert wird, so wie es für das Netzimplantat bei der klassischen abdominellen Sakropexie auch beschrieben ist. Eine Korrektur der Hinterwand, sollte sie simultan erforderlich sein, sollte diesem abdominalen OP-Schritt voran gestellt werden. Das ATOM-Implantat, in diesem Fall mit einem Ausläufer von ca. 10-15 cm Länge jenseits des hinteren Ärmchens ausgestattet (SerATOM GII), wird zunächst kranial nicht fixiert. Die Eröffnung des Bauchfells entfällt, wenn in gleicher Sitzung eine (vaginale) Hysterektomie vorangeht. Hier erreicht man das vorgelegte Netz dann unmittelbar bzw. nach Absetzen des Uterus und Eröffnung des Raumes zwischen Scheide und Blase (Spatium vesicovaginale). Der Eingriff endet dann mit der Eröffnung des präsakralen Raumes, der Beiseitedrängung des Ureters auf der rechten Seite, der Darstellung des Kreuzbeinlängsbandesl und der Auswahl der richtigen (gefäßfreien) Stelle im Bereich des Sakrums etwa zwischen S1 und S3. Nach spannungsfreier Fixierung des Implantats mit nicht-resorbierbarem Nahtmaterial wird im Allgemeinen nach Einlage einer Drainage der Raum mit Peritoneum verschlossen, um einem Kontakt zwischen Darm und Implantat vorzubeugen. Es erfolgt schließlich der Verschluss der Bauchhöhle in typischer Weise mit abschließender vaginaler Tamponade und Resektion der im Bereich der Schenkelbeuge heraustretenden Ärmchen des ATOM-Implantats.

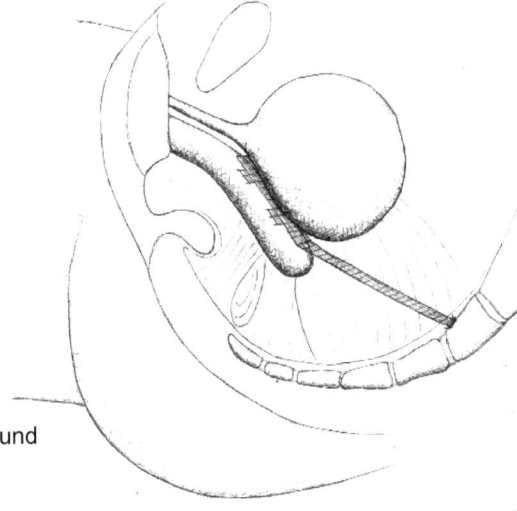

Abb. A23: Implantatlage und
Fixierung am Kreuzbein

A.17 Kombinationseingriffe zur simultanen Versorgung eines Rektumvorfalls (Abb. A24)

Ein solcher Kombinationseingriff umfasst in aller Regel (neben einer ggf. noch hinzu kommenden (suprazervikalen) Uterusamputation die 4-Punkt-ATOM-unterstützte Sakro(zerviko-/kolpo)pexie mit
- transvaginaler Rektumvorderwandraffung,
- abdominaler Rektopexie,
- Rektosigmoidresektion (im Bedarfsfall),
- hohem Douglasverschluss und Sicherung mittels Netzplombe.

Die Indikationsstellung der einzelnen Komponenten ergibt sich aus dem Nachweis (symptomatischer) Veränderungen der einzelnen Anteile des (posterioren) Kompartiments.
Sehr häufig liegt pathomorphologisch eine Kombination aus
- Descensus perinei,
- Descensus uteri,
- Traktionszystozele,
- ventrale Rektozele,
- Intussuszeption bis apparenter Rektumprolaps,
- Elongation des rektosigmoidalen Darmsegments,
- (komprimierende) Sigmoido- oder Enterozele

vor, die einhergehen mit funktionellen Beschwerden der Ausscheidungs-organe sowie gynäkologischen Beschwerden.

Wurde in der Vergangenheit bereits eine Hysterektomie (mit/ohne vaginale Plastiken und/oder blasenhalselevierender Operation) durchgeführt, sehen wir statt des Deszensus uteri einen Scheidengrunddeszensus oftmals vergesellschaftet mit einer anterior-kranialen Enterozele.

Der Kombinationseingriff besteht dann in:
- einer vaginalen (oder abdominalen) Totalexstirpation des Uterus (seltener) (die Adnexe können im Bedarfsfall simultan vaginal oder während der abdominalen Phase entfernt werden) oder
- einer suprazervikalen abdominalen Uterusamputation (häufiger)
- einer Implantation eines entsprechend konfigurierten vorderen Netzimplantats – transobturatorisch fixiert - mit ausreichend Längenreserve zur späteren Sakropexie (sog. 4-Punkt-ATOM-unterstützte Sakropexie (s. o.)
- einer anschließenden hinteren Kolpotomie mit einer transvaginalen Raffung der Rektumvorderwand bei ventraler Rektozele. Hier werden die perirektalen Rest des hinteren Anteils der endopelvinen Faszie sowie das perirektale Binde- und Fettgewebe durch Raffnähte im Abstand von ca. 1,5 bis 2 cm über dem Lumen des Rektums im Sinne einer Plikatur gerafft.

- danach erfolgt die Einlage eines posterioren (teilresorbierbaren) Netz-implantats, welches an der kranialen Levatorkante fixiert und 2 weitere Male im Verlauf der Levatormuskulatur seitlich am Übergang zur Scheidenhaut (Insertion der endopelvinen Faszie) durch Naht adaptiert wird (sog. posterior mesh repair). Abschließend wird der Perinealkeil neu formiert und das Implantat hier angeschlossen, um eine suprasphinktäre Bruchlücke zu verschließen oder deren Ausbil-dung zu verhindern (Perinealkeilrekonstruktion).

Nun erfolgt die Umlagerung zur abdominalen Phase.

Diese kann je nach Befund und Ausrichtung der Operateure bestehen in einer

- laparoskopischen Fixierung des Vorderwandimplantats auf der krani-alen Scheidenvorderwand, Ausbreitung des Hinterwandimplantats und Fixierung im Bereich der apikalen Scheidenhinterwand seitlich mit Resektion des Überstandes des posterioren Netzes, Retroperi-tonealisierung und Sakropexie des transobturatorisch fixierten Vorderwandnetzes sowie laparoskopische Rektosigmoidmobilisation mit erforderlichenfalls –resektion und der Rektopexie. Peritonealisierung des Wundgebietes und Beendigung des Eingriffs. Die laparoskopische Präparation und Fixierung der Netzplombe ist schwierig und langwierig und wird daher meines Wissens nicht praktiziert

oder in einer

- offenen Beendigung des Eingriffs über eine etwas weiter nach lateral ausgeführten Pfannenstielquerschnitt oder eine mediane infraumbili-kale Längslaparotomie in gleicher Weise: Fixierung des Vorderwand-implantats auf der kranialen Scheidenvorderwand, Hinterwandfixie-rung eines ggf. eingelegten posterior mesh. Dann Vorlegen der Sa-kropexiefäden und Übergabe der Operation an den Chirurgen. Durch diesen erfolgt die Rektosigmoidmobilisation mit erforderlichenfalls – resektion und die Rektopexie. Nun wird die Sakropexie des SerATOM vorgenommen. Nach hohem Verschluss des Bauchfells über dem Wundgebiet ggf. abschließende Präparation einer Netzplombe zum Verschluss des kleinen Beckens als Therapie/Prophylaxe der Enterozele bzw. deren Rezidivs.

Abb. A24: Die 6 Komponenten der „Kombi-OP"

1: Omentumplastik
2: Sakropexie des Vorderwand-SerATOM
3: Rektumvorderwandraffung
4: Scheidenhinterwandraffung
5: SerATOM-Implantation unter der Vorderwand
6: Rektosigmoidresektion und Rektopexie

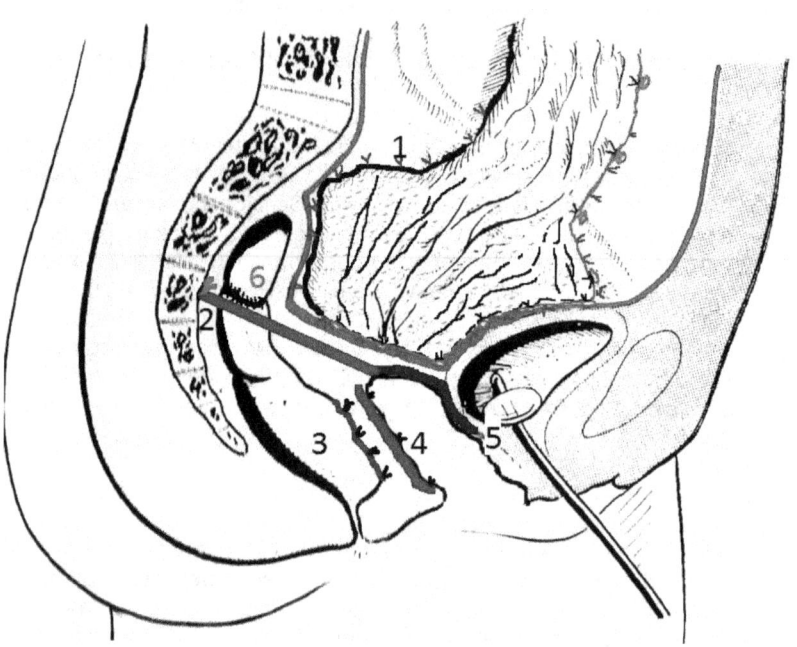

A.18 Analfisteln

Die chirurgische Therapie hängt primär vom Fistelverlauf und sekundär von Begleiterkrankungen ab. Einfache submuköse Fisteln können gespalten, komplexere Fisteln sphinkterschonend entfernt (reseziert) und innere, im Enddarm liegende Fistelöffnung mit einem Schleimhautlappen verschlossen werden. Bei Hinweisen auf eine chronische Infektion wird in einem Schritt eine Drainage durchgeführt. Liegt ein Abszess vor, muss dieser vorgängig behandelt werden. Sehr vorsichtig ist das chirurgische Verfahren beim Patienten mit Morbus Crohn zu wählen, da hier doch häufig Rezidive auftreten und wiederholte Operationen im Bereiche des Schließmuskelapparates die Gefahr einer dauernden Schädigung in sich birgt.

A.19 Abszessinzision/-exzision (Abb. A25)

Findet sich ein schmerzhafter, druckdolenter Eiterherd (Abszess) im Bereiche einer Analfistel, muss zunächst dieser in einer Narkose eröffnet werden. Dabei wird die Haut unmittelbar über der Schwellung spindelförmig ausgeschnitten, so dass der Eiter abfließen kann. Anschließend wird die Wunde ambulant täglich mehrmals gespült und gesäubert. In der Regel heilt ein derartiger Abszess nach 4 bis 5 Wochen ab und es bleibt eine chronische nässende Fistel übrig, welche dann in einer zweiten Operation behandelt werden muss.

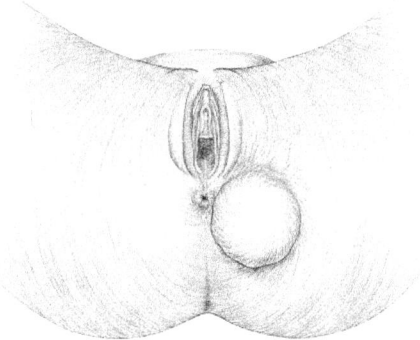

Abb. A25: Analabszess

A.20 Fadendrainage einer infizierten Perianalfistel (Abb. A26)

Finden sich Hinweise für rezidivierende Entzündungen im Bereich einer Analfistel ist gegebenenfalls die Einlage einer Fadendrainage (Seton) zur Beruhigung der Entzündung (Konditionierung) der Fistel empfehlenswert. Dabei wird in einer kurzen Narkose die Fistel sondiert und mit einem Faden (Kautschuk) drainiert. Diese Fadenschlaufe wird außen geknotet und fixiert. Anfangs ist ebenfalls ein regelmäßiges Ausduschen des Analbereichs nötig (Abb. A26).

Abb. A26:
a) Durchziehen eines Fadens zur Drainage der entzündeten Fistel
b) Knoten des Drainagefadens als Schlinge zur Drainage

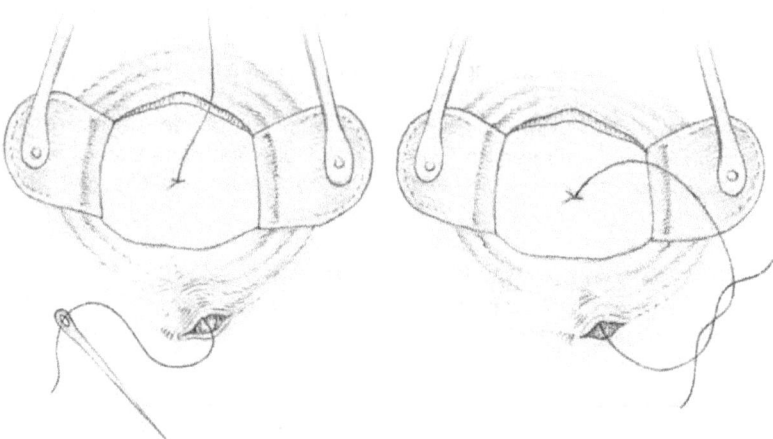

A.21 Fistelspaltung (Fistulotomie) (Abb. A27)

Eine submuköse Fistel kann zum Darm hin längs aufgeschnitten werden (d.h. gespalten werden). Dabei wird der Fistelgang erst vollständig gespalten und anschließend vollständig herausgeschnitten (exzidiert) und die Wunde offen belassen. Es heilt sekundär in den nächsten 3 bis 4 Wochen vollständig ab. Täglich wird die Wundregion 2 bis 3 Mal ausgeduscht. Auch bei intersphinktären und transsphinktären Fisteln ist dies eine Möglichkeit, falls dabei nur ein kleiner Teil des Schließmuskels durchtrennt wird.

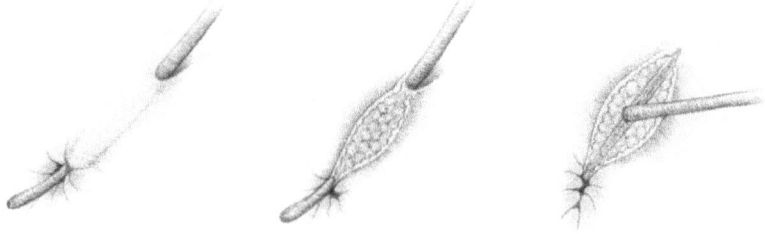

Abb. A27: Darstellung der Fistelspaltung
a) Sondieren der Fistel,
b) vollständige Spaltung,
c) anschließend Auskratzen oder Ausschneiden des Ganges

A. 22 Schleimhautverschiebelappen (Advancement Mukosaflap) (Abb. A28)

Inter- und transsphinktäre Fisteln werden aus der Umgebung herausgeschnitten bis an die Stelle, wo sie den Schließmuskel durchstoßen. Der Gang im Muskel wird ausgekratzt und der Muskel vernäht. Die Öffnung im Darm wird vom Darm her mit einer Naht verschlossen und durch einen Schleimhautlappen (Advancement Mukosaflap) gesichert.

Dieses Verfahren erfordert eine vollständige Darmreinigung vor der Operation und wird in der Regel während eines 3 bis 5-tägigen Krankenhausaufenthaltes durchgeführt. Die Operation erfolgt in rückenmarksnaher Anästhesie. Um ein Anheilen des Schleimhautverschiebelappens zu ermöglichen, muss jeder Stuhlgang in den ersten 3 Tagen nach der Operation vermieden werden. Deshalb erhalten die Patienten und Patientinnen während dieser Zeit nur flüssige Kost.

Bei komplexen Fistelverläufen oder rezidivierenden Fistelleiden kann auch einmal die Anlage eines künstlichen Darmausganges (Stoma) zur Ruhigstellung des Enddarmes (Rektum) nötig werden, damit die Fistel nach Fixation des Verschiebelappens abheilen kann. Dieser künstliche Darmausgang wird in der Regel nach 4 bis 6 Wochen wieder rückverlegt. Leider treten bei etwa 20% der Patienten Rezidive auf, die eine Zweit- oder gar Drittoperation nach sich ziehen. Noch schlechter sind die Resultate bei Morbus-Crohn-Patienten. Hier ist ein sorgfältiges Abwägen der verschiedenen Operationstechniken nötig. Dabei empfehlen sich drainierende Maßnahmen oder kombinierte Verfahren wie Verschiebelappen mit intravenöser systemischer medikamentöser Therapie.

A.23 Schließmuskelnaht (Sphinkterrepair) (Abb. A29)

Die Schließmuskelnaht (Sphinkterrepair) hat die Wiederherstellung des verletzten Schließmuskelringes (Sphinkter ani internus und externus) zum Ziel. Die häufigste Ursache für das Reißen des Schließmuskels sind geburtshilfliche Unfälle bei schwierigen Geburten. Außerdem kommen Schließmuskelverletzungen nach operativen Eingriffen im Enddarmbereich vor (bei Hämorrhoidenoperation, Eingriffe bei perianalen Fisteln und Abszessen) sowie bei analen Traumata (z.B. Pfählungsverletzungen). Über einen kleinen Schnitt am Damm werden in Allgemeinnarkose oder rückenmarksnaher Anästhesie die Enden des durchtrennten Schließmuskels gesucht und freipräpariert. Danach werden sie überlappend miteinander vernäht (Abb. A30).

Abb.A28: Behandlung der Analfistel
a) Ausschneiden der äußeren Fistelöffnung und des Fistelganges
b) Ausschneiden der inneren Fistelöffnung und Bilden eines
   Schleimhautverschiebelappens
c) Verschluss der Schließmuskellücke
d) Deckung des Defektes mit dem Verschiebelappen und Naht des
   Lappens

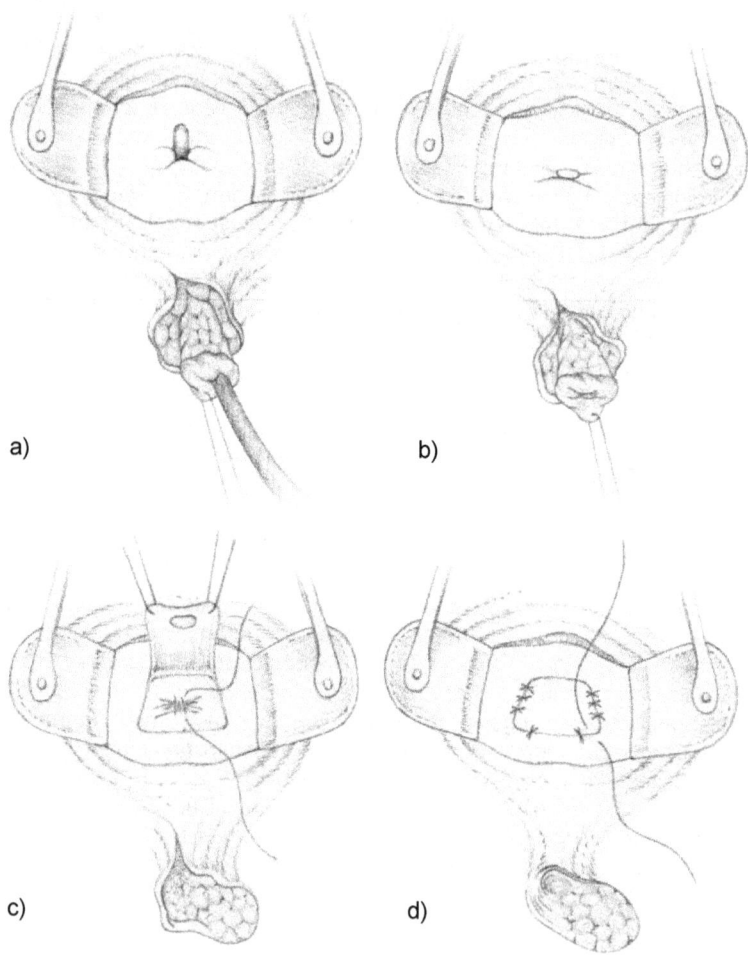

a)

b)

c)

d)

Abb. A29: Schließmuskelnaht

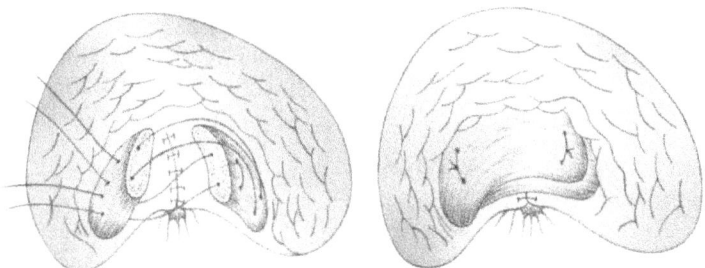

A.24 Konstruktion eines neuen Schließmuskels (Neosphinkter)

Bei fehlenden Schließmuskeln oder bei sehr großen Defekten kommen Schließmuskelersatzverfahren zum Einsatz. Dabei gibt es heute grundsätzlich zwei verschiedene Verfahren:
1. Ersatz durch einen eigenen Muskel, in der Regel ein Oberschenkelmuskel (Musculus gracilis) mit einem Neurostimulator (dynamische Gracilisplastik).
2. Das Einsetzen eines künstlichen Schließmuskels mit Steuerungssystem (Artificial Sphincter).

A.25 Sphinkteraugmentation (Kunststoffimplantation) (Abb. A30)

Ebenfalls eine Therapiemöglichkeit bei milderen Inkontinenzformen ist die Injektion von Kunststoffpolstern in den Schließmuskelapparat (Sphinkter ani internus und externus). Dadurch werden Defekte durch zusätzliches Volumen kompensiert und es kann eine Verbesserung des Verschlusses erfolgen.

Abb. A30:: Sphinkterunterspritzung (links im 3-D-US, rechts OP)

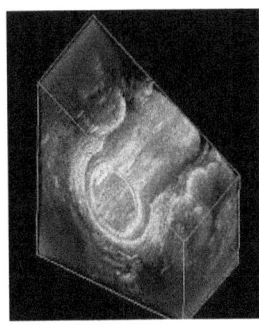 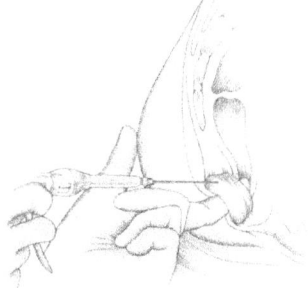

In der Regel wird an 3 verschiedenen Stellen um den Analkanal herum die Silikonlösung injiziert. Dies geschieht ambulant und in Lokalanästhesie, mithilfe einer feinen Nadel, deren Spitze zwischen dem inneren und äußeren Schließmuskel (Sphinkter ani internus und externus) positioniert wird. Die Kontrolle der Applikation geschieht mittels Ultraschallgerät (Abb. A30).

A.26 Künstlicher Darmausgang (Stoma-Anlage; Anus praeter) (Abb. A31)

Die Stuhlinkontinenz ist eine schwerwiegende Behinderung, vor allem in Bezug auf die Lebensqualität. Wenn die konventionell-chirurgischen Therapien versagen oder unmöglich sind, dann bietet sich als letzte Alternative die Anlage eines Stomas (künstlicher Darmausgang) an. Das Tragen eines Beutels, mit dem das kontrollierte Entleeren des Systems möglich ist, kann für den Patienten eine deutliche Verbesserung seiner misslichen Lage darstellen.

Neue Systeme mit Platten und Beutel haben den künstlichen Darmausgang sicherer und patientenfreundlicher gemacht. Durch regelmäßiges Auswaschen des Stomas (Irrigation) kann zusätzlich das Tragen des Beutels zeitlich eingeschränkt werden. Ein gut funktionierendes Stoma ist klar einer invalidisierenden Stuhlinkontinenz vorzuziehen.

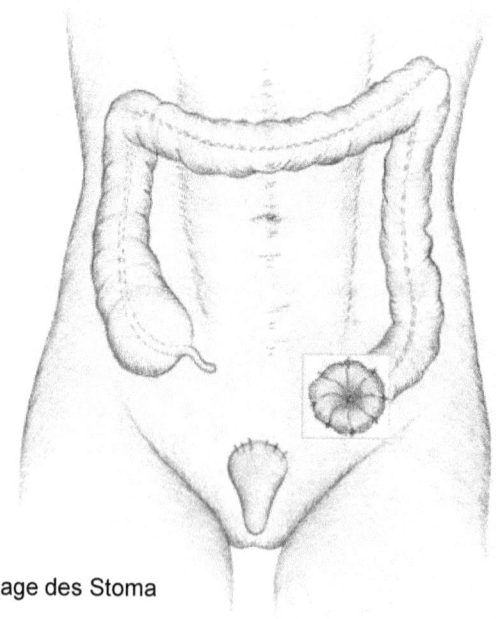

Abb. A31: Lage des Stoma

Abb. A32: Defekte des vorderen Kompartimentes - OP-Optionen

Defekte des vorderen Kompartments:

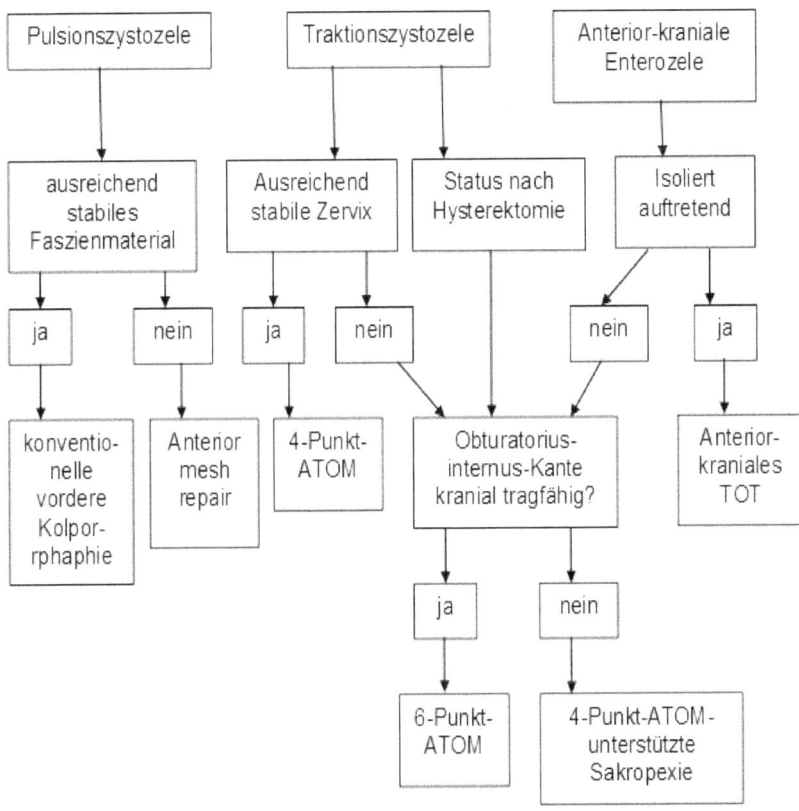

Abb. A33: Defekte des hinteren Kompartimentes - OP-Optionen

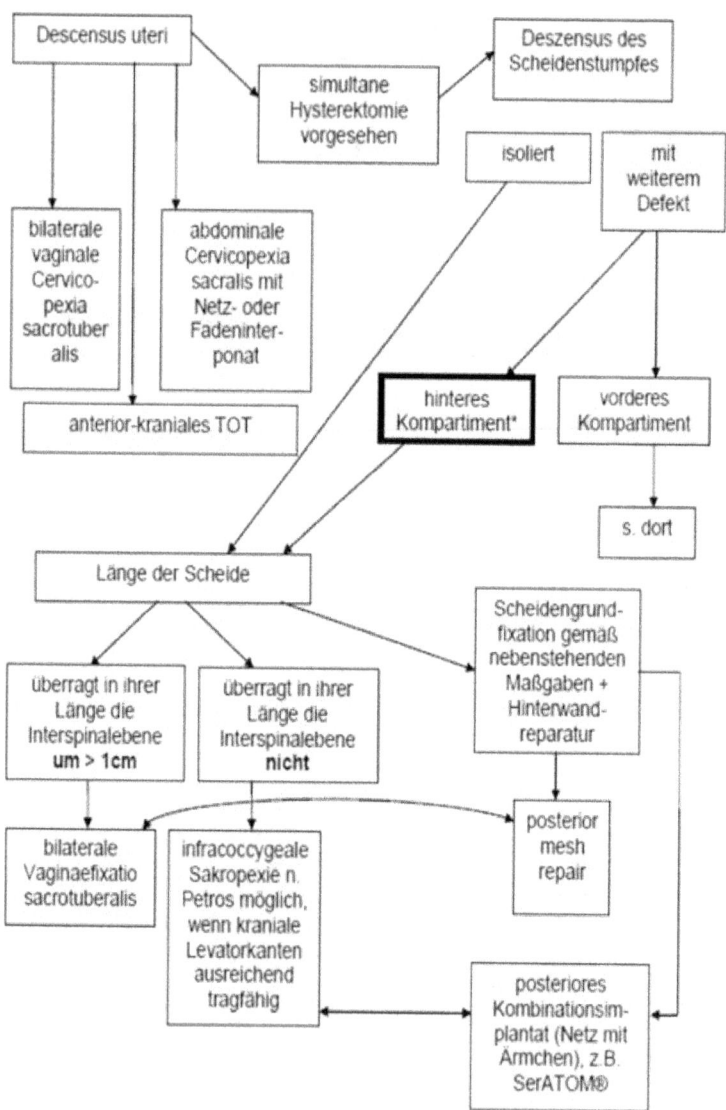

* Regel gilt auch bei ausschließlichem Defekt im hinteren Kompartiment

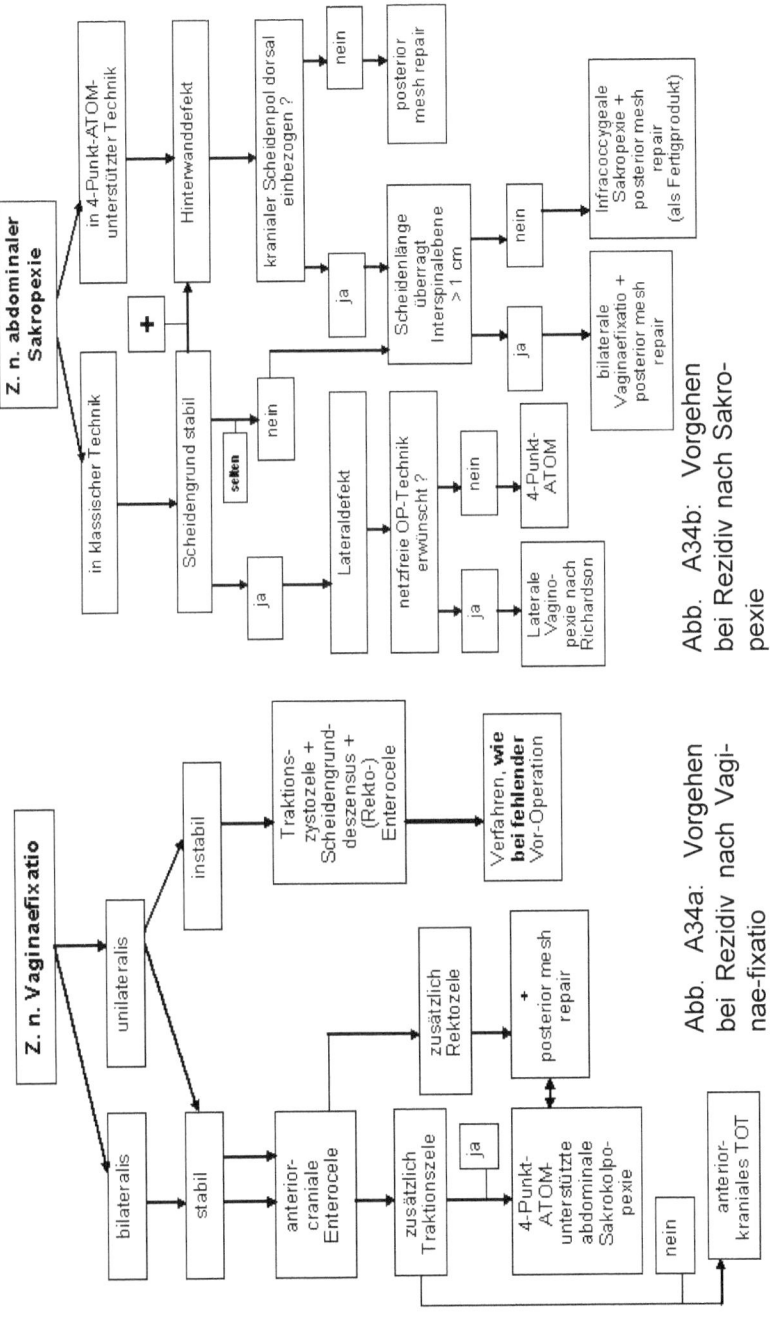

Abb. A34b: Vorgehen bei Rezidiv nach Sakro-pexie

Abb. A34a: Vorgehen bei Rezidiv nach Vagi-nae-fixatio

Abb. A35: Chirurgische Therapie der Streßharninkontinenz – Algorithmus für die Anwendung spannungsfreier retropubischer Schlingen

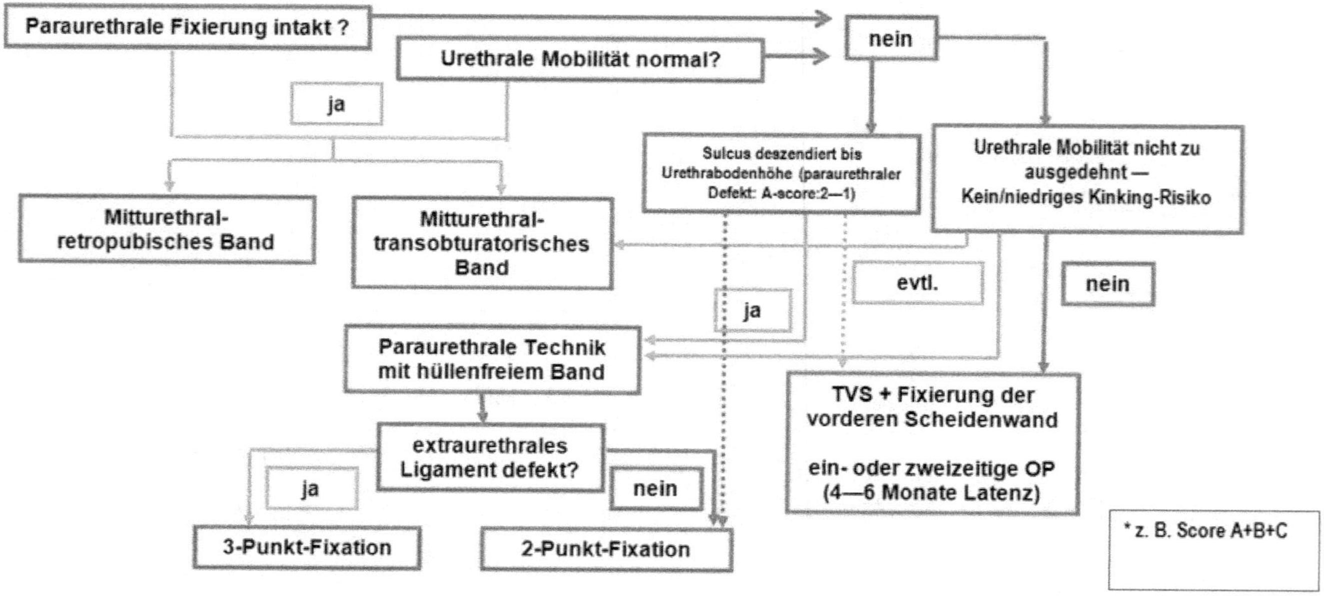

Paraurethrale Fixierung intakt ?

Urethrale Mobilität normal?

ja

nein

Mitturethral-retropubisches Band

Mitturethral-transobturatorisches Band

Sulcus deszendiert bis Urethrabodenhöhe (paraurethraler Defekt: A-score:2–1)

Urethrale Mobilität nicht zu ausgedehnt — Kein/niedriges Kinking-Risiko

nein

evtl.

ja

nein

TVS + Fixierung der vorderen Scheidenwand ein- oder zweizeitige OP (4–6 Monate Latenz)

Paraurethrale Technik mit hüllenfreiem Band

extraurethrales Ligament defekt?

ja

nein

3-Punkt-Fixation

2-Punkt-Fixation

* z. B. Score A+B+C

Abb. A36: Chirurgische Therapie der Streßharninkontinenz – Algorithmus für die Anwendung konventionell-konservativer Operationsverfahren

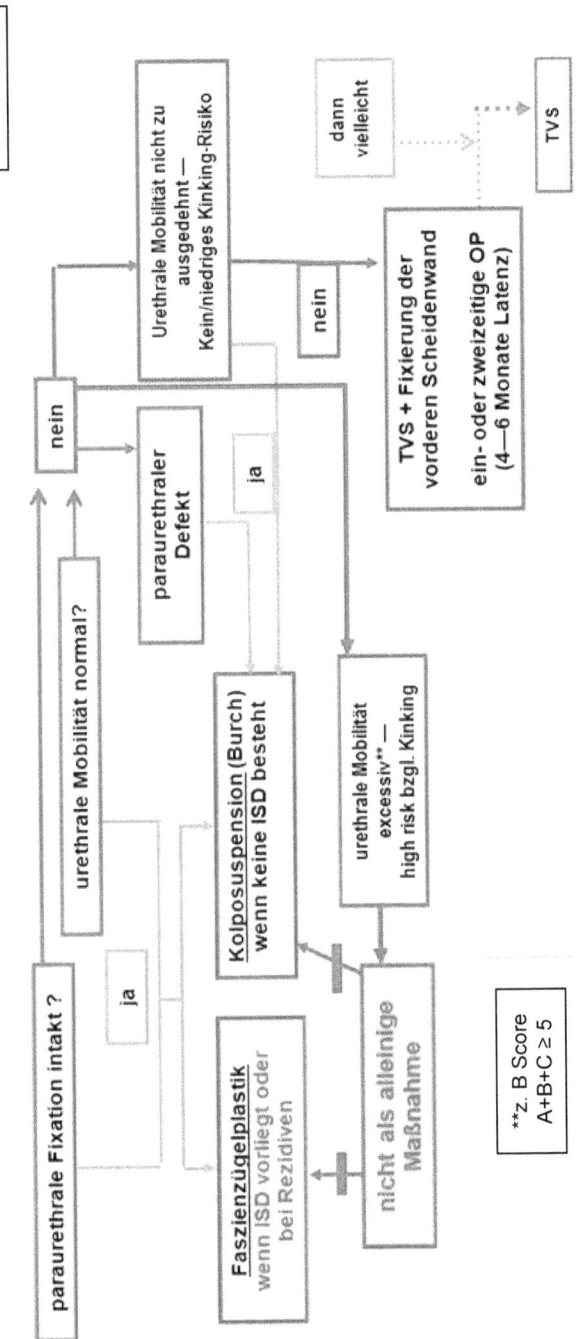

Abb. A37: Abklärungspfade-Algorithmus bei Obstipationssyndrom

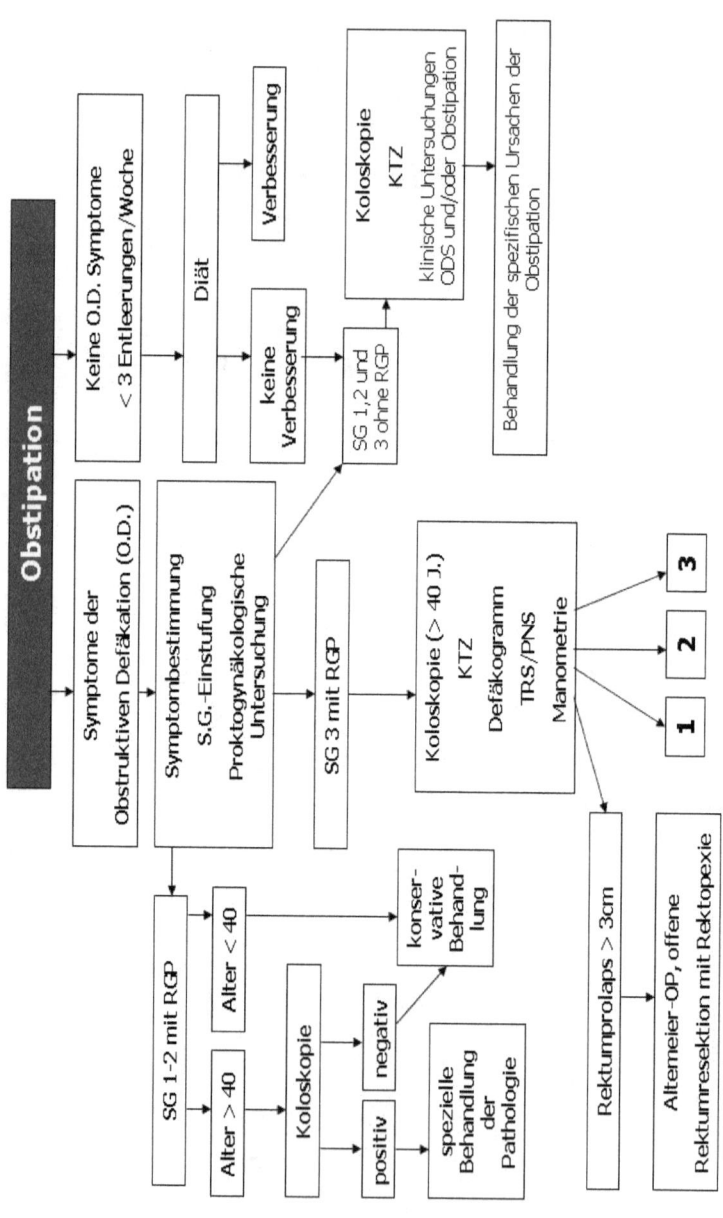

Abb. A38: Therapiepfade in Abhängigkeit des anatomischen Defektes

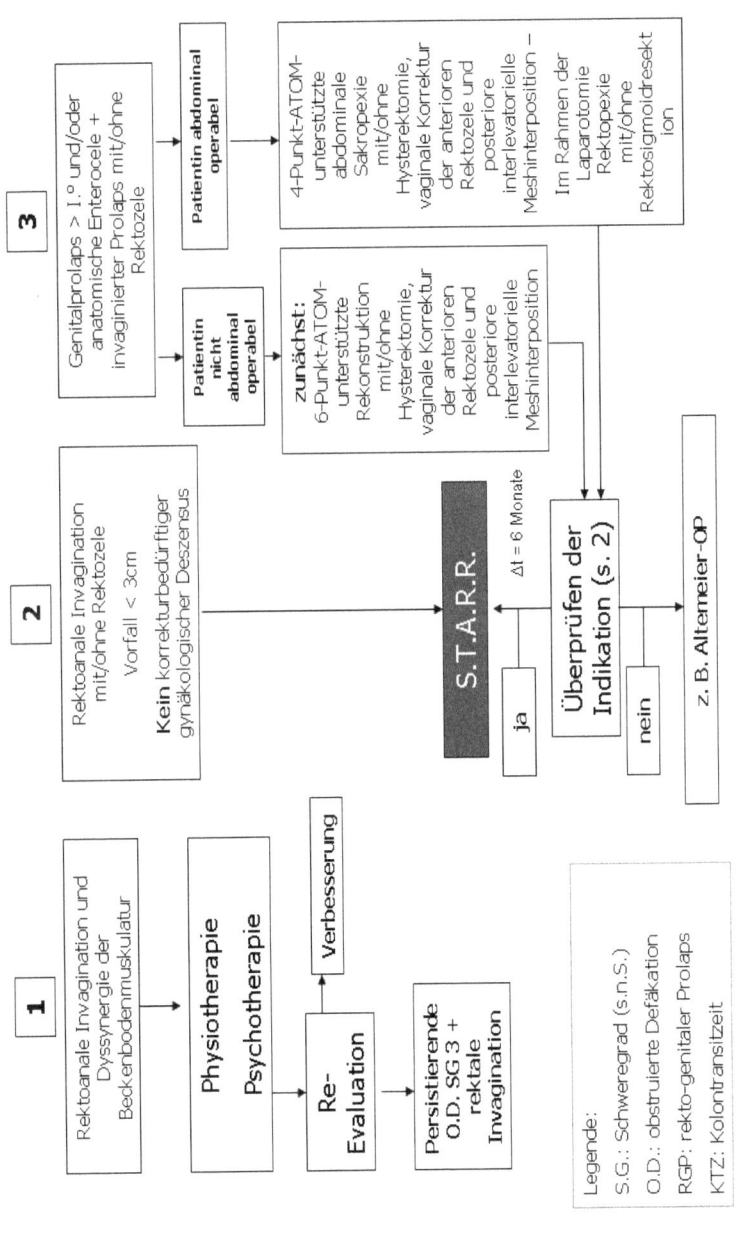

1

Rektoanale Invagination und Dyssynergie der Beckenbodenmuskulatur

→ Physiotherapie
Psychotherapie

Re-Evaluation

→ Verbesserung

Persistierende O.D. SG 3 + rektale Invagination

2

Rektoanale Invagination mit/ohne Rektozele

Vorfall < 3cm

Kein korrekturbedürftiger gynäkologischer Deszensus

→ S.T.A.R.R.

Δt = 6 Monate

ja

Überprüfen der Indikation (s. 2)

nein

z. B. Altemeier-OP

3

Genitalprolaps > I.° und/oder anatomische Enterocele + invaginierter Prolaps mit/ohne Rektozele

Patientin nicht abdominal operabel

Patientin abdominal operabel

zunächst:
6-Punkt-ATOM-unterstützte Rekonstruktion mit/ohne Hysterektomie, vaginale Korrektur der anterioren Rektozele und posteriore interlevatorielle Meshinterposition

4-Punkt-ATOM-unterstützte abdominale Sakropexie mit/ohne Hysterektomie, vaginale Korrektur der anterioren Rektozele und posteriore interlevatorielle Meshinterposition –

Im Rahmen der Laparotomie Rektopexie mit/ohne Rektosigmoidresektion

Legende:

S.G.: Schweregrad (s.n.S.)

O.D.: obstruierte Defäkation

RGP: rekto-genitaler Prolaps

KTZ: Kolontransitzeit

Schweregrade des O.D.S. (nach Longo)

SG 1 wird normalerweise durch einen kleinen distalen Rektumprolaps charakterisiert, der vor allem bei Frauen auf die Dilatation des Rektums (Rektozele) und die Absenkung des Perineums (Ausdehnung des Rektums) zurückzuführen ist. Bei Männern ist auf Grund der stärkeren Festigkeit der Beckenmuskeln und speziell der Levatormuskeln des Anus sowie wegen der Tatsache, dass eine extensive Dilatation des Rektums nicht möglich ist, der bevorzugte Weg zur Reduzierung des Prolapses seine Expulsion nach außen. Das könnte die höhere Inzidenz so genannter Hämorrhoidalprolapse (die exakter als rektoanale Mukosaprolapse bezeichnet werden müssten) bei Männern und Rektozelen bei Frauen erklären. In diesem Stadium kann das Rektum, das noch über eine ausreichende Wandstruktur verfügt, erfolgreich dem endorektalen Druck widerstehen und ihn auf den distalen Trakt übertragen. Liegt ein Prolaps vor, wird dieser daher nach außen gestoßen und/oder die Levatormuskeln werden nach unten, unterhalb der physiologischen Grenzen, gedrückt, sodass es zur Ausdehnung des Rektums und zur Aufdehnung des Prolapses kommt.

SG 2 kommt häufiger bei Frauen vor und ist durch große Rektozelen und eine Verdünnung oder den Verlust der muskulären Strukturen in der Rektumwand gekennzeichnet. Das Rektum, an dem keine Muskelschichten verblieben sind, kann selbst keinen angemessenen Druckgradienten mehr erzeugen und halten. Der endorektale Druck wird über von außen wirkende Kompression des Rektums (horizontale Ausrichtung der Vagina und Absinken der Excavatio rectouterina) und über eine Reduzierung und Kompression seines Innenvolumens (Invagination) erzeugt. In diesem 2. Stadium reichen jedoch alle diese Hilfsmechanismen neben denen, die bereits im 1. Stadium beschrieben wurden, noch aus, die Entleerung des Rektums einzuleiten, welche häufig aber nur unvollständig ist. Im SG 2 gehen defäkographische Veränderungen, die bei intensivem Pressen zu beobachten sind, im Ruhezustand spontan zurück. Es ist daher wahrscheinlich, dass Pelviperitoneum, Faszien, Bänder und Beckenmuskeln ihre Elastizität und Innervation behalten.

Im **SG 3** sind kompensatorische Mechanismen nicht mehr in der Lage, den distalen Rektumprolaps zu reduzieren und es bauen sich die oben beschriebenen Mechanismen auf, die den Analkanal obstruieren. Der Patient kann den Stuhl nicht mehr entleeren und braucht daher Hilfe von außen in Form von digitaler Manipulation und/oder einer Verdünnung des Stuhl mittels Abführmitteln oder Einläufen. Im SG 3 stabilisieren sich einige Veränderungen, die in der Defäkographie sichtbar sind: die horizontale Ausrichtung der Vagina, die tiefe Excavatio rectouterina (Douglas-Raum) oder die Enterosigmoidozele sowie die verstärkte Absenkung des Perineums. Daher sind in diesem Stadium Peritoneum und Beckenstrukturen sehr wahrscheinlich von strukturellen und neurologischen Schäden betroffen, die zu einem Verlust der Elastizität führen.

Abb. A39: Symptome des O.D.S. und defäkographische Parameter

Die folgende Tabelle enthält die häufigsten Korrelationen (86 %) zwischen den Symptomen des O.D.S. und defäkographischen Parametern.

Anmerkung: 1. Die beobachteten Symptome beziehen sich auf die Entleerung von normalem Stuhl
2. Die Symptome des folgenden Grades schließen die des vorangehenden Grades ein
3. Morphologische Veränderungen finden sich beim Pressen, in Ruhe bilden sie sich teilweise zurück.

	Schweregrad-Stadien (SG) des O.O.S.	
Symptome	Defäkographie	Rektales Ultraschall-Mapping
	SG 1	
Stärkeres Pressen Verlängerte Defäkation Fragmentierte Defäkation Mehr Defäkationen pro Tag Blutungen	Rektozelentiefe < 3 cm ♂ Versteckter Mukosaprolaps mit Hämorrhoidalprolaps ♂ Absinken des Perineums < 5 cm ♀ Reststuhl < 20	Normale Dicke der rektalen Muskelwand ♂ Mäßige Verdünnung ♀
	SG2	
Gefühl einer unvollständigen Entleerung Rektoperineale Beschwerden	Rektozelentiefe < 3 cm ♀ Rektorektale Invagination ♂ Rektumprolaps Absinken des Perineums < 4cm Tiefe Excavatio rectouterina (Douglas-Raum) oder Enterozele oder Sigmoidozele Reststuhl < 20 % Horizontale Ausrichtung der Vagina Reststuhl > 20 % Anmerkung: Alle morphologischen Veränderungen können beim Pressen beobachtet werden und gehen im Ruhezustand in der Regel teilweise zurück.	Verdünnung oder Verlust der Tunica muscularis des Rektums im anterioren-lateralen Bereich ♀
	SG3	
Unfähigkeit der Entleerung von normalem Stuhl Digitale Manipulation in Vagina oder Rektum Nur flüssiger Stuhl kann herausgepresst werden (Abführmittel oder Einläufe) Bildung von Fäkulomen Rektoperineale Schmerzen Aktive Inkontinenz	Rektozele < 5 cm Rektorektale Invagination Rektoanale Invagination Stark abgesenktes Perineum * horizontal ausgerichtete und/oder prolabierende oder prolabierende Vagina Äußerer Rektumprolaps Tiefe Excavatio rectouterina (Douglas-Raum) Enterosigmoidozele Reststuhl > 60 % * Bis 1. Grad. Ab 2. Grad gilt die Analpassage als nicht mehr möglich. Reflux zu beobachten.	Verlust der Tunica muscularis des Rektums ♀

Danksagung

Die Autoren danken Frau Leah Lehmann für Geduld und Ausdauer bei den Fotos-Shootings und Video-Dreharbeiten, die es uns gestatten, den praktischen Teil auch wirklich praxisnah darzustellen.

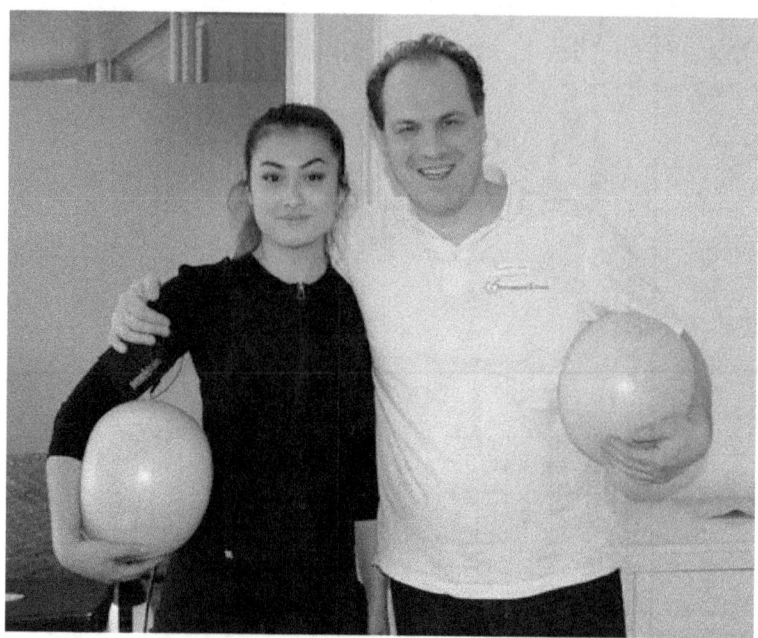

Ein weiteres Dankeschön an Michael Schmelcher, den geduldigen Lektor, dem es gelungen ist, den Überblick über Tabellen und Abbildungen zu behalten.

Kontakte

Dr. med. Armin Fischer **Chefarzt** **Beckenbodenzentrum am** **St. Josefs-Hospital Rheingau** **Eibinger Straße 9** **65385 Rüdesheim/Rhein** **Tel.: 06722/490-390** **Email: afischer@joho-rheingau.de** **Web: www.joho-rheingau.de**	**Alexander Lehman** **Geschäftsführer** **EEMA-Zentrum** **Kerngesund & Schön** **Straße der Republik 117-19** **65203 Wiesbaden-Biebrich** **Tel.: 0611/98896572** **Email: al@kerngesund.jetzt** **Web: www.kerngesund.jetzt**

Wir informieren Sie auch gerne über unsere Beckenbodenkurse für Elektrotherapeuten.